J. Schmal

Aufbauwissen Pflege
Berufliches Selbstverständnis

Jörg Schmal

Aufbauwissen Pflege

Berufliches Selbstverständnis

1. Auflage

ELSEVIER

Elsevier GmbH, Bernhard-Wicki-Str. 5, 80636 München, Deutschland
Wir freuen uns über Ihr Feedback und Ihre Anregungen an kundendienst@elsevier.com

ISBN 978-3-437-28541-7
eISBN 978-3-437-06369-5

1. Auflage 2022

Bibliografische Information der Deutschen Nationalbibliothek
Die Deutsche Nationalbibliothek verzeichnet diese Publikation in der Deutschen Nationalbibliografie; detaillierte bibliografische Daten sind im Internet über https://www.dnb.de abrufbar.

21 22 23 24 25 5 4 3 2 1

In ihren Veröffentlichungen verfolgt die Elsevier GmbH das Ziel, genderneutrale Formulierungen für Personengruppen zu verwenden. Um jedoch den Textfluss nicht zu stören sowie die gestalterische Freiheit nicht einzuschränken, wurden bisweilen Kompromisse eingegangen. Selbstverständlich sind **immer alle Geschlechter** gemeint.

Planung: Martina Lauster, München
Projektmanagement: Karin Kühnel, München
Redaktion: Ulrike Frühwald, Hamburg
Herstellung: Der Buchmacher, Arthur Lenner, Windach
Satz: Thomson Digital, Noida/Indien
Druck und Bindung: Drukarnia Dimograf Sp. z o. o., Bielsko-Biała/Polen

Zeichnungen: Heike Hübner, Berlin
Umschlaggestaltung: Zero Werbeagentur, München
Umschlagherstellung: SpieszDesign, Neu-Ulm
Titelfotografie: © shutterstock

Aktuelle Informationen finden Sie im Internet unter **www.elsevier.de**

Vorwort

Liebe Leserinnen und Leser,
es freut mich, dass Sie sich für dieses Buch entschieden haben. Es zeigt mir, dass Sie sich mit dem was Pflege ist oder wie Pflege sein sollte auseinandersetzen. Der Gesetzgeber hat hierzu eine gewisse Vorstellung: Angehende Pflegefachfrauen und -männer sollen im Rahmen ihrer Ausbildung und des Studiums ein professionelles, ethisch fundiertes Pflegeverständnis und berufliches Selbstverständnis entwickeln und stärken (§5 Abs. 4 PflBG). Ihr berufliches Selbstverständnis hängt mit Ihrer individuellen beruflichen Identität zusammen. Das Ausleben Ihrer Identität im Berufs- und Privatleben hat auf vielzähligen Ebenen Einfluss:

- Auf Makroebene kann z.B. gesamtgesellschaftlich Einfluss genommen oder politische Prozesse angestoßen und begleitet werden
- Auf Mesoebene kann z.B. die inter- und intradisziplinäre Zusammenarbeit professionalisiert und optimiert werden
- Auf Mikroebene kann z.B. Ethik und Pflegewissenschaft handlungsleitend in das eigene Tun integriert werden

Dieses Buch soll Ihnen dabei helfen an diesen Anspruch heranzureichen. Dazu werden zahlreiche Themen, die zum Bestehen eines erfolgreichen Examens und für Ihr Leben als Pflegefachperson wichtig sind, ausführlich und verständlich erläutert.

Sie erhalten zu Beginn einen vertieften Einblick in die Pflege als Beruf (▶ Kap. 1) sowie die Organisation und Struktur der Pflegeausbildung (▶ Kap. 2). Anschließend erfahren Sie welche Bedeutung das Lernen und die Reflexion in der Pflege haben (▶ Kap. 3) und inwiefern ein ethisches Grundverständnis notwendig ist (▶ Kap. 4). Nach einem Blick auf die Geschichte der Pflege (▶ Kap. 5) erfahren sie welche Bedeutung die Pflegewissenschaft hat (▶ Kap. 6).

Prävention und Gesundheitsförderung (▶ Kap. 7) nehmen in der Pflege einen besonderen Stellenwert ein und dienen bei der Bewältigung beruflicher Belastungssituationen als unverzichtbares Grundlagenwissen (▶ Kap. 8). Daher finden beide Themen Platz. Pflegefachpersonen benötigen daneben ein grundlegendes berufspolitisches Verständnis (▶ Kap. 9) und kennen die Notwendigkeit der Weiterentwicklung in der Pflege (▶ Kap. 10). Das Buch schließt mit Lernsituationen, die Sie beim Wiederholen und der Vorbereitung auf die Prüfungen unterstützen sollen (▶ Kap. 11).

Ich hoffe dieses Buch ist Ihnen in der Ausbildung, im Studium, bei der Prüfungsvorbereitung und im beruflichen Alltag eine Unterstützung. Ich hoffe darüber hinaus, dass dieses Buch einen Einfluss auf die Ausprägung Ihrer beruflichen Identität hat. Welch ein Glück und welche Ehre, dass ich unter so vielen renommierten Pflegeexperten die Gelegenheit hatte, dieses Buch zu schreiben. Ich hoffe Sie sehen es ähnlich. Ich habe zumindest mein Bestes gegeben. Gerne können Sie mich für konstruktive Kritik, Anmerkungen o.Ä. kontaktieren.

Dieses Buch widme ich Paulina, Lilly und Hanna. Papa hat jetzt wieder mehr Zeit zum Spielen …
Jörg Schmal, Waldburg im November 2021

Hinweise für Leserinnen und Leser

In diesem Buch haben wir uns um genderneutrale Formulierungen bemüht. Um den Textfluss sowie die gestalterische Freiheit nicht zu stören, wurden bisweilen Kompromisse eingegangen. Selbstverständlich sind **immer alle Geschlechter** angesprochen.

Berufsbezeichnung für Pflegende

Nach dem Pflegeberufegesetz (PflBG) 2019/20 beenden Auszubildende in der Generalistischen Pflege ihre Ausbildung mit der geschützten Bezeichnung Pflegefachfrau und Pflegefachmann.

Diese Berufsbezeichnungen sind für die Lesbarkeit eher umständlich und lang. Daher wird in der Regel von Pflegefachpersonen oder Pflegenden gesprochen. Gemeint sind hiermit stets die Personen, die eine dreijährige Ausbildung absolviert und das Recht erworben haben, eine der oben genannten Berufsbezeichnungen zu tragen. Die Auszubildenden in diesen Berufen werden ebenfalls einbezogen, wenngleich sie viele Pflegetätigkeiten erst nach Abschluss der Ausbildung eigenverantwortlich ausführen dürfen.

Im allgemeinen Sprachgebrauch werden auch Angehörige als „Pflegende" bezeichnet, z. B. wenn sie einen pflegebedürftigen Verwandten zu Hause betreuen. Um hier eine Unterscheidung zu treffen, werden pflegende Angehörige stets als „Angehörige" und nicht als „Pflegende" bezeichnet.

Farbleitsystem der Kästen

Kästen in verschiedenen Farben heben unterschiedliche Informationen hervor, so dass eine gute Orientierung über den zu erwartenden Inhalt möglich ist:

Überblick

Einführungskasten nennt die Lernziele in Anlehnung an die Kompetenzbereiche:
Welche Inhalte werden im folgenden Kapitel behandelt und für welche Situation brauche ich dieses Wissen?

Definition

Kurze und prägnante Erklärung wichtiger Fachbegriffe.
Was bedeutet das?

Praxistipp

Tipp zur Umsetzung aus der Praxis.
Wie setzte ich das im beruflichen Alltag um?

Vorsicht / Notfall

Warnhinweise und Hinweise auf vermeidbare Fehler.
Wo muss ich aufpassen?
Erstmaßnahmen bei häufigen Notfällen.
Was mache ich bei einem Notfall??

Checkliste/Merke/Tipp

Checklisten und Eselbrücken helfen dabei, sich Inhalte gut zu merken.

Kritischer Blick

Inhalte werden aus unterschiedlichen Positionen dargestellt und ermöglichen somit, Dinge kritisch zu hinterfragen, zu reflektieren und auf andere Situationen zu übertragen.
Was ist meine Meinung dazu? Wie würde ich entscheiden?

Fallbeispiel/Erläuterung zum Fallbeispiel

Fallbeispiele aus unterschiedlichen Altersgruppen und verschiedenen Berufsfeldern – Klinik, Pflegeeinrichtung, ambulante Pflege - stellen authentisch den Bezug zum beruflichen Alltag her und zeigen die Anwendung im Berufsfeld auf.

Wiederholungsaufgaben/Reflexion

Fragen am Ende jedes Kapitels dienen zur Überprüfung des gelernten.
Was habe ich mir gemerkt? Was weiß ich noch nicht? Was sollte ich nochmal weiderholen?

Kapitel Lernsituationen

Das letzte Kapitel **Lernsituationen** dient zur konkreten Vorbereitung auf Prüfungen:
- Tabelle mit Überblick der relevanten Kompetenzen
- Beispielhafte Lernsituationen für die Zwischen-, Abschluss- und Bachelorprüfung mit Aufgaben
- Lösungsvorschlag.

Abkürzungen

ABEDL®	Aktivitäten, Beziehungen und existenzielle Erfahrungen des Lebens
AD	Ausbildungsdrittel
ADPIE	Assessment, Diagnose, Planung, Implementierung, Evaluation
ADS	Arbeitsgemeinschaft christlicher Schwesternverbände und Pflegeorganisationen in Deutschland
AEDL®	Aktivitäten und existenzielle Erfahrungen des Lebens
AGG	Allgemeines Gleichbehandlungsgesetz
AKV	Agnes-Karll-Verband
ALACT	Action, Looking, Awareness, Creating, Trial
APA	American Psychological Association
ArbSchG	Arbeitsschutzgesetz
ArbZG	Arbeitszeitgesetz
ASR	Arbeitsstättenrichtlinie
AStA	Allgemeiner Studierendenausschuss
AVG	Anbieterverband qualitätsorientierter Gesundheitspflegeeinrichtungen
B-PersVG	Bundespersonalvertretungsgesetz
B. A.	Bachelor of Arts
B. Sc.	Bachelor of Science
BAB	Berufausbildungsbeihilfe
BAföG	Bundesausbildungsförderungsgesetz
BBiG	Berufsbildungsgesetz
BeKD	Berufsverband Kinderkrankenpflege Deutschland
BEM	betriebliches Eingliederungsmanagement
BetrVG	Betriebsverfassungsgesetz
BFLK	Bundesfachvereinigung Leitender Krankenpflegepersonen der Psychiatrie
BGF	betriebliche Gesundheitsförderung
BGM	betriebliches Gesundheitsmanagement
BIB	Bundesinstitut für Berufsbildung
BioStoffV	Biostoffverordnung
BLGS	Bundesverband Lehrende Gesundheits- und Sozialberufe
BOKD	Berufsorganisation der Krankenpflegerinnen Deutschlands
BRD	Bundesrepublik Deutschland
BRK	Behindertenrechtskonvention
BVC	Brøset-Violence-Checklist (Brøset-Gewalt-Checkliste)
BVG	Bundesverband Geriatrie
CE	curriculare Einheit
COPD	Chronic Obstructive Pulmonary Disease (chronisch-obstruktive Lungenerkrankung)
CRC	Convention on the Rights of the Child (UN-Kinderrechtskonvention)
CRPD	Convention on the Rights of Persons with Disabilities (UN-Behindertenrechtskonvention)
DBfK	Deutscher Berufsverband für Pflegeberufe (ehemals Deutscher Berufsverband für Krankenpflege)
DBR	Deutscher Bildungsrat für Pflegeberufe
DDR	Deutsche Demokratische Republik
DEGEA	Deutsche Gesellschaft für Endoskopiefachberufe
DGF	Deutsche Gesellschaft für Fachkrankenpflege und Funktionsdienste
DNQP	Deutsches Netzwerk für Qualitätsentwicklung in der Pflege
DOI	Digital Object Identifier (digitale Objektkennung)
DPR	Deutscher Pflegerat
DPV	Deutscher Pflegeverband
DRG	Diagnosis Related Groups (diagnosebezogene Fallgruppen)
DRK	Deutsches Rotes Kreuz
EACH	European Association for Children in Hospital
EBA	Europäischer Berufsausweis
EBN	Evidence-based Nursing (beweisbasierte Pflege)
ERTO	Ereignis, Reflexion, Transformation, Option
FRL	Full Range Leadership (umfassendes Führungsverhalten)
FSJ	Freiwilliges Soziales Jahr
GefStoffV	Gefahrstoffverordnung
GG	Grundgesetz
GRR	General Resistance Resources (generalisierte Widerstandsressourcen)
HAPA	Health Action Process Approach (sozialkognitives Prozessmodell gesundheitlichen Handelns)
HPA	Hypothalamic Pituitary Adrenal Axis (Hypothalamus-Hypophysen-Nebennierenrinden-Achse)
ICCPR	International Covenant on Civil and Political Right (UN-Zivilpakt)

ICESCR	International Covenant on Economic, Social and Cultural Rights (UN-Sozialpakt)
ICN	International Council of Nurses (Weltbund der Pflegenden)
IF	Impact-Faktor
ISBN	Internationale Standardbuchnummer
ISSN	International Standard Serial Number (Internationale Standardnummer für fortlaufende Sammelwerke)
JAV	Jugend- und Auszubildendenvertretung
KRK	Kinderrechtskonvention
LasthandhabV	Lastenhandhabungsverordnung
M. A.	Master of Arts
MAVO	Mitarbeitervertretungsordnung
MVG-EKD	Mitarbeitervertretungsgesetz in der Evangelischen Kirche in Deutschland
NANDA	North American Nursing Diagnostic Association
NBI	Neues Begutachtungsinstrument
NGO	Non-governmental Organization (Nichtregierungsorganisation)
NS	Nationalsozialismus
NSDAP	Nationalsozialistische Deutsche Arbeiterpartei
NSV	Nationalistische Volkswohlfahrt
PflAPrV	Ausbildungs- und Prüfungsverordnung für die Pflegeberufe
PflBG	Pflegeberufegesetz
POPAS	Perception of Prevalence of Aggression Scale (Aggressionswahrnehmungsskala)
PQ4R	Preview, Questions, Read, Reflect, Recite, Review
PSG	Pflegestärkungsgesetz
RbP	Registrierung beruflich Pflegender
RCT	Randomized Controlled Trial (randomisiert-kontrollierte Studie)
RLT-Modell	Roper-Logan-Tierney-Modell
SDM	Shared Decision Making (partizipative Entscheidungsfindung)
SGB	Sozialgesetzbuch
SIS®	Strukturierte Informationssammlung
SMART	Spezifität, Messbarkeit, Attraktivität, Realistik, Terminierung
SMV	Schülermitverwaltung
SNA	Sympathikus-Nebennierenmark-Achse
SOC	Sense of Coherence (Kohärenzgefühl)
SprAuG	Sprecherausschußgesetz
SS	Schutzstaffel
STGB	Strafgesetzbuch
StuPa	Studienparlament
tägl.	täglich
TEP	Totalendoprothese
TVAöD	Tarifvertrag für Auszubildende des öffentlichen Dienstes
ugs.	umgangssprachlich
UN	United Nations (Vereinte Nationen)
URL	Uniform Ressource Locator (einheitlicher Quellenanzeiger)
ver.di	Vereinte Dienstleistungsgesellschaft
VPU	Verband der Pflegedirektorinnen und Pflegedirektoren der Universitätskliniken und Medizinischen Hochschulen Deutschlands
WHO	World Health Organisation (Weltgesundheitsorganisation)
WHOQOL	World Health Organization Quality of Life
ZNS	zentrales Nervensystem

Fehler gefunden?

https://else4.de/978-3-437-28541-7

An unsere Inhalte haben wir sehr hohe Ansprüche. Trotz aller Sorgfalt kann es jedoch passieren, dass sich ein Fehler einschleicht oder fachlich-inhaltliche Aktualisierungen notwendig geworden sind.

Sobald ein relevanter Fehler entdeckt wird, stellen wir eine Korrektur zur Verfügung. Mit diesem QR-Code gelingt der schnelle Zugriff.

Wir sind dankbar für jeden Hinweis, der uns hilft, dieses Werk zu verbessern. Bitte richten Sie Ihre Anregungen, Lob und Kritik an folgende E-Mail-Adresse: kundendienst@elsevier.com

Abbildungsnachweis

Der Verweis auf die jeweilige Abbildungsquelle befindet sich bei allen Abbildungen im Werk am Ende des Legendentextes in eckigen Klammern.

F715-003	Moher D, Liberati A, Tetzlaff J et al. Preferred reporting items for systematic reviews and meta-analyses: the PRISMA statement. PLOS Medicine. 2009; 6(7): e1000097.
G011-01	Lay R. Ethik in der Pflege. Ein Lehrbuch für die Aus-, Fort- und Weiterbildung. 2. A. Hannover: Schlütersche, 2012.
G066	Behrens J, Langer G. Evidence-based Nursing and Caring. Methoden und Ethik der Pflegepraxis und Versorgungsforschung. 3. A. Bern: Hans Huber, 2010.
G1098	Rabe M. Ethik in der Pflegeausbildung. Beiträge zur Theorie und Didaktik. Bern: Hogrefe, 2009.
G1099	Mayer H. Pflegeforschung kennenlernen. 6. A. Wien: Facultas, 2014.
G1100	Roper N, Logan WW, Tierney AJ. Das Roper-Logan-Tierney-Modell: Basierend auf den Lebensaktivitäten (LA). Hogrefe: Bern, 2016.
G1101	Neumann-Ponesch S. Modell und Theorien in der Pflege. 3. A. Wien: Facultas, 2014.
G1102	Schwarzer R. Psychologie des Gesundheitsverhaltens. Einführung in die Gesundheitspsychologie. 3. A. Bern: Hogrefe, 2004.
G1103	Ilmarinen J. Arbeitsfähig in die Zukunft. In: Giesert M (Hrsg.). Arbeitsfähig in die Zukunft. Willkommen im Haus der Arbeitsfähigkeit! Hamburg: VSA-Verlag, 2011.
G1104	Furtner, Baldegger. Self-Leadership und Führung. Theorien, Modelle und praktische Umsetzung. Springer Heidelberg, 2013.
G1105	Kaluza G. Stressbewältigung. Trainingsmanual zur psychologischen Gesundheitsförderung 4. A. Berlin, Heidelberg: Springer, 2018.
G1106	Glasl F. Konfliktmanagement: Ein Handbuch für Führung, Beratung und Mediation. 12. A. Stuttgart: Freies Geistesleben, 2020.
G1107	Walter G, Nau J, Oud N. Das NOW-Modell. In: Walter G, Nau J, Oud N (Hrsg.). Aggression und Aggressionsmanagement. Praxishandbuch für Gesundheits- und Sozialberufe. Bern: Hans Huber, 2012.
G1108	Walker L, Avant K. Theoriebildung in der Pflege. Wiesbaden: Ullstein Medical, 1998.
H241-001	Mann K, Gordon J, MacLeod A. Reflection and reflective practice in health professions education: a systematic review. Adv in Health Sci Educ. 2009; 14(4): 595–621.
H242-001	Korthagen FAJ, Vasalos A. Levels in reflection: core reflection as a means to enhance professional growth. Teachers and Teaching: theory and practice. 2005; 11(1): 47–71.
H243-001	Tanner CA. Thinking like a nurse: a research-based model of clinical judgment in nursing. J Nurs Educ. 2006; 45(6): 204–211.
H244-001	Krieg M, Kreis A. Reflexion in Mentoringgesprächen – ein Mythos? ZFHE. 2014; 9(1): 103–117.
H245-001	Schulte BA. Scientific writing and the scientific method: parallel „hourglass" structure in form and content. The American Biology Teacher. 2003; 65(8): 591–594.
H246-001	Hartwig M. Die Anpassungsfähigkeit nützen. Callista Roys Pflegemodell der Adaption in der Praxis. Pro Care. 2009; 11: 6–11.
H247-001	Olsson CA, Bond L, Burns JM et al. Adolescent resilience: a concept analysis. J Adolesc. 2003; 26(1): 1–11.
H248-001	Bandura A. Health Promotion by Social Cognitive Means. Health Educ Behav. 2004; 31(2): 143–164.
H249-001	Gross J. The emerging field of emotion regulation: an integrate review. Reviews of General Psychology. 1998; 2(3): 271–299.
L143	Heike Hübner, Berlin
P554	Jörg Schmal, Waldburg
W193-011	Altersaufbau der Bevölkerung 2019. Statistisches Bundesamt (Destatis)
W849	Deutsches Netzwerk für Qualitätsentwicklung in der Pflege (DNQP)
W942	Deutscher Pflegerat e.V. - DPR
W1168	Antidiskriminierungsstelle des Bundes

Inhaltsverzeichnis

01 Pflege als Beruf

Überblick

Die Pflege ist ein vielseitiges und spannendes Berufsbild. So mancher versteht Pflege als „einzigartige Mischung von Kunst und Wissenschaft" (Wilkinson 2012: 26). Um die Pflege als Beruf besser greifbar zu machen, finden sich in diesem Kapitel zunächst allgemeine Ausführungen zum Pflegeverständnis, d. h. den zunächst grundsätzlichen Vorstellungen über Pflege und deren Ausübung (► 1.1). Anschließend werden u. a. folgende Fragen beantwortet:

- Welche Grundlagen, Tätigkeiten, Zielen und Pflichten kennzeichnen das Pflegeberufsverständnis (► 1.2)?
- Welche Kontextfaktoren beeinflussen das pflegerische Handeln (► 1.3), (► 1.4)?
- Welche zentrale Bedeutung haben der Pflegeprozess (► 1.5) und die Vorbehaltsaufgaben (► 1.6)?

1.1 Pflegeverständnis

Definition

Pflegeverständnis

Grundsätzliche Vorstellungen über Pflege und deren Ausübung.

Das **Pflegeverständnis** kann aus mehreren Perspektiven betrachtet werden:

- Individuelles Pflegeverständnis
- Institutionelles Pflegeverständnis
- Wissenschaftliches Pflegeverständnis
- Gesetzgeberisches Pflegeverständnis

Merke

Pflegefachmänner/-frauen handeln auf Grundlage eines professionellen, ethisch fundierten Pflegeverständnisses.

1.1.1 Individuelles Pflegeverständnis

Definition

Individuelles Pflegeverständnis

Eigenes, persönliches Pflegeverständnis, welches sich im Lauf der Jahre entwickelt und verändert.

Jede Pflegefachperson hat ihr eigenes Pflegeverständnis. Dabei bestehen häufig gemeinsame Schnittmengen, aber auch eigene Noten. Das individuelle Pflegeverständnis kann mit dem persönlichen Fingerabdruck verglichen werden, den jede einzelne Pflegefachperson in der Pflege hinterlässt.

Das **individuelle Pflegeverständnis** ist nicht statisch, sondern befindet sich im Lauf der Jahre in einer Entwicklung. Es wird von verschiedenen Faktoren beeinflusst (► Abb. 1.1).

So kommt jede angehende Pflegefachperson mit unterschiedlichen Vorstellungen und Vorerfahrungen in die Pflege, z. B. mit Einblicken aufgrund der Pflege von Familienangehörigen. Auch die Religion, kulturelle Besonderheiten, eigene ethische Überzeugungen, Normen und Werte oder gesellschaftliche Erwartungshaltungen beeinflussen das Pflegeverständnis. Die erworbene Qualifikation hat ebenfalls einen Einfluss, so hat z. B. ein Krankenpflegehelfer ein anderes Pflegeverständnis als eine Pflegefachperson mit Bachelorabschluss. Bereits während der Ausbildung beginnt die berufliche Sozialisation, später wird diese durch die Fachbereiche, in denen man tätig wird, beeinflusst. So sammeln z. B. Pflegefachpersonen in Psychiatrien andere Berufserfahrungen als in somatischen Akutkrankenhäusern. Das Vermögen zur kritischen Auseinandersetzung (► 3.2) mit der Pflegepraxis und das Wissen um theoretische und wissenschaftliche Bezüge (► Kap. 6) verändern ebenfalls den Blick auf die Pflege. Auch eigene Zielvorstellungen, z. B. der Abschluss einer Weiterbildung, verändern das Pflegeverständnis (► Kap. 9).

Reflexion

Mein individuelles Pflegeverständnis

Nehmen Sie sich Zeit, um über Ihr persönliches Pflegeverständnis nachzudenken. Dabei können folgende Leitfragen behilflich sein:

- Was ist mein Pflegeverständnis?
- Was macht in meinen Augen gute Pflege aus?

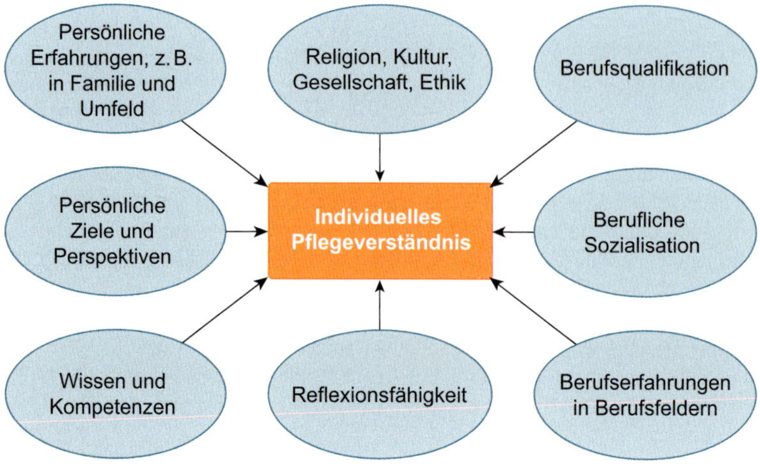

Abb. 1.1 Einflussfaktoren auf das individuelle Pflegeverständnis [L143/P554]

- Was ist mir wichtig?
- Was unterscheidet meiner Ansicht nach Pflegeberufe von anderen Gesundheitsberufen?

Betrachten Sie die Einflussfaktoren auf das individuelle Pflegeverständnis: Inwiefern beeinflussen diese Ihr Bild von Pflege?

1.1.2 Institutionelles Pflegeverständnis

Definition

Institutionelles Pflegeverständnis

Einrichtungsbezogenes Pflegeverständnis, u. a. vom Versorgungsbereich und der Struktur der Pflegeempfänger abhängig.

Das Pflegeverständnis kann sich zwischen den Versorgungsbereichen und Handlungsfeldern der Pflege unterscheiden (► 2.4.2). So kann z. B. in einem Hospiz das würdevolle Sterben, geprägt durch religiöse Werte im Vordergrund stehen, während in der ambulanten Pflege der Respekt vor der Privatsphäre und der Dienstleistungscharakter hervorgehoben werden können.
Institutionen beschreiben ihr Pflegeverständnis zum Teil in Unternehmens- oder Pflegeleitbildern. Diese basieren auf längeren, theoretischen Auseinandersetzungen in Arbeitsgruppen. Adressaten der Pflegeleitbilds sind in erster Linie Pflegeempfänger und deren Angehörige. Diese können sich so ein Bild von den Wertvorstellungen und Leitgedanken einer Einrichtung machen (► 4.2.2).

1.1.3 Wissenschaftliches Pflegeverständnis

Definition

Wissenschaftliches Pflegeverständnis

Basiert auf Denkmodellen (Theorien) und Pflegeforschung (Empirie).

Ein **wissenschaftliches Pflegeverständnis** basiert zum einen auf Pflegetheorien (► 6.7) und zum anderen auf empirischen Untersuchungen im Rahmen der Pflegeforschung (► 6.2.2).
Eine Pflegetheorie als Gedankenkonstrukt liefert eine grundsätzliche Vorstellung von dem, was Pflege ist oder sein sollte. Entschließt sich nun eine Einrichtung, sich an einer speziellen Theorie zu orientieren, kann mittels Pflegeforschung die Wirkung erhoben und beschrieben werden.
Die Auseinandersetzung mit Pflegetheorien, -modellen und der Pflegeforschung hat einen Einfluss auf das individuelle Pflegeverständnis.

1.1.4 Gesetzgeberisches Pflegeverständnis

Definition

Gesetzgeberisches Pflegeverständnis

Versuch von Politik und Gesetzgebung, den gesellschaftlichen Auftrag der Pflege und die Erwartungen an die Pflege abzubilden.

In Politik und Gesetzgebung existiert nicht die eine Definition von Pflege. Doch es lassen sich aus der Gesetzgebung Ableitungen vornehmen, welches Pflegeverständnis im Rahmen der Ausbildung entwickelt werden soll.

Merke

§ 5 PflBG Abs. 4, Ausbildungsziel

Während der Ausbildung zur Pflegefachfrau oder zum Pflegefachmann werden ein professionelles, ethisch fundiertes Pflegeverständnis und ein berufliches Selbstverständnis entwickelt und gestärkt.

Aus den Ausbildungszielen und den Vorbehaltsaufgaben (▸ 1.6) lassen sich Elemente eines gesetzgeberischen Pflegeverständnisses ableiten.
Das Pflegeverständnis in Politik und Gesetzgebung unterliegt einem Wandel. So wurde 2017 mit der Novellierung des Pflegebedürftigkeitsbegriffs im Rahmen der Pflegestärkungsgesetze (PSG) ein Perspektivenwechsel zur Einschätzung, wer pflegebedürftig ist und wer nicht, vorgenommen (§ 14 SGB XI). Zuvor wurde der Umfang der Pflegebedürftigkeit defizitorientiert an Zeitwerten, die jemand für eine bestimmte Pflegehandlung benötigt, festgelegt. 2017 wurde, basierend auf wissenschaftlichen Erkenntnissen, das Neue Begutachtungsinstrument (NBI) eingeführt, welches die fehlenden Ressourcen und die Ausprägung der Selbstständigkeit in den Vordergrund rückt.

1.2 Berufsverständnis

Definition

Beruf

Dauerhaft und gegen Entgelt ausgeübte Tätigkeit, die eine bestimmte, i. d. R. durch eine Ausbildung erworbene Qualifikation mit fachspezifischen Fertigkeiten und Kenntnissen voraussetzt.

Berufsverständnis

Grundlagen, Tätigkeiten, Ziele und Pflichten der beruflichen Tätigkeit.

Der **Beruf** der Pflegefachfrau/des Pflegefachmanns zählt zu den geregelten **Gesundheitsberufen.** Unter den Gesundheitsberufen versteht man Berufe, die im weitesten Sinne mit der Gesundheit zu tun haben (BMG o. J.). Von einem geregelten Beruf ist dann die Rede, wenn dieser durch Bundesrecht geregelt und im Landesrecht verankert ist.
Der Beruf der Pflegefachfrau/des Pflegefachmanns zählt innerhalb der Gesundheitsberufe zu den **Heilberufen.** Ein Heilberuf ist dadurch charakterisiert, dass eine medizinisch-helfende Behandlung und Betreuung von Patienten erfolgt (BMG o. J.).

Führen der Berufsbezeichnung

Bei allen Heilberufen ist das **Führen der Berufsbezeichnung** durch den Gesetzgeber geschützt, damit Pflegeempfänger sicherstellen können, dass Pflegehandlungen nur von ausgebildetem Personal erfolgen. Es darf sich nicht jeder, der pflegt oder Pflegeleistungen anbietet, Pflegefachmann oder Pflegefachfrau nennen.

Merke

§ 1 PflBG

Wer die Berufsbezeichnung „Pflegefachfrau" oder „Pflegefachmann" führen will, bedarf der Erlaubnis. Personen mit einer Ausbildung nach Teil 3 führen die Berufsbezeichnung „Pflegefachfrau" oder „Pflegefachmann" mit dem akademischen Grad.

Um diese Erlaubnis auf Antrag zu erlangen, müssen folgende **Voraussetzungen** gegeben sein:

- Abschluss der vom Gesetz vorgeschriebenen beruflichen oder hochschulischen Ausbildung mit Bestehen der staatlichen Abschlussprüfung (▸ 2.5.2)
- Kein schuldhaftes Verhalten, aus dem sich die Unzuverlässigkeit zur Ausübung des Berufs ergibt
- Gesundheitliche Eignung zur Ausübung des Berufs
- Erforderliche Kenntnisse der deutschen Sprache für die Ausübung des Berufs (B2)

Der Erwerb der Berufsbezeichnung wird mit einer Urkunde bescheinigt. Auf dieser findet sich die Berufsbezeichnung und ein eventuell gewählter Vertiefungseinsatz wieder. Hier ist für jeden ersichtlich, in welchem praktischen Pflegesetting eine Schwerpunktsetzung (▸ 2.2) vorgenommen wurde.

Ehemalige Berufsabschlüsse

Die ehemaligen Berufsabschlüsse in der Gesundheits- und (Kinder-)Krankenpflege und Altenpflege haben einen Bestandsschutz und besitzen damit weiter ihre Gültigkeit (§ 64 PflBG).

Merke

Europäische Richtlinie 2005/36/EG über die gegenseitige Anerkennung von Berufsqualifikationen

In dieser Richtlinie sind die Voraussetzungen festgelegt, unter denen ein Aufnahmestaat die erworbene Qualifikation anerkennt und den Inhaber berechtigt, den erlernten Beruf auch dort auszuüben. Da die Inhalte der generalistischen Ausbildung diesen Voraussetzungen entsprechen, gilt der Berufsabschluss automatisch in der Europäischen Union als anerkannt (Europäisches Parlament und der Rat der Europäischen Union 2005).
Da in der Richtlinie ausschließlich von der „allgemeinen Krankenpflege" die Rede ist, werden die Spezialisierungen in der Altenpflege und Gesundheits- und Kinderkrankenpflege ausgeklammert. Diese Abschlüsse werden nicht automatisch anerkannt, können mittels Einzelfallprüfungen aber ggf. anerkannt werden.
Pflegefachfrauen und Pflegefachmänner können zur Anerkennung der Berufsqualifikation auf den Europäischen Berufsausweis (EBA) zurückgreifen (Europäische Union o. J.).

Dass sie in der EU erst nach einer Einzelfallprüfung anerkannt werden, ist nur einer der Gründe, die gegen das fortgesetzte Angebot der tradierten Abschlüsse in der Altenpflege und Gesundheits- und Kinderkrankenpflege sprechen. Eine europaweite Flexibilität im Zusammenhang mit der Berufsausübung würde mit einem erhöhtem Bürokratieaufwand mit unsicherem Ergebnis einhergehen.
Ein weiterer Grund ist folgender: Mit der Spezialisierung im dritten Ausbildungsjahr wären Altenpfleger und Gesundheits- und Kinderkrankenpfleger Pflegefachfrauen und -männern bei der pflegerischen Versorgung anderer Altersgruppen als in der jeweiligen Spezialisierung vorgesehen, weisungsgebunden. Das bedeutet, dass Gesundheits- und Kinderkrankenpflegerinnen die Vorbehaltsaufgaben nur bei Kindern und Jugendlichen und Altenpfleger diese nur bei alten Menschen durchführen dürften (► Abb. 1.2, ► Kap. 1.6).
Dies wird in jungen Jahren vielleicht noch nicht als Limitation angesehen, doch wer kann mit Gewissheit sagen, ob sich das eigene Arbeitsumfeld sowie die eigenen Vorstellungen, Vorlieben und Bedürfnisse nicht über die Jahre und Jahrzehnte in der Pflege verändern? Wer den Abschluss in der Altenpflege besitzt, kann nicht ohne Weiteres den Versorgungsbereich wechseln und in der akutstationären Pflege arbeiten.
Diese Einschränkung gilt jedoch erst für Auszubildende seit der Einführung der neuen Berufsbezeichnung und dem Inkrafttreten der Ausbildungs- und Prüfungsverordnung. Die zuvor erworbenen Abschlüsse sind denen der Pflegefachfrauen und -männer vollumfänglich gleichgestellt.
Bislang ist es nicht ganz klar, wo die Altersgrenzen bei den Pflegeempfängern gezogen werden. Un-

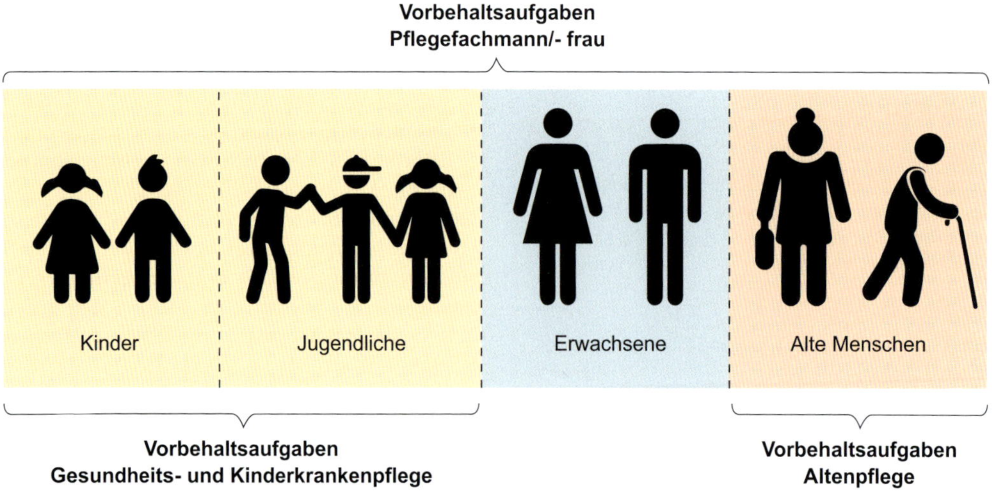

Abb. 1.2 Altersgrenzen und damit verbundene Vorbehaltsaufgaben auf einen Blick [L143/P554]

einigkeiten, die sich u. a. aus den Perspektiven der Rechtsprechung, der Entwicklungspsychologie, der Medizin und der Gerontologie ergeben, erlauben keine eindeutige Grenzziehung. Verallgemeinert kann Folgendes festgehalten werden:

- Kinder- und Jugendliche: Laut Jugendschutzgesetz ist ein Kind eine Person, die noch nicht 14 Jahre alt, ein Jugendlicher eine Person, die 14, aber noch nicht 18 Jahre alt ist.
- Erwachsene: Bei dieser Altersgruppe können frühes, mittleres und höheres Alter unterschieden werden.
- Alter Mensch: Laut WHO gilt man mit Vollendung des 65. Lebensjahrs als alt. Mit Vollendung des 80. Lebensjahrs gilt man als hochaltrig (viertes Lebensalter).

1.2.1 Grundlagen des Pflegeberufs

Möchte man die **Grundlagen des Pflegeberufs** betrachten, muss man zum Kern dessen, was Pflege ist, vorstoßen. Hierzu wurden zahlreiche Definitionssetzungen vorgenommen. Eine weit verbreitete Definition geht auf das International Council of Nurses (ICN), dem Weltbund der Pflegefachpersonen (▸ 9.1.1), zurück:

„Pflege umfasst die eigenverantwortliche Versorgung und Betreuung, allein oder in Kooperation mit anderen Berufsangehörigen, von Menschen aller Altersgruppen, von Familien oder Lebensgemeinschaften, sowie von Gruppen und sozialen Gemeinschaften, ob krank oder gesund, in allen Lebenssituationen (Settings). Pflege schließt die Förderung der Gesundheit, Verhütung von Krankheiten und die Versorgung und Betreuung kranker, behinderter und sterbender Menschen ein. Weitere Schlüsselaufgaben der Pflege sind Wahrnehmung der Interessen und Bedürfnisse (Advocacy), Förderung einer sicheren Umgebung, Forschung, Mitwirkung in der Gestaltung der Gesundheitspolitik sowie im Management des Gesundheitswesens und in der Bildung“ (DBfK o. J.).

Diese Definition bezieht sich im Gegensatz zum allgemeinen Grundverständnis von Pflege auf mehr als die praktische Tätigkeit und zeigt insbesondere die zahlreichen Facetten und Nischen der Pflege auf. Das ICN nennt vier **grundlegende Aufgabenbereiche** von Pflegefachpersonen (ICN 2014) (▸ 4.2.1, ▸ 9.1.1):

- Gesundheit fördern
- Krankheit verhindern
- Gesundheit wiederherstellen
- Leiden lindern

Diese grundlegenden Aufgaben finden sich auch im Pflegeberufegesetz wieder.

Merke

§ 4 PflBG Abs. 2

Pflege […] umfasst präventive, kurative, rehabilitative, palliative und sozialpflegerische Maßnahmen zur Erhaltung, Förderung, Wiedererlangung oder Verbesserung der physischen und psychischen Situation der zu pflegenden Menschen, ihre Beratung sowie ihre Begleitung in allen Lebensphasen und die Begleitung Sterbender. Sie erfolgt entsprechend dem allgemein anerkannten Stand pflegewissenschaftlicher, medizinischer und weiterer bezugswissenschaftlicher Erkenntnisse auf Grundlage einer professionellen Ethik. Sie berücksichtigt die konkrete Lebenssituation, den sozialen, kulturellen und religiösen Hintergrund, die sexuelle Orientierung sowie die Lebensphase der zu pflegenden Menschen. Sie unterstützt die Selbstständigkeit der zu pflegenden Menschen und achtet deren Recht auf Selbstbestimmung.

Reflexion

ICN und Pflegeberufegesetz

Welche Gemeinsamkeiten fallen Ihnen auf, wenn Sie die grundlegenden Aufgabenbereiche der Pflege in der Definition des ICN und im Pflegeberufegesetz miteinander in Verbindung bringen?

1.2.2 Zuständigkeitsbereiche und Tätigkeiten von Pflegefachpersonen

Definition

Zuständigkeitsbereich

Thematische und räumliche Konturierung des Verantwortungsbereichs.

Pflegerische Tätigkeiten sind nicht immer klar von nicht pflegerischen Tätigkeiten abgegrenzt. Dies hängt u. a. mit den geschichtlichen Hintergründen der Pflege (▸ Kap. 5) und der Verschiedenartigkeit der Pflegeinterventionen ab: Pflegemaßnahmen können sowohl eigenverantwortlich (autonom) als auch ärztlich verordnet (abhängig) oder kol-

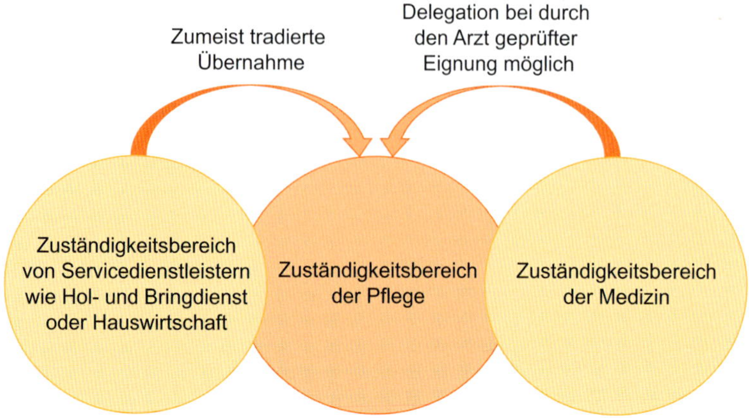

Abb. 1.3 Zuständigkeitsbereiche der Pflege im Spannungsfeld zwischen medizinischen Tätigkeiten und Servicedienstleistungen [L143/P554]

laborativ (gemeinsam im interdisziplinären Team) durchgeführt werden (Wilkinson 2012: 340–341). Daher ist der **Zuständigkeitsbereich** der Pflege nicht immer scharf abgegrenzt (► Abb. 1.3). Diese fehlende Abgrenzung kann Rollenkonfusionen begünstigen.

Im Pflegeberufegesetz werden nun allerdings **Vorbehaltsaufgaben** definiert (§ 4 PflBG). Für welche Tätigkeiten Pflegefachpersonen zuständig sein können, ist aber auch abhängig von der individuellen Qualifikation und Erfahrung. Mediziner können so primär ärztliche Aufgaben wie Injektionen an Pflegefachpersonen delegieren, dabei ist das **Delegationsrecht** zu berücksichtigen (► 1.6). Dort, wo sich pflegefremde Servicedienste mit den Pflegetätigkeiten überschneiden, sollte eine klare Trennung stattfinden, damit Pflege ihre ohnehin begrenzten Ressourcen dort einsetzt, wo ihre Kernkompetenzen liegen: rund um den Pflegeprozess.

Die **Tätigkeiten des Pflegeberufs** lassen sich in selbstständige, eigenständige und interdisziplinäre unterscheiden (► Tab. 1.1).

1.2.3 Ziele des Pflegeberufs

Die **Ziele,** die mit der Ausübung des Pflegeberufs einhergehen, lassen sich aus § 5 PflBG ableiten. So sollen die Auszubildenden dazu befähigt werden, selbstständig, umfassend und prozessorientiert die Pflege bei Menschen aller Altersstufen in den verschiedenen Versorgungsbereichen durchzuführen. Dazu benötigen Pflegefachpersonen eine Vielzahl an Kompetenzen (► Abb. 1.4).

1.2.4 Formelle und informelle Pflege

Definition

Formelle Pflege

(ugs. professionelle, berufliche Pflege)
Pflegetätigkeit wird durch eine Person mit beruflicher Ausbildung im Pflegebereich durchgeführt, wird in unterschiedlichen Settings durch Pflegefachpersonen auch im Sinne der Erwerbstätigkeit erbracht.

Informelle Pflege

(ugs. Laien-, Angehörigen-, Nächstenpflege)
Pflegetätigkeit wird durch eine Person ohne berufliche Ausbildung im Pflegebereich durchgeführt und oft in der eigenen Häuslichkeit durch Angehörige zur Übernahme und Unterstützung erbracht.

Mit der Ausbildung/dem Studium wird Pflege als Beruf angestrebt. Diese Form wird auch als **formelle Pflege** bezeichnet und unterscheidet sich von der **informellen Pflege.** Die formelle Pflege und die informelle Pflege können mittels diverser Merkmale voneinander abgegrenzt werden (► Tab. 1.2).

Formelle und informelle Pflege ergänzen sich gegenseitig:

- Formelle Pflege profitiert von informeller Pflege: Durch die Einbindung von Angehörigen in den Pflegeprozess, da diese viele wichtige Hintergrundinformationen zum Pflegeempfänger besitzen. Damit wird eine individuelle, klientenzentrierte Pflege begünstigt.

Tab. 1.1 Tätigkeitsbereiche des Pflegeberufs mit Beispielen (vgl. § 5 PflBG Abs. 3)

Tätigkeitsbereich	Definition	Beispiele
Selbstständige Pflegetätigkeiten	Tätigkeiten, die ohne Anweisungen auf Grundlage der eigenen Qualifikation durchgeführt werden	• Erhebung, Feststellung des individuellen Pflegebedarfs und Planung der Pflege • Organisation, Gestaltung und Steuerung des Pflegeprozesses • Durchführung der Pflege und Dokumentation der angewendeten Maßnahmen • Analyse, Evaluation, Sicherung und Entwicklung der Qualität der Pflege • Bedarfserhebung und Durchführung präventiver und gesundheitsfördernder Maßnahmen • Beratung, Anleitung und Unterstützung von zu pflegenden Menschen bei der individuellen Auseinandersetzung mit Gesundheit und Krankheit sowie bei der Erhaltung und Stärkung der eigenständigen Lebensführung und Alltagskompetenz unter Einbeziehung ihrer sozialen Bezugspersonen • Erhaltung, Wiederherstellung, Förderung, Aktivierung und Stabilisierung individueller Fähigkeiten der zu pflegenden Menschen insbesondere im Rahmen von Rehabilitationskonzepten sowie die Pflege und Betreuung bei Einschränkungen der kognitiven Fähigkeiten • Einleitung lebenserhaltender Sofortmaßnahmen bis zum Eintreffen der Ärztin oder des Arztes und Durchführung von Maßnahmen in Krisen- und Katastrophensituationen • Anleitung, Beratung und Unterstützung von anderen Berufsgruppen und Ehrenamtlichen in den jeweiligen Pflegekontexten sowie Mitwirkung an der praktischen Ausbildung von Angehörigen von Gesundheitsberufen
Eigenständige Pflegetätigkeiten	Tätigkeiten, die ärztlich angeordnet sind und eigenständig durchgeführt werden	• Maßnahmen der medizinischen Diagnostik • Maßnahmen der medizinischen Therapie • Maßnahmen der Rehabilitation
Interdisziplinäre Pflegetätigkeiten	Tätigkeiten, die in der Zusammenarbeit mit anderen Berufsgruppen teamorientiert durchgeführt werden	• Individuelle, multidisziplinäre und berufsübergreifende Lösungen bei Krankheitsbefunden und Pflegebedürftigkeit entwickeln • Teamorientierte Umsetzung entsprechender Maßnahmen

- Informelle Pflege profitiert von formeller Pflege: Durch die Unterstützung von Pflegefachpersonen, da diese über systematisch erworbenes, wissenschaftlich basiertes Fachwissen verfügen. Edukative Maßnahmen wie Information, Instruktion und Beratung können die Qualität der Pflege durch Angehörige verbessern.

1.3 Arbeitsorganisation

Die **Arbeitsorganisation** hat einen großen Einfluss auf die Pflege als Beruf. Pflegefachpersonen sind in Institutionen des Gesundheitswesens angestellt und befinden sich damit in Organisationsstrukturen, die ihrem Berufsalltag einen Rahmen geben (► Abb. 1.5).

Zu den **Rahmenbedingungen** zählen z. B.:

- Arbeitsrecht, u. a. mit Arbeitszeiten- und Pausenregelungen, Aspekte des Jugend- und Mutterschutzgesetzes, Vorgaben zum Arbeits- und Gesundheitsschutz (► 8.2.3)
- Tarifverträge, die zwischen Arbeitgeberverbänden und Gewerkschaften (► 9.1.2) geschlossen werden, oder Arbeitsvertragsrichtlinien bei kirchlichen Arbeitgebern
- Richtlinien, z. B. aktuelle Erkenntnisse zur gesundheitsförderlichen Dienstplangestaltung

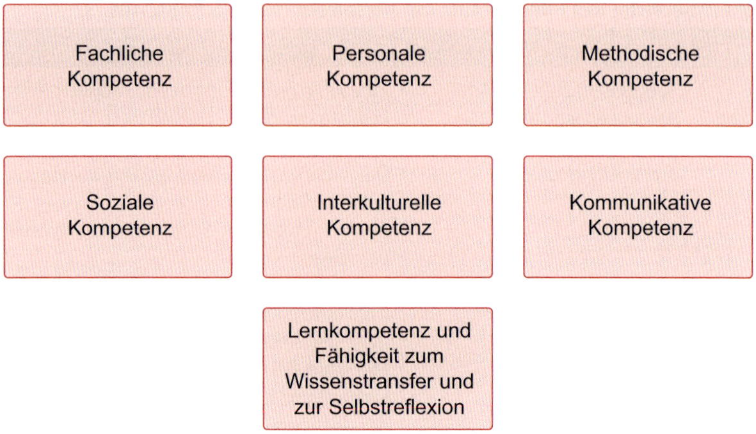
Fachliche Kompetenz
Personale Kompetenz
Methodische Kompetenz
Soziale Kompetenz
Interkulturelle Kompetenz
Kommunikative Kompetenz
Lernkompetenz und Fähigkeit zum Wissenstransfer und zur Selbstreflexion

Abb. 1.4 Kompetenzausprägung als Zielsetzung zur Ausübung des Pflegeberufs [L143/P554]

Tab. 1.2 Gegenüberstellung der formellen und informellen Pflege

Formelle Pflege	Informelle Pflege
Anerkannte, staatlich geregelte pflegerische Ausbildung, fachspezifische Kenntnisse und Fertigkeiten vorhanden	I. d. R. keine pflegerische Ausbildung und daher keine speziellen Kenntnisse und Fertigkeiten vorhanden; später ggf. im Einzelfall großes Wissen
Kommt dann zum Tragen, wenn Selbstpflege oder informelle Pflege nicht mehr ausreicht	Wird häufig zu Beginn einer Pflegebedürftigkeit erbracht, im weiteren Verlauf dann meist begleitend
Prozessorientiertes, geplantes, reflektiertes und wissenschaftlich basiertes Pflegehandeln	Unterstützungs- und Kompensationsleistungen, basierend auf eigenen Vorerfahrungen und Vorwissen
Zeitliche Begrenzung durch die Arbeitszeit	Häufig rund um die Uhr, mit dem Alltagsleben verschwimmend, daher auch große Belastung
Wirtschaftliche Orientierung mit Entlohnung	Basierend auf den Prinzipien der Nächstenliebe und Gegenseitigkeit ohne Entlohnung

1.3.1 Pflegesystem

Definition

Pflegesystem

(Pflegeorganisationssystem)
Inhaltliche und arbeitsorganisatorische Strukturierung einer Pflege- oder Organisationseinheit. Trifft Aussagen darüber, wer im Team welche Aufgaben zu erfüllen hat.

Pflegesysteme werden in **funktionsorientierte** und **klientenzentrierte** unterschieden. Die prominentesten Pflegesysteme, die auch in verschiedenen Mischformen existieren, sind:

- **Funktionspflege**: Die Arbeitsverteilung erfolgt aufgabenbezogen. Der Pflegeprozess wird dazu in Einzeltätigkeiten zerlegt, die Pflegeaufgaben werden nach Kompetenz zur routineartigen Erfüllung verteilt. In diesem Pflegesystem herrschen klare hierarchische Strukturen.
- **Bereichspflege:** Die Arbeitsverteilung erfolgt schichtbezogen bezüglich einer klar definierten Gruppe von Pflegeempfängern. Die Fragmentierung des Pflegeprozesses ist nicht so extrem wie bei der Funktionspflege. Die Verteilung der Pflegeaufgaben hängt u.a. vom schichtbezogenen Dienstplan und den räumlichen Gegebenheiten ab.
- **Bezugspflege/Primary Nursing**: Die Arbeitsverteilung erfolgt dienstplanunabhängig durch

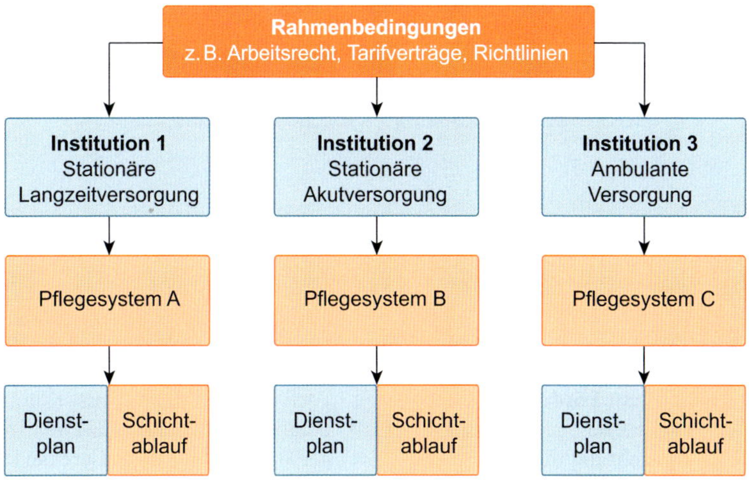

Abb. 1.5 Die Arbeitsorganisation wird durch äußere Rahmenbedingungen beeinflusst, das jeweilige Pflegesystem hat wiederum Einfluss auf die Dienstplangestaltung und den Schichtablauf [L143/P554]

die Zuteilung einer gewissen Anzahl von Pflegeempfängern. Diese Zuordnung hat über eine längere Zeitspanne, im Idealfall von der Aufnahme bis zur Entlassung, Bestand. Pflegeaufgaben lassen sich aus der gesamten Organisation, Steuerung und Durchführung des Pflegeprozesses vom Assessment bis zur Evaluation ableiten (DBfK 2016).

Pflegefachpersonen erfahren eine funktionelle Ausrichtung des Pflegesystems häufig als nicht zufriedenstellend und frustrierend (BAuA 2014: 27). **Klientenzentrierte Pflegesysteme** bieten hingegen viele **Vorteile:**

- (Gesamte) Organisation, Steuerung und Durchführung des Pflegeprozesses erfolgen aus einer Hand → mehr Abwechslung und weniger Monotonie.
- Größere Handlungs- und Entscheidungsspielräume für Pflegefachpersonen.
- Ein Tätigkeitswechsel stellt auch einen Belastungswechsel dar.
- Gesteigertes Wohlbefinden, bessere Gesundheit, höhere Arbeitszufriedenheit.
- Verbesserter interdisziplinärer Austausch durch vermehrtes Hintergrundwissen zum Pflegeempfänger.
- Verbesserung der Praxisanleitung durch prozesshaftes Vorgehen.
- Vorteile für Pflegeempfänger, z. B. feste Ansprechperson, rascheres Erkennen von Komplikationen, Vermeidung überflüssiger Pflegehandlungen → größere Zufriedenheit.

Definition

Klientenzentrierte Prozesse

(Patientenorientierte Prozesse)
Ansatz oder Vorgehensweisen, nach dem der Pflegeempfänger von der Aufnahme bis hin zur Entlassung im Mittelpunkt der Bemühungen steht.

Die Einrichtungen des Gesundheitswesens befinden sich, was die **Klientenzentrierung** angeht, in einem fortlaufenden Wandel. So unterlagen Krankenhäuser, Pflegeeinrichtungen und Dienste der ambulanten Versorgung früher einer stärkeren Funktionszentrierung. Pflegerische und medizinische Interventionen fanden dann statt, wenn die Funktionseinheit dies zuließ. Die eingespielten Abläufe diktierten, wann eine Maßnahme erfolgen konnte. Die Pflegeempfänger mussten sich dem beugen, was nur ein geringes Maß an individuellen Prozessen zuließ. Derzeit ist ein Trend hin zur Klientenzentrierung zu beobachten. Hierbei ist die Funktionseinheit bemüht, die Bedürfnisse und Interessen des Klienten in den Mittelpunkt des Handelns zu stellen. Dieser Prozess ist aber noch nicht abgeschlossen, da u. a. ökonomische Zwänge dem Anspruch der Klientenzentrierung entgegenste-

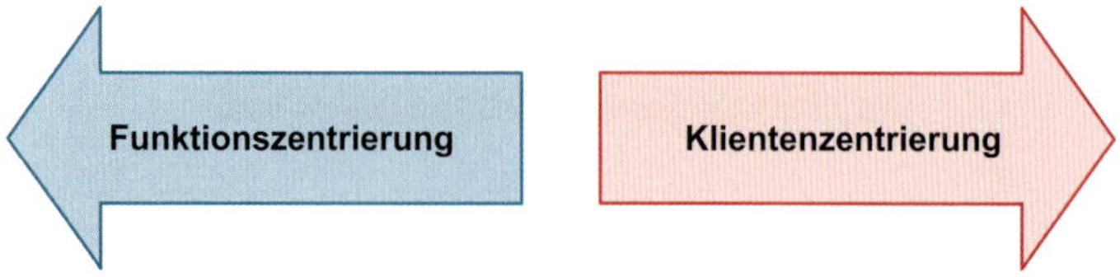

Abb. 1.6 Funktions- und Klientenzentrierung als Kontinuum. Prozesse können hin zur Klientenoriëntierung verbessert werden oder durch fehlende Berücksichtigung der Klientenbedürfnisse bei der Funktionsorientierung verhaften [L143/P554]

hen. Funktions- und Klientenzentrierung können als zwei Pole eines Kontinuums betrachtet werden (► Abb. 1.6).

Allgemeine Maßnahmen zur **Förderung klientenzentrierter Prozesse** sind z. B.:

- Aufnahme in die Einrichtung durch zuvor festgelegte Bezugspersonen zur bedarfsgerechten Information des Pflegeempfängers, zur verbesserten Orientierung und zur Erfassung pflegerelevanter Informationen. Dies dient der Planung eines klientenzentrierten Pflegeprozesses.
- Im akutstationären Versorgungsbereich erfolgt eine dezentrale Zimmer- und Bettenplanung, basierend auf der Anamnese und den Erfahrungswerten der Pflegefachpersonen.
- Termine organisatorischer, pflegerischer und medizinischer Interventionen werden gemeinsam mit dem Pflegeempfänger geplant, um den Ablaufplan zu optimieren und den Bedürfnissen des Pflegeempfängers gerecht zu werden.
- Das Entlassungs- und Verlegungsmanagement berücksichtigt die individuelle Situation.

Reflexion

Funktions- oder Klientenzentrierung

Betrachten Sie Ihre bisher absolvierten Einsätze in den unterschiedlichen Versorgungsbereichen und verorten Sie die dort vorzufindenden Prozesse im Kontinuum der Funktions- und Klientenzentrierung:

- Bei welchen Prozessen herrscht Funktions- oder Klientenzentrierung in welcher Ausprägung vor?
- Wie kann in den von Ihnen als funktionszentriert identifizierten Prozessen die Klientenzentrierung angebahnt oder auch etabliert werden?

Klientenorientierte Prozesse erfordern einen entsprechenden **Umgang mit Pflegeempfängern und Angehörigen:**

- Frühe Integration in den Pflegeprozess
- Aneignung von Techniken zum Umgang mit schwierigen Kommunikationsprozessen durch Fortbildungen zum Thema Kommunikation
- Externe Expertise hinzuziehen, z. B. Fachpflegepersonen für Palliative Care bei Sterbeprozessen

1.3.2 Dienstplangestaltung

Definition

Dienstplan

Instrument der Personal- und Einsatzplanung in einem Betrieb. Es ist ersichtlich, wer wann, wie lange und mit wem in welcher Schicht arbeitet.

Eine gute **Dienstplangestaltung** berücksichtigt u. a. die gesicherten arbeitswissenschaftlichen Erkenntnisse zur Gestaltung von Nacht- und Schichtarbeit, um die Belastungen für die Pflegefachpersonen niedrig zu halten (§ 6 Abs. 1 ArbZG). Dazu zählen u. a. (Schmal 2015):

- Anzahl der aufeinanderfolgenden Nachtdienste gering halten.
- Nach einem Nachtdienst(-zyklus) mindestens 24 h Freizeit einplanen; besser 48 h.
- Vorwärts rotierende Schichtsysteme bevorzugen (Frühdienst → Spätdienst → Nachtdienst), da rückwärts rotierende belastender sind und z. B. Schlafstörungen verstärken.
- Frühschicht sollte keine „Fast-Nachtschicht" sein, d. h. besser später als früher beginnen.
- Nachtschicht sollte keine „Fast-Frühschicht" sein, d. h. besser früher als später enden.
- Schichtpläne sollten mindestens vier Wochen vor Inkrafttreten bekannt sein, um die Planungssicherheit zu erhöhen.
- Mitarbeiterbeteiligung bei der Dienstplangestaltung (Wunschdienstplan) und Etablierung von Wunscharbeitszeiten.

1.3.3 Schichtablauf

> **Definition**
>
> **Schichtablauf**
>
> Beschreibung des schichtbezogenen Tagesablaufs auf einer Station/in einer ambulanten Einrichtung. Es werden pflegerische und indirekt pflegerische (organisatorische) Aufgaben und Zuständigkeiten beschrieben.

Der **Schichtablauf** dient als Übersicht:
- Hervorhebung wichtiger und eiliger Aufgaben
- Kennzeichnung von Aufgaben, die zur Vermeidung einer Arbeitsüberlastung an die kommenden Dienste weitergegeben werden können
- Darstellung wiederkehrender Ereignisse und Aktivitäten

Es werden Aussagen zu Besuchszeiten, Pausenregelungen, Visitenzeiten und zur Ausgestaltung der Dokumentationszeitfenster und -orte getroffen. Ein solcher Plan beinhaltet auch Angaben zu den Telefondiensten. Ist keine Sekretärin für den Telefondienst zuständig, wird empfohlen, Pflegefachpersonen (evtl. im Rotationsprinzip) klar zu benennen.

1.3.4 Informationsflussgestaltung

> **Definition**
>
> **Informationsflussgestaltung**
>
> Angaben zur Organisation und Durchführung festgelegter Instrumente zur Weitergabe von Informationen, Mitteilungen und Nachrichten innerhalb eines festgelegten Personenkreises.

Die **Informationsflussgestaltung** hat einen direkten Einfluss auf die Mitarbeiterzufriedenheit, die Pflegequalität und das Wohl des Pflegeempfängers. Es existieren verschiedene Instrumente zur Förderung des Informationsflusses (▸ Tab. 1.3).

1.4 Zusammenarbeit in der Pflege

> **Definition**
>
> **Team**
>
> Personengruppe, die eine bestimmte Zeit partnerschaftlich zusammenarbeitet und dabei gemeinsame Ziele verfolgt.

Pflegefachpersonen arbeiten mit anderen Menschen in **Teams** zusammen:
- Intradisziplinäre Teamarbeit innerhalb eines Fachs, einer Berufsgruppe oder Versorgungseinrichtung
- Interdisziplinäre Teamarbeit zwischen verschiedenen Disziplinen oder Berufsgruppen
- Sektorenübergreifende Teamarbeit über Versorgungsbereiche hinaus, z. B. im Rahmen des Entlassungsmanagements

1.4.1 Intraprofessionelle Teamarbeit

Damit ein **Team** gut funktioniert, benötigt es klare Strukturen und Absprachen, u. a. bezüglich der Rollenzuschreibungen, eine reibungslose, transparente und verbindliche Zusammenarbeit und eine positive Kommunikationskultur.

Pflegefachpersonen übernehmen innerhalb ihres Teams die Verantwortung für ihre Pflegeempfänger. So treffen sie auch autonom Entscheidungen darüber, ob ein Wechsel der Betreuungsperson erforderlich ist, wenn die Beziehung zwischen Pflegefachperson und Pflegeempfänger problematisch wird. Pflegefachpersonen sind aktive Mitglieder des Teams und nehmen daher Partizipationsmöglichkeiten zur Gestaltung des Arbeitsplatzes wahr, z. B. was Informationsflussgestaltung, Transparenz zu Beteiligungswegen und Entscheidungsfindungsprozesse (▸ 7.2.2) angeht.

Pflegefachpersonen benötigen die Möglichkeit, Mitarbeiter- und Personalentwicklungsgespräche führen zu können, u. a. zur Förderung der persönlichen Entwicklung und der zukunftsorientierten Planung. Da die Zusammenarbeit im Team mitunter belastend sein kann, werden Pflegefachpersonen entsprechende Unterstützungssysteme wie Supervisionen angeboten (▸ 8.2.6).

Damit Teamarbeit zufriedenstellend gelingt, bedarf es einer guten **Einarbeitung neuer Mitarbeiter** *(Onboarding)*. Dies beinhaltet (BAuA 2016: 37–38):
- Vermittlung fachlicher Inhalte und organisatorischer Abläufe
- Vorstellung und Integration in das bestehende Team
- Bekanntmachung wichtiger Regeln und Vorschriften, z. B. Notfallmanagement, Brandschutz, Betriebsvereinbarungen, Arbeitsschutz

Tab. 1.3 Instrumente zur Informationsflussgestaltung

Instrumente	Beschreibung
Dienst-/Schichtübergaben	• Unterscheidung in klientenferne und -nahe Formen (auch Mischformen) • Übersichtstafeln zur Orientierung, wer wem eine Übergabe macht • Ausreichend Zeit zur Durchführung • Erfolgen direkt, da bei indirekter Informationsweitergabe Inhalte lückenhaft transportiert werden können
Pflegevisiten	• Regelmäßig stattfindende Gespräche zwischen Pflegefachperson und Pflegeempfänger zur Abstimmung des Pflegeprozesses • Effekte für die Pflege sind u. a. Evaluation des Pflegeprozesses, verbesserte Maßnahmenplanung • Effekte für die Pflegeempfänger sind u. a. gesteigerte Zufriedenheit, Transparenz bezüglich des Pflegeprozesses, Förderung der Adhärenz
Fallbesprechungen	• Instrument zur Aufklärung problematischer und emotionsgeladener Situationen • Pflegeempfänger steht mit seiner Situation, den Problemen und Lösungsansätzen im Mittelpunkt
Teamsitzungen	• Regelmäßiger Turnus; mindestens 1-mal monatlich • Erstellung eines Protokolls, um abwesende Pflegefachpersonen an den Themen teilhaben zu lassen • Inhalte sind u. a. Aussprechen von Lob und Anerkennung, Ansprechen von Mängeln, Problemen oder Beschwerden, Mitteilung einrichtungsbezogener Neuigkeiten • Inter- und intradisziplinäre Umsetzung möglich
Dienstliche Mails	• Informationsweitergabe per E-Mail, z. B. stationsinterne oder stationsübergreifende Informationen • Aktualität der E-Mail-Adressen berücksichtigen • Datenschutz berücksichtigen
Pinnwand/Aushänge	• Wichtige schriftliche Informationen • Medium, um Themen, Ideen und Probleme für eine kommende Teamsitzung zu sammeln

Merke

Gute Einarbeitung

Damit eine Einarbeitung gut gelingt, müssen die Vorerfahrungen und Erwartungen der neuen Mitarbeiter berücksichtigt werden. Ein festgelegter Mentor als Bezugsperson, regelmäßige Gespräche und ein bestehendes Einarbeitungskonzept stellen ein wichtiges Fundament für diesen Prozess dar.

1.4.2 Interdisziplinäre Teamarbeit

Die **interdisziplinäre Teamarbeit** ist in den komplexen Systemen der Gesundheits- und Pflegeeinrichtungen unersetzbar. In Berufen wie der Pflege mit einer hohen Interaktionsdichte *(mehrere Beteiligte)* gibt es auch ein hohes Konfliktpotenzial (▸ 8.3.5). Unterschiedliche Berufsgruppen haben unterschiedliche Positionen und damit auch einen unterschiedlichen Blickwinkel auf die gleiche Situation.

Fallbeispiel

„Immer diese unfreundlichen Putzfrauen!"

Die Auszubildende Beate Flick absolviert ihren Einsatz in der stationären Langzeitpflege. Im hauswirtschaftlichen Dienst arbeitet Frau Ludjenco. Frau Flick beobachtet die Pflegefachperson Stephanie Schrotz dabei, wie sie Frau Ludjenco auffordert, das Zimmer von Herrn Karsten sauber zu machen. Der an Demenz erkrankte Bewohner hat sein Bett, die Wand und den Boden mit Stuhlgang verschmiert. Frau Ludjenco erwidert: „Immer der gleiche Sch…!" Sie stampft wütend davon und knallt dabei ihre Utensilien laut in den Reinigungswagen. Frau Schrotz rollt nur mit den Augen: „Immer diese unfreundlichen Putzfrauen!"

- Was denken Sie über diese Situation?
- Was kann getan werden, um diese Situation zu verbessern?

Ein zentraler Punkt, weshalb es zu Konflikten in der Zusammenarbeit mit anderen Diensten kommt, ist das fehlende Verständnis für die Situation der anderen. Zur Unterstützung der Zusammenarbeit bieten sich u. a. folgende Maßnahmen an:

- Gegenseitige Wertschätzung und höflicher Umgang miteinander
- Hospitationen bei anderen Berufsgruppen, um die Berufs- und Arbeitsrealität sowie die Pflegeeinrichtung als Ganzes kennenzulernen
- Zusammenarbeit der Berufsgruppen fördern durch gemeinsame Visiten, Projekte, Konferenzen gemäß dem Motto „*Wer mehr miteinander spricht, redet weniger übereinander!*"
- Regelmäßige Besprechung der Leitungspersonen der Berufsgruppen
- Tätigkeitsbereiche, Rollen und Verantwortungsbereiche der Berufsgruppen definieren und transparent machen

Erläuterung zum Fallbeispiel

„Immer diese unfreundlichen Putzfrauen!"

Um aus dieser Situation zu lernen, wäre es hilfreich, diese im Team, z. B. im Rahmen einer kollegialen Beratung, nachzubesprechen und sich die Situation von Frau Ludjenco bewusst zu machen. Mitarbeiter im hauswirtschaftlichen Dienst leisten körperlich schwere Arbeit und haben einen geringen Entscheidungsspielraum. Dazu erfahren sie in ihrem Beruf kaum Wertschätzung. Dies kann zu Frust führen.

Einbindung des Pflegepersonals in die ärztliche Visite

Definition

Ärztliche Visite

Aufsuchen des Patienten am Krankenbett oder in der häuslichen Versorgung durch einen oder mehrere Ärzte, zumeist von Pflegefachpersonen begleitet.

Pflegefachpersonen begleiten in den meisten Fällen die Visite. Doch es besteht ein Unterschied zwischen Einbindung und Begleitung.

Fallbeispiel

Meine erste Visite

Die Auszubildende Klara Lang berichtet in der Schule von den Erfahrungen ihrer ersten Visite im akutstationären Einsatz gegen Ende des zweiten Ausbildungsjahrs: „Ich war so aufgeregt: Meine erste Visite. Ich hatte die Vorstellung, dass ich etwas dazu beitragen kann. Schließlich habe ich die Patienten zuvor auch schon eine Weile versorgt. Dann war es so weit. Oder besser: Es war bereits so weit gewesen. Die Visite hatte begonnen, aber niemand hatte mich informiert. Die Ärzte, allen voran der Chefarzt, waren schon im zweiten Patientenzimmer angekommen. Etwas eingeschüchtert von der weißen „Ärztewand" stellte ich mich daneben. Die Ärzte unterhielten sich immer wieder miteinander, stellten dem Patienten eine kurze Frage, machten einen Scherz und verließen das Patientenzimmer. Zurück blieb ein verdutzter Patient. Im nächsten Zimmer das gleiche Spiel: ‚Hallo! Wie geht es uns heute? Dann schauen wir, dass wir das hinbekommen! Fachchinesisch. Fachchinesisch. Auf Wiedersehen!' Dann das nächste Zimmer. Das hatte ich mir wirklich anders vorgestellt." Frau Lang diskutiert mit den anderen Kursmitgliedern, was nötig ist, damit eine Visite kooperativ abläuft.

- Was denken Sie über diese Situation?
- Welche Voraussetzungen sind Ihrer Meinung nach zur Durchführung einer kooperativen Visite nötig?

Pflegefachpersonen finden in manchen Einrichtungen noch immer veraltete Rollenmuster mit starren Hierarchiegebilden und Abgrenzungstendenzen zwischen den Berufsgruppen vor. Dabei bieten **kooperative Visiten** viele Vorteile:

- Förderung des selbstständigen Handelns aller beteiligten Personen
- Stärkung der Kooperation zwischen den Berufsgruppen
- Verbesserung des interdisziplinären Informationsflusses
- Optimierung der Behandlungs- und Pflegeziele
- Steigerung der Zufriedenheit

Erläuterung zum Fallbeispiel

Meine erste Visite

Frau Lang hat nun wirklich nicht das Paradebeispiel einer guten Visite kennengelernt. Damit eine kooperative Visite in Zukunft gelingt, bedarf es folgender **Voraussetzungen:**

- Definierung von gemeinsamen Zielen
- Hierarchien abflachen und Kommunikationskultur erhöhen, Kommunikations- und Kooperationsbereitschaft aller Beteiligten
- Vereinbarungen zur Ausgestaltung der Visite treffen, z. B. Zeitraum festlegen und gemeinsam beginnen

- Kontinuierliche Betreuung der Pflegeempfänger durch dieselben Pflegefachpersonen, um den Informationsstand aufseiten der Pflege zu erhöhen
- Kooperative inhaltliche Abstimmung, d. h., rein pflege- oder medizingeprägte Tätigkeiten wie die Durchführung von Pflegeassessments oder die präoperative Patientenaufklärung, gesondert durchführen

1.5 Kernelement Pflegeprozess

Definition

Pflegeprozess

Systematischer Denk- und Handlungsansatz für Pflegefachpersonen, professionsspezifische, analytische Arbeitsmethode der systematischen Strukturierung und Gestaltung des Pflegearrangements (BMFSJ o. J.: 70).

Der **Pflegeprozess** beschreibt die berufsspezifische Arbeitsmethode der Pflege und strukturiert Pflegesituationen. Er ist eine Art Problemlösungsprozess (Wilkinson 2012: 88). Der Pflegeprozess ist aber auch ein Beziehungsprozess, da in jedem Schritt besondere Kommunikationsfähigkeiten und Maßnahmen des Beziehungsaufbaus und -erhalts wesentlich sind. So wird die Beziehungsgestaltung im Pflegeprozess u. a. durch den physischen, psychischen, kognitiven und emotionalen Zustand des Pflegeempfängers beeinflusst.

Merke

Pflegeprozess als Denk- und Handlungsansatz

Der Pflegeprozess ist eine spezielle Art des Denkens von Pflegefachpersonen. Am Pflegeprozess wird sichtbar, was Pflegende tun. Der Pflegeprozess erfährt im Kontext der Vorbehaltsaufgaben eine besondere Bedeutung (► 1.6).

Die Arbeit mit und die Orientierung am Pflegeprozess ist bedeutsam (vgl. Wilkinson 2012: 32 ff.):

- Gemeinschaftliches Arbeiten wird gefördert, weil alle Pflegefachpersonen der gleichen systematischen Denk- und Handlungsstruktur folgen. Dadurch kommt es auch zu einer Verbesserung der Kontinuität, Effizienz und Koordination pflegerischer Leistungen.
- Kosteneffizientes Arbeiten, da Über-, Doppel- und Unterversorgung vermieden wird, indem Maßnahmen bedarfs- und bedürfnisgerecht umgesetzt werden.
- Transparenz bezüglich pflegerischer Arbeit wird in der Öffentlichkeit erhöht.
- Das Handeln nach dem Pflegeprozess kommt der Forderung von standardisiertem Vorgehen nach und unterstützt das pflegerische Professionsbegehren.
- Förderung einer individualisierten, humanistischen Pflege, da das Individuum in den Mittelpunkt gerückt wird und nicht der medizinische Fokus auf der Krankheit dominiert (Alfaro-LeFevre 2013: 38)
- Prozess- und Ergebnisevaluation führt zu einer Erhöhung der Pflegequalität (Heislbetz 2010).
- Stärkung der Teilnahme, Autonomie und Zufriedenheit von Pflegeempfängern (Deiters et al. 2010, Müller Staub 2001).

Merke

Prozesshaftes Denken lernen

Der Pflegeprozess ist das entscheidende Werkzeug in der Pflege. Eine Pflegefachperson, die nicht prozesshaft arbeitet, ist wie ein Zimmermann, der ohne Hammer arbeitet. Daher lernen Pflegefachpersonen, das prozesshafte Vorgehen zu verinnerlichen.
Dazu übernehmen Auszubildende in der Pflege schrittweise mehr Verantwortung im Pflegeprozess und gewinnen dabei an Selbstvertrauen, Kompetenzzuwachs und Reflexionsvermögen.

1.5.1 Theorien und Modelle zum Pflegeprozess

Es existieren verschiedene **Theorien und Modelle zum Pflegeprozess.** Dabei zeigt sich bei allen eine logisch aufeinander aufbauende Struktur.

Vier-Phasen-Pflegeprozessmodell der WHO

Die WHO (Weltgesundheitsorganisation) griff das von Yura & Walsh entwickelte Pflegeprozessmodell (Yura & Walsh 1988) auf und verbreitete es als **Vier-Phasen-Pflegeprozessmodell** weltweit (► Abb. 1.7). Es beschreibt vier logisch aufeinander aufbauende Phasen. Innerhalb dieser Phasen können weitere Schritte voneinander unterschieden werden.

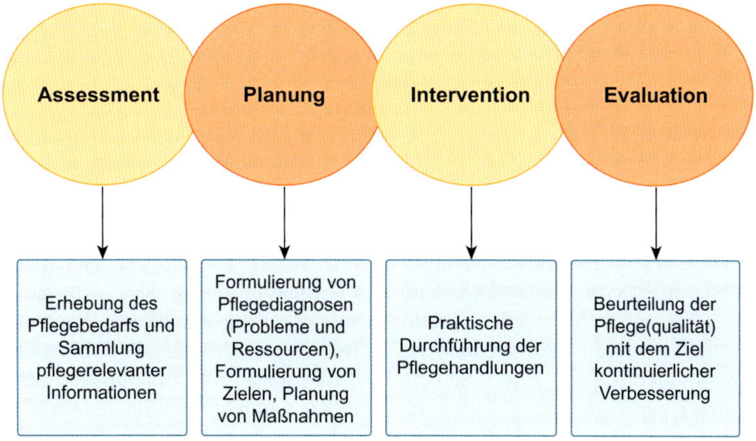

Abb. 1.7 Vier-Phasen-Pflegeprozessmodell nach der WHO [L143/P554]

ADPIE-Pflegeprozessmodell nach NANDA

Das **ADPIE-Pflegeprozessmodell nach NANDA** wurde im nordamerikanischen Raum durch die North American Nursing Diagnostic Association (NANDA) auf Basis des Vier-Phasen-Modells entwickelt. Es besteht aus fünf Phasen, die im Gegensatz zum Vier-Phasen-Modell die Pflegediagnostik als eigenständige Phase benennen. Der Begriff ADPIE setzt sich aus den Anfangsbuchstaben der einzelnen Phasen zusammen (▸ Tab. 1.4).

Laut NANDA werden drei **Formen von Pflegediagnosen** voneinander unterschieden (Herdman & Kamitsuru 2019: 61–62):

- **Problemfokussierte Pflegediagnose:** Beurteilung einer unerwünschten menschlichen Reaktion auf Gesundheitszustände/Lebensprozesse, die bei einem Individuum, einer Familie, Gruppe oder Gemeinschaft auftreten. Dabei wird beschrieben, welche Ursachen (Ätiologie) zur Diagnose führen und welche Symptome beim Pflegeempfänger zu beobachten sind.

Tab. 1.4 ADPIE-Pflegeprozessmodell nach NANDA

Phase	Beschreibung
Assessment	• Systematische Sammlung der Daten des Pflegeempfängers • Sammlung, Sortierung und Validierung von pflegerelevanten Informationen
Diagnose	• Strukturierung, Bündelung und Analyse der gesammelten Daten • Identifikation von aktuellen und potenziellen Problemen sowie Ressourcen • Beschreibung und Hierarchisierung der Probleme und beteiligten Faktoren
Planung	• **Ergebnisplanung:** Beschreibung des gewünschten Gesundheitszustands mittels Zielformulierung, essenziell für die Evaluation • **Interventionsplanung:** Auswahl von Interventionen zur Zielerreichung („Wer macht was, wann, wie, womit und wie oft?")
Implementierung	• Durchführung der Pflegehandlungen • Dokumentation der durchgeführten Pflegehandlungen
Evaluation	• **Prozessevaluation:** Überprüfung des gesamten Vorgangs auf Durchführung, Gültigkeit und Ablauf • **Ergebnisevaluation:** Gegenüberstellung der eingetretenen und der erwünschten Ergebnisse

- **Risikopflegediagnose:** Beurteilung der Vulnerabilität eines Individuums, einer Familie, Gruppe oder Gemeinschaft, eine unerwünschte menschliche Reaktion auf Gesundheitszustände/Lebensprozesse zu entwickeln. Dabei wird beschrieben, welche Risikofaktoren die Entstehung und Manifestierung eines Problems begünstigen können.
- **Gesundheitsförderungsdiagnose:** Beurteilung der Motivation und des Wunsches, das Wohlbefinden zu steigern und das menschliche Gesundheitspotenzial zu verwirklichen, z. B. spezielle Gesundheitsverhaltensweisen zu verbessern. Dabei wird beschrieben, welche Voraussetzungen und Ressourcen gegeben sind.

Merke

Unterscheidung der Pflegediagnosen

Nachfolgende Beispiele können bei der Unterscheidung der Pflegediagnosen helfen:

- **Problemfokussierte** Pflegediagnosen bilden **aktuell vorliegende** Probleme ab.
  Beispiel: Beeinträchtigte Gewebeintegrität → d. h., es liegt aktuell tatsächlich ein Dekubitus vor.
- **Risiko**pflegediagnosen bilden **potenzielle** Probleme ab.
  Beispiel: Gefahr einer beeinträchtigten Gewebeintegrität → d. h., bestimmte Risikofaktoren wie z. B. Immobilität können das Auftreten eines Dekubitus begünstigen.
- **Gesundheitsförderung**sdiagnosen bilden **Motivation** und das **Streben nach Gesunderhaltung** ab
  Beispiel: Bereitschaft für eine verbesserte Mobilität → d. h., es wird zum Ausdruck gebracht, dass der Wunsch nach dem Erhalt von Mobilität besteht.

Sechs-Schritt-Pflegeprozessmodell

Im deutschsprachigen Raum wurde die Ausgestaltung des Pflegeprozesses durch das von Verena Fiechter und Martha Meier entwickelte **Pflegeprozessmodell in sechs Schritten** beeinflusst (► Abb. 1.8). Die Schritte sind weitestgehend mit den Inhalten des ADPIE-Pflegeprozessmodells identisch. Daher wird an dieser Stelle auf eine ausführliche Darstellung verzichtet, zumal hierzu eine gute Grundlagenliteratur zur Verfügung steht.

Merke

Die Schritte der Problemformulierung, Zielfestlegung und Maßnahmenplanung werden häufig im Rahmen einer Pflegeplanung abgebildet.

1.5.2 Strukturmodell und Strukturierte Informationssammlung (SIS®)

Das **Strukturmodell** und die **Strukturierte Informationssammlung (SIS®)** wurden 2015 zur Entbürokratisierung der Pflegedokumentation eingeführt (► 8.1.2). Dabei bilden das Strukturmodell und die Strukturierte Informationssammlung (SIS®) eine fachlich-inhaltliche Einheit. Das Strukturmodell orientiert sich an dem Vier-Phasen-Pflegeprozessmodell nach Yura & Walsh (► Abb. 1.9; vgl. BMG 2017):

1. **Strukturierte Informationssammlung (SIS®):** Es erfolgt eine Eigeneinschätzung der pflegebedürftigen Person. Zur fachlichen Einschätzung liegen sechs Themenfelder vor: kognitive und kommunikative Fertigkeiten, Mobilität und Bewegung, krankheitsbezogene Anforderungen und Belastungen, Selbstversorgung, Leben in sozialen Beziehungen, Haushaltsführung (ambulant), Wohnen/Häuslichkeit (stationär). Zudem werden pflegesensitive Risiken und Phänomene erfasst. Pflegefachpersonen integrieren betreuungs- und pflegerelevante biografische Aspekte in die Themenfelder.
2. **Individuelle Maßnahmenplanung:** Der Begriff der Maßnahmenplanung ersetzt die Pflegeplanung und inkludiert damit u. a. auch hauswirtschaftliche und betreuende Maßnahmen. Die Änderung der Bezeichnung ist nicht mit dem Wegfallen pflegerischer und betreuender Maßnahmen gleichzusetzen. In der Maßnahmenplanung ist tagesstrukturiert ersichtlich, welche Versorgung erbracht werden soll, z. B. individuelle Besonderheiten, grundpflegerische Regelversorgung, psychosoziale Betreuung.
3. **Berichteblatt:** Das Berichteblatt ist das zentrale Steuerungselement des Pflegeprozesses. Hierbei werden nur Abweichungen von der Maßnahmenplanung, gezielte oder zeitliche befristete Beobachtungen, tagesaktuelle Ereignisse und weitere relevante Informationen dokumentiert. Darüber hinaus sind Einzelnachweise, z. B. für verordnete Maßnahmen der Behandlungspflege oder Bewegungsprotokolle bei Dekubitusrisiko, zu dokumentieren.

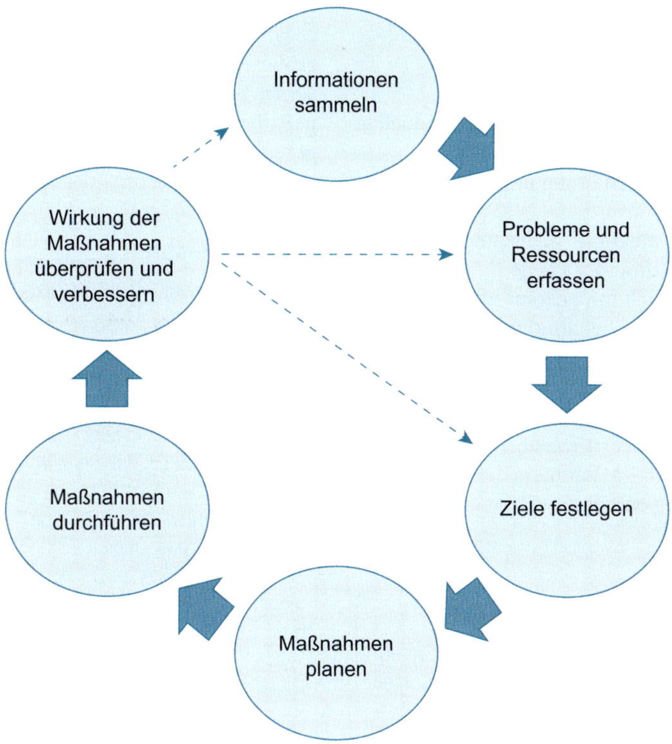

Abb. 1.8 Das Sechs-Schritt-Pflegeprozessmodell (Fiechter & Meier 1985)[L143/P554]

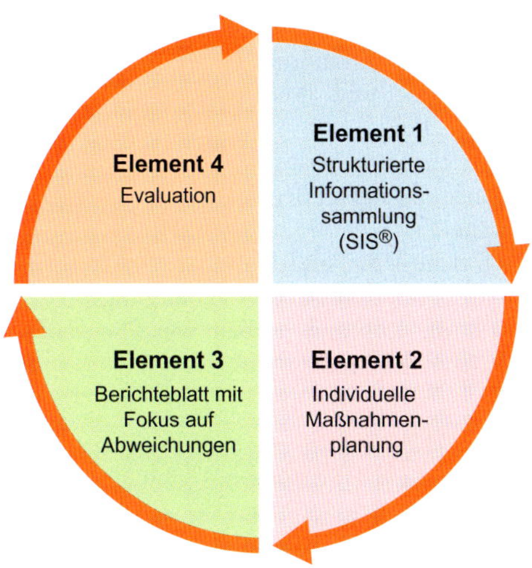

Abb. 1.9 Strukturmodell [L143/P554]

4. **Evaluation:** Bei der Evaluation werden die in der Maßnahmenplanung hinterlegten Maßnahmen, befristet festgelegte Maßnahmen und Maßnahmen bei besonderen Ereignissen bzw. in akuten Situationen anlassbezogen auf ihre Wirksamkeit überprüft.

Das Strukturmodell wurde für die ambulante und stationäre Langzeitpflege entwickelt und kann derzeit nicht im akutstationären Versorgungsbereich eingesetzt werden.

1.6 Kernelement Vorbehaltsaufgaben

Definition

Vorbehaltsaufgaben

Aufgaben, die einem bestimmten Berufsstand vorbehalten sind und nur durch dessen Angehörige durchgeführt werden dürfen.

Mit dem Pflegeberufegesetz wurden erstmals **Vorbehaltsaufgaben** für den Berufsstand der Pflege definiert und gesetzlich verankert (§ 4 PflBG). Zu den Vorbehaltsaufgaben zählen:

- Die Erhebung und Feststellung des individuellen Pflegebedarfs
- Die Organisation, Gestaltung und Steuerung des Pflegeprozesses
- Die Analyse, Evaluation, Sicherung und Entwicklung der Qualität der Pflege

Hierbei handelt es sich um absolut wirkende Vorbehalte, d. h., die oben genannten Punkte dürfen weder von Ehrenamtlichen wie z. B. FSJlern oder anderen Berufsgruppen wie z. B. Ärzten oder Heilpraktikern durchgeführt werden. Die Pflege durch Angehörige bleibt aber unberührt, da die Vorbehaltsaufgaben nur im Rahmen der beruflichen Ausübung Wirkung entfalten.

Vorsicht

Übertragung von Vorbehaltsaufgaben

Der Arbeitgeber darf Vorbehaltsaufgaben nicht an ungelerntes Personal ohne Berufserlaubnis übertragen oder dies dulden. Überträgt oder duldet er die Übernahme der vorbehaltenen Tätigkeiten dennoch, können Geldbußen von bis zu 10.000 Euro die Folge sein (§ 57 PflBG).

Eine **Delegation** *(Übertragung)* von Vorbehaltsaufgaben ist somit nicht möglich. Andere pflegerische Tätigkeiten können hingegen z. B. an Pflegehilfskräfte übertragen werden, wenn folgende Aspekte gegeben sind:

- **Anordnungsverantwortung beim Delegierenden:** Auswahl des Delegationsempfängers bezüglich der persönlichen (z. B. Zuverlässigkeit) und fachlichen Eignung (z. B. Qualifikation, Fertigkeiten), korrekte Instruktion und Überwachungspflicht bezüglich der durchzuführenden Aufgabe
- **Übernahmeverantwortung beim Delegationsempfänger:** Reflexion, ob die Tätigkeit korrekt durchgeführt werden kann, Kenntnis und Inanspruchnahme der Pflicht, Bedenken oder Einwände zu äußern *(Remonstrationspflicht)*
- **Durchführungsverantwortung beim Delegationsempfänger:** Korrekte Durchführung der Tätigkeit

Durch die Festlegung von Vorbehaltsaufgaben wird das autonome Pflegehandeln gestärkt und einer Arztzentrierung im Gesundheitssystem entgegengewirkt. Pflegefachpersonen finden so einen größeren Handlungsspielraum, welcher der ärztlichen Berufsausübung Grenzen setzt. Pflegefachpersonen entscheiden selbstständig, was sich auch gegen ärztliche Entscheidungen richten kann. Dies stellt eine Aufwertung des Pflegeberufs dar.

Fallbeispiel

Frau Schneider ist untergewichtig

Die Pflegefachfrau Vera Vorhalt arbeitet bereits seit vielen Jahren im Versorgungsbereich der stationären Langzeitpflege in einem Pflegeheim. Dort ist sie für die Betreuung und Pflege von Frau Schneider, 85 Jahre, zuständig. Frau Schneider wiegt bei einer Körpergröße von 157 cm 52 kg. Ihre neue Hausärztin verschreibt ihr daher hochkalorische Kost und ordnet Frau Vorhalt an, diese zu verabreichen, um eine Gewichtszunahme zu fördern und zu erhöhen.
Vera Vorhalt widerspricht der Ärztin und schlägt ein anderes Vorgehen vor.

Reflexion

Zusammenarbeit von Medizin und Pflege

Pflegefachpersonen und Mediziner arbeiten im interdisziplinären Team zusammen (► 1.4.2).

- Welche Erfahrungen haben Sie in der Zusammenarbeit mit Medizinern gesammelt?
- Inwiefern unterscheidet sich Ihrer Meinung nach die Zusammenarbeit mit Medizinern zwischen und innerhalb der Versorgungsbereiche?
- Welche gemeinsamen und unterschiedlichen Ziele verfolgen Pflegefachpersonen und Mediziner?
- Welche Vor- und Nachteile bringen hierarchische Systeme in den Versorgungsbereichen für die Zusammenarbeit von Pflegefachpersonen und Medizinern?

Merke

Sinn und Zweck der Vorbehaltsaufgaben

Zweck der Vorbehaltsaufgaben ist die Sicherung der Pflegequalität und der Gesundheitsschutz der zu pflegenden Menschen.

Generalistisch ausgebildete Pflegefachpersonen übernehmen die Vorbehaltsaufgaben unabhängig vom Alter und Setting. Pflegefachpersonen, die sich im dritten Ausbildungsjahr für den Abschluss in der Altenpflege oder Gesundheits- und Kinderkrankenpflege entschieden haben, sind ebenfalls berechtigt, Vorbehaltsaufgaben durchzuführen. Dies, so die Ableitung aus dem Gesetz, allerdings in gewissen Bereichen nur eingeschränkt. So dürften Altenpfleger, die in § 4 PflBG beschriebenen Vorbehaltsaufgaben nur bei alten Menschen übernehmen. Von Gesundheits- und Kinderkrankenpflegerinnen dürften diese nur bei Kindern und Jugendlichen übernommen werden (▶ 1.2). Bei der Pflege von Menschen anderer Altersgruppen wären sie somit generalistisch ausgebildeten Pflegefachpersonen weisungsgebunden. Es existieren bislang keine allgemeingültig definierten Altersgrenzen, die Auskunft geben, wer noch Jugendlicher und nicht Erwachsener ist bzw. wer bereits als alt gilt (▶ Abb. 1.2).

Erläuterung zum Fallbeispiel

Frau Schneider ist untergewichtig

Frau Vorhalt darf zunächst anderer Meinung sein als die Hausärztin. Dabei darf sie auch das vorgeschlagene Vorgehen kritisieren. Der Gesetzgeber spricht ihr die vorbehaltliche Aufgabe zu, den Pflegebedarf zu erheben und geeignete Maßnahmen abzuleiten. Frau Vorhalt kennt Frau Schneider bereits länger. Aus der biografischen Anamnese ist ihr bekannt, dass Frau Schneider während ihres gesamten Lebens im unteren Bereich des BMI-Normwerts lag. Ihre Nahrungsaufnahme ist angemessen und ihr Zustand stabil. Frau Vorhalt schlägt vor, die Ernährungsgewohnheiten zunächst zu belassen. Um eine Mangelernährung auszuschließen, tritt sie mit der Ärztin in Kontakt, damit diese die Blutwerte zur Einschätzung der Situation ermittelt.

Wiederholungsaufgaben

1. Grenzen Sie das individuelle Pflegeverständnis vom institutionellen, wissenschaftlichen und gesetzgeberischen ab. Beschreiben Sie kurz die vier Perspektiven.
2. Nennen Sie die vier grundlegenden Aufgabenbereiche der Pflege laut dem ICN.
3. Nennen Sie je drei Beispiele für selbstständige, eigenständige und interdisziplinäre Tätigkeitsbereiche von Pflegefachpersonen.
4. Erläutern Sie, inwiefern sich die formelle und informelle Pflege gegenseitig ergänzen.
5. Beschreiben Sie die drei Pflegesysteme.
6. Nennen Sie fünf Vorteile klientenzentrierter Pflegesysteme.
7. Nennen und beschreiben Sie drei Instrumente zur Verbesserung der Informationsflussgestaltung.
8. Erläutern Sie anhand von fünf Aspekten die Bedeutsamkeit des Pflegeprozesses.
9. Nennen Sie die sechs Schritte des Pflegeprozesses nach Fiechter und Meier in der korrekten Reihenfolge.
10. Beschreiben Sie die vier Phasen des Strukturmodells.
11. Nennen Sie die in § 4 des Pflegeberufegesetzes festgehaltenen Vorbehaltsaufgaben für die Pflege.

LITERATUR

Alfaro-LeFevre R. Pflegeprozess und kritisches Denken. Praxishandbuch zum kritischen Denken, Lösen von Problemen und Fördern von Entwicklungsmöglichkeiten. Bern: Hans Huber, 2013.

BAuA Bundesanstalt für Arbeitsschutz und Arbeitsmedizin (Hrsg.). Arbeit in der Pflege – Arbeit am Limit? Arbeitsbedingungen in der Pflegebranche. 2014. Aus: www.baua.de/DE/Angebote/Publikationen/Fakten/BIBB-BAuA-10.pdf?__blob=publicationFile&v=6 (letzter Zugriff: 19.5.2021).

BAuA Bundesanstalt für Arbeitsschutz und Arbeitsmedizin (Hrsg.). Gute Stationsorganisation. Ein Leitfaden für Pflegeeinrichtungen. Dortmund, 2016. Aus: www.baua.de/DE/Angebote/Publikationen/Praxis/Stationsorganisation.pdf?__blob=publicationFile&v=4 (letzter Zugriff: 19.5.2021).

BMFSJ Bundesministerium für Familie, Senioren, Frauen und Jugend (Hrsg.). Entwurf eines Gesetzes zur Reform der Pflegeberufe. O. J. Aus: www.bmfsfj.de/blob/77270/a53f5a0dc4ef96b88a1acb8930538079/entwurf-pflegeberufsgesetz-data.pdf (19.5.2021).

BMG Bundesministerium für Gesundheit. Gesundheitsberufe – Allgemein. O. J. Aus: www.bundesgesundheitsministerium.de/themen/gesundheitswesen/gesundheitsberufe/gesundheitsberufe-allgemein.html (letzter Zugriff: 19.5.2021).

BMG Bundesministerium für Gesundheit (Hrsg.). Informations- und Schulungsunterlagen zur Einführung des Strukturmodells in der ambulanten, stationären und teilstationären Langzeitpflege. Version 2.0. 2017. Aus: www.ein-step.de/fileadmin/content/Schulungsunterlagen_2.0/Informations-_und_Schulungsunterlagen_V2.0_Oktober_2017_final.pdf (letzter Zugriff: 19.5.2021).

DBfK Deutscher Berufsverband für Pflegeberufe. Die Bedeutung professioneller Pflege. O. J. Aus: www.dbfk.de/de/themen/Bedeutung-professioneller-Pflege.php (letzter Zugriff: 19.5.2021).

DBfK Deutscher Berufsverband für Pflegeberufe (Hrsg.). Merkmale von Primary Nursing. 2. A. Berlin, 2016. Aus: www.dbfk.de/media/docs/expertengruppen/netzwerk-primary-nursing/Merkmale-von-Primary-Nursing_akt-2016_final.pdf (letzter Zugriff: 19.5.2021).
Deiters M, Garcia E, Lopez-Anaya S. Der Pflegeprozess – Freud und Leid der Pflege. Einbindung der Pflegevisite in den Pflegeprozess als Chance, den Patienten aktiv in der Pflege zu beteiligen. PADUA. 2010; 5(5): 12–14.
Europäisches Parlament und der Rat der Europäischen Union. Richtlinie 2005/36/EG des Europäischen Parlaments und des Rates vom 7. September 2005 über die Anerkennung von Berufsqualifikationen. 2005. Aus: eur-lex.europa.eu/LexUriServ/LexUriServ.do?uri=-OJ:L:2005:255:0022:0142:DE:PDF (letzter Zugriff: 19.5.2021).
Europäische Union. Europäischer Berufsausweis (EBA). O. J. Aus: europa.eu/youreurope/citizens/work/professional-qualifications/european-professional-card/index_de.htm#:~:text=Der%20EBA%20ist%20ein%20elektronisches,Krankenschwester%20%2F%20Krankenpfleger%20f%C3%BCr%20allgemeine%20Pflege (letzter Zugriff: 19.5.2021).
Fachkommission nach § 53 Pflegeberufegesetz (Hrsg.). Rahmenpläne der Fachkommission nach § 53 PflBG. 2020a. Aus: www.bibb.de/dienst/veroeffentlichungen/de/publication/show/16560 (letzter Zugriff: 19.5.2021).
Fachkommission nach § 53 Pflegeberufegesetz (Hrsg.). Begleitmaterialien zu den Rahmenlehrplänen der Fachkommission nach § 53 PflBG. 2020b. Aus: www.bibb.de/dienst/veroeffentlichungen/de/publication/show/16613 (letzter Zugriff: 19.5.2021).
Fiechter V, Meier M. Pflegeplanung. Eine Anleitung für die Praxis. Basel: Recom, 1985.
Heislbetz C. Pflegeprozessorientierung und -dokumentation. Ein Beitrag zur professionellen Pflegequalität und zur pflegebezogenen Lebensqualität. PADUA. 2010; 5(5): 15–21.
Herdman T, Kamitsuru S (Hrsg.). NANDA International Pflegediagnosen – Definitionen und Klassifikationen 2018–2020. Kassel: Recom, 2019.
ICN International Council of Nurses (Hrsg.). ICN-Ethikkodex für Pflegende. 2014. Aus: www.wege-zur-pflege.de/fileadmin/daten/Pflege_Charta/Schulungsmaterial/Modul_5/Weiterfu%CC%88hrende_Materialien/M5-ICN-Ethikkodex-DBfK.pdf (letzter Zugriff: 19.5.2021).
ICN International Council of Nurses (Hrsg.). Nurses: A Voice to Lead Nursing to The World to Health. 2020. Aus: 2020.icnvoicetolead.com/wp-content/uploads/2020/05/IND2020_Toolkit_GERMAN.pdf (letzter Zugriff: 19.5.2021).
Lücke S. Was ist der International Council of Nurses? 2017. Aus: www.bibliomed-pflege.de/news/32307-was-ist-der-international-council-of-nurses (letzter Zugriff: 15.8.2021).
Müller Staub M. Qualität der Pflegediagnostik und Patientinnen-Zufriedenheit. Pflege. 2001; 14(4): 230–238.
Schmal J. Ausgeschlafen? Gesund bleiben im Schichtdienst für Gesundheitsberufe. Berlin, Heidelberg: Springer, 2015.
Wilkinson JM. Das Pflegeprozess-Lehrbuch. Bern: Hans Huber, 2012.
Yura H, Walsh M. The Nursing Process: Assessing, Planning, Implementing, Evaluating. 5. A. Norwalk: Appleton & Lange, 1988.

02 Organisation und Struktur der Pflegeausbildung

Überblick

In diesem Kapitel werden die grundlegenden Aspekte der Organisation und Struktur der Pflegeausbildung vorgestellt. Nach einer kurzen Einführung u. a. zu den Zugangsvoraussetzungen (► 2.1) werden organisatorische und strukturelle Grundlagen, z. B. die unterschiedlichen Ausbildungswege, erläutert (► 2.2). Daneben werden u. a. Antworten auf folgende Fragen gegeben:

- Was sind die wesentlichen Bestandteile eines Ausbildungsvertrags (► 2.3)?
- Wie verläuft die Pflegeausbildung in Theorie (► 2.4.1) und Praxis inhaltlich und strukturell (► 2.4.2)?
- Wie viele Fehlzeiten dürfen maximal angesammelt werden (► 2.4.3)?
- Wie sind die Jahreszeugnisse aufgebaut, und welche Leistungseinschätzungen (► 2.5.1) und Prüfungsformate gibt es (► 2.5.2)?

2.1 Zugang zur Pflegeausbildung

Fallbeispiel

Es ist so weit: Die Ausbildung beginnt!

Der erste Tag in der neuen Ausbildung ist etwas ganz Besonderes. In den Berufs- und Hochschulen bereiten sich die Lehrenden auf die neuen Auszubildenden und Studierenden vor, um ihnen einen guten Start in den neuen Lebensabschnitt zu ermöglichen. Die neuen Auszubildenden und Studierenden sind gespannt. Jeder kommt mit seinen eigenen Gedanken und Emotionen. Lisa Stark verspürt eine große Vorfreude. Sie möchte, seit sie denken kann, Pflegefachfrau werden. Markus Rösch ist sich noch etwas unsicher, ob das das Richtige für ihn ist. Er hat bislang keine Erfahrung in der Pflege. Im Gegensatz zu ihm hat Aishe Zervakis bereits ein Freiwilliges Soziales Jahr in einem Pflegeheim absolviert. Sie besitzt Vorerfahrung und freut sich darauf, auch die anderen pflegerischen Versorgungsbereiche kennenzulernen.

- Mit welchen Gedanken traten Sie Ihre Ausbildung oder Studium an?
- Welche Tipps haben Sie für Herrn Rösch?

Auszubildende und Studierende kommen mit unterschiedlichen Voraussetzungen und Vorerfahrungen in die Pflegeausbildung. Während die einen bereits Praktika absolviert haben, haben andere bislang keine Einblicke in die Pflegepraxis gewinnen können. Wieder andere haben bereits eine Berufsausbildung oder ein Studium begonnen oder abgeschlossen. Auch was den Schulabschluss betrifft, unterscheiden sich die zukünftigen Pflegefachpersonen. Die Gruppe an neuen Auszubildenden ist somit sehr vielseitig *(heterogen)*. Dabei mussten alle die gleichen Voraussetzungen erfüllen, die aus den Zugangsvoraussetzungen und der persönlichen Ausbildungseignung bestehen.

Die **Zugangsvoraussetzungen** zur Pflegeausbildung sind:

- Mittlerer Schulabschluss oder eine andere erfolgreich abgeschlossene zehnjährige allgemeine Schulbildung.
- Hauptschulabschluss und eine abgeschlossene Ausbildung zum Pflegehelfer bzw. Pflegeassistenz. Auf Antrag eines Auszubildenden mit erfolgreichem Abschluss kann die Ausbildungszeit zum Pflegefachmann/zur Pflegefachfrau um ein Drittel verkürzt werden.
- Hauptschulabschluss und eine andere erfolgreich abgeschlossene Berufsausbildung mit einer Mindestdauer von zwei Jahren.

Für das **Pflegestudium** wird eine sogenannte **Hochschulzugangsberechtigung** benötigt, d. h. Abitur oder Fachabitur. Es sind aber auch Zulassungen ohne Hochschulzugangsberechtigung möglich. Dies hängt von der Hochschule und der Studienrichtung ab. Die genauen Informationen sind den Zulassungssatzungen der Hochschulen zu entnehmen oder durch die Studienberatung zu beziehen.

Die **persönliche Ausbildungseignung** ist von folgenden Faktoren abhängig:

- Gesundheitliche Eignung zur Ausübung des Berufs (z. B. keine Suchterkrankung oder Schwächen bzw. körperliche Einschränkungen), attestiert durch einen Arbeitsmediziner in Form eines aktuellen Gesundheitszeugnisses
- Zuverlässigkeit und kein schuldhaftes Verhalten in der Vergangenheit, unter Umständen nach-

gewiesen durch ein amtliches Führungszeugnis, z. B. zum Ausschluss einer Straftat wie Körperverletzung oder Diebstahl
- Erforderliche Kenntnisse der deutschen Sprache für den angestrebten Berufsabschluss

In **Bewerberverfahren** und in der **Selbsteinschätzung,** ob der Pflegeberuf individuell eine gute Berufswahl darstellt, können folgende Aspekte behilflich sein (BMFSJ o. J.):
- Ausgeprägtes Einfühlungsvermögen
- Ausgeprägte Teamfähigkeit
- Ausgeprägte Eigenverantwortlichkeit
- Bereitschaft zur Durchführung von Verwaltungstätigkeiten und Schreibarbeiten, z. B. im Rahmen der Dokumentation
- Freude an der Arbeit mit anderen Menschen unterschiedlichen Alters
- Keine Berührungsängste beim körpernahen Umgang mit kranken und pflegebedürftigen Menschen
- Zuversicht, die Planung und Durchführung von Pflegemaßnahmen sowie die Betreuung von hilfsbedürftigen Menschen zu bewältigen

Erläuterung zum Fallbeispiel

Es ist so weit: Die Ausbildung beginnt!

Markus Rösch könnte sich anhand der oben aufgeführten Aspekte selbst einschätzen. Um ihn bei diesem Prozess zu unterstützen, stehen ihm vonseiten des Ausbildungsträgers und der Bildungseinrichtung Ansprechpartner zur Verfügung. Im gemeinsamen Gespräch können Unsicherheiten betrachtet werden, damit Markus Rösch mehr Klarheit für sich gewinnt. Daneben befindet er sich in der Probezeit. Diesen Zeitraum kann Herr Rösch auch für seine persönliche Einschätzung nutzen.

Praxistipp

Im neuen Lebensabschnitt gut ankommen

Mit Beginn der Ausbildung/des Studiums kommt es oft zu vielen Veränderungen: der Auszug aus dem Elternhaus in die erste eigene Wohnung, sich in einer Wohngemeinschaft arrangieren, in eine andere Stadt ziehen oder räumlich von Familie und Freunden getrennt sein. Damit man gut im neuen Lebensabschnitt ankommt, können folgende Tipps hilfreich sein:
- Offen über die Gefühle reden, die mit der Veränderung einhergehen
- Im Ausbildungskurs ein Netzwerk aufbauen, z. B. durch gemeinsame Unternehmungen und Chatgruppen
- Ein gemeinsames Willkommensfest zum Start der Ausbildung feiern
- Sich den neuen Nachbarn/Mitbewohnern vorstellen
- Gemeinsame Hobbys und Interessen entdecken und verfolgen
- Stadtführungen zur Orientierung nutzen
- Balance finden zwischen regelmäßiger Heimreise in freien Zeiten und dem Verbleib vor Ort, da häufige Heimreisen das Ankommen am neuen Wohnort erschweren können

2.2 Organisatorische und strukturelle Grundlagen

Die neue Pflegeausbildung zum Pflegefachmann bzw. zur Pflegefachfrau trat mit dem **Pflegeberufegesetz (PflBG)** am 1. Januar 2020 in Kraft. Mit Einführung der generalistischen Pflegeausbildung wurden das Kranken- und Altenpflegegesetz und die damit verbundenen Ausbildungen in der Gesundheits- und (Kinder-)Krankenpflege und in der Altenpflege abgelöst. Die Berufe der Gesundheits- und (Kinder-)Krankenpflege und der Altenpflege wurden somit in ein neues Berufsbild überführt.

Merke

Bedeutung der Generalistik

In der generalistischen Pflegeausbildung sollen Auszubildende in der Pflege lernen, Menschen aller Altersgruppen in den verschiedenen Versorgungsbereichen zu pflegen.

Dies könnte theoretisch ganz einfach sein: eine dreijährige Ausbildung für alle mit dem gleichen Abschluss – eine generalistische Ausbildung eben. In der Realität stellt es sich aber alles andere als einfach dar.

Im Rahmen der Gesetzesentwürfe kam es zu hitzigen Debatten bei der Ausgestaltung der neuen Ausbildung mit dem Ergebnis, dass letztendlich eine Mischform vorliegt (► Abb. 2.1).

Alle Auszubildenden absolvieren zunächst gemeinsam die ersten beiden Ausbildungsdrittel. Im dritten Ausbildungsdrittel sind folgende Varianten und **Berufsziele** möglich:

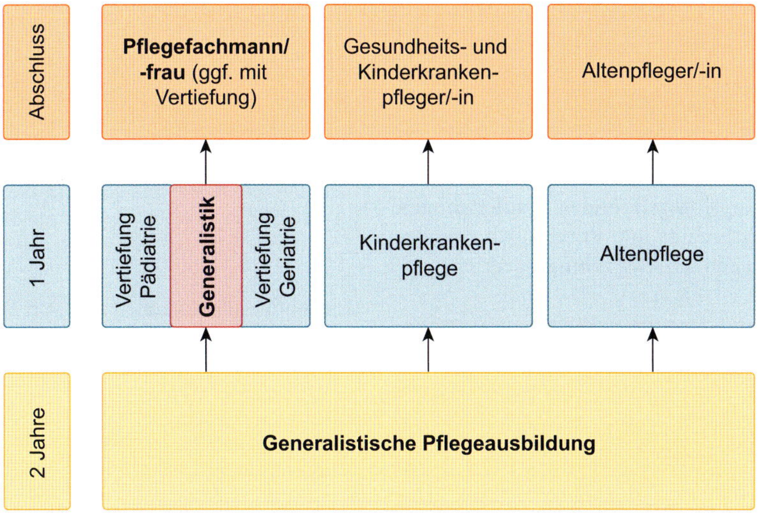

Abb. 2.1 Ausbildungswege im Pflegeberuf [L143/P554]

1. Fortsetzung des generalistischen Wegs und Erwerb des Berufsabschlusses als „Pflegefachmann/-frau“
2. Fortsetzung des generalistischen Wegs mit einer praktischen Vertiefung im pädiatrischen oder geriatrischen Versorgungsbereich mit dem Berufsabschluss als „Pflegefachmann/-frau mit Vertiefung Pädiatrie“ oder „Pflegefachmann/-frau mit Vertiefung Geriatrie“
3. Verlassen des generalistischen Wegs mit einem praktischen Vertiefungseinsatz in der pädiatrischen oder geriatrischen Pflege **und** zusätzlich separatem theoretischem Unterricht mit pädiatrisch- bzw. geriatrisch-pflegerischer Schwerpunktsetzung mit dem Berufsabschluss „Gesundheits- und Kinderkrankenpfleger/-in“ oder „Altenpfleger/-in“

Die dritte Variante gilt nur für diejenigen, die bereits zu Beginn ihrer Ausbildung einen Schwerpunkt durch die Wahl ihres Trägers der praktischen Ausbildung gelegt und eine entsprechende Vertiefung gewählt haben. Ist dies der Fall, erhält diese Gruppe von Auszubildenden frühestens sechs Monate vor Beginn des letzten Ausbildungsdrittels das **Wahlrecht,** den generalistischen Weg fortzusetzen oder einen gesonderten Berufsabschluss in der „Gesundheits- und Kinderkrankenpflege“ oder „Altenpflege“ zu erwerben. In diesem Fall muss auch der Ausbildungsvertrag angepasst werden.

Merke

Evaluation der gesonderten Berufsabschlüsse

Sechs Jahre nach Beginn der generalistischen Pflegeausbildung, also 2026, soll überprüft werden, ob es für die gesonderten Berufsabschlüsse in der „Gesundheits- und Kinderkrankenpflege" und „Altenpflege" weiterhin eine Notwendigkeit gibt. Möglicherweise werden die gesonderten Abschlüsse zu diesem Zeitpunkt dann vom Deutschen Bundestag abgeschafft, wenn von diesem Wahlrecht kein statistisch relevanter Gebrauch gemacht wurde.

Neben der Ausbildung besteht auch die Möglichkeit, ein mindestens sechssemestriges **Pflegestudium** zu absolvieren. Das Studium schließt mit der Verleihung des akademischen Grads durch die Hochschule ab. Die Berufsbezeichnung „Pflegefachmann“ bzw. „Pflegefachfrau“ wird dann in Kombination mit dem akademischen Grad geführt z. B. Bachelor of Arts (B. A.) oder Bachelor of Science (B. Sc.). Das Studium ist durchgehend generalistisch gestaltet, d. h., eine Spezialisierung ist zunächst nicht vorgesehen. Dem Bachelorabschluss kann ein Masterstudium angeschlossen werden, in dessen Rahmen sich die Bachelorabsolventen zunehmend spezialisieren können.

Bei den Studiengängen werden zwei Varianten voneinander unterschieden, u. a.:

- Bei **primär qualifizierenden Studiengängen** finden Lehrveranstaltungen und Vorlesungen ausschließlich an Hochschulen oder Universitäten statt. Die Studierenden absolvieren daneben verschiedene Praxiseinsätze.
- Bei **ausbildungsintegrierenden Studiengängen** ist neben Hochschule und Praxis noch eine Berufsfachschule in die Ausbildung integriert.

Kritischer Blick: Akademische Primärqualifizierung in der Pflege

Pro

- Erfolgreiche Professionalisierungsbestrebungen bedürfen einer akademischen Primärqualifizierung (► 5.3).
- Pflegesituationen werden u. a. infolge des demografischen Wandels und der zunehmenden Multimorbidität immer komplexer, das Studium soll dazu befähigen, hochkomplexe Pflegeprozesse zu steuern und zu gestalten.
- Ein steigendes Qualifikationsniveau der Pflegefachpersonen hat direkte Auswirkungen in der Pflegepraxis, so verbessert sich z. B. die Pflegequalität und die Patientensterblichkeit sinkt (Aiken et al. 2014).
- Die pflegewissenschaftlichen Erkenntnisse nehmen stetig zu, das Studium befähigt zur Auseinandersetzung mit wissenschaftlichen Studienergebnissen und einer kritisch reflexiven Auseinandersetzung mit der Praxis.
- Das in Deutschland praktizierte Modell zur Berufsausbildung gilt im europäischen und internationalen Vergleich als überholt.

Contra

- Die Perspektiven für Studienabsolventen sind nicht flächendeckend attraktiv, z. B. ist keine zusätzliche finanzielle Entlohnung vorgesehen und es fehlen Konzepte zur organisatorischen Eingliederung der pflegewissenschaftlichen Expertise in den Stationsablauf.
- Eine vollständige Umstellung auf eine hochschulische Primärqualifizierung in der Pflege ist auch mit organisatorischen Hürden verbunden, so fehlt es an ausreichend qualifiziertem Lehrpersonal und hochschulischen Strukturen.
- Das Studium geht mit einer erhöhten Belastung einher, da die Lerninhalte u. a. umfangreicher und komplexer sind und nicht in allen Fällen für die Praxiseinsätze eine Vergütung gezahlt wird.

2.3 Bestandteile des Ausbildungsvertrags

Definition

Ausbildungsvertrag

Vertrag zwischen auszubildender Person und der ausbildenden Person oder Institution, der u. a. Art und Dauer der Ausbildung, Vergütung, Rechte und Pflichten regelt.

Auszubildende schließen mit dem Träger der praktischen Ausbildung einen **Ausbildungsvertrag** ab.

Checkliste

Bestandteile des Ausbildungsvertrags

- Berufsziel der Ausbildung (Pflegefachmann/-frau) und der gewählte Vertiefungseinsatz
- Hinweis auf das Wahlrecht des bzw. der Auszubildenden in Abhängigkeit vom gewählten Vertiefungseinsatz
- Beginn und die Dauer der Ausbildung
- Angaben zur Ausbildungs- und Prüfungsordnung
- Ausbildungsplan mit der inhaltlichen und zeitlichen Gliederung der praktischen Ausbildung
- Dauer der regelmäßigen täglichen und wöchentlichen Arbeitszeit
- Höhe der monatlichen Ausbildungsvergütung und evtl. zu erstattende Weiterbildungskosten oder Sachbezüge, z. B. Stellung der Unterkunft
- Dauer der Probezeit (meist sechs Monate)
- Dauer des Urlaubs
- Voraussetzungen für die Kündigung des Ausbildungsvertrags
- Hinweis auf geltende Tarifverträge, Betriebs- und Dienstvereinbarungen
- Hinweis auf die Möglichkeit zur Wahl oder Gründung eines Betriebs- oder Personalrats

Die **Dauer** der Pflegeausbildung beläuft sich bei einer Vollzeitausbildung auf drei Jahre, in Teilzeit bis zu fünf Jahre. Sie kann in folgenden Fällen auf Antrag verkürzt werden:

- Der erfolgreiche Abschluss einer anderen Ausbildung oder erfolgreich abgeschlossene Teile einer anderen Ausbildung um bis zu zwei Drittel der Ausbildungsdauer
- Der erfolgreiche Abschluss in einem Assistenz- oder Helferberuf in der Pflege, der bestimmten Mindestanforderungen genügt, um ein Drittel der Ausbildungsdauer

Die **Ausbildungsvergütung** ist nach Ausbildungsjahren gestaffelt und fällt je nach Träger der praktischen Ausbildung unterschiedlich aus. Nimmt man den TVAöD *(Tarifvertrag für Auszubildende des öffentlichen Dienstes)* als Orientierungsgrundlage, beläuft sich die Ausbildungsvergütung (brutto) in den Ausbildungsjahren auf (BMI 2020):

- 1140,69 € im ersten Ausbildungsjahr
- 1202,07 € im zweiten Ausbildungsjahr
- 1303,38 € im dritten Ausbildungsjahr

Die Pflegeausbildung ist darüber hinaus kostenlos. So muss z. B. kein Schulgeld bezahlt werden.

Bei primär qualifizierenden Studiengängen existiert kein Ausbildungsvertrag und damit besteht auch kein Anspruch auf eine Vergütung. Im Rahmen der Praxiseinsätze können Aufwandsentschädigungen gezahlt werden.

Praxistipp

Förderungsmöglichkeiten während der Ausbildung

Unter bestimmten Voraussetzungen können Auszubildende und Studierende auf **Förderungsmöglichkeiten** zurückgreifen:

- **Berufsausbildungsbeihilfe (BAB)** zur Überwindung wirtschaftlicher Schwierigkeiten und zur Förderung der beruflichen Beweglichkeit. Wird z. B. gewährt, wenn Auszubildende während der Ausbildung nicht bei ihren Eltern wohnen können, weil der Ausbildungsbetrieb zu weit entfernt ist. Die Berufsausbildungsbeihilfe umfasst z. B. eine Unterstützung zum Lebensunterhalt, Erstattung von Fahrtkosten und sonstigen Aufwendungen wie Kostenbeteiligung/-übernahme bei Kinderbetreuung. Weitere Informationen bei der Bundesagentur für Arbeit: www.arbeitsagentur.de/bildung/ausbildung/berufsausbildungsbeihilfe-bab
- **BAföG** zur Herstellung von Chancengleichheit durch finanzielle Unterstützung. Weitere Informationen beim Bundesministerium für Bildung und Forschung: www.bafög.de

Merke

Rechte und Pflichten

Mit dem Abschluss eines Ausbildungsvertrags gehen **Rechte und Pflichten** für beide Parteien einher. Eine umfassende Darstellung arbeitsrechtlicher Belange würde an dieser Stelle den Rahmen sprengen, deshalb nur einige wichtige Aspekte:

- **Datenschutz und Schweigepflicht:** Auszubildende erfahren intime Details von Pflegeempfängern und deren Angehörigen. Diese werden ihnen in ihrer Rolle als angehende Pflegefachpersonen, nicht als Privatpersonen mitgeteilt. Eine unrechtmäßige Offenbarung dieser Privatgeheimnisse an unbefugte Dritte stellt eine Verletzung der Schweigepflicht dar. Daneben erfahren Auszubildende auch Betriebsgeheimnisse, die sie für sich behalten müssen und nicht an z. B. konkurrierende Unternehmen weitergeben dürfen.
- **Krank- und Gesundmeldung:** Auszubildende sind verpflichtet, sich bei Krankheit unverzüglich krankzumelden und nach der Genesung wieder gesundzumelden.
- **Einhaltung der Betriebsordnung:** Auszubildende sind verpflichtet, hausinterne Betriebsordnungen, z. B. die Hygiene betreffend, einzuhalten.
- **Sorgfaltspflicht**: Auszubildende lassen zum Wohle der Sicherheit des Pflegeempfängers Sorgfalt walten. Sie führen Handlungen nach bestem Wissen und Gewissen aus, halten Rücksprache und gehen sorgsam mit den Arbeitsmaterialien um.

2.4 Ablauf der Pflegeausbildung

Der **Ablauf der Pflegeausbildung** erfolgt im Wechsel von Abschnitten im theoretischen und praktischen Unterricht am Lernort (Hoch-)Schule und der praktischen Ausbildung am Lernort Praxis (▸ 3.1.5). Dabei sind Unterricht und Praxis aufeinander abzustimmen. Der Anteil der praktischen Ausbildung überwiegt.

Die Pflegeausbildung dauert gemäß § 6 PflBG unabhängig vom Zeitpunkt der staatlichen Abschlussprüfung in Vollzeitform drei Jahre; in Teilzeitform höchstens fünf Jahre.

2.4.1 Ablauf der theoretischen Pflegeausbildung

Die **theoretische Ausbildung** umfasst mindestens 2100 Stunden theoretischen und praktischen Unterrichts an staatlichen, staatlich genehmigten oder staatlich anerkannten Pflegeschulen.

Im Rahmen der Stundenverteilung des theoretischen und praktischen Unterrichts sind im Ausbildungsverlauf fünf Kompetenzbereiche nach einer gewissen Verteilung abzubilden (▸ Tab. 2.1).

Pflegeschulen haben ein schulinternes Curriculum, welches sich an den Empfehlungen des Rahmenlehrplans (Fachkommission nach § 53 Pflegeberufegesetz 2020a) orientiert und den gesetzlichen Be-

Tab. 2.1 Stundenverteilung im Rahmen des theoretischen und praktischen Unterrichts (vgl. Anlage 6 PflBG)

Kompetenzbereich	Erstes und zweites Ausbildungsdrittel	Letztes Ausbildungsdrittel	Gesamt
I. Pflegeprozesse und Pflegediagnostik in akuten und dauerhaften Pflegesituationen verantwortlich planen, organisieren, gestalten, durchführen, steuern und evaluieren	680 Std.	320 Std.	1000 Std
II. Kommunikation und Beratung personen- und situationsbezogen gestalten	200 Std.	80 Std.	280 Std.
III. Intra- und interprofessionelles Handeln in unterschiedlichen systemischen Kontexten verantwortlich gestalten und mitgestalten	200 Std.	100 Std.	300 Std.
IV. Das eigene Handeln auf der Grundlage von Gesetzen, Verordnungen und ethischen Leitlinien reflektieren und begründen	80 Std.	80 Std.	160 Std.
V. Das eigene Handeln auf der Grundlage von wissenschaftlichen Erkenntnissen und berufsethischen Werthaltungen und Einstellungen reflektieren und begründen	100 Std.	60 Std.	160 Std.
Stunden zur freien Verteilung	140 Std.	60 Std.	200 Std.
Gesamtsumme	1400 Std.	700 Std.	2100 Std.

stimmungen des Pflegeberufegesetzes (PflBG) und der Ausbildungs- und Prüfungsverordnung für die Pflegeberufe (PflAPrV) unterliegt.

Laut dem Rahmenlehrplan sind insgesamt elf curriculare Einheiten (CE) im Ausbildungsverlauf abzubilden. ► Tab. 2.2 verdeutlicht die Stundenverteilung über die Ausbildungsdrittel (AD) und gibt eine erste Orientierung, welche Themenkomplexe im Rahmen der Ausbildung bearbeitet werden.

Auszubildende lernen an den Pflegeschulen grundlegende pflegebezogene Inhalte. Dazu werden folgende **didaktisch-pädagogische Prinzipien** gemäß der Fachkommission nach § 53 PflBG verfolgt (Fachkommission nach § 53 Pflegeberufegesetz 2020b: 12–17):

- **Subjektorientierung**: Es erfolgt eine Orientierung an den einzelnen Subjekten wie auch der Lebenswelt der Lernenden. Dadurch sollen Lerninhalte anschaulich erlebbar gemacht werden, damit diese gedeutet und verarbeitet werden können. Daher stehen im Zentrum des Lernens auch Inhalte, die für die Subjekte von Bedeutung sind, nämlich handlungs- und berufspraktisch relevante Themen.
- **Bildungsverständnis:** Bildung wird u.a. als Weiterentwicklung des Selbst und der Weltsicht verstanden. Ein zentrales Element, um gebildet sein zu können, ist die Reflexionsfähigkeit, d.h. über ein reflektiertes Verhältnis zu sich, zu anderen und zur Welt zu verfügen (► 3.2). Zudem wird der Fokus auf die Lernenden in ihrer persönlichen Entwicklung mit der Erkenntnis der Bedeutsamkeit des lebenslangen Lernens gelenkt (► 10.1).
- **Kompetenzverständnis und -orientierung:** Kompetenzen sind die Fähigkeiten, die ein Mensch braucht, um in fremden, neuartigen oder vielschichtigen Situationen bestehen zu können. Oder: Kompetenzen dienen der Handlungsbefähigung zur Bewältigung komplexer beruflicher Situationsanforderungen. Kompetenzen sind an Personen gebunden, d.h., sie können nicht einfach übertragen werden, sondern müssen selbst erworben werden. Zudem sind Kompetenzen vom Kontext abhängig, weshalb es sinnvoll erscheint, seine Fähigkeiten, Kenntnisse und Fertigkeiten in verschiedenartigen Kontexten zu erproben. Von außen kann man zunächst nicht

Tab. 2.2 Stundenverteilung der curricularen Einheiten auf die Ausbildungsdrittel (Fachkommission nach § 53 Pflegeberufegesetz 2020a: 272)

CE/Titel	Stunden gesamt	Stunden 1./2. AD	Stunden 3. AD Pflegefachmann/frau	Stunden 3. AD Altenpflege	Stunden 3. AD Gesundheits- und Kinderkrankenpflege
1/Ausbildungsstart Pflegefachfrau/Pflegefachmann werden	70	70	-	-	-
2/Zu pflegende Menschen in der Bewegung und Selbstversorgung unterstützen	180	180	-	-	-
3/Erste Pflegeerfahrungen reflektieren – verständigungsorientiert kommunizieren	80	80	-	-	-
4/Gesundheit fördern und präventiv handeln	160	80	80	80	80
5/Menschen in kurativen Prozessen pflegerisch unterstützen und Patientensicherheit stärken	340	200	140	140	140
6/In Akutsituationen sicher handeln	120	60	60	60	60
7/Rehabilitatives Pflegehandeln im interprofessionellen Team	160	80	80	80	80
8/Menschen in kritischen Lebenssituationen und in der letzten Lebensphase begleiten	250	160	90	90	90
9/Menschen in der Lebensgestaltung lebensweltorientiert unterstützen	200*	150	50	110	-
10/Entwicklung und Gesundheit in Kindheit und Jugend in Pflegesituationen fördern	180**	120	60	-	110
11/Menschen mit psychischen Gesundheitsproblemen und kognitiven Beeinträchtigungen personenzentriert und lebensweltbezogen unterstützen	160	80	80	80	80
Summe	**1.900**	**1.260**	**640**	**640**	**640**

* CE 9 umfasst für angehende Pflegefachfrauen und -männer insgesamt 200 Stunden, für Altenpfleger/-innen 310 Stunden und für Gesundheits- und Kinderkrankenpfleger/-innen 150 Stunden.

** CE 10 umfasst für angehende Pflegefachfrauen und -männer insgesamt 180 Stunden, für Altenpfleger/-innen 120 Stunden und für Gesundheits- und Kinderkrankenpfleger/-innen 310 Stunden.

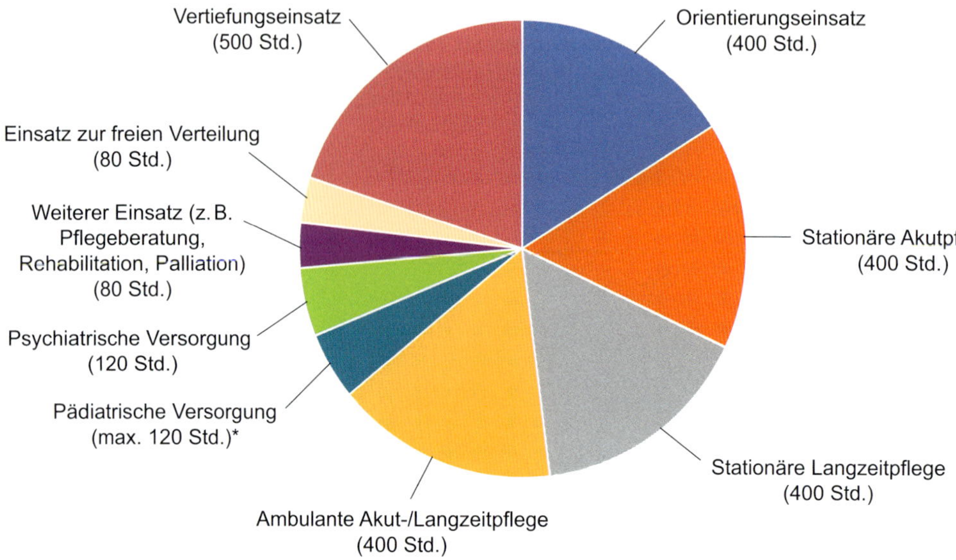

*Bis zum 31. Dezember 2024 mindestens 60 und höchstens 120 Stunden; ggf. frei werdende Stundenkontingente sind dem Orientierungseinsatz zuzuschlagen.

Abb. 2.2 Einsatzfelder der praktischen Pflegeausbildung

erkennen, ob ein Mensch kompetent ist oder nicht. Kompetentes Handeln zeigt sich erst im wahrnehmbaren Verhalten *(Performanz)*, also im Tun.

- **Lehr-Lern-Verständnis.** Das Lehr-Lern-Verständnis ist interaktionistischer und konstruktivistischer Natur (► 3.1.1). Lernen wird als aktiver und selbst gesteuerter Prozess verstanden. Dabei fungieren Emotionen als Türöffner zu Lerninhalten. Es soll sowohl explizit als auch implizit gelernt werden. Explizites Lernen bezeichnet ein vorbereitetes, gelenktes und begleitetes Lernen. Implizites Lernen meint das Lernen „nebenbei" in der Praxis. Impliziert Gelerntes bedarf der Reflexion (► 3.2). Lehrende haben bei der Konzeption und Durchführung von Unterricht die Diversität der Lernenden zu berücksichtigen, z. B. unterschiedliche Bildungsvoraussetzungen, Lerntempos etc. (► 3.1).
- **Exemplarisches Lernen:** Das Lernen in realen Situationen statt an konstruierten Beispielen ist stets unvollständig. Beim exemplarischen Lernen werden einzelne Aspekte näher betrachtet, um diese ausgewählten Inhalte auf andere Situationen übertragen zu können *(Transfer)*.

2.4.2 Ablauf der praktischen Pflegeausbildung

Die **praktische Ausbildung** umfasst mindestens 2500 Stunden. Grundlage der praktischen Ausbildung ist ein vom Träger der praktischen Ausbildung zu erstellender Ausbildungsplan. Auszubildende und Studierende lernen so verschiedene Einsatzfelder kennen (► Abb. 2.2, ► Tab. 2.3). Die praktische Ausbildung beim Träger soll laut § 3 Abs. 2 PflAPrV mindestens 1300 Stunden betragen. In der praktischen Pflegeausbildung erhalten Auszubildende und Studierende Praxisanleitung und Praxisbegleitung (► 3.1.5).

Der erste Einsatz ist der **Orientierungseinsatz.** Er wird beim Träger der Ausbildung durchgeführt. Die Auszubildenden gewinnen einen Einblick in die praktische Pflegetätigkeit des Versorgungsbereichs, welcher vom Träger der eigenen Ausbildung abgedeckt wird. Zentrale Elemente sind:

- Grundlagen im Kompetenzaufbau
- Schrittweises Heranführen an Aufgaben von Pflegefachpersonen im Rahmen des Pflegeprozesses
- Erste Handlungen bei einem Menschen mit einem geringen Grad an Pflegebedürftigkeit selbstständig durchführen

Tab. 2.3 Einsatzfelder der praktischen Pflegeausbildung (vgl. Anlage 7 PflAPrV)

Übersicht	Bereich	Stunden (Soll)	1. und 2. AD (Soll)	3. AD (Soll)
I. Pflichteinsätze in den drei allgemeinen Versorgungsbereichen der Pflege	Stationäre Akutpflege	400	400	
	Stationäre Langzeitpflege	400	400	
	Ambulante Akut-/Langzeitpflege	400	400	
II. Pflichteinsätze in speziellen Versorgungs-bereichen der Pflege	Pädiatrische Versorgung	120*	120*	
	Psychiatrische Versorgung (Allgemein-, Geronto-, Kinder- und Jugendpsychiatrie)	120		120
III. Vertiefungseinsatz	Im Bereich eines Pflichteinsatzes nach I oder II (Regelfall: beim Träger der Ausbildung)	500		500
IV. Weitere Einsätze/ Stunden zur freien Verteilung	Orientierungseinsatz (flexibel) beim Träger der praktischen Ausbildung	400	400	
	Weiterer Einsatz, (z. B. Pflegeberatung, Rehabilitation, Palliation)	80		80
	Zur freien Verteilung auf die Einsätze nach I bis III	80		80
Summe		**2500**	**1720**	**780**

* Bis zum 31. Dezember 2024 mindestens 60 und höchstens 120 Stunden; ggf. frei werdende Stundenkontingente sind im Orientierungseinsatz (I) zu erbringen.

- Abstimmung pflegerischer Entscheidungen in jedem Fall mit Pflegefachpersonen treffen
- Pflegehandlungen bei Menschen mit einem erhöhten Grad an Pflegebedürftigkeit sollen grundsätzlich gemeinsam mit Pflegefachpersonen erfolgen

Nach dem Orientierungseinsatz absolvieren Auszubildende die erforderlichen **Pflichteinsätze in den drei allgemeinen Versorgungsbereichen:**

- Stationäre Akutpflege
- Stationäre Langzeitpflege
- Ambulante Akut- und Langzeitpflege

Die Pflichteinsätze in den drei allgemeinen Versorgungsbereichen können zusammenhängend oder in mehrere Abschnitte unterteilt an einem oder mehreren Einsatzorten beim Träger der praktischen Ausbildung oder bei einem Kooperationspartner durchgeführt werden. Jeder Einsatzort macht unterschiedliche und neue Schwerpunktsetzungen in der Kompetenzentwicklung möglich. Welche Aufgaben und Zielsetzungen mit dem jeweiligen Pflichteinsatz verbunden sind, hängt auch vom zeitlichen Verlauf des eigenen Ausbildungsplans ab (► Tab. 2.4). Wird z. B. der Pflichteinsatz in der stationären Akutpflege im Anschluss an den Orientierungseinsatz durchgeführt, sind damit auch andere Erwartungen und Zielsetzungen verbunden, als wenn dieser Einsatz erst im zweiten Ausbildungsdrittel stattfinden würde. So erhöht sich im zweiten Ausbildungsdrittel z. B. der Grad der Selbstständigkeit.

Die Auszubildenden absolvieren während der ersten beiden Ausbildungsdrittel einen **Pflichteinsatz in der pädiatrischen Versorgung.** Während des Einsatzes stehen folgende Aspekte im Fokus:

- Umgang mit gesundheits- und entwicklungsbedingten Selbstpflegeerfordernissen bei Kindern und Jugendlichen
- Begegnungen und Beziehungsgestaltung mit Kindern und Jugendlichen, auch in der Triade mit den Sorgeberechtigten
- Beobachtung der Entwicklung von Kindern und Jugendlichen

Der **Pflichteinsatz in der psychiatrischen Versorgung** findet im dritten Ausbildungsdrittel statt.

Tab. 2.4 Aufgaben und Zielsetzungen der Pflichteinsätze in den allgemeinen Versorgungsbereichen

Erstes Ausbildungsdrittel	Zweites Ausbildungsdrittel
• Zeitlicher und inhaltlicher Anschluss an den Orientierungseinsatz • Zunehmend selbstständige Übernahme von Aufgaben bei zu pflegenden Menschen mit einem geringen Grad an Pflegebedürftigkeit • Abstimmung pflegerischer Entscheidungen mit Pflegefachpersonen • Zunehmender Schwierigkeitsgrad bei gemeinsamer Versorgung mit Pflegefachperson möglich	• Zeitlicher und inhaltlicher Anschluss an zuvor absolvierte Pflichteinsätze • Zunehmende Sicherheit in den dafür vorgesehenen Kompetenzbereichen • Zunehmend selbstständige Übernahme von Aufgaben bei zu pflegenden Menschen mit einem mittleren Grad an Pflegebedürftigkeit, mit schwankendem gesundheitlichem Zustand ohne großes Risikopotenzial • Bei hoher Instabilität der Versorgungssituation soll eine gemeinsame Versorgung mit Pflegefachpersonen erfolgen, allenfalls Teilaufgaben sollen selbstständig übernommen werden

In diesem Einsatz werden zunächst die folgenden beiden Aspekte aufgegriffen und vertieft:

- Erste Erfahrungen mit emotionalen, kognitiven und psychischen Veränderungen während der ersten beiden Ausbildungsdrittel
- Grundlegende theoretische Kenntnisse zur reflektierten und personenzentrierten Beziehungsgestaltung mit Menschen mit psychischen oder kognitiven Einschränkungen

Ferner stehen folgende Aspekte im Fokus:

- Spezifische Pflegebedarfe und Interventionen der psychiatrischen Pflege
- Besonderheiten in den institutionellen Settings
- Zusammenarbeit im therapeutischen Team

Wird der Ausbildungsabschluss des Altenpflegers bzw. der Altenpflegerin angestrebt, erfolgt dieser **Pflichteinsatz in der gerontopsychiatrischen Versorgung.** Bei geplantem Abschluss zur Gesundheits- und Kinderkrankenpflegerin bzw. zum Gesundheits- und Kinderkrankenpfleger erfolgt dieser **Pflichteinsatz in der kinder- und jugendpsychiatrischen Versorgung.**

Der **Vertiefungseinsatz zur Pflegefachfrau bzw. zum Pflegefachmann** erfolgt im dritten Ausbildungsdrittel in der Regel beim Träger der praktischen Ausbildung. Der Einsatz findet in dem im Ausbildungsvertrag festgelegten Versorgungsbereich statt. Damit erfolgt ein Zuwachs der persönlichen Kompetenzen, da in diesem Versorgungsbereich bereits der Orientierungs- und ein Pflichteinsatz verortet war. Vor diesem Hintergrund erscheint es auch logisch, dass in diesem Bereich in der Regel der praktische Teil der staatlichen Prüfung abgelegt wird.

Die Zielsetzungen zum Ende der Vertiefungseinsatzes sind:

- Fachlich fundierte Übernahme von Aufgaben bei zu pflegenden Menschen mit einem hohen Grad an Pflegebedürftigkeit, z. B. mit schwerer Beeinträchtigung der Selbstständigkeit, psychischen Problemlagen, gesundheitlich instabiler Situation mit Komplikationsrisiken
- Selbstständiges Agieren in komplexen Pflegesituationen
- Übernahme von Verantwortung für den Pflegeprozess in qualifikationsheterogenen Teams
- Interprofessionelle Zusammenarbeit
- Sektorenübergreifende Prozesssteuerung, z. B. Entlassungsmanagement

Wird der generalistische Weg verlassen und ein Ausbildungsabschluss in der Alten- oder Gesundheits- und Kinderkrankenpflege angestrebt, gelten zu den oben aufgeführten Punkten weitere Bestimmungen (► Tab. 2.5).

Tab. 2.5 Besonderheiten des Vertiefungseinsatzes im letzten Ausbildungsdrittel der Ausbildung in der Alten- oder Gesundheits- und Kinderkrankenpflege

Ausbildungsabschluss Altenpflege	Ausbildungsabschluss Gesundheits- und Kinderkrankenpflege
Fachlich fundierte Aufgaben in der Pflege von alten Menschen mit einem hohen Grad an Pflegebedürftigkeit übernehmen	Fachlich fundiert Aufgaben in der Pflege von Neugeborenen, Kindern und Jugendlichen mit einem hohen Grad an Pflegebedürftigkeit übernehmen, z. B. in der Neonatologie

Nachtarbeit

Ab der zweiten Hälfte der Ausbildungszeit werden **Nachtdienste** absolviert. Diese dürfen nur unter unmittelbarer Aufsicht eines Praxisanleiters erfolgen (§ 1 Abs. 6 PflAPrV). Es sind mindestens 80 und maximal 120 Stunden der praktischen Ausbildung in Nachtarbeit zu erbringen. Die Nachtdienste sind weder am Stück noch in der gleichen Einrichtung zu erbringen.

2.4.3 Fehlzeiten in der Pflegeausbildung

Zu den **Fehlzeiten in der Pflegeausbildung** zählen Krankheit oder andere vom Auszubildenden nicht zu vertretende Gründe, z. B. Arzttermine. Urlaub einschließlich Bildungsurlaub oder Ferien stellen keine Fehlzeiten dar.

In der **Theorie** dürfen maximal 10 % Fehlzeit angesammelt werden. Dies entspricht bei einem gesetzlich geforderten Niveau von insgesamt 2100 Stunden maximal 210 Stunden Fehlzeit (§ 13 Abs. 1 PflBG).

In der **Praxis** existieren zwei Fehlzeitenregelungen:

- In der gesamten Praxis dürfen maximal 10 % Fehlzeit angesammelt werden (§ 13 Abs. 1 PflBG). Dies entspricht bei einem gesetzlich geforderten Niveau von insgesamt 2500 Stunden maximal 250 Stunden Fehlzeit.
- In jedem Pflichteinsatz dürfen maximal 25 % Fehlzeit angesammelt werden (§ 1 Abs. 4 PflAPrV). Dies entspricht bei einem gesetzlich geforderten Niveau von insgesamt
  - 400 Stunden je Pflichteinsatz in der stationären Akutpflege, stationären Langzeitpflege und ambulanten Akut-/Langzeitpflege maximal 100 Stunden Fehlzeit,
  - 120 Stunden je Pflichteinsatz in der pädiatrischen und psychiatrischen Versorgung maximal 30 Stunden Fehlzeit.

Merke

Was passiert, wenn die zulässigen Fehlzeiten überschritten wurden?

Die Fehlzeiten dienen als Indikator dafür, ob das Ausbildungsziel erreicht werden kann. Die Zulassung zur staatlichen Prüfung kann nur erteilt werden, wenn die zulässigen Fehlzeiten nicht überschritten worden sind. Werden entsprechende Fehlzeiten angehäuft, wird davon ausgegangen, dass Wissenslücken vorliegen, die es vor Beendigung der Ausbildung zu schließen gilt. Daher entscheiden die zuständigen Behörden über eine entsprechende Verlängerung der Ausbildung.

In einigen Fällen können sogenannte Härtefallanträge gestellt werden. So haben z. B. Auszubildende während der Coronapandemie infolge von Quarantänemaßnahmen o. Ä. zum Teil vermehrt Fehlzeiten angesammelt. Diesen Auszubildenden wurde aber mittels Härtefallanträgen dennoch eine Prüfungszulassung ermöglicht, insofern davon ausgegangen wurde, dass die bisherigen schulischen und praktischen Leistungen dem Erreichen des Ausbildungsziels zuträglich waren.

2.5 Jahreszeugnisse, Leistungseinschätzungen und Prüfungen

2.5.1 Jahreszeugnisse und Leistungseinschätzungen

Auszubildende erhalten mit dem Abschluss jedes Ausbildungsjahrs ein **Jahreszeugnis.** Aus diesem gehen die im Unterricht und in der Praxis erbrachten Leistungen mit jeweils einer Note hervor. Wie die Noten zu bilden sind, ist Ländersache und wird dort mittels Verordnung geregelt. Aus einer solchen Verordnung geht z. B. hervor, wie viele Leistungsnachweise generell und wie viele davon als Aufsichtsarbeiten abzuhalten sind.

Die Note für die praktische Ausbildung wird unter besonderer Berücksichtigung der für die Ausbildungsjahre erstellten qualifizierten **Leistungseinschätzungen** ermittelt. Jede an der Ausbildung beteiligte Einrichtung erstellt eine Leistungsbeurteilung über den praktischen Einsatz. Diese ist den Auszubildenden zum Ende des Einsatzes bekannt zu machen und zu erläutern (§ 6 PflAPrV). Die Definition der Noten geht aus (▸ Tab. 2.6) hervor.

Jahreszeugnisse haben folgende **Relevanz**:

- Nur wenn die Durchschnittsnote der Jahreszeugnisse „ausreichend" ist, kann die Zulassung zur Prüfung erteilt werden.
- Aus den arithmetischen Mitteln der Noten aus den Jahreszeugnissen werden **Vornoten** für das schriftliche, mündliche und praktische Examen gebildet (§ 13 Abs. 3 PflAPrV). Diese werden in den Prüfungen zu 25 % berücksichtigt (§ 13 Abs. 2 PflAPrV). Die Vornoten sind den Auszubildenden spätestens drei Werktage vor dem Beginn des ersten Prüfungsteils mitzuteilen (§ 13 Abs. 4 PflAPrV).

Neben den Noten sind im Jahreszeugnis die Fehlzeiten differenziert nach Unterricht und praktischer Ausbildung festzuhalten (▸ 2.4.3).

Tab. 2.6 Noten und Notendefinition (§ 17 PflAPrV)

Note	Notendefinition
Sehr gut (1)	Eine Leistung, die den Anforderungen in besonderem Maße entspricht
Gut (2)	Eine Leistung, die den Anforderungen voll entspricht
Befriedigend (3)	Eine Leistung, die im Allgemeinen den Anforderungen entspricht
Ausreichend (4)	Eine Leistung, die zwar Mängel aufweist, aber im Ganzen den Anforderungen noch entspricht
Ungenügend (5)	Eine Leistung, die den Anforderungen nicht entspricht, jedoch erkennen lässt, dass die notwendigen Grundkenntnisse vorhanden sind und die Mängel in absehbarer Zeit behoben werden können
Mangelhaft (6)	Eine Leistung, die den Anforderungen nicht entspricht und bei der selbst die Grundkenntnisse so lückenhaft sind, dass die Mängel in absehbarer Zeit nicht behoben werden können

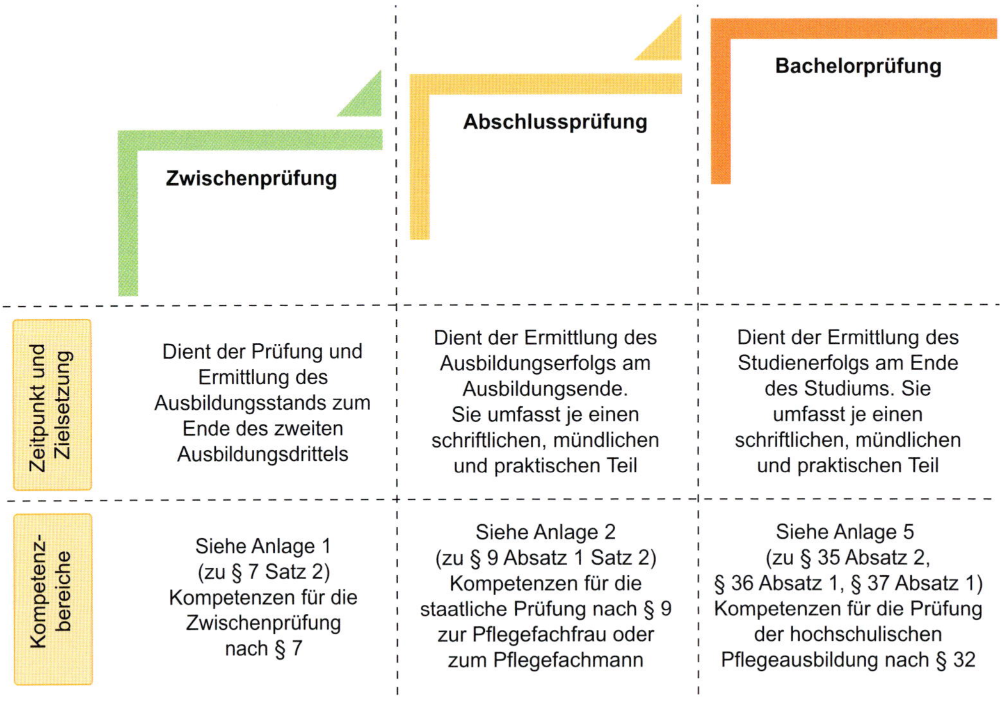

Abb. 2.3 Übersicht zu Zeitpunkt, Zielsetzung und Kompetenzbereich der jeweiligen Prüfungen gemäß PflAPrV [L143/P554]

2.5.2 Prüfungen

Auszubildende und Studierende in der Pflege legen zu unterschiedlichen Zeiten verschiedene **Prüfungen** ab (► 3.2.4). ► Abb. 2.3 gibt eine Übersicht zu Zeitpunkt, Zielsetzung und den Kompetenzbereichen der jeweiligen Prüfung.

Zwischenprüfung

Die **Zwischenprüfung** wird am Ende der ersten beiden Ausbildungsjahre durchgeführt. Die nähere Ausgestaltung der Zwischenprüfung ist Ländersache. Somit ist es möglich, dass die Zwischenprüfung von Bundesland zu Bundesland bezüglich Form und Zeit variiert.

Merke

Was passiert, wenn die Zwischenprüfung nicht bestanden wird?

Die Ausbildung kann zunächst unabhängig vom Ergebnis der Zwischenprüfung fortgesetzt werden. Lässt das Ergebnis allerdings darauf schließen, dass das Erreichen des Ausbildungsziels gefährdet ist, prüfen die Träger der praktischen Ausbildung und der Pflegeschule gemeinsam, welche Maßnahmen zum Erreichen des Ausbildungserfolgs erforderlich sind, und ergreifen diese dann.

Abschlussprüfung

Die **Abschlussprüfung** umfasst einen schriftlichen, mündlichen und praktischen Teil (§ 9 Abs. 1 PflAPrV). Die zu prüfende Person soll dabei Folgendes nachweisen (§ 9 Abs. 3 PflAPrV):

- **Schriftliche** und **mündliche Prüfung:** Fachkompetenz und die zur Ausübung des Berufs erforderliche personale Kompetenz einschließlich der Sozialkompetenz und der Selbstständigkeit
- **Praktische Prüfung:** Erforderliche Kompetenzen zur Pflege von Menschen in komplexen Pflegesituationen und Befähigung, die Aufgaben in der Pflege gemäß dem Ausbildungsziel des Pflegeberufegesetzes auszuführen

Um zur Prüfung zugelassen zu werden, dürfen zum einen die zulässigen Fehlzeiten nicht überschritten werden und zum anderen müssen die Durchschnittsnoten der Jahreszeugnisse mindestens „ausreichend“ sein. Folgende Nachweise sind zu erbringen:

- Identitätsnachweis der zu prüfenden Person in amtlich beglaubigter Abschrift
- Ordnungsgemäß schriftlich geführter Ausbildungsnachweis (▸ 3.1.5)
- Jahreszeugnisse (▸ 2.5.1)

Schriftliche Prüfung

Die **schriftliche Prüfung** besteht aus drei Teilen, die in der Regel an drei aufeinanderfolgenden Werktagen als Aufsichtsarbeiten zu leisten sind. Die schriftliche Prüfung erstreckt sich auf folgende Prüfungsbereiche (§ 14 PflAPrV, vgl. Anlage 2 PflAPrV):

1. Pflegeprozessgestaltung einschließlich Interaktion und Beziehungsgestaltung in akuten und dauerhaften Pflegesituationen unter Einbeziehung von lebensweltlichen Aspekten und pflegerischen Aufgaben im Zusammenhang mit der Lebensgestaltung sowie unter Berücksichtigung von Autonomieerhalt und Entwicklungsförderung der zu pflegenden Menschen.
2. Pflegeprozessgestaltung bei Menschen mit gesundheitlichen Problemlagen unter besonderer Berücksichtigung von Gesundheitsförderung und Prävention in Verbindung mit verschiedenen Schwerpunkten und Gesichtspunkten von Beratung, wobei im Rahmen der Fallbearbeitung erforderliche Handlungsentscheidungen anhand von pflegewissenschaftlichem Begründungswissen begründet werden sollen.
3. Pflegeprozesssteuerung in kritischen und krisenhaften Pflegesituationen in Verbindung mit der eigenständigen Durchführung ärztlicher Anordnungen und ethischen Entscheidungsprozessen.

Weitere relevante Merkmale:

- Jede Aufsichtsarbeit dauert 120 min.
- Die Aufsichtsarbeit ist eine fallbezogene Aufgabe.
- Die Fallsituationen für die drei Aufsichtsarbeiten sollen variieren in Altersstufe, sozialem und kulturellem Setting des zu pflegenden Menschen und Versorgungsbereich, in dem die Fallsituation verortet ist.
- Jede Aufsichtsarbeit wird von mindestens zwei Fachprüfern benotet.
- Die Gesamtnote für den schriftlichen Teil der Prüfung bildet sich aus dem arithmetischen Mittel der drei Aufsichtsarbeiten unter Berücksichtigung der Vornote.

Mündliche Prüfung

Die **mündliche Prüfung** besteht aus einer komplexen Aufgabenstellung, in der folgende Kompetenzbereiche geprüft werden sollen (§ 15 PflAPrV):

1. Intra- und interprofessionelles Handeln in unterschiedlichen systemischen Kontexten verantwortlich gestalten und mitgestalten.
2. Das eigene Handeln auf der Grundlage von Gesetzen, Verordnungen und ethischen Leitlinien reflektieren und begründen.
3. Das eigene Handeln auf der Grundlage von wissenschaftlichen Erkenntnissen und berufsethischen Werthaltungen und Einstellungen reflektieren und begründen.

Schwerpunkte der mündlichen Prüfung:

- Auseinandersetzung mit der eigenen Berufsrolle und dem beruflichen Selbstverständnis
- Team- und einrichtungsbezogene sowie gesellschaftliche Kontextfaktoren und deren Einfluss auf das pflegerische Handeln

Weitere relevante Merkmale:
- Die mündliche Prüfung soll mindestens 30 min und maximal 45 min dauern.
- Die Prüfungsaufgabe kommt aus einem anderen Versorgungskontext als die praktische Prüfung und bezieht sich auf eine andere Altersstufe.
- Die Prüflinge können einzeln oder auch zu zweit geprüft werden.
- Die Prüfung wird von mindestens zwei Fachprüfern benotet.
- Der Vorsitzende des Prüfungsausschusses ist berechtigt, der Prüfung beizuwohnen und selbst Fragen zu stellen.
- Die Gesamtnote für den mündlichen Teil der Prüfung bildet sich aus der Prüfungsnote und der Vornote.

Praktische Prüfung

Die Prüfungsaufgabe der **praktischen Prüfung** beinhaltet (§ 16 Abs. 2 PflAPrV):
- Die selbstständige, umfassende und prozessorientierte Pflege mit Erhebung des Pflegebedarfs, der Planung der Pflege, der Durchführung der erforderlichen Pflege und der Evaluation des Pflegeprozesses
- Das kommunikative Handeln
- Die Qualitätssicherung
- Die Übernahme aller in diesem Rahmen anfallender Aufgaben einer prozessorientierten Pflege

Diese Prüfungsaufgabe wird von den Lehrenden der Pflegeschule vorgeschlagen. Die praktische Prüfung wird in dem Versorgungsbereich abgelegt, in dem der Vertiefungseinsatz absolviert wurde. Die Prüfung findet in realen und komplexen Situationen statt (d. h. keine Simulation o. Ä.). Bestandteil der Prüfung ist die Pflege von mindestens zwei Menschen, von denen einer einen erhöhten Pflegebedarf aufweist.

Der **Ablauf der praktischen Prüfung** ist wie folgt (§ 16 Abs. 5 PflAPrV):
- Vorbereitungsteil (angemessene Zeit): Vorab erstellen die zu prüfenden Personen eine schriftliche oder elektronische Ausarbeitung des Pflegeplans.
- Fallvorstellung (max. 20 Minuten): Diese beinhaltet sowohl erläuternde Informationen zu den zu pflegenden Personen als auch wesentliche Merkmale des Pflegeprozesses.
- Durchführung der Pflegemaßnahmen (mit Reflexionsgespräch max. 240 Minuten): Anhand eines Ablaufplans werden die im Rahmen der Pflegeplanung festgestellten Maßnahmen durchgeführt und situativ Entscheidungen getroffen.
- Reflexionsgespräch (max. 20 Minuten): Rückblick auf die durchgeführten Maßnahmen, z. B. bezüglich Alternativen, Begründungen für Handlungen etc. Das Reflexionsgespräch ist keine mündliche Prüfung.

Merke

Was passiert, wenn die Abschlussprüfung nicht bestanden wird?

Die staatliche Prüfung ist dann bestanden, wenn alle Prüfungsbestandteile mit mindestens „ausreichend" benotet wurden. Jede Aufsichtsarbeit kann einmal wiederholt werden. Eine **Ausbildungsverlängerung** ist erforderlich, wenn
- alle schriftlichen Aufsichtsarbeiten nicht bestanden wurden,
- die praktische Prüfung nicht bestanden wurde,
- alle Teile der Prüfung nicht bestanden wurden,
- den Vorsitzenden des Prüfungsausschusses und den Fachprüfern einvernehmlich eine solche als sinnvoll erscheint.

Bachelorprüfung

Die **Bachelorprüfung** umfasst jeweils einen schriftlichen, einen mündlichen und einen praktischen Teil. Der Nachweis, den die zu prüfende Person zu erbringen hat, deckt sich mit der der Abschlussprüfung bis auf einen Aspekt: In der praktischen Prüfung sind die erforderlichen Kompetenzen, zur Pflege von Menschen in **hoch**komplexen Pflegesituationen und die Befähigung, die Aufgaben in der Pflege gemäß dem Ausbildungsziel des Pflegeberufegesetzes auszuführen, nachzuweisen (§ 32 PflAPrV).

Schriftliche Prüfung

Die **schriftliche Prüfung** besteht aus drei Aufsichtsarbeiten. Für die Aufsichtsarbeiten sind drei Module mit folgenden Prüfungsbereichen zu bilden (§ 35 Abs. 2 PflAPrV):
1. Die Planung, Organisation, Gestaltung, Steuerung und Durchführung von Pflegeprozessen bei komplexen und hochkomplexen Pflegebedarfen, spezifischen Klientengruppen in Pflegesituationen mit besonderen gesundheitlichen Problemlagen sowie in hoch belasteten und kritischen Lebenssituationen auf der Grundlage

wissenschaftlicher Theorien, Modelle und Forschungsergebnisse übernehmen
2. Die Entwicklung und Autonomie in der Lebensspanne unterstützen und Menschen aller Altersgruppen bei der Lebensgestaltung auf der Grundlage pflege- und bezugswissenschaftlicher Methoden und Forschungsergebnisse fördern
3. Beratungs- und Schulungskonzepte auf der Basis gesicherter Forschungsergebnisse konzipieren, gestalten, reflektieren und evaluieren
4. Kommunikations-, Interaktions- und Beratungsprozesse in der Pflegepraxis auf der Grundlage pflege- und bezugswissenschaftlicher Methoden und unter ethischen Gesichtspunkten analysieren, reflektieren und evaluieren
5. Die pflegerischen und gesundheitlichen Versorgungsstrukturen, die Steuerung von Versorgungsprozessen sowie die Formen von intra- und interprofessioneller Zusammenarbeit analysieren und reflektieren und an der Gestaltung von Strukturen und Versorgungsprozessen auf der Basis wissenschaftlicher Erkenntnisse mitwirken
6. Ärztliche Anordnungen und Maßnahmen der Diagnostik, Therapie oder Rehabilitation unter Berücksichtigung vertieften forschungsbasierten Wissens begründen
7. Forschungsergebnisse bewerten und forschungsgestützte Problemlösungen sowie neue Technologien für die Gestaltung von Pflegeprozessen nutzen

Im Gegensatz zur Abschlussprüfung wird in allen drei Aufsichtsarbeiten die Reflexion und die Begründung des eigenen Handelns auf der Grundlage wissenschaftlicher Erkenntnisse geprüft (§ 35 Abs. 3 PflAPrV).

Mündliche Prüfung

Die **mündliche Prüfung** setzt sich aus einem oder mehreren Modulen, die folgende Prüfungsbereiche der Kompetenzbereiche berücksichtigen, zusammen:
1. Verantwortliche Gestaltung und Mitgestaltung des intra- und interprofessionellen Handelns in unterschiedlichen systemischen Kontexten und zur Weiterentwicklung der gesundheitlichen und pflegerischen Versorgung
2. Reflexion und Begründung des eigenen Handelns vor dem Hintergrund von Gesetzen, Verordnungen, ethischen Leitlinien und zur Mitwirkung an der Entwicklung und Implementierung von Qualitätsmanagementkonzepten, Leitlinien und Expertenstandards
3. Reflexion und Begründung des eigenen Handelns auf der Grundlage von wissenschaftlichen Erkenntnissen und berufsethischen Werthaltungen und Einstellungen sowie zur Beteiligung an der Berufsentwicklung

Der Aufbau und die Struktur ähneln der Abschlussprüfung.

Praktische Prüfung

Die **praktische Prüfung** der Bachelorprüfung ähnelt der Abschlussprüfung. Die Unterschiede sind:
- Die Prüfung soll in realen und **hoch**komplexen Pflegesituationen stattfinden.
- Mit der Prüfung soll auch unter Beweis gestellt werden, dass die zu prüfende Person die Kompetenz besitzt, ihr Pflegehandeln wissenschaftsbasiert oder -orientiert zu begründen und zu reflektieren.
- Bestandteil der Prüfung ist die Pflege von mindestens zwei Menschen, von denen einer einen erhöhten Pflegebedarf **und eine hochkomplexe Pflegesituation** aufweist.

Merke

Was passiert, wenn die Bachelorprüfung nicht bestanden wird?

Die hochschulische Pflegeausbildung ist erfolgreich abgeschlossen, wenn sowohl der hochschulische als auch der staatliche Prüfungsteil bestanden sind. Jede Modulprüfung, die Teil der staatlichen Überprüfung ist, kann einmal wiederholt werden, wenn die zu prüfende Person die Note „mangelhaft" oder „ungenügend" erhalten hat.

Wiederholungsaufgaben

1. Beschreiben Sie die Zugangsvoraussetzungen zur Pflegeausbildung.
2. Skizzieren Sie die drei Ausbildungswege in der Pflegeausbildung.
3. Nennen Sie fünf Bestandteile des Ausbildungsvertrags.
4. Nennen Sie die fünf Kompetenzbereiche, die sich im theoretischen und praktischen Unterricht widerspiegeln.
5. Nennen Sie fünf Zielsetzungen, die mit dem Ende des Vertiefungseinsatzes einhergehen.
6. Wie viele Stunden dürfen Sie im Unterricht, wie viele in der Praxis fehlen? Nennen Sie die Obergrenze der Fehlzeitenregelung in der Pflegeausbildung.

7. Erläutern Sie die Relevanz der Jahreszeugnisse in der Pflegeausbildung.
8. Nennen Sie die drei schriftlichen Prüfungsbestandteile zum Abschluss der Pflegeausbildung.
9. Beschreiben Sie den Ablauf der praktischen Prüfung in der Pflegeausbildung.
10. Erläutern Sie die Folgen nicht bestandener Prüfungsleistungen zum Ende der Pflegeausbildung.

LITERATUR

Aiken LH, Sloane DM, Bruyneel L, et al. Nurse staffing and education and hospital mortality in nine European countries: a retrospective observational study. Lancet. 2014; 383(9931): 1824–1830.

BMFSJ Bundesministerium für Familie, Senioren, Frauen und Jugend (Hrsg.). Voraussetzungen für die Ausbildung. O. J. Aus: www.pflegeausbildung.net/alles-zur-ausbildung/voraussetzungen-und-struktur.html (letzter Zugriff: 20.5.2021).

BMI Bundesministerium des Innern (Hrsg.). Tarifvertrag für Auszubildende des öffentlichen Dienstes (TVAöD) – Besonderer Teil Pflege – (TVAöD – Pflege). 2020. Aus: www.bmi.bund.de/SharedDocs/downloads/DE/veroeffentlichungen/themen/oeffentlicher-dienst/tarifvertraege/auszubildende_pflege.pdf?__blob=publicationFile&v=9 (letzter Zugriff: 20.5.2021).

Fachkommission nach § 53 Pflegeberufegesetz (Hrsg.). Rahmenpläne der Fachkommission nach § 53 PflBG. 2020a. Aus: www.bibb.de/dienst/veroeffentlichungen/de/publication/show/16560 (letzter Zugriff: 20.5.2021).

Fachkommission nach § 53 Pflegeberufegesetz (Hrsg.). Begleitmaterialien zu den Rahmenlehrplänen der Fachkommission nach § 53 PflBG. 2020b. Aus: www.bibb.de/dienst/veroeffentlichungen/de/publication/show/16613 (letzter Zugriff: 20.5.2021).

WEITERFÜHRENDE LITERATUR

Ausbildungs- und Prüfungsverordnung für die Pflegeberufe (Pflegeberufe-Ausbildungs- und Prüfungsverordnung – PflAPrV). www.gesetze-im-internet.de/pflaprv/BJNR157200018.html.

BIBB Bundesinstitut für Berufsbildung. www.bibb.de.

Gesetz über die Pflegeberufe (Pflegeberufegesetz – PflBG). www.gesetze-im-internet.de/pflbg/BJNR258110017.html.

Mach Karriere als Mensch! Kampagne des Bundesministeriums für Familie, Senioren, Frauen und Jugend zur Pflegeausbildung. www.pflegeausbildung.net.

Lernen und Reflektieren

03

Überblick

Themen dieses Kapitels sind die für Pflegeausbildung und -studium relevanten Informationen rund um das Thema Lernen und Reflektieren. Im ersten Themenabschnitt „Lernen und Gedächtnis" werden neben handfesten Grundsätzen zur Funktionsweise des Lernens (► 3.1), die zugrunde liegenden Lerntheorien (► 3.1.1) erläutert. Daneben werden Antworten auf die Fragen gegeben:

- Wie gelingt das Lernen am besten (► 3.1.2)?
- Womit gelingt das Lernen am besten (► 3.1.3)?
- Wie strukturiert man das Lernen am besten (► 3.1.4)?

Zudem werden die Lernorte der Pflegebildung beleuchtet, sodass Orientierung zu den Formen des Lernens in der Schule und in der Praxis, z. B. Praxisanleitung und -begleitung, gegeben ist (► 3.1.5).

Im zweiten Themenabschnitt „Reflektieren und Persönlichkeitsentwicklung" werden Antworten auf folgende Fragen gegeben:

- Anhand welcher Reflexionsmodelle gelingt eine standardisierte und strukturierte Form des Reflexionsvorgangs (► 3.2.1)?
- Was kennzeichnet gute Reflexion (► 3.2.2)?
- Welche Reflexionsmethoden unterstützen den Reflexionsprozess (► 3.2.3)?
- Welche Reflexionsanlässe und -schwerpunkte gibt es in Ausbildung und Studium (► 3.2.4)?

3.1 Lernen und Gedächtnis

Definition

Lernen

Expliziter *(absichtlicher)* und impliziter *(beiläufiger)* Erwerb von geistigen, körperlichen und sozialen Kenntnissen und Fertigkeiten, Lernen verändert Verhalten, Denken und Fühlen (Springer Gabler Verlag o. J.).

Gedächtnis

Ergebnis des Lernens, zeichnet sich u. a. durch Erinnerung, Wissen und Fertigkeit aus.

Explizites und implizites Lernen

Man unterscheidet zwischen **explizitem** und **implizitem Lernen,** wobei die Grenzen fließend sind (► Tab. 3.1).

Fallbeispiel

Wo war ich am 11. September?

Viele Menschen können sich daran erinnern, wo sie sich am 11. September 2001 aufgehalten und was sie an diesem Tag gemacht haben. Hingegen können dies nur wenige bis gar keine Menschen vom 10. oder 12. September 2001 von sich behaupten. Woran kann das liegen?

Beim Lernen kommen **Emotionen** eine beutende Rolle zu. Emotionen können als Türöffner für Lerninhalte verstanden werden. Lerninhalte, die affektiv *(die Gefühle betreffend)* berühren, wollen gelernt werden und verankern sich leichter im Gedächtnis.

Erläuterung zum Fallbeispiel

Wo war ich am 11. September?

Das emotional zutiefst berührende Ereignis, der Einsturz der Twin-Towers, hat sich mit den damit verbundenen Erinnerungen tiefer in das Gedächtnis der meisten Menschen gebrannt als ein anderer, „gewöhnlicher" Tag.

Wiederholung ist für erfolgreiches Lernen wichtig. Mittels Übung und Rekapitulation werden neurobiologisch betrachtet neuronale Strukturen stabilisiert. Desto häufiger man ein Thema wiederholt oder von unterschiedlichen Seiten betrachtet, umso öfter werden die neuronalen Verknüpfungen im Gehirn von Aktionspotenzialen durchlaufen. Dort, wo viel „Verkehr" ist, bildet sich eine gut befahrbare Straße aus. Wird ein Thema hingegen nur einmal betrachtet, bleibt die neuronale Verknüpfung fragil und nicht lange bestehen. Dies hebt die Notwendigkeit regelmäßigen Lernens hervor.

Tab. 3.1 Explizites und implizites Lernen (Schmal 2017: 28, Fachkommission nach § 53 Pflegeberufegesetz 2020a: 14)

Kategorien	Explizites Lernen	Implizites Lernen
Synonyme	Absichtliches, formelles, intentionales, deklaratives Lernen	Beiläufiges, informelles Lernen
Beschreibung	Strukturiertes, gesteuertes oder gelenktes Lernen mit einer Zielsetzung, z. B. autodidaktisch, fremd- oder selbst organisiert	Unbewusstes Lernen durch Beobachtung, wiederholte Durchführung o. Ä., dabei wird das Verhalten beeinflusst
Verortung	In strukturierten bzw. strukturierenden Lernumgebungen integriert	In Lebens- und Arbeitszusammenhänge integriert
Reflexion	Bezüglich des Lernverhaltens sowie des gezielten und nachhaltigen Lernens	Essenziell, da die Wirkmächte von nebenbei in der Praxis gelerntem, vermeintlich als korrekt angesehenem Wissen groß sind, d. h., es wird Falsches gelernt im Irrglauben, das Richtige zu lernen

Der Psychologe Hermann Ebbinghaus prägte den Begriff der **Vergessenskurve** (▸ Abb. 3.1). Es ist ersichtlich, dass die gelernten Inhalte mit der Zeit nicht mehr abgerufen werden können. Um dem Vergessen entgegenzuwirken, bedarf es der Wiederholung.

Ebbinghaus wird dafür kritisiert, dass seine Ergebnisse und das damit verbundene Vergessen auf dem Lernen von Unsinnswörtern und -silben beruht. Es macht nämlich einen Unterschied, was gelernt wird. So werden in 30 Tagen nur 5 % von Prinzipien und Gesetzmäßigkeiten, aber 25–50 % von Gedichten und sogar 53–60 % von Prosa vergessen. Neben der Wiederholung kommt der Sinnzuschreibung und dem Erkennen von Gesetzmäßigkeiten beim erfolgreichen Lernen Bedeutung zu.

Der **Austausch** oder ein **innerer Monolog** können helfen, den Prozess des Verstehens voranzubringen. Daher wird das Lernen im Tandem oder in der Gruppe empfohlen. Es lohnt sich aber auch, laut zu sprechen oder sich zu bewegen. Die Kombination von Bewegung und Aufnahme von Wissen verbessert zudem die Lernleistung.

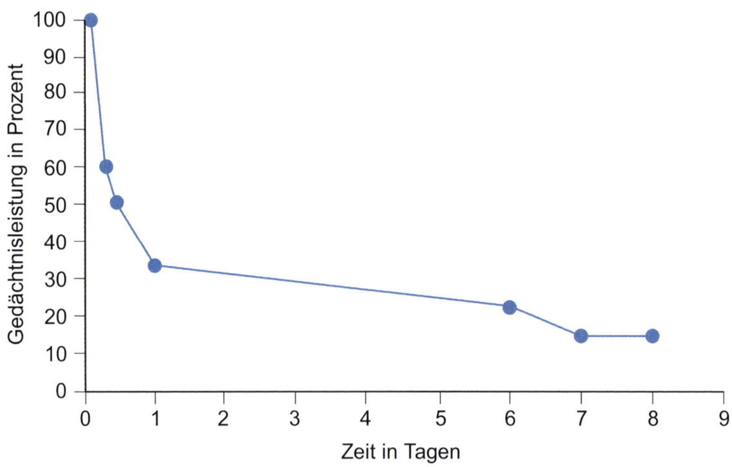

Abb. 3.1 Die Vergessenskurve nach Ebbinghaus: Nach 20 Minuten sind 40 % vergessen, nach einer Stunde 50 %, nach einem Tag 66 %, nach sechs Tagen 77 %, ca. 15 % bleiben konstant im Gedächtnis [L143/P554]

Lernaktivität will gut dosiert sein. Deswegen gilt es, regelmäßig Pausen einzulegen und ausreichend zu schlafen. Manche Lernenden machen auch gute Erfahrungen mit dem sogenannten **verschachtelten Üben.** Dabei wird beim Lernen zwischen verschiedenen Themen gewechselt, anstatt ein Thema am Stück und vollumfänglich zu bearbeiten.

Praxistipp

Ein Thema zu seinem Thema machen

Ganz ehrlich: Nicht jedes Thema in der Pflegeausbildung löst von Anfang an innere Jubelstürme aus. Doch Sie können in jedem Thema einen Funken Begeisterung finden, der Sie antreibt, sich näher mit dem Thema zu beschäftigen. Dazu können Ihnen folgende Fragen behilflich sein:
- Wie stehe ich zu dem Thema?
- Welches Vorwissen habe ich zu dem Thema?
- Was interessiert mich besonders an diesem Thema?
- Welchen Nutzen hat dieses Thema derzeit und in Zukunft für mein Leben?
- Welche Gefühle löst dieses Thema in mir aus?
- Welchen praktischen Bezug habe ich bereits zu diesem Thema?

Das Mehrspeichermodell nach Atkinson und Shiffrin

Das von Richard Atkinson und Richard Shiffrin beschriebene **Mehrspeichermodell** beschreibt den Weg der Informationsspeicherung im menschlichen Gedächtnis (Atkinson & Shiffrin 1968, ▸ Abb. 3.2). Demnach gehen Lerninhalte bestenfalls den Weg vom Ultrakurzzeitgedächtnis *(sensorisches Gedächtnis)* über das Kurzzeitgedächtnis *(Arbeitsgedächtnis)* ins Langzeitgedächtnis.

Über die Sinne strömen zu jedem Zeitpunkt zahlreiche Informationen auf den Menschen ein. Das **Ultrakurzzeitgedächtnis** kann dabei mit einem Filter verglichen werden, das einer Reizüberflutung entgegenwirkt: Irrelevante Informationen werden verworfen, wichtige Informationen dagegen an das Kurzzeitgedächtnis weitergeleitet. Auf diese Weise kann das Ultrakurzzeitgedächtnis bei seiner wichtigen Aufgabe unterstützt werden:
- Beim Lernen möglichst viele Reize und Störungen im Vorhinein reduzieren oder unterbinden, z. B. Fernseher und Radio ausschalten, Handy weglegen
- Aufmerksamkeit und Bewusstsein schärfen, d. h. geistig klar, ausgeruht und frisch lernen

Während Informationen und Lerninhalte im Ultrakurzzeitgedächtnis nur sehr kurz gespeichert werden (< 1 Sekunde), kann im **Kurzzeitgedächtnis** bereits länger mit diesen gearbeitet werden (Sekunden bis wenige Minuten). Wird mit diesen Informationen weitergearbeitet, können die Informationen ins Langzeitgedächtnis übergehen. Allerdings ist die Kapazität des Kurzzeitgedächtnisses begrenzt, denn es können nur ca. fünf bis

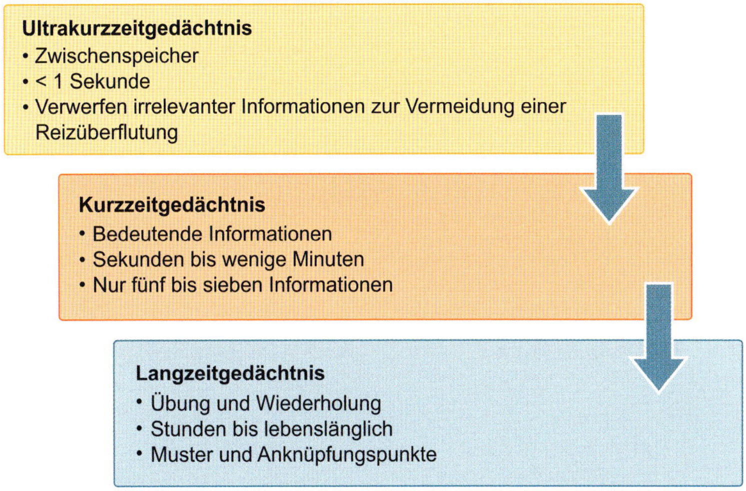

Abb. 3.2 Das Mehrspeichermodell nach Atkinson und Shiffrin [L143/P554]

sieben Informationen zeitgleich aufgenommen werden. Für das Lernen lassen sich daraus folgende Erkenntnisse ableiten:

- Es gilt, mit den Lerninhalten konkret zu arbeiten z. B. Wiederholung, Transfer, Strukturierung. Etwas nur zu lesen ist keine Garantie dafür, dass die Informationen an das Langzeitgedächtnis weitergeleitet werden.
- Es gilt, das Lernen zu portionieren, denn weniger ist manchmal mehr. Durch Chunking *(Bündeln von Lerninhalten)* kann der Speicherplatz des Kurzzeitgedächtnisses optimal genutzt werden (▸ 3.1.2).

Im **Langzeitgedächtnis** können Informationen Stunden bis lebenslänglich gespeichert werden. Eine nachhaltige Verankerung wird durch die Anknüpfungsfähigkeit des Wissens erzielt. So gelingt das Speichern im Langzeitgedächtnis besser:

- Aktivierung des persönlichen Vorwissens, z. B. anatomische Grundlagen vor der Pathophysiologie wiederholen oder sich eine in der Praxis erlebte Situation vor Augen führen.
- Emotionen unterstützen den Lernprozess, d. h. persönlichen Bezug herstellen.

In der Gedächtnisforschung wird zudem das **deklarative** vom **prozeduralen Gedächtnis** unterschieden (▸ Tab. 3.2). Das deklarative Gedächtnis wird dabei in das semantische und episodische Gedächtnis unterteilt.

3.1.1 Lerntheorien

Definition

Lerntheorien

Theorien und Modelle zur vereinfachten Beschreibung von psychologischen Lernvorgängen.

Lerntheorien fördern das Verständnis von Lernprozessen und geben Hinweise zur Funktionsweise des Lernens. Lerntheorien unterliegen einem historischen und lerntheoretischen Wandel (▸ Abb. 3.3). So besitzt jede Lerntheorie einen anderen Fokus.

Nachfolgend werden die Lerntheorien des Behaviorismus, des Kognitivismus und des Konstruktivismus dargestellt und anhand von Beispielen erläutert.

Behaviorismus

Definition

Behaviorismus

Lernen als Veränderung des Verhaltens durch wiederholte Erfahrung.

Im **Behaviorismus** liegt der Fokus auf der Informationsvermittlung *(Input)* und den Lernergebnissen *(Output)*. Die Frage, wie Lernen genau funktioniert, wird nicht gestellt, und auch kein Blick ins Gehirn vorgenommen, weshalb vom Gehirn auch als „Black Box" die Rede ist. Zu den Formen des Behaviorismus zählen das klassische und das instrumentelle Konditionieren.

Klassisches Konditionieren

Definition

Klassische Konditionierung

Lernen als biologisch bedingter Reiz-Reaktions-Mechanismus. Bekannte Vertreter sind James Watson und Iwan Pawlow.

Tab. 3.2 Deklaratives und prozedurales Gedächtnis

Gedächtnisformen	Deklaratives Gedächtnis		Prozedurales Gedächtnis
	Semantisches Gedächtnis	Episodisches Gedächtnis	
Definition	Speicherung von Sachinhalten, Begriffen und Fakten	Speicherung von persönlichen Ereignissen und Erlebnissen	Speicherung von Verhaltensweisen, durch Übung und Wiederholung erworbene Fertigkeiten
Beispiele	• Begrifflichkeiten aus der medizinisch-pflegerischen Terminologie • Weg des Bluts durch den Körper	• Erstes Erlebnis von Überforderung • Erster Sterbefall im Praxiseinsatz	• Transurethrale Katheterisierung • Berührungsqualität bei der Körperpflege

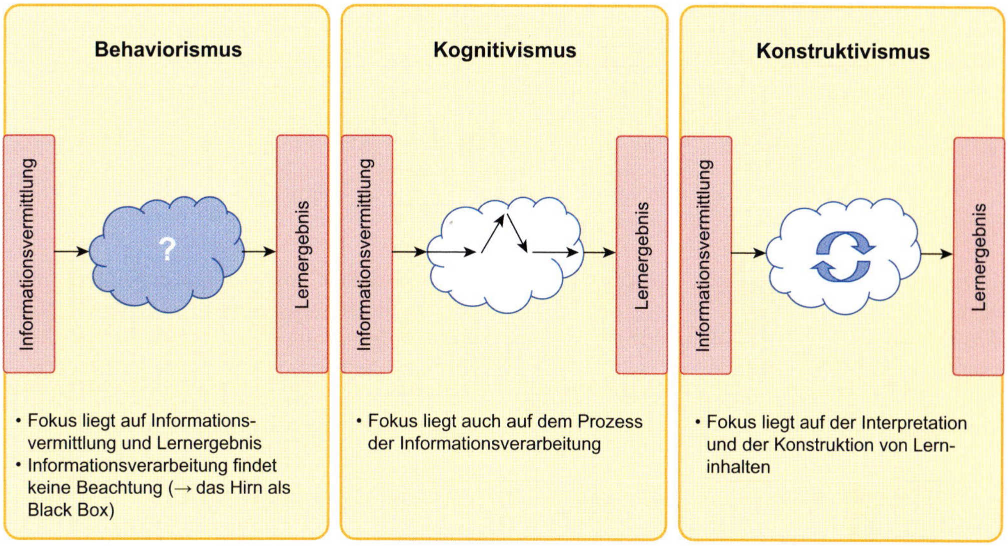

Abb. 3.3 Unterscheidung der Lerntheorien [L143/P554]

Beim **klassischen Konditionieren** wird eine physiologische Reaktion des menschlichen Körpers auf einen Reiz mit einem anderen, neutralen Reiz gekoppelt. Letztendlich führt dies nach mehrfacher Wiederholung dazu, dass der neutrale Reiz alleine die Reaktion auslöst (▸ Tab. 3.3).

Fallbeispiel

Pawlows Hund

Der russische Physiologe Iwan Pawlow beobachtete, dass ein Hund bereits beim Anblick seines Futters *(Reiz)* Speichelfluss *(physiologische Reaktion)* zeigte. Nun ließ er parallel zum Anblick des Futters eine Glocke *(neutraler Reiz)* ertönen. Nach mehrfacher Wiederholung hatte der Hund beim Ertönen der Glocke Speichelfluss *(konditionierte Reaktion)*, auch wenn kein Futter in Sicht war. Der Hund war „konditioniert".

Instrumentelles Konditionieren

Definition

Instrumentelle Konditionierung

Lernen durch positive und negative Verstärkung. Bekannter Vertreter ist Burrhus Skinner.

Beim **instrumentellen Konditionieren** wird ein bestimmtes Verhalten

- häufiger gezeigt, wenn dieses belohnt wurde, und
- seltener gezeigt, wenn dieses bestraft wurde oder wird.

Im Gegensatz zum klassischen ist beim instrumentellen Konditionieren eine Reaktion in Form von Verhalten nicht nur auf einen Reiz, sondern auf

Tab. 3.3 Klassische Konditionierung: Beispiele aus verschiedenen Perspektiven

Perspektive Auszubildende	Perspektive Pflegeempfänger
Die Auszubildende Ahsen Czezik schnitt früher bei mathematischen Aufgaben schlecht ab und hatte dann regelmäßig Ärger *(Reiz)* mit ihrem Vater, worauf sie mit Angst *(Reaktion)* reagierte. Jahre später reagiert sie in der Pflegeausbildung bei einfachen mathematischen Übungen, wie das Errechnen der Fließgeschwindigkeit einer Infusion, mit Angst.	Frau Sigrid Sternwart, 88 Jahre alt, lebt im Pflegeheim Waldblick. Sie hat das Ende des Zweiten Weltkriegs miterlebt. Besonders ins Gedächtnis eingebrannt haben sich die Sirenen *(Reiz)*, welche die Fliegerbomben ankündigten, bevor sie sich mit ihren Eltern voller Angst *(Reaktion)* in den Luftschutzbunker begab. Wenn heute eine Feuerwehrsirene *(Reiz)* ertönt, ereilt sie die gleiche Angst *(Reaktion)* wie damals.

Tab. 3.4 Instrumentelles Konditionieren: Beispiele aus verschiedenen Perspektiven

Perspektive Auszubildende	Perspektive Pflegeempfänger
Der Auszubildende Egon Eifrig belohnt sich bei einer mit der Note „gut" absolvierten Klausur mit einem Geschenk, das er sich schon lange wünscht.	Lara Klein, 6 Jahre, nässt zeitweise auch tagsüber ein, weil sie vergisst, auf die Toilette zu gehen. Ihre Eltern erstellen einen Kalender, in den sie für jede(n) trockene(n) Vormittag, Mittag, Abend und Nacht je einen Stern kleben darf. Bei zehn Sternen wird ihr eine Belohnung in Aussicht gestellt.

eine zu erwartende Konsequenz zurückzuführen (▸ Tab. 3.4):

- Positive Konsequenz: Belohnung oder Wegnehmen eines negativen Aspekts
- Negative Konsequenz: Bestrafung oder Entzug eines positiven Aspekts

Fallbeispiel

Die Skinner-Box

Der US-amerikanische Psychologe Burrhus Skinner konzipierte eine Box, welche den Lernerfolg von Ratten und Tauben aufzeigen sollte. Ratten oder Tauben in dieser Box wurden durch positive Verstärkung in Form von Futter oder negative Verstärkung in Form von Stromstößen dazu gebracht, einen Hebel zu drücken.

Kognitivismus

Definition

Kognitivismus

Lernen als Informationsaufnahme und Verarbeitung.

Im **Kognitivismus** liegt der Fokus im Gegensatz zum Behaviorismus auch auf dem Prozess der Informationsverarbeitung. Es wird der Blick in die vorherige „Black Box" des Gehirns unternommen und ergründet, weshalb und wie gewisse Informationen aufgenommen und verarbeitet werden. Es gibt verschiedene Kognitivismus-Formen, z. B. Assimilation und Akkommodation nach Piaget oder das Lernen am Modell nach Bandura.

Assimilation und Akkommodation

Definition

Assimilation

(Angleichung)
Zuordnung einer Wahrnehmung zu einem vorhandenen Schema.

Akkommodation

(Anpassung)
Modifikation oder Schaffung eines neuen Schemas, wenn eine Wahrnehmung nicht in bestehende Schemata passt.

Die Begriffe der **Assimilation** und **Akkommodation** gehen auf den schweizerischen Entwicklungspsychologen Jean Piaget zurück. Sie sind Aspekte der Adaption an die Umwelt, die sich komplementär ergänzen (▸ Tab. 3.5).

Tab. 3.5 Assimilation und Akkommodation: Beispiele aus verschiedenen Perspektiven

Perspektive Auszubildende	Perspektive Pflegeempfänger
Für den Auszubildenden Sebastian Spitz sind zunächst s. c. und i. m. Injektionstechniken gleich. Erst mit zunehmendem Ausbildungsverlauf kann er Inhalte assimilieren *(das haben die beiden Techniken gemeinsam)* und akkommodieren *(in diesen Aspekten brauche ich ein neues Schema)*.	Mark Moll, 47 Jahre, ist Diabetiker und nimmt derzeit an einer Diabetesschulung teil. Dort lernt er neue Schemata zur Zuordnung der Lebensmittel kennen, z. B. Kohlenhydrate und Proteine *(Akkommodation)*. Daneben kann er zunehmend einzelne Speisen den bestehenden Schemata zuordnen *(Assimilation)*.

Fallbeispiel

Das Wauwau-Schema

Ein Kleinkind sieht einen kleinen weißen Hund. Seine Mutter zeigt darauf und sagt: „Wauwau." Danach sieht das Kind einen großen schwarzen Hund. Seine Mutter zeigt darauf und sagt erneut: „Wauwau." Das Kind lernt somit ein „Wauwau-Schema" kennen, das Hunde unabhängig von Größe und Farbe einschließt *(Assimilation)*. Wenn das Kind nun einen Elefanten oder eine Katze sieht, mit dem Finger darauf zeigt und zu seiner Mutter „Wauwau" sagt, wird diese vermutlich den Kopf schütteln. Sie wird „Tööröö" oder „Miau" sagen. Damit kann das Kind ein neues Schema erkennen und bilden *(Akkommodation)*.

Lernen am Modell

Definition

Lernen am Modell

(Beobachtungslernen, soziales Lernen)
Lernen durch Beobachtung und Imitation. Wird auch als sozialkognitive Theorie nach Albert Bandura bezeichnet.

Beim **Lernen am Modell** wird durch die Beobachtung von Vorbildern gelernt (▸ Tab. 3.6). Dieses Lernen findet in den Phasen der Aneignung und der Ausführung statt:

- In der **Aneignungsphase** schenkt der Lernende einem Vorbild Aufmerksamkeit und beobachtet dieses genau. Ob es zu einer Bündelung der Aufmerksamkeit kommt, ist u. a. von den Persönlichkeitsmerkmalen und der vorhandenen Beziehung untereinander sowie den damit verbundenen Emotionen abhängig. Das Gelernte wird anschließend gespeichert. Dieser Vorgang wird durch Nachbildung verstärkt.
- In der **Ausführungsphase** stellt der Lernende das beobachtete Verhalten nach und kann dieses bei entsprechend kognitivem Vermögen auch situativ anpassen. Das erlernte Verhalten wird beibehalten, wenn es mit einem direkten Nutzen für den Anwender verbunden ist.

Konstruktivismus

Definition

Konstruktivismus

Lernen als Veränderung und Aufbau innerer Strukturen durch Impulse von außen, beschäftigt sich als Erkenntnistheorie mit der philosophischen Frage, wie Erkenntnis, Wissen und Wahrheit erlangt werden können.

Der **Konstruktivismus** ist nicht nur eine Lern-, sondern auch eine Erkenntnistheorie. Zentrale Annahme im Konstruktivismus ist, dass das menschliche System geschlossen ist. Das bedeutet, dass jedes Lebewesen für sich nach außen hin abgegrenzt und „nur" durch die Sinneskanäle mit der „Außenwelt" verbunden ist. Die Welt ist demnach ein Konstrukt unseres Gehirns, das auf unserer Sinneswahrnehmung basiert.
Lernen im Sinne des Konstruktivismus ist ein Prozess, der durch Erfinden, Entdecken und Enttarnen der Wirklichkeit gelingt. Lernzuwachs kann nicht gemacht werden, sondern ist das Ergebnis von Selbsterschließung. Im Fokus des Konstruktivismus steht die Interpretation und Konstruktion von Lerninhalten.

Tab. 3.6 Lernen am Modell: Beispiele aus verschiedenen Perspektiven

Perspektive Auszubildende	Perspektive Pflegeempfänger
Die Auszubildende Greta Franz übernimmt zu Beginn des dritten Ausbildungsjahrs eine Patenschaft für den Auszubildenden Olaf Orsten. Frau Franz begleitet ihn während der ersten Tage. Hierbei nimmt sie eine Vorbildfunktion ein. Olaf Orsten beobachtet sie im Kontakt zu den Bewohnern des Pflegeheims *(Aneignungsphase)* und ahmt ihre herzliche Art der Kontaktaufnahme in den kommenden Tagen zum Teil unbewusst nach *(Ausführungsphase)*.	Bei Frau Pfründner, 27 Jahre alt, wurde infolge eines Darmtumors operativ eine Teilresektion des Darms mit Anlage eines endständigen Kolostomas vorgenommen. Ihre Stomatherapeutin demonstriert ihr einen ekelbefreiten, sachlichen und professionellen Zugang mit dem Stoma *(Aneignungsphase)*. Durch die begleitete Durchführung von Interventionen an ihrem Stoma lernt sie den sachlichen Umgang mit ihrem Stoma *(Ausführungsphase)*.

Merke

Lehr- und Lernverständnis in der Pflegeausbildung

Das dem Rahmenlehrplan zugrunde liegende Lehr- und Lernverständnis ist lerntheoretisch durch den Konstruktivismus geprägt. Lernen wird als aktiver und selbst gesteuerter Prozess vor dem Hintergrund subjektiver Lerngründe verstanden (Fachkommission nach § 53 Pflegeberufegesetz 2020a: 14).

Damit Lerninhalte konstruiert und gespeichert werden können, müssen diese zunächst den Weg in das Gehirn finden. Dies geschieht über die Sinneskanäle. Daher gilt es, die Sinneskanäle vielfältig für das Lernen zu nutzen.

Frederic Vester prägte den Begriff der **Lerntypen.** Diese besagen, dass die Lernleistung von Lernenden von der Berücksichtigung unterschiedlicher Lernkanäle abhängig ist (▸ Tab. 3.7).

Vorsicht

Die Lerntypen sind in pädagogischen Kreisen nicht kritiklos, u.a. da ihr Nutzen umstritten ist (Hattie 2013: 234) und der Intellekt scheinbar nur bei einem Lerntyp vordergründlich am Lernen beteiligt ist (Looß 2001). Die Kategorien sollten also nicht als ausschließlich verstanden werden, können aber einen Beitrag zur Reflexion des eigenen Lernverhaltens leisten. Diese Reflexion kann helfen, sich den persönlichen **Lernstil** bewusster zu machen.

Von chinesischen Philosophen Konfuzius ist folgende Aussage überliefert: „Erzähle mir und ich vergesse, zeige mir und ich erinnere, lass es mich tun und ich verstehe!“ Daraus lässt sich ableiten, dass mit zunehmender Aktivität beim Lernen und Mut zum Experimentieren Lerninhalte besser behalten werden können. Daher können folgende Empfehlungen gegeben werden:

- Etwas zu sehen oder zu hören ist gut, die Kombination aus Sehen und Hören ist besser.
- Jemand anderem zuzuhören ist gut, selbst zu sprechen ist besser.
- Einen praktischen Handlungsablauf nachzuvollziehen und zu betrachten ist gut, den Ablauf selbst Schritt für Schritt durchzuführen ist besser.

Reflexion

Welcher Sinneskanal darf's denn sein?

- Welchem Lerntyp würden Sie sich spontan zuordnen? Warum?
- Welche anderen Lerntechniken haben Sie schon ausprobiert? Welche Erfahrungen haben Sie gesammelt?
- Welche neue Lerntechnik möchten Sie einmal ausprobieren?

Tab. 3.7 Lerntypen nach Vester

Typ	Definition	Lerntechniken (▸ Kap. 3.1.2)
Auditiver Lerntyp	Lernen durch Hören und Sprechen	• Zuhören im Unterricht, ggf. unterstützt durch Cornell-Notizen • Lerninhalt laut vor sich hinsprechen • Lerngespräche führen • Hörbücher hören • MP3-Dateien selbst aufnehmen • Eselsbrücken in Reimform
Optischer/visueller Lerntyp	Lernen durch Sehen und Beobachten	• Lesen von Texten • Abbildungen und Grafiken betrachten • Farbliche Markierungen vornehmen • Mindmaps und Skizzen erstellen • Ansehen von Lehrfilmen
Haptischer Lerntyp	Lernen durch Anfassen und Fühlen	• Praktische Durchführung • Bewegung in das Lernen integrieren • Erlebnisse in der Praxis als Anker nutzen
Intellektueller/abstrakter Lerntyp	Lernen durch den Intellekt/das Verstehen	• Zusammenhänge aufzeigen, z. B. durch Advance Organizer • Inhalte strukturieren, z. B. durch Strukturlegekarten

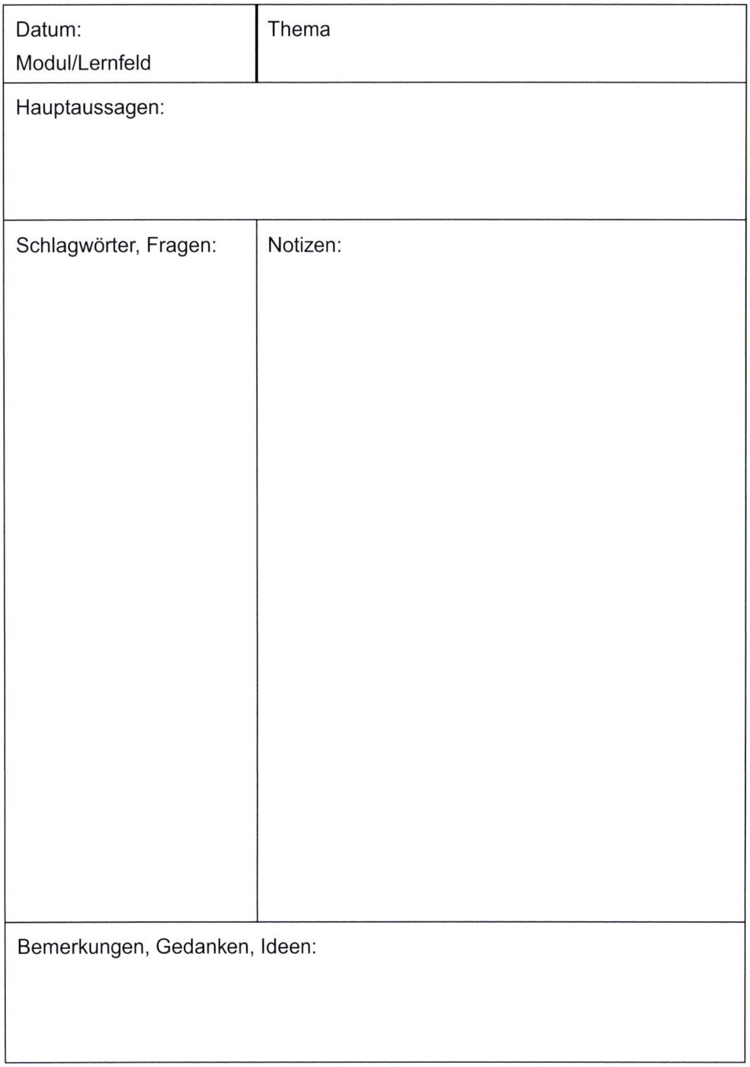

Abb. 3.4 Blatteinteilung für Cornell-Notizen [L143/P554]

3.1.2 Lerntechniken

Definition

Lerntechnik

Verfahren/Vorgehensweise zur effizienten Gestaltung von Lernprozessen. Lerntechniken unterstützen und optimieren den Lernprozess.

Obwohl Auszubildende und Studierende bereits auf etliche Jahre persönliche Lernbiografie zurückblicken, kann man nicht ohne Weiteres davon ausgehen, dass sie alle wesentlichen **Lerntechniken** kennen und diese auch situativ und bedarfsgerecht anwenden.

Abc-Technik

Die **Abc-Technik** dient dazu, sich einen Überblick über ein Thema zu verschaffen, sein Vorwissen zu aktivieren oder Begriffe aus einem Sinnkontext zu sammeln.
Dazu sammelt man pro Buchstaben einen Begriff, der mit diesem Buchstaben beginnt. Beim Thema

„Theorien und Modelle der Pflege“ könnte man z. B. für K „Krohwinkel, Monika“, für O „Orem, Dorothea“ etc. nehmen (▶ 6.7).
Es muss nicht zwingend zu jedem Buchstaben ein Begriff genannt werden. Fällt einem kein Begriff mehr zu einem Buchstaben ein, kann man in Lehrbüchern nachschlagen, ob es noch einen Begriff gibt, den man der Abc-Struktur hinzufügen könnte.

Advance Organizer

Der **Advance Organizer** *(engl. erweiterte vorbereitende Organisation)* ist eine kreative Form der Zusammenfassung eines Themas (Reich 2007). Mit dem Advance Organizer lässt sich ein Überblick zu einem bereits behandelten Thema erstellen. Er kann im weiteren Ausbildungsverlauf oder Studium als Spickzettel und mentaler Anker dienen.
Zur Durchführung benötigt man ein ausreichend großes Papier wie fürs Flip-Chart oder ein DIN-A3-Blatt. Darauf wird auf kreative Art und Weise das Thema aus verschiedenen Blickwinkeln, z. B. aus der rechtlichen, ethischen, pflegerischen, medizinischen oder gesamtgesellschaftlichen Perspektive, beleuchtet und mit dem zuvor erworbenen Wissen in Zusammenhang gebracht. Bestandteile des Advance Organizer sind u. a. Grafiken, Abbildungen, Textabschnitte, Zitate oder Diagramme. Einfachere Versionen des Advance Organizer sind Verbildlichungen wie Organigramme und Mindmaps.

Chunking

Durch **Chunking** *(engl. Bündelung)* kann man versuchen, der begrenzten Kapazität des Kurzzeitgedächtnisses entgegenzukommen, indem man statt zahlreicher Einzelinformationen weniger und gebündelte Informationen speichert. Menschen können sich maximal sieben (± zwei) einzelne Informationen merken, wobei andere Untersuchungen sogar von weniger (ca. vier) ausgehen (Cowan 2001).

> **Fallbeispiel**
>
> **Meine Postleitzahl**
>
> Jutta Häger wohnt in der Altstadt von Heidelberg und kann sich ihre Postleitzahl 69117 nicht merken.
> Anstatt sich diese fünf Zahlen einzeln zu merken, bündelt sie diese zu „69“, „11“ und „7“. Dazu bildet sie Eselsbrücken: 69 Jahre ist mein Großvater alt, 11 ist eine Primzahl, und bei Schneewittchen gibt es „7“ Zwerge.

Es fällt den meisten Menschen schwerer, sich Zahlen zu merken als Inhalte, da sie zu Zahlen im Gegensatz zu Inhalten, die eine tiefere Bedeutung besitzen, keinen Bezug haben. Daher gilt es, den zu bündelnden Informationen eine Bedeutung zuzuschreiben.

Cornell-Notizen

Cornell-Notizen sind eine spezielle Form des Notierens im Unterricht oder bei Vorträgen. Das Vorgehen wird aus ▶ Tab. 3.8 ersichtlich.

Erweiterte Befragung

Die **erweiterte Befragung** ist eine Technik, die im Tandem oder der Gruppe angewendet wird. Dabei wird dem zu bearbeitenden Thema auf den Grund gegangen, indem die Aussagen immer wieder infrage gestellt werden.

> **Fallbeispiel**
>
> **„Und warum soll das wahr sein?“**
>
> Die Auszubildenden Tobias Frase und Abdullah Alhambri lernen gemeinsam zum Thema Herzinsuffizienz. Gerade sind sie dabei, den Unterschied zwischen einer Rechts- und einer Linksherzinsuffizienz zu erläutern. „Bei der Linksherzinsuffizienz ist die Atmung erschwert“, meint Herr Alhambri, woraufhin Herr Frase entgegnet: „Und warum soll das wahr sein?“
> Dadurch wird der Sachverhalt nicht einfach stehen gelassen, sondern das Thema mit einer größeren Eindringtiefe versehen. So werden sich Herr Frase und Herr Alhambri vermutlich noch über die Vorlast des Herzens und die anatomischen Strukturen des Herz-Kreislauf-Systems unterhalten und sich das Thema so in einem größeren Kontext erschließen.

Eselsbrücke

Eselsbrücken sind Einprägungs- und Erinnerungshilfen. Zu ihnen zählen u. a. Reime, Sätze, Abkürzungen, Metaphern, Analogien oder Assoziationen. Eselsbrücken können unwirklich, albern und lustig sein.

> **Fallbeispiel**
>
> **Eselsbrücken bilden**
>
> Der Student Klaus Mai möchte sich die lateinischen Richtungsbezeichnungen im Körper merken. Er entwickelt folgende Eselsbrücke:
>
> - D**e**xtra → r**e**chts (es kommt immer ein „**e**“ darin vor)

Tab. 3.8 Ablauf der Cornell-Notizen

Schritt	Handlung
Vorbereitung	Blätter wie in ▸ Abb. 3.4 einteilen
Mitschreiben	• Notizen während des Unterrichts in die rechte Spalte schreiben • Die linke Spalte bleibt zunächst leer
Fragen	• Nach dem Unterricht in der linken Spalte Fragen und/oder Schlüsselbegriffe notieren • Unterstützen das Erinnern, decken Zusammenhänge auf und helfen, Inhalte zu verstehen
Aufsagen	• Die rechte Notizspalte wird verdeckt • Beantwortung der Fragen aus der linken Spalte
Reflexion	• Ideen und Gedanken zum Thema werden festgehalten, Lerninhalt wird mit anderen Inhalten in Zusammenhang gebracht • Hauptaussagen werden festgehalten
Nachbearbeitung	Nutzung der Notizen zum Lernen z. B. zur Prüfungsvorbereitung

- Sinistra → links (es kommt immer ein „**i**" darin vor)

Die Auszubildende Anja Arens möchte endlich die Urethra und den Ureter korrekt und ohne Verwechslung den deutschen Bezeichnungen Harnleiter- und röhre zuordnen. Sie entwickelt folgende Eselsbrücke:

- **Der** Ureter = **der** Harnleiter (der Artikel ist männlich)
- **Die** Urethra = **die** Harnröhre (der Artikel ist weiblich)

Lernkartei

Eine **Lernkartei** ermöglicht ein systematisches und wiederholendes Lernen. Dazu kann man selbst erstellte oder vorgefertigte Lernkarten nutzen. Auf der einen Seite einer Lernkarte findet sich eine Frage, auf der anderen Seite die Antwort. Nun legt man z. B. in einem (Kartei-)Kasten drei Fächer an. Alle Lernkarten werden zunächst in das erste Fach gesteckt. Danach wird wie folgt vorgegangen:

- Karte wird korrekt beantwortet → Karte wandert in das nächste Fach.
- Karte wird nicht korrekt beantwortet → Karte verbleibt im ersten Fach oder wandert zurück.
- Die Fragen auf den verbleibenden Karten werden so lange wiederholt, bis alle Karten im letzten Fach sind.

Loci-Methode

Bei der **Loci-Methode** *(lat. locus = Ort, Platz)* werden Lerninhalte mit bestimmten realen oder ausgedachten Räumlichkeiten oder Orten verknüpft. Dazu notiert man sich die Lerninhalte auf Karten oder Klebezetteln und bringt diese in einer bestimmten Reihenfolge an verschiedenen Gegenständen an. Eine solche Räumlichkeit kann z. B. die Wegstrecke in die Schule, der zur Arbeit oder das WG-Zimmer im Uhrzeigersinn sein.

Fallbeispiel

Der Weg des Speisebreis durch den Körper

Die Auszubildende Ida Artus möchte den Weg des Speisebreis durch den Körper und die an der Verdauung beteiligten Organe auswendig lernen. Mit der Loci-Methode folgt sie nun drei Schritten:

1. Sie notiert sich die einzelnen Begriffe auf Klebezetteln: von Mundhöhle über Ösophagus und Magen über Duodenum, Jejunum, Ileum etc. bis zum After.
2. Sie geht ins Bad. Dort überlegt sie, in welcher Reihenfolge sie für gewöhnlich ihre Morgentoilette durchführt: Zuerst geht sie auf die Toilette, dann wäscht sie sich die Hände, dann putzt sie sich die Zähne etc.
3. Sie verknüpft die Gegenstände und Tätigkeiten der Morgentoilette mit der korrekten Reihenfolge der Organe, die der Speisebrei passiert, z. B. Toilette → Mundhöhle, Ösophagus → Waschbecken und Hände waschen, Magen → Zahnbürste und Zähneputzen etc.

PQ4R-Methode

Die **PQ4R-Methode** ist eine Technik zum Textverständnis (Thomas & Robinson 1972). Beim Lesen geht es vielen Menschen häufig so, dass sie bereits nach einigen Zeilen vergessen haben, was der Inhalt des soeben Gelesenen war. Mit der PQ4R-Methode werden Inhalte und Aussagen des Textes in den Vordergrund und die Lesegeschwindigkeit

Tab. 3.9 Ablauf der PQ4R-Methode

Schritte	Beschreibung
Preview *(Überfliegen)*	• Überfliegen des gesamten Texts, um einen Überblick zu erhalten • Text in mehrere Abschnitte untergliedern
Questions *(Fragen stellen)*	• Fragen formulieren, die der Text hervorruft • Interessenbekundung durch Fragen an den Text
Read *(Lesen)*	• Aufmerksames Lesen des Texts bzw. der Textabschnitte • Formulierte Fragen beantworten
Reflect *(Reflektieren)*	• Über das Gelesene nachdenken • Verknüpfung des Gelesenen mit dem Vorwissen • Transfer des Gelesenen in Situationen der eigenen Lebensrealität
Recite *(Wiedergeben)*	• Informationen mit eigenen Worten wiedergeben (Orientierung an den zuvor formulierten Fragen) • Bei Verständnisproblemen erneut im Text nachlesen
Review *(Überblick)*	• Den gesamten Text rekapitulieren • Zusammenfassung aller wichtigen Informationen

in den Hintergrund gerückt. Ziel ist, den Text zu durchdringen und dessen Inhalt zu verinnerlichen. Daher wird die Methode auch gerne im hochschulischen Bereich angewendet, um sich wissenschaftliche Texte zu erschließen (▸ Tab. 3.9). Sie bietet sich aber auch für Zeitschriftenartikel, Buchkapitel oder andere Textabschnitte an (▸ 6.6).

Selbsttest

Durch **Selbsttests** prüft man seinen Lernstand in einem geschützten Rahmen. Dabei kann man insbesondere mit einem Lernpartner auf drei Arten Nutzen aus dieser Technik ziehen:

1. Das Thema muss gut durchdrungen sein, um sich kluge Fragen, die auch in einer Klausur abgefragt werden könnten, zu überlegen.
2. Durch die Beantwortung der Fragestellungen wird der eigene Lernstand aufgezeigt.
3. Durch die Korrektur und die folgende Rückmeldung wird das Lernthema auch von anderen Perspektiven beleuchtet.

Strukturlegeplan

Ein **Strukturlegeplan** dient der Entwicklung von Denkmustern, Zusammenhängen und Abläufen. Dazu werden verschiedene Begriffe eines Themas auf Karten geschrieben und dann in eine logische Struktur gebracht. Damit können Systemzusammenhänge erkannt und Inhalte wiederholt werden. Neben dem Legen der Karten kann der fertig gelegte Plan auch verschriftlicht werden oder Bestandteil des Advance Organizer (siehe oben) werden.

Vorsicht

Lerntechniken mit geringem Nutzen

Laut einer Studie bei der über 700 Experimente und Erhebungen zu Lerntechniken untersucht wurde, weisen u. a. folgende Lerntechniken nur einen geringen Nutzen auf (Dunlosky et al. 2013):

- Wiederholtes Lesen ohne tiefgreifende Auseinandersetzung. *Besser:* Nutzung von speziellen Techniken wie der PQ4R-Methode.
- Hervorheben und Unterstreichen ohne Identifikation der wichtigen Aspekte im Thema. *Besser:* Sparsames und gezieltes Unterstreichen und Hervorheben, nachdem man den Text gelesen hat.
- Zusammenfassungen durch Abschreiben aus Büchern. *Besser:* Zusammenfassungen nach dem Lernen und Verstehen von Sachinhalten verfassen.

3.1.3 Lernmedien

Definition

Lernmedium

Kommunikationshilfsmittel zur gezielten Unterstützung der Lernleistung. Werden in analoge und digitale Hilfsmittel unterschieden, die Grenzen verschmelzen dabei zunehmend.

Analoge Lernmedien

Analoge Lernmedien werden ohne Unterstützung digitaler Hilfsmittel genutzt. Das meistgenutzte analoge Lernmedium sind **Lehrbücher.** Diese sind Informationsträger in gedruckter Form und können weitestgehend ortsunabhängig genutzt werden. Zudem bieten Lehrbücher einen guten Überblick zu einem Thema und sind so aufgebaut, dass mit ihnen gelernt werden kann, z. B. mittels Wiederholungsfragen, Übungen etc. Zudem ist die Qualität im Vergleich zu anderen Medien zumeist gut, da die Inhalte geprüft und mit jeder weiteren Auflage überarbeitet werden.

In der Handhabung mit einem Lehrbuch ist Folgendes zu beachten:

- Inhaltsverzeichnis und Register zur Orientierung nutzen
- Eigene farbliche Markierungen und Unterstreichungen (zunächst) sparsam einsetzen
- Klebezettel helfen dabei, sich im Buch schneller zu orientieren
- Anwendung von Lesetechniken zum aufmerksamen Lesen z. B. (PQ4R-Methode) (▸ 3.1.2)

Merke

Sachbuch, Fachbuch, Lehrbuch, Ratgeber

Sachbücher zielen auf ein breites Laienpublikum ab, **Fachbücher** haben dagegen einen primär beruflichen oder akademischen Nutzwert. Während das Sachbuch einem Laien einen Sachverhalt verständlich erläutert, soll das Fachbuch die Fachperson dazu befähigen, in ihrem Berufsfeld entsprechend zu handeln. **Lehrbücher** lassen sich demnach den Fachbüchern zuordnen, da sie für angehende Fachpersonen verfasst werden und handlungsorientiert einen Nutzwert für das praktische Tun vorweisen.

Ratgeber sind hingegen für eine breite Leserschaft geschrieben. Sie weisen ebenfalls einen Nutzwert sowohl für den privaten als auch den beruflichen Bereich auf.

Fachzeitschriften zählen ebenfalls zu den analogen Lernmedien. Sie eignen sich, um einen vertieften Einblick in ein gewisses Thema zu erhalten, und bieten durch ihr periodisches Erscheinen ein hohes Maß an Aktualität. In ihnen finden sich zeitnah und zusammengefasst Empfehlungen, z. B. aus wissenschaftlichen Studien, zu neu erschienenen Leitlinien oder Expertenstandards. Fachzeitschriften sind am Puls der Fachwelt. Daher erhält man durch sie auch einen guten Überblick, was derzeit in Pflegepolitik, -bildung und -praxis los ist. Einige Fachzeitschriften drucken nur ausführlich und sorgfältig geprüfte Beiträge ab, um sicherzustellen, dass die Inhalte korrekt sind. Dieses Verfahren wird **Peer-Review-Verfahren** genannt. *Peers* sind Gutachter, die auf der gleichen „Ebene" wie der Verfasser stehen. Sie arbeiten meist in dem gleichen Fachgebiet und haben daher auch Erfahrung mit dem im Text beschriebenen Thema. Die Peers lesen den Beitrag und machen ggf. Anmerkungen wie z. B. fehlende Aspekte, Neuigkeitsgehalt, Vorgehen nach wissenschaftlichem State-of-the-Art. Daraufhin wird der Beitrag entweder direkt veröffentlicht, überarbeitet und erneut den Peers vorgelegt oder nicht abgedruckt. Dieses Vorgehen nimmt allerdings Zeit in Anspruch (▸ 6.5.5, ▸ 6.6.1), was auf Kosten der Aktualität geht.

Auszubildende und Studierende erhalten bei den meisten Fachzeitschriften vergünstigte Abonnements, z. T. auch in Kombination mit einer Mitgliedschaft in einem Berufsverband (▸ 9.1.1).

Praxistipp

Hefte und Volumen

Fachzeitschriften erscheinen als Hefte. Ein gesamter Jahrgang wird als Volumen bezeichnet.

Beispiel: Die Fachzeitschrift „Die Schwester Der Pfleger" erscheint einmal monatlich. Damit erscheinen pro Jahr zwölf Hefte. Die Erstausgabe war 1962. Die in diesem Jahr erschienenen Hefte sind demnach dem Volumen/Jahrgang 1 zuzuordnen. Die Hefte, die im Jahr 2021 erscheinen gehören zum Volumen/Jahrgang 59.

Auch im Unterricht herausgegebenes Material, z. B. Skripte oder Handouts, aber auch das eigene Arbeitsmaterial, z. B. Mitschriften, Mindmaps oder Cornell-Notes, zählen zu den analogen Medien. Im Verlauf der Ausbildung und des Studiums kommt einem praktikablen Ordnungsstruktur große Bedeutung zu. Es gibt verschiedene Varianten, wie man Unterlagen sinnvoll archivieren kann. In jedem Fall sollten sämtliche Arbeitsmaterialien mit Datum, Thema und ggf. der Lehrperson versehen sein. Eine Übersicht des Curriculums oder der persönliche Stundenplan können als Inhaltsverzeichnis fungieren und zunächst eine chronologische Ordnungsstruktur ermöglichen. Die eigene Ordnungsstruktur wird sich im Lauf der Zeit verändern.

Studierende werden in ihrer pflegeberuflichen Bildung mit vielfältigeren Textangeboten konfrontiert werden. Dies ist natürlich eine Bereicherung, hebt aber auch die Notwendigkeit des Erlernens von speziellen Lese- und Ordnungstechniken hervor.

Digitale Lernmedien

Digitale Lernmedien werden unter Zuhilfenahme von elektronischer Technik genutzt. Auch die oben als analog beschriebenen Medien liegen häufig als digitale Variante vor. So finden sich Bücher als E-Books, Fachzeitschriftenartikel auf Datenbanken und Unterrichtsmaterialien auf schuleigenen Netzwerken oder Lernplattformen wieder.
Die **Digitalisierung analoger Medien** macht Recherche und Informationsbeschaffung bequemer und schneller, aber auch unübersichtlicher und komplexer. So wird u. a. das Wissen über gute Recherchestrategien und der Einschätzung zitierwürdiger und -fähiger Quellen benötigt (► 6.6.1).

Praxistipp

Informieren Sie sich an Ihrer Schule, Hochschule und bei Ihrem Arbeitgeber, auf welche digitalen Angebote, z. B. Bücher und Fachzeitschriften, Sie kostenlos an Ihrer Bildungseinrichtung zurückgreifen können. Dies hilft Ihnen u. a. beim Lernen und der Recherche für Hausarbeiten. Darüber hinaus ist es eine kluge Entscheidung, sich zu Beginn der Ausbildung bzw. des Studiums einen Laptop zuzulegen.

Auch **Videos und Tonträger** können das Lernen erleichtern. So finden sich auf Videoplattformen wie YouTube oder Vimeo zahlreiche Videos, die in oder um den Pflegekosmos herum angesiedelt sind. Die Qualität ist unterschiedlich, die Bandbreite reicht von professionellen Lehrvideos von Fachverlagen, die auch mit Produktionskosten verbunden sind, über selbst erstelle Videos, Reportagen, Dokumentationen bis zu Auszügen aus Talkshows etc. Lernende, die von auditiven Lerntechniken profitieren, können von **Hörbüchern** oder **Vorlesefunktionen** profitieren. Somit kann man den Lerninhalt z. B. beim Joggen, im Bett vor dem Einschlafen oder während der Fahrt zur Arbeit mit öffentlichen Verkehrsmitteln hören. Auch **Podcasts** können eine Abwechslung bieten. Diese können insbesondere das implizite Lernen (► 3.1) fördern, da hier auch pflegerelevante Themen behandelt werden, die zunächst nicht auf dem Lernplan stehen.

Fallbeispiel

Meine Internetrecherche

Yves Yahwou studiert Pflege im ersten Semester. Für eine Hausarbeit muss er nach geeigneten Quellen suchen, die seine Aussagen belegen und unterstützen. Er meint, dies sei kein Problem, schließlich könne man alles googeln, und zur Not gebe Wikipedia eine gute Übersicht.

- Was verstehen Sie unter Medienkompetenz?
- Wie schätzen Sie die Qualität der Recherchetechniken von Herrn Yahwou ein?

Auszubildende und Studierende reflektieren ihre persönliche **Medienkompetenz** und bauen diese weiter aus.

Definition

Medienkompetenz

Setzt sich aus Medienwissen, der Bewertung der Medien in Nutzen und Qualität und dem Medienhandeln zusammen.

Desto größer die Medienkompetenz, umso effektiver kann man sich mit inhaltlichen statt mit technischen Fragestellungen auseinandersetzen. Bestandteile der Medienkompetenz sind auszugsweise in ► Tab. 3.10 aufgeführt.

Erläuterung zum Fallbeispiel

Meine Internetrecherche

Auszubildende und Studierende überschätzen z. T. ihre eigene Medienkompetenz. Dies wird z. B. an der Internetrecherche deutlich. Das Internet stellt mit seinen vielfältigen Möglichkeiten keinen Bildungsautomat dar, der auf Knopfdruck das gesuchte und dazu noch korrekte Wissen ausspuckt. Man erhält im Internet durchaus auch falsche Antworten und solche, für die man keine Fragen gestellt hat.
Natürlich kann man sich erst einmal an ein Thema „herangoogeln", sollte dann aber im Rahmen einer Datenbankrecherche nach zitierwürdigen Quellen zu Studien Ausschau halten. Wikipedia als zitierunwürdige Quelle kann zu Beginn auch dazu dienen, sich einen Überblick zu verschaffen. Dabei ist aber Vorsicht geboten, denn die Inhalte werden nicht in ausreichendem Maße auf Korrektheit geprüft. Somit besteht die Gefahr, falsches und unvollständiges Wissen zu übernehmen (► 6.6.1).

Tab. 3.10 Bestandteile der Medienkompetenz

Medienwissen	Bewertung der Medien (▸ 6.6.1)	Medienhandeln
• Überblick über die gängigsten Medien zur bewussten Auswahl und Nutzung • Wissen über Datenbanken und -sicherheit • Wissen über rechtliche Gegebenheiten, z. B. Urheberrecht • Wissen zu Videoplattformen	• Unterscheidung in zitierwürdige und zitierunwürdige Quellen, z. B. anhand der Sichtbarkeit des Verfassers, des Erscheinungsjahrs und des Publikationsorts • Unterscheidung zwischen Fakten und Behauptungen • Reflexion von Nutzen und Grenzen von sozialen Netzwerken • Kritische Reflexion der Dosis des täglichen Medienkonsums • Unterscheidung zwischen Erkenntnisgewinn durch das Medium und bloßem Unterhaltungswert	• Suchstrategien in Datenbanken • Nutzung von Office-Paketen, z. B. Word, PowerPoint, Excel • Nutzung von Lernplattformen • Digitalfreie Zeitfenster einplanen, z. B. 1–2 Stunden vor dem Schlafengehen, da sonst blaue Nanowellen länger wach halten

Die meisten Bildungseinrichtungen verfügen über eigene **digitale Lernplattformen**. Zu den bekanntesten zählt z. B. Moodle. Digitale Lernplattformen bieten u. a. folgende Möglichkeiten:

- Virtuelles Klassenzimmer zur Durchführung von webbasiertem Unterricht
- Bereitstellung von Unterrichtsmaterialien wie Skripten, Arbeitsblättern, PowerPoint-Präsentationen, Lehrfilmen
- Bearbeitung von Lernmodulen *(didaktisch geschlossenen Lerneinheiten)*
- Möglichkeit des Chats untereinander, um z. B. Fragen zu erörtern
- Erstellung von eigenen Wikis
- Möglichkeit des Austauschs von Dateien

Das eigene **Smartphone** oder **Tablet** kann ebenfalls das Lernen befördern, aber auch behindern. Es existieren zahlreiche **Apps**, die das Lernen unterstützen können.

Kritischer Blick: Sollen Smartphones im Unterricht eingesetzt werden?

Pro

- Smartphones sind behilflich, wenn man schnell mal etwas nachlesen oder überprüfen möchte.
- Smartphones bieten den Vorteil, immer erreichbar zu sein und in den Pausen private Angelegenheiten zu klären.
- Smartphones sind Bestandteil der neuen Lebensrealität. Sie sind derzeit aus dem gesellschaftlichen Leben nicht wegzudenken.
- Smartphones bieten mit Chatfunktionen die Möglichkeit, sich zwischendurch gegenseitig Fragen zu stellen oder anderweitig produktiv in den Austausch zu treten.
- Das Smartphone bietet die Möglichkeit, selbstgesteuert, interessengeleitet und individualisiert zu arbeiten.

Contra

- Da das eigene Smartphone überwiegend privat genutzt wird, geht mit der Nutzung auch immer die Gefahr einher, sich mit den Gedanken vom Unterrichtsgeschehen wegzubewegen, z. B. durch das Prüfen des Facebook-Status oder das Antworten auf eine Chatnachricht.
- Wird ein Smartphone in der Pause genutzt, beschäftigt man sich weniger mit seinen Mitmenschen.
- Die Nutzung von Smartphones verleitet dazu, dass hintenrum mit anderen über einzelne Personen geredet wird → erhöhtes Mobbingrisiko (▸ 8.3.6).
- Die Ergebnisse der Arbeit mit dem Smartphone entziehen sich z. T. der Kontrollmöglichkeit der Lehrperson → keine fundierte Ergebnissicherung.

Die heutigen Auszubildenden und Studierenden nutzen moderne Informations- und Kommunikationstechnologien. Dabei gilt es, die Chancen und Grenzen der derzeitigen Technologien kritisch-reflexiv zu betrachten und eine zukunftszugewandte Perspektive einzunehmen. Denn der Blick in die Vergangenheit zeigt, dass aktuelle Medien sich in Zukunft weiterentwickeln und ggf. sogar abgelöst werden, wie z. B. mit VHS-Videokassetten oder CDs als Speichermedien geschehen.

3.1.4 Zeitmanagement

Definition

Zeitmanagement

Form des Selbstmanagements, um die zur Verfügung stehende Zeit produktiv zu nutzen.

Gutes Zeitmanagement beginnt mit der persönlichen Einstellung zum Lernen und der Nutzung der zur Verfügung stehenden Zeit. Daher ist es lohnenswert, die eigenen Ziele zu formulieren, eine Begründung dafür zu finden, weshalb dieses Ziel erstrebenswert ist, und etwas zu identifizieren, was einen selbst motiviert.

Beispiel: „Ich möchte in der Klausur die Note 2 erhalten, weil ich damit meinen Schnitt hebe und meine Vornote für die schriftliche Abschlussprüfung stabilisiere. An dem Thema finde ich xy besonders spannend."

Fallbeispiel

Alles eine Frage der Einstellung

Die Auszubildenden Antonia Träger und Sonja Reiter unterhalten sich. „Ich wäre auch gern einmal erfolgreich!", äußert Antonia Träger. Frau Reiter hatte dagegen noch nie Probleme mit dem Lernen und dem Erreichen von Zielen.

- Was könnte Ihrer Ansicht nach ihr Erfolgsrezept sein?
- Was sind Eigenschaften von erfolgreichen Menschen?

Erläuterung zum Fallbeispiel

Alles eine Frage der Einstellung

Erfolgreiche Menschen haben häufig folgende Aspekte gemeinsam:

- Verantwortung übernehmen. Jeder ist seines eigenen Glückes Schmied. Man trägt die Verantwortung für Erfolg und Misserfolg.
- Motivation statt Zweifel. Wenn man positiv in die Zukunft schaut, fühlt man sich freier und weniger blockiert.
- Es gilt, vage Wörter und Sätze wie „Vielleicht ...", „Morgen fange ich an" und „Ich werde versuchen ..." durch konkrete zu ersetzen wie „Bestimmt ...", „Jetzt geht es los", „Dieses Ziel werde ich erreichen".
- Stressreduktion (► 8.3.2)

Chronotypen

Jeder Mensch tickt etwas anders, was den optimalen Zeitraum zum Lernen betrifft. Aber viele Menschen fühlen sich nach einer Mahlzeit zunächst träge. In der **Chronobiologie** *(interdisziplinärer Forschungszweig; Lehre vom Leben mit der Zeit)* werden unterschiedliche Chronotypen voneinander unterschieden: Lerchen und Eulen. Lerchen sind eher morgens aktiv und haben ihr Leistungshoch etwa zwischen 8:00 und 12:00 Uhr. Eulen sind eher später aktiv und laufen etwa zwischen 14:00 und 18:00 Uhr zur Hochform auf. Jugendliche zählen statistisch gesehen häufiger zu den Eulen (Schmal 2015: 52–56).

Reflexion

Welcher Chronotyp bin ich?

Überlegen Sie einmal, welcher Chronotyp Sie sind. Dabei hilft Ihnen der frei verfügbare Chronotypen-Test „D-MEQ" des Leibniz-Instituts für Arbeitsforschung an der TU Dortmund: www.ifado.de/fragebogen-zum-chronotyp-d-meq.

Merke

Zeit nutzen

Es gilt, die Zeit der höchsten Aktivität für das Lernen und die weniger aktiven Phasen zur Regeneration zu nutzen oder für Tätigkeiten aufzuwenden, die keine große Konzentration erfordern.

Lernplan

Die Welt des Pflegewissens ist gigantisch. Da kann es schnell passieren, dass man die Orientierung verliert. Nur ein Narr würde sich dort ohne Karte aufhalten. Diese Karte steuert und lenkt, strukturiert und ordnet und ist nichts anderes als ein **Lernplan.**

Fallbeispiel

In kurzer Zeit ins Langzeitgedächtnis?

Der Auszubildende Maximilian Stark beginnt erst zwei Tage vor einer wichtigen Klausur mit dem Lernen. Schon beim Lernen ist er frustriert, da er es nicht schafft, alles zu lernen. In der Klausur kann er die Aufgaben nur lückenhaft bewältigen.

Ein **guter Lernplan**
- basiert auf realistischen Lernzielen,
- portioniert die Menge der Lerninhalte, sodass es zu einer erfolgreichen Bewältigung und keiner Überfrachtung kommt,
- strukturiert die zeitliche Abfolge der Lerninhalte, sodass klar wird, wann wie viel gelernt wird,
- berücksichtigt natürliche „Zeitfresser" wie Dienste, Termine,
- beinhaltet Zeitfenster zur Regeneration und Belohnungen.

Ein Lernplan kann für eine Woche oder einen Monat ausgelegt sein. Es ist besser, eine langfristige Planung vorzunehmen, als kurzfristig zu denken.

Erläuterung zum Fallbeispiel

In kurzer Zeit ins Langzeitgedächtnis?

Maximilian Stark macht einen häufigen Fehler. Er lernt zu kurzfristig. Dies sorgt allein schon beim Lernen für Frust, da die Menge an Lernstoff nicht in kurzer Zeit zu bewältigen ist. Für manche Lernende geht diese Taktik aber kurzfristig auf. Beim sogenannten *Bulimie-Lernen* verschlingt man hastig die Lerninhalte, um sie kurz darauf im Leistungsnachweis auszuspucken. Dies ist jedoch nicht nachhaltig, da die Lerninhalte nicht ins Langzeitgedächtnis übergangen sind (▶ 3.1).

In der Pflegeausbildung und im Studium lernt man nicht für die Klausur oder eine andere Leistungsüberprüfung. Man lernt, um in beruflichen Situationen kompetent handeln zu können. Kompetenz kann man nicht auf Knopfdruck erreichen und schon gar nicht auswendig lernen. Erst wenn man Inhalte durchdringt und versteht, können diese nachhaltig abgespeichert und bei Bedarf abgerufen werden.

Prokrastination

Unter **Prokrastination** *(lat. procrastinatio = Aufschub, Vertagung)* versteht man das Aufschieben wichtiger Dinge zugunsten nebensächlicher Tätigkeiten. Dabei ist Prokrastination ein erlerntes Verhalten, das unmittelbar durch die Vermeidung unbeliebter Tätigkeiten gestärkt wird. Die durchgeführten Ersatzhandlungen zeigen hingegen eine positive Wirkung.

Fallbeispiel

Alles, nur nicht lernen

Swetlana Schieber fällt es schwer, sich zum Lernen aufzuraffen. Alles scheint wichtiger zu sein: aufräumen, lesen, das Telefonat mit der Freundin, eine Runde joggen und ihre neue Lieblingsserie. Außerdem ist das Wetter heute so schön.
- Wie handeln Sie in einer solchen Situation?
- Welche Tipps können Sie Frau Schieber gegen das prokrastinierende Verhalten geben?

Die Vermeidung von Arbeitsverhalten ist zunächst etwas völlig Normales. Viele Menschen, je nach Studie 10–50 %, schieben zumindest von Zeit zu Zeit etwas auf (Rist et al. 2006). Der Kreislauf der Prokrastination kann sich in einigen Fällen so weit fortsetzen, bis eine therapeutische Behandlung zur Auflösung der Blockaden, die u. a. mit Stresserleben und einem Gefühl der Unzufriedenheit mit dem Leben einhergehen, notwendig wird (Beutel et al. 2016).

Erläuterung zum Fallbeispiel

Alles, nur nicht lernen

Studenten tappen im Gegensatz zu Auszubildenden häufiger in die Prokrastinationsfalle, da ein Studium über weniger strukturierende Verbindlichkeit als eine Ausbildung verfügt. Zudem fallen Studium oder der Beginn der Ausbildung in eine Lebensphase, in der die neue Freiheit entdeckt und genossen wird – dies schließt nicht immer das Lernen mit ein. Tipps gegen Prokrastination sind z. B.:
- Sofort anfangen mit dem Lernen. Ein Kaltstart ist besser als kein Start. Wenn man erst mal begonnen hat, bleibt man meist länger dabei.
- Einen Plan mit einem Ziel und einer Zeitangabe erstellen. Umso deutlicher die Ziellinie erkennbar ist, umso effektiver und effizienter kann die Zeit genutzt werden.
- Sozialen Druck aufbauen. Wer Lerngruppen bildet, verpflichtet sich zu lernen.
- Störquellen ausschalten, d. h. Smartphone, Fernseher, Radio etc. ausschalten und das Umfeld informieren, dass man nicht gestört werden will.
- Die Gedanken immer wieder fokussieren. Sobald die Gedanken abschweifen, gilt es, diese aktiv wieder zurückzuholen. Dazu zählt auch, sich selbst zu motivieren.
- Belohnungen oder Verluste in Aussicht stellen bzw. sich diese bewusst machen.

Zeigarnik-Effekt

Der **Zeigarnik-Effekt** besagt, dass man sich besser an nicht erledigte Aufgaben erinnert als an abgeschlossene (Zeigarnik 1927). Das kennt man auch von einer spannenden Serie. Spätestens am Staffelende kommt ein Cliffhanger. Die aufgebaute Spannung sorgt dafür, dass man garantiert wieder einschalten wird. Es ist daher empfehlenswert, den Zeigarnik-Effekt in lernintensiven Phasen „auszuschalten". Wer kurz vor einer Klausur mit einer neuen Serie, einem spannenden Hobby o. Ä. beginnt, wird sich vermutlich schwerer mit dem Lernen tun.

Praxistipp

Zeigarnik-Effekt nutzen

Sie können den Zeigarnik-Effekt nutzen, indem Sie Cliffhanger und Spannung ins Lernen integrieren:

- Nehmen Sie sich für eine Woche ein Thema vor. Stellen Sie einen Timer auf 30 Minuten und arbeiten Sie konzentriert, beenden Sie das Lernen mit Ablauf der Zeit und knüpfen Sie am nächsten Tag wieder dort an.
- Untergliedern Sie Ihr Lernthema in kleine Portionen. Erstellen Sie eine To-do-Liste, haken Sie ab, wenn Teile erfolgreich bearbeitet wurden.
- Machen Sie von der **Hemingway-Methode** Gebrauch. Diese rät, mit dem Lernen dann aufzuhören, wenn man ohne Weiteres weitermachen könnte. Das hat den Vorteil, nicht erschöpft oder von einem Problem gefrustet, sondern zufrieden und glücklich zu enden. Dieses Gefühl bleibt hängen und wirkt motivationssteigernd.

Pomodoro-Methode

Die **Pomodoro-Methode** *(ital. Tomaten-Methode)* kann durch die Berücksichtigung im Lernplan das persönliche Zeitmanagement verbessern (Nöteberg 2011). Die Methode geht auf den Italiener Francesco Cirillo zurück, dessen Timer Form und Farbe einer Tomate hatte. Die Lernzeit wird in mehrere Abschnitte und Aufgaben unterteilt, die es zu bearbeiten gilt. Durch das Abhaken der „Pomodori" wird das Erfolgsgefühl verstärkt (► Abb. 3.5).

Praxistipp

Lernberatung in Anspruch nehmen

Eine **Lernberatung** fördert die Lernkompetenz und verbessert die persönliche Reflexionsfähigkeit (► 3.2).

- Qualitative Veränderung: Reflexion ist der Schlüssel zur Evaluation des Lernprozesses und damit ausschlaggebend für die Veränderung. Diese Veränderung ist Bestandteil der persönlichen Entwicklung und des eigenen Lernwegs auf dem Weg zu einem Unikat, weg von imitierenden Verhaltenswegen. Das Bewusstsein für das bisherige Gelernte schenkt auch Selbstvertrauen.
- Quantitative Veränderung: Die Schnelligkeit des Lernprozesses wird durch die Identifikation eines effektiven und effizienten Lernwegs erhöht, daraus folgt eine schnellere Zielerreichung mit Zeitersparnis.

3.1.5 Lernorte der Pflegebildung

Auszubildende und Studierende lernen an unterschiedlichen **Lernorten** (► Abb. 3.6).

Lernort (Hoch-)Schule

Am **Lernort (Hoch-)Schule** werden zum einen Grundlagen und Interventionen des Pflegeberufs vermittelt und zum anderen auf die praktische Pflegetätigkeit einschließlich deren Reflexion vorbereitet. Dort lernen Auszubildende und Studierende in verschiedenen Sozialformen wie u. a. Einzel-, Partner- oder Gruppenarbeit. Es erfolgt eine gemeinsame Sozialisierung im Pflegeberuf und eine mit dem Ausbildungsverlauf fortschreitende Ausprägung des beruflichen Selbstverständnisses. Das Pflegewissen ist einerseits riesig und beinahe uferlos. Auf der anderen Seite sind vonseiten des Gesetzgebers aber nur 2100 Stunden theoretischer Unterricht vorgesehen. Diesem Dilemma wird mit Exemplarität, Situationsorientierung und einer komplexitätssteigernden Entwicklungslogik begegnet (► 2.4.1). Die Auszubildenden und Studierenden sollen befähigt werden, die in Situationen verankerten und exemplarischen Lerninhalte bei ansteigender Komplexität zunehmend selbstständiger zu bearbeiten. Dies erscheint auch deshalb als angebracht, da in drei Jahren pflegerischer Grundbildung der Grundstein für das lebenslange Lernen gelegt wird (► 10.1). So werden am Lernort (Hoch-)Schule Inhalte problemorientiert vermittelt, z. B. grundlegende Basiswerte, Handlungsprinzipien und theoretische Konstrukte zur Orientierung. Praktische Handlungsketten und weitere Bestandteile der Handlungskom-

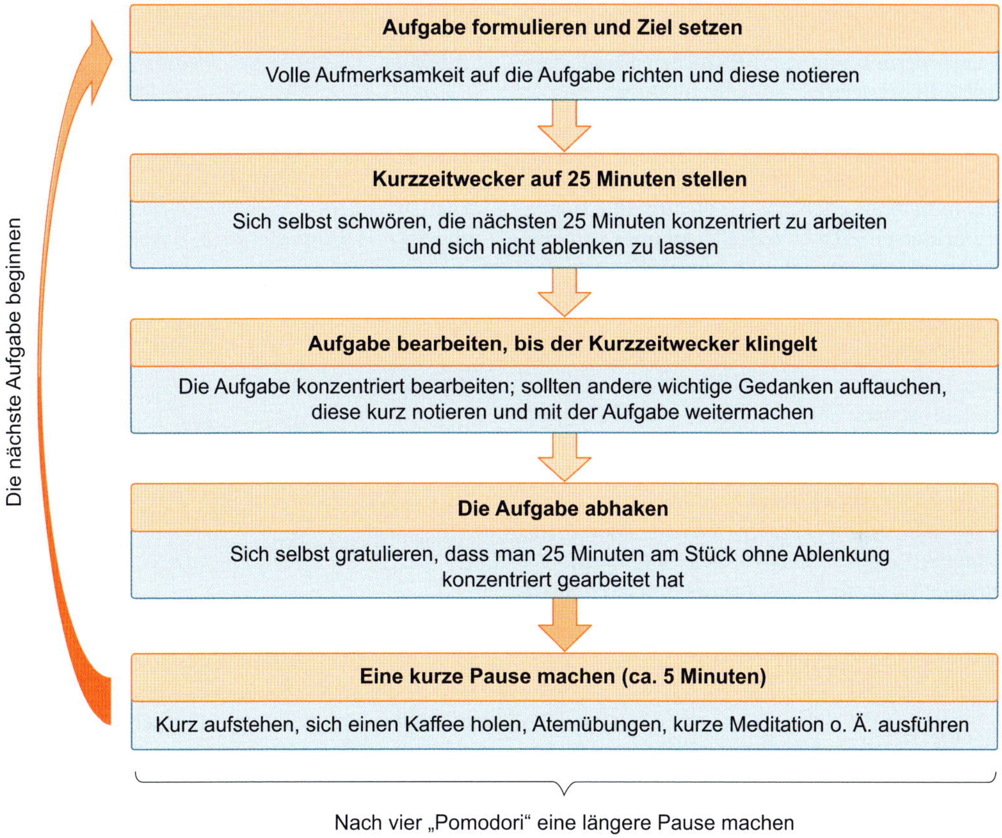

Abb. 3.5 Ablauf der Pomodoro-Methode: Jede Aufgabe entspricht einer „Pomodoro" (Tomate) [L143/P554]

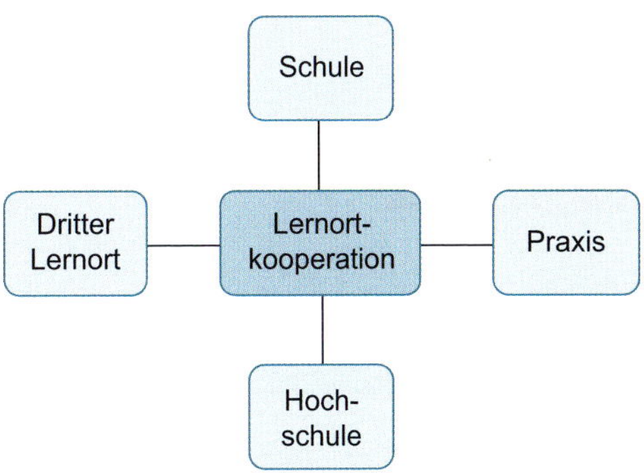

Abb. 3.6 Die Lernorte der Pflegebildung. Die Lernortkooperation stellt ein zentrales Bindeglied dar [L143/P554]

petenz werden u.a. im Rahmen von Skills-Einheiten und Simulationen in sogenannten Skills-Labs gelernt.

> **Merke**
>
> **Mindestanforderungen an Pflegeschulen**
>
> - Hauptberufliche Leitung der Schule durch eine pädagogisch qualifizierte Person mit abgeschlossener Hochschulbildung auf Masterniveau (oder vergleichbar)
> - Angemessene Zahl (eine Vollzeitstelle auf 20 Ausbildungsplätze) fachlich und pädagogisch qualifizierter Lehrkräfte mit entsprechender, insbesondere pflegepädagogischer Hochschulausbildung
>   - auf Master- oder vergleichbarem Niveau für theoretischen Unterricht
>   - auf Bachelorniveau für den praktischen Unterricht
> - Vorhandensein erforderlicher Räume und Einrichtungen
> - Ausreichend kostenlos zur Verfügung gestellte Lehrmittel

Lernort Praxis

Am **Lernort Praxis** erfolgt die realistische und praxisnahe Vermittlung der beruflichen Handlungspraxis. Dabei werden sowohl Interventionen in der Praxis unter realen Bedingungen durchgeführt als auch wegweisende Bausteine des beruflichen Selbstverständnisses vermittelt. Auszubildende und Studierende erleben u. a. Dilemmasituationen, beruflich inspirierende Verhaltensmuster von Pflegefachpersonen und ethisch fragwürdige Situationen und Reaktionsmuster (▸ Kap. 4). Gemäß dem Motto „Nichts ist lebendiger als das Leben selbst!" werden Auszubildende und Studierende mit dem Leben in all seiner Lebendigkeit und seinen Facetten konfrontiert. Dies schließt positive Erlebnisse ebenso ein wie negative.

„Da reale Pflegesituationen sich nicht standardisieren lassen und sich im Prozess immer wieder neue Dynamiken ergeben können, bietet die Pflegepraxis grundsätzlich Lernmöglichkeiten, die in keiner anderen Lernumgebung in dieser Komplexität gegeben sind" (Fachkommission nach § 53 Pflegeberufegesetz 2020b: 17).

Vorsicht

Am Lernort Praxis sollte die professionelle Haltung vorherrschen, dass Auszubildende und Studierende in erster Linie Lernende und keine Arbeitskräfte sind. Zur Erreichung des Ausbildungsziels bedarf es in der Praxis einer Kultur des Lernens.
Bei unzulänglicher Zuteilung zu Praxisanleitern, einer fehlenden Verlässlichkeit des Dienstplans oder einer unzureichenden Durchführung von Praxisanleitungen und -begleitungen haben Auszubildende und Studierende die Möglichkeit, sich an Praxisanleiter, -begleiter, Lehrkräfte oder Leitungen zu wenden.

Am Lernort Praxis werden die drei Varianten des **arbeitsbezogenen Lernens** *(Workplace Learning)* umgesetzt (Dehnpostel 2015, ▸ Abb. 3.7).

Praxisanleitung

Definition

Praxisanleitung

Planvolle und gezielte Vermittlung von Wissen und Kenntnissen im praktischen Handlungsfeld zur schrittweisen Heranführung an die beruflichen Aufgaben von Pflegefachpersonen. Wird von Praxisanleitern durchgeführt (Schmal 2019).

Die **Praxisanleitung** als arbeitsgebundene Form des arbeitsbezogenen Lernens wird durch die praktische Einrichtung sichergestellt (▸ Tab. 3.11). Praxisanleiter unterweisen in den im praktischen Handlungsfeld zu absolvierenden Tätigkeiten und leiten durch den jeweiligen Lernprozess. Sie halten zur Führung des Ausbildungsnachweises an und sind das Bindeglied zum Lernort Schule. Zu den Aufgaben der Praxisanleiter zählen u. a. (Mamerow 2018: 13):

- Fachliche Aufgaben, z. B. Vermittlung von Kenntnissen und Fertigkeiten, Sicherung einer optima-

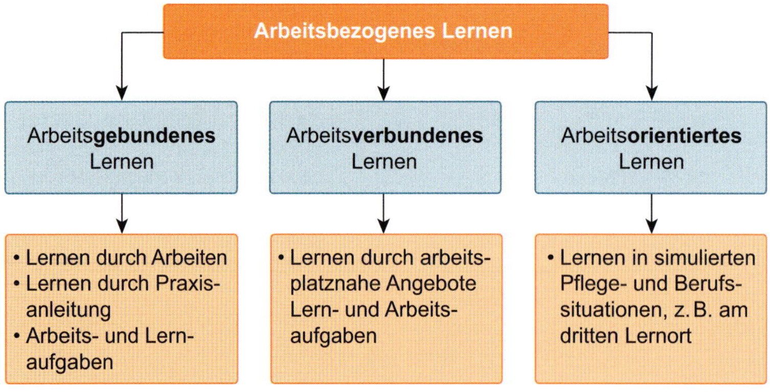

Abb. 3.7 Varianten des arbeitsbezogenen Lernens (vgl. Dehnpostel 2015) [L143/P554]

Tab. 3.11 Qualifikation der Praxisanleiter nach Versorgungsbereich (vgl. § 4 Abs. 2 PflAPrV)

Qualifikation	Versorgungsbereich
Qualifikation als Praxisanleiter, Erlaubnis zur Führung der Berufsbezeichnung Pflegefachperson oder einer zuvor geltenden Berufsbezeichnung, mindestens ein Jahr Erfahrung im Einsatzfeld	• Orientierungseinsatz • Pflichteinsätze nach § 7 Abs. 1 PflBG • Vertiefungseinsatz
Entsprechend qualifizierte Fachkräfte	• Weitere Einsätze (z. B. Pflegeberatung, Rehabilitation, Palliation) • Pflichteinsätze in den speziellen Versorgungsbereichen der pädiatrischen und psychiatrischen Pflege, wenn diese in anderen als § 7 Abs. 1 PflBG, aber in zur Vermittlung der Ausbildungsinhalte geeigneten Ausbildungseinrichtungen durchgeführt werden (vgl. § 7 Abs. 2 PflBG)

len Pflegeausbildung, Unterstützung beim individuellen Lernen
- Organisatorische Aufgaben, z.B. Mitwirkung bei der Einsatzplangestaltung, Leistungsbeurteilungen und Prüfungen, Sicherstellung eines reibungslosen Ablaufs
- Erzieherische Aufgaben, z.B. Förderung sozialer und personaler Kompetenzen und ethischer Verhaltensweisen, Förderung der Eigenverantwortlichkeit

Merke

Recht auf Praxisanleitung

Auszubildende und Studierende haben ein Recht auf Praxisanleitung in einem Umfang von mindestens 10 % der während eines Einsatzes zu leistenden praktischen Ausbildungszeit. Praxisanleitung hat geplant und strukturiert auf Basis des Ausbildungsplans zu erfolgen.

Als **Befähigung zur Praxisanleitung** wird Folgendes benötigt:
- Abschluss einer berufspädagogischen Zusatzqualifikation im Umfang von mindestens 300 Stunden (Praxisanleiter-Weiterbildung) oder bis zum 31.12.2019 abgeschlossene, andere Qualifikation
- Nachweis über kontinuierliche, insbesondere berufspädagogische Fortbildungen im Umfang von 24 Stunden jährlich gegenüber der zuständigen Behörde

Im Pflegestudium soll die Praxisanleitung durch geeignetes, in der Regel hochschulisch qualifiziertes Pflegepersonal erfolgen. Bis 31.12.2029 können auch abweichende Anforderungen an die Eignung als Praxisanleiter landesrechtlich zugelassen werden (§ 31 Abs. 1 PflAPrV).

Praxisbegleitung

Definition

Praxisbegleitung

Fachliche Betreuung und Beurteilung der individuellen Kompetenzsituation im praktischen Handlungsfeld. Wird von Lehrkräften durchgeführt.

Die **Praxisbegleitung** wird durch die Lehrkräfte der Pflegeschule bzw. der Hochschule während der Zeit der praktischen Ausbildung sichergestellt. Die Aufgabe der Lehrkräfte dabei ist:
- Fachliche Betreuung im praktischen Handlungsfeld
- Beurteilung der erworbenen Kompetenzen
- Unterstützung der Praxisanleiter

Die Praxisbegleitung ist durch regelmäßige und persönliche Anwesenheit der Lehrkraft zu erbringen (▸ Tab. 3.12).

Ausbildungsnachweis

Ausbildungsnachweise sind ein verbindlicher Bestandteil der praktischen Pflegeausbildung. Sie sind sorgfältig und kontinuierlich zu führen, am besten wöchentlich und am Arbeitsplatz mit Unterstützung durch den Praxisanleiter:
- Nachweisdokumente ausfüllen (lassen)
- Unterschriften an entsprechender Stelle tätigen (lassen)

Der Ausbildungsnachweis dient dazu, den Verlauf und den Fortschritt des Auszubildenden aufzeigen zu können. Daneben sind getroffene Vereinbarun-

Tab. 3.12 Praxisbegleitungen im Ausbildungsverlauf (vgl. § 5 PflAPrV)

Übersicht	Bereich	Praxisbegleitung (mindestens)
I. Pflichteinsätze in den drei allgemeinen Versorgungsbereichen der Pflege	Stationäre Akutpflege	1
	Stationäre Langzeitpflege	1
	Ambulante Akut-/Langzeitpflege	1
II. Pflichteinsätze in speziellen Versorgungs-bereichen der Pflege	Pädiatrische Versorgung	1
	Psychiatrische Versorgung (Allgemein-, Geronto-, Kinder oder Jugendpsychiatrie)	1
III. Vertiefungseinsatz	Im Bereich eines Pflichteinsatzes nach I oder II (Regelfall: beim Träger der Ausbildung)	1
IV. Weitere Einsätze/Stunden zur freien Verteilung	Orientierungseinsatz (flexibel) beim Träger der praktischen Ausbildung	1
	Weiterer Einsatz (z. B. Pflegeberatung, Rehabilitation, Palliation)	0
	Zur freien Verteilung auf die Einsätze nach I bis IV	0
Summe		**7**

gen zwischen allen Beteiligten sichtbar und nachvollziehbar. Der Ausbildungsnachweis ist wie ein Lernportfolio gestaltet (► 3.2.3) und soll zur Reflexion und persönlichen Kompetenzentwicklung beitragen.

Merke

Ausbildungsnachweis = Zulassungsvoraussetzung

Der Ausbildungsnachweis muss zwingend vor den Abschlussprüfungen vollständig vorgelegt werden. Dies stellt eine **Zulassungsvoraussetzung** zur Prüfung dar (§ 11 Abs. 2 PflAPrV). Es wird empfohlen, den Ausbildungsnachweis in regelmäßigen Abständen in der Pflegeschule vorzulegen.

Der **Musterentwurf zum Ausbildungsnachweis** des Bundesinstituts für Berufsbildung (BIB) setzt sich ausfolgenden Dokumenten zusammen (BIB 2019):

- Einsatznachweis: Angaben zum Einsatzort und den geplanten bzw. nachgewiesenen Stunden
- Gesprächsprotokolle der mit dem Praxisanleiter zu führenden Gespräche
  - Erstgespräch: gemeinsame Reflexion des Ausbildungsstands, Ziele des Praxiseinsatzes (z. B. fachlich-methodisch, persönlichkeitsentwickelnd, die berufliche Identität oder die Integration ins Team betreffend), Besprechung der Arbeits- und Lernaufgaben sowie der Lern- und Arbeitsaufgaben
  - Zwischengespräch: meist nur, wenn der Einsatz länger als vier Wochen dauert oder wenn es einen Anlass gibt; Zwischenbilanz und ggf. Anpassung der Ziele
  - Abschlussgespräch: gemeinsame Reflexion des Lernfortschritts und der Kompetenzentwicklung; beinhaltet eine qualifizierte Leistungseinschätzung
- Arbeits- und Lernaufgaben: siehe unten
- Praxisanleitung: Dokumentation des zeitlichen Umfangs und Inhalts der Praxisanleitung
- Praxisbegleitung: Dokumentation des Inhalts der Praxisbegleitung
- Zwischenprüfung: Empfehlungen und Vereinbarungen zum weiteren Verlauf der Ausbildung auf der Grundlage des Zwischenprüfungsergebnisses
- Nachtdienste: Nachweis der geleisteten Nachtdienste

Lern- und Arbeitsaufgaben/Arbeits- und Lernaufgaben

Auszubildende erarbeiten während der praktischen Einsätze diverse Aufgaben. Diese werden z. T. ausgewertet und fließen in diesem Fall in die

Tab. 3.13 Unterscheidung von Lern- und Arbeitsaufgaben und Arbeits- und Lernaufgaben*

Lern- und Arbeitsaufgaben	Arbeits- und Lernaufgaben
• Werden von der Schule in Absprache mit den Praxisverantwortlichen erstellt • Arbeitsverbundenes Lernen • Praxisorientierte Umsetzung von theoretischen Ansätzen • Förderung von Reflexionsprozessen	• Werden von der Praxis in Absprache mit den Verantwortlichen der Schule erstellt • Arbeitsbezogenes Lernen • Lernen durch Übernahme von Pflegehandlungen (selbstgesteuert, geleitet oder betreut, einzeln oder in der Gruppe)

* Anhand der Reflexion erhalten Lehrkräfte Orientierung bezüglich des individuellen Kompetenzzuwachses.

praktische Leistungsbeurteilung ein. Die Aufgaben werden vor oder im Anschluss an die Bearbeitung inhaltlich in der Schule aufgegriffen (▸ Tab. 3.13).

Dritter Lernort

Der **dritte Lernort** stellt zunächst keinen vom Lernort Schule oder Praxis physisch getrennten Ort dar. Er ist der Platz, an dem sich Lernort Schule und Praxis treffen mit dem Ziel, die berufliche Handlungskompetenz zu erhöhen. Der dritte Lernort kann dem arbeitsorientierten Lernen zugeordnet werden.

Fallbeispiel

Warum denn ein dritter Lernort?

Die Auszubildende Linda Fuchs hat soeben erfahren, dass es einen dritten Lernort gibt. Sie überlegt, warum ein dritter Lernort neben der Schule und der Praxis sinnvoll sein könnte. Was denken Sie?

Am dritten Lernort werden theoretische und praktische Inhalte zusammengeführt, zielgerichtet eingeübt, reflektiert und geistig gefestigt (Deutscher Bildungsrat für Pflegeberufe 2014: 6). Der dritte Lernort kann sich zwar räumlich in der Bildungseinrichtung oder in der Praxis befinden, doch unterscheidet er sich u. a. durch die folgenden Merkmale:

- Lehrende aus Theorie und Praxis treten als Coaches und Lernbegleiter auf.
- Andersartige, für den Lernort eher untypische Methodenwahl.
- Auszubildende und Studierende sind die handlungsleitenden Akteure, d. h., das Thema wird nicht vorgegeben, sondern von ihnen mitgebracht.
- Die grundlegende Motivation zur Lösung eines beruflichen Problems oder die Bewältigung einer Herausforderung steht im Vordergrund.

Der dritte Lernort kann sich auch infolge der Digitalisierung auf einer Lernplattform (▸ 3.1.3) befinden.

Erläuterung zum Fallbeispiel

Warum ein dritter Lernort?

Die Vorteile eines dritten Lernorts sind u. a.:

- Fehler können ohne die Gefahr eines Schadens gemacht werden.
- Das eigene Interesse und die berufliche Handlungspraxis stehen im Vordergrund.
- Das eigene Lerntempo kann berücksichtigt werden, dabei können zahlreiche Wiederholungen durchgeführt werden, bis man sich sicher fühlt.
- Ängste können abgebaut, Erlebnisse reflektiert werden.

Lernortkooperation

Unter **Lernortkooperation** kann vereinfacht die Vernetzung der Kooperationspartner Schule und Praxis verstanden werden. Damit Lernortkooperation gelingt, sollten die Akteure sich an den vier Gestaltungsansätzen einer gelungenen Lernortkooperation orientieren (▸ Tab. 3.14).

Auszubildende und Studierende stehen vor der großen Herausforderung, ihre theoretischen und praktischen Lernerfahrungen miteinander zu verknüpfen **(Theorie-Praxis-Transfer).** Das ist insofern nicht immer einfach, da Schule und Praxis primär unterschiedliche Aufträge erfüllen: Die Schule hat einen Bildungs- und die Praxis einen Versorgungsauftrag. Auszubildende und Studierende prägen im Lauf der Zeit zunehmend **ihre Ambiguitätstoleranz** *(Fähigkeit zur Aushaltung von Widersprüchen)* aus. Denn das in der Theorie gelernte Wissen kann sich in der Praxis anders darstellen, und das in der Praxis gesehene Verhalten kann sich theoretisch als fragwürdig erweisen. Dabei muss es nicht immer sein, dass das eine strikt falsch und das andere uneingeschränkt richtig ist.

Tab. 3.14 Gestaltungsansätze der Lernortkooperation

Ansätze	Beispiele
Strukturell organisatorischer Gestaltungsansatz	• Klarheit über Ansprechbarkeit, Entscheidungen und Gesamtverantwortlichkeit • Generierung eines dritten Lernorts
Personeller Gestaltungsansatz	• Gegenseitiger Austausch, z. B. in Form von Konferenzen • Gegenseitige Fortbildungen zu aktuellen Themen
Curricularer Gestaltungsansatz	• Abstimmung des Lehrplans für die praktische und die schulische Ausbildung • Nutzung von Narrativen aus der Praxis
Methodisch didaktischer Gestaltungsansatz	• Nutzung realer und für die Lebensrealität von Pflegefachpersonen bedeutsamen Themen z. B. im Rahmen von Fallsituationen • Nutzung von Methoden zur gezielten Reflexion, z. B. Portfolio (► 3.2.3)

Fallbeispiel

Herr Müller und Herr Meier

Herr Müller und Herr Meier sind beide 85 Jahre alt, beide leiden an einer fortgeschrittenen vaskulären Demenz und wurden wegen fremdaggressiven Verhaltens zur weiteren Beurteilung auf die gerontopsychiatrische Aufnahmestation der hiesigen Psychiatrie überwiesen. Bei Herrn Müller ist kurz nach der Aufnahme eine freiheitsentziehende Maßnahme in Form einer Fixierung notwendig. Bei Herrn Meier nicht.
Was könnten Gründe hierfür sein?

Zwischen falsch und richtig gibt es unzählige Abstufungen. So kann etwas zugleich richtig oder falsch sein, wenn ein scheinbar identischer Sachverhalt vorliegt. Es kann z. B. geboten sein, bei einem Pflegeempfänger eine freiheitsentziehende Maßnahme durchzuführen, bei einem anderen aber nicht.

Erläuterung zum Fallbeispiel

Herr Müller und Herr Meier

Mögliche Gründe, die zu einem unterschiedlichen Ausgang führen, sind z. B.:

- Unterschiedliche Erfahrungswerte der Pflegefachpersonen im Umgang mit fremdaggressiven Verhalten oder der Einschätzung von Aggression
- Trigger, die dazu geführt haben, dass Herr Müller angespannter reagierte
- Unruhe oder Stress im Hintergrund, die/der die Situation verschärfte
- Erlebnisse von Herrn Müller während der Überweisung und der Aufnahme

Anhand von Widersprüchen lassen sich Lerninhalte gut erschließen und das eigene berufliche Selbstverständnis weiter ausprägen. Ein zentraler Baustein zum Ausbau des beruflichen Selbstverständnisses ist die Reflexion.

3.2 Reflektieren und Persönlichkeitsentwicklung

Definition

Reflexion

(Nachdenken, Hinwenden, Zurückwerfen)
Prüfende Betrachtung des eigenen Denkens und Tuns durch eine vertiefte Auseinandersetzung.

Reflexionsfähigkeit

Fähigkeit, das eigene Denken und Handeln, die eigene Arbeit und Arbeitsweise, die eigenen Gefühle prüfend zu hinterfragen und näher zu beleuchten.

Persönlichkeitsentwicklung

Von innen ausgehende und/oder von außen angestoßene Entfaltung der Persönlichkeitsstruktur.

Reflexion ist ein mentaler Prozess, der bei komplexen oder unstrukturierten Gedanken, die scheinbar keine Lösung beinhalten, mit der Zielsetzung, sich auf die Suche nach einem Ergebnis oder einer Lösung zu machen, angewendet wird. Reflexion kann mit einer Taschenlampe verglichen werden, deren Aufmerksamkeitsstrahl das eigene Denken oder Handeln beleuchtet. Dabei wird immer wieder eine andere Perspektive eingenommen, sodass der Schatten der Erinnerung immer anders fällt. Auszubildende und Studierende erforschen mittels Reflexion ihre Erfahrungen, was zu einem neuen

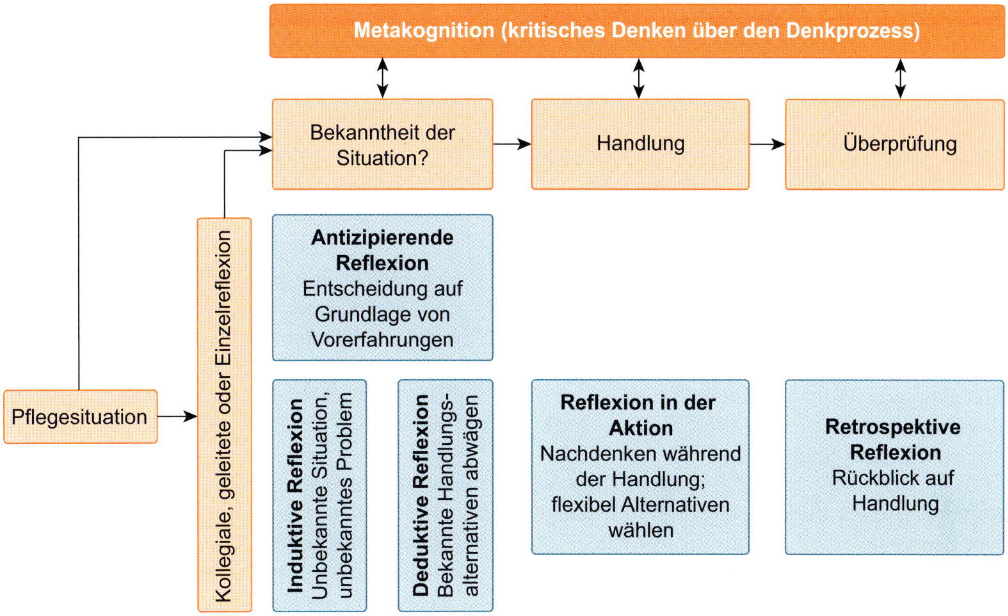

Abb. 3.8 Mögliche Reflexionsanlässe und -formen ausgehend von einer Pflegesituation [L143/H241-001]

Verständnis des eigenen Denkens und Handelns führt.

Letztendlich kann scheinbar alles und jeder reflektiert werden. Doch bieten sich im pflegerischen Kontext natürlich Pflegesituationen als Bezugspunkt an. In der Pflege gibt es zahlreiche Reflexionsanlässe und -formen (▶ Abb. 3.8).

Abhängig vom Bekanntheitsgrad der Pflegesituation können folgende Reflexionsformen gewählt werden:

- **Antizipierende Reflexion** vor der Durchführung einer Handlung:
  - **Induktive Reflexion:** Bei einer unbekannten Situation oder einer unbekannten Problemstellung kann man aus dem Einzelfall für sich regelhaftes oder allgemeingültiges Know-how ableiten, zudem bedient man sich der persönlichen Vorerfahrungen aus ähnlichen oder auch fremden Pflegesituationen.
  - **Deduktive Reflexion:** Bei einer bekannten Situation werden die bislang gewonnenen Erfahrungen genutzt, um konkurrierende Handlungsalternativen gegenseitig abzuwägen.
- **Reflexion in der Aktion:** Durch das Nachdenken während einer Handlung kann diese an z. B. veränderte Gegebenheiten angepasst werden.
- **Retrospektive Reflexion:** Nach der durchgeführten Handlung wird das damit verbundene Denken und Tun näher beleuchtet.

Reflexionen können einzeln, in kollegialen oder partnerschaftlichen Variationen und unter professioneller Leitung (z. B. Coaching, Supervision, ▶ 8.2.6) durchgeführt werden. Weiter werden Formen der Selbst- und der Fremdreflexion voneinander unterschieden (▶ Tab. 3.15).

Die **Metakognition** ist ein zentraler Begriff und eine permanente Einflussgröße im Reflexionsprozess.

> **Definition**
>
> **Metakognition**
>
> *(„Denken über das Denken")*
>
> Auseinandersetzung mit den eigenen kognitiven Prozessen, z. B. Gedanken, Meinungen, Einstellungen, Motivation, Konzentrationsfähigkeit.

Durch das kritische „Nachdenken über das Denken" oder auch die „Reflexion über eigene Denkprozesse" können kognitive Barrieren durchbrochen und geistige Reserven aufgedeckt werden. So

Tab. 3.15 Selbst- und Fremdreflexion

Selbstreflexion	Fremdreflexion
• Reflexion für sich bezüglich der eigenen Person • Innere Selbstbetrachtung • Basiert auf innen erlebten Vorgängen und Eindrücken	• Gemeinsame, begleitende Reflexion über die eigene Person, z. B. durch Praxisanleiter, Lehrkräfte, Mitschüler • Äußere Denkanstöße • Basiert auf von außen wahrgenommenen Verhaltensweisen und Eindrücken

können z. B. stereotype Attribuierungen gegenüber einer gesellschaftlichen Minderheit reflektiert und so von einer gefährlichen Verallgemeinerung wie Rassismus hin zu einer von Diversität und Spezifität geprägten Weltanschauung führen.

Die Fähigkeit zur Reflexion zählt für den Gesetzgeber zu den Ausbildungszielen (§ 1 Abs. 1 PflBG, ▸ 1.2.3). Die hochschulische Pflegebildung soll darüber hinaus zur kritisch-reflexiven und analytischen Auseinandersetzung mit theoretischem und praktischem Wissen befähigen (§ 37 Abs. 3 PflBG). Die Fähigkeit zur Reflexion ist auch Bestandteil diverser Prüfungsformen (▸ 2.5.2). Obgleich sich die Reflexionsfähigkeit fundamental durch alle Kompetenzbereiche der Pflege zieht, wird diese im „*Kompetenzbereich IV. Das eigene Handeln auf der Grundlage von Gesetzen, Verordnungen und ethischen Leitlinien reflektieren und begründen*" hervorgehoben (▸ 2.4.1). Dabei wird der Begriff der Reflexion auch häufig in einem Atemzug mit der Ethik im Sinne der ethischen Reflexion (▸ Kap. 4) genannt.

Reflexivität ist daneben eines der grundlegendsten Prinzipien des Pflegeprozesses (Fachkommission nach § 53 Pflegeberufegesetz 2020b: 19, ▸ 1.5). Zum Aufbau der Reflexionsfähigkeit bedarf es Formen strukturierter Reflexion (▸ 3.2.2). Die Förderung der Reflexionsfähigkeit steht u. a. mit folgenden Aspekten der **Persönlichkeitsentwicklung** in Zusammenhang:

- Erhöhung der Stresstoleranz (▸ 8.3.2)
- Verbesserter Umgang mit belastenden Herausforderungen (▸ Kap. 8)
- Reflexion in der Pflege als Identifikation mit dem Beruf, Hineinwachsen und Sozialisation in das Berufsfeld
- Verbesserung der Fähigkeit zur persönlichen Einschätzung, damit einhergehend Verbesserung der Personalkompetenz
- Verbesserung der Handlungskompetenz
- Sichtbarkeit von persönlichen blinden Flecken im Johari-Fenster

Das **Johari-Fenster** wurde von den amerikanischen Sozialpsychologen Joseph Luft und Harry Ingham entwickelt. Der Begriff Johari lässt sich auf die Namen der Entwickler zurückführen. Das Johari-Fenster setzt sich aus bekannten/bewussten und unbekannten/unbewussten Persönlichkeitsmerkmalen zusammen (▸ Abb. 3.9). Mittels Feedback zu Beobachtungen kann der blinde Fleck getroffen werden. Dies irritiert, aber führt auch zur Vergrößerung des Handlungsspielraums.

Reflexion ist für das praktische Pflegehandeln und die Weiterentwicklung der Pflegepraxis unabdingbar:

- Erleichterung von Zielfindung und -formulierung, Veränderung von Zielen
- Effektivitäts- und Effizienzsteigerung
- Verbesserte Analyse des Handelns
- Erleichterte Identifikation von Problemstellungen
- Kreative Ableitung von Handlungsalternativen
- Reduzierung der Enttäuschungen, die mit unerreichten Erwartungen einhergehen, durch Rationalisierung des Handelns
- Verbesserte Selbsteinschätzung
- Bewussterer Umgang mit Fehlern, positiver Einfluss auf die Fehlerkultur

Ob Reflexion gelingt, hängt von der Bereitschaft zur Reflexion ab. Diese Bereitschaft ist von diversen Faktoren abhängig (▸ Abb. 3.10).

3.2.1 Reflexionsmodelle

Definition

Reflexionsmodell

Strukturierte, standardisierte und mehrschrittige Vorgehensweise zur Reflexion. Haben Einfluss auf die Sorgfältigkeit und Qualität der Reflexion.

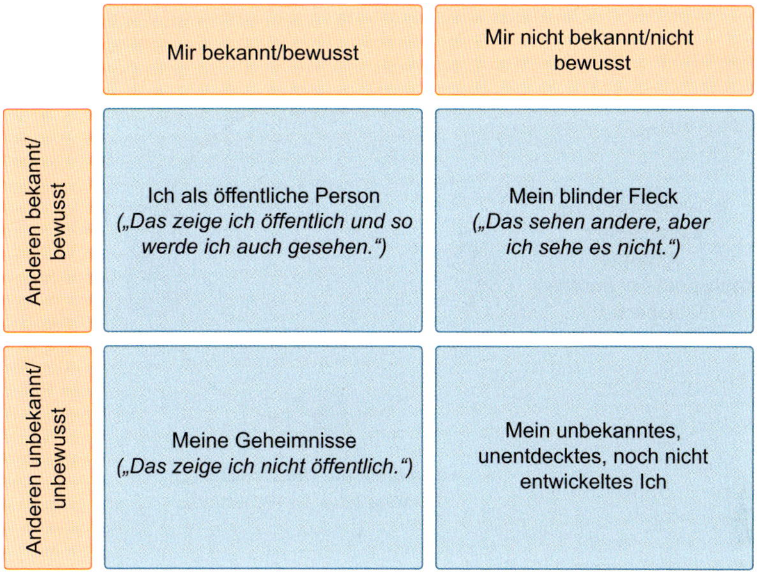

Abb. 3.9 Das Johari-Fenster: Nicht nur wenn man mittels Reflexion den blinden Fleck trifft, hat man einen Beitrag zur Persönlichkeitsentwicklung geleistet [L143/P554]

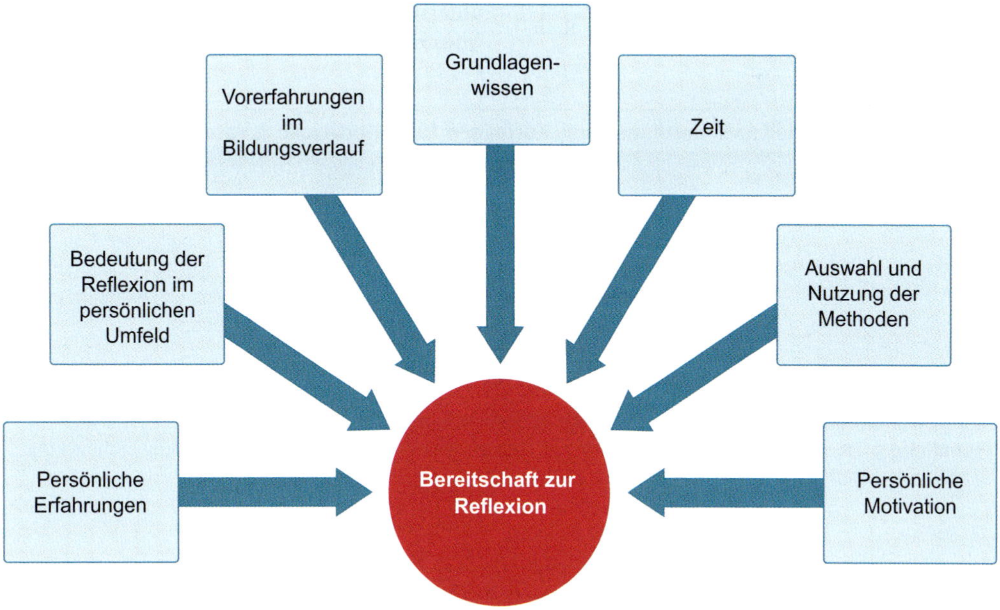

Abb. 3.10 Einflussfaktoren auf die Bereitschaft zur Reflexion [L143/P554]

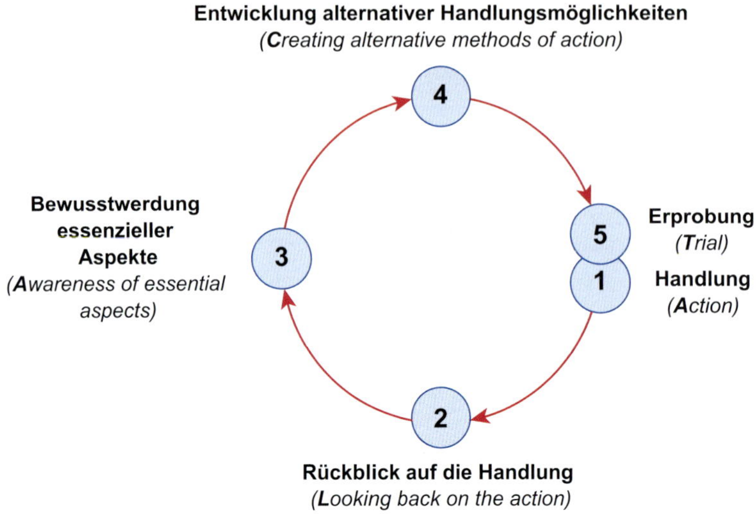

Abb. 3.11 ALACT-Modell nach Korthagen [L143/H42-001]

ALACT-Modell nach Korthagen

Das von Fred Korthagen entwickelte **ALACT-Modell** setzt sich aus fünf Schritten zusammen (► Abb. 3.11, ► Tab. 3.16). ALACT ist dabei ein Akronym für die Anfangsbuchstaben der Reflexionsschritte *(**A**ction, **L**ooking, **A**wareness, **C**reating, **T**rial)*. Jeder Schritt enthält Leitfragen, die es infolge einer klaren Zielsetzung zu beantworten gilt. Jeder Schritt kann durch eine weitere Person unterstützt werden, z. B. Lehrende, Praxisanleiter, Mitschüler, Kommilitonen.

Tab. 3.16 ALACT-Modell nach Korthagen (vgl. Korthagen 1999, Korthagen & Vasalos 2005: 49)

Schritt	Fragen	Unterstützungsleistung
1. Handlung *(Action)*	Rückblick auf die Intention der Handlung, mit dem Ziel, sich seine Handlungsergebniserwartungen vor Augen zu führen: • Was wollte ich erreichen? • Worauf wollte ich besonders meine Aufmerksamkeit lenken? • Was wollte ich ausprobieren?	Zur Unterstützungsleistung zählt eine Hilfestellung bei der Suche nach wertvollen, dem Ausbildungsstand angemessenen und erfahrungsreichen Pflegesituationen
2. Rückblick auf die Handlung *(Looking back on the action)*	Rückblick auf die durchgeführte Handlung mit dem Ziel, die Situation klar aufzuzeigen: • Was ist konkret geschehen? • Was habe ich getan? • Was habe ich gedacht? • Wie habe ich mich gefühlt? • Was, denke ich, hat mein Gegenüber gewollt, getan, gedacht und gefühlt?	Eine Haltung, geprägt durch Akzeptanz, Empathie, Echtheit und Konkretheit

Tab. 3.16 ALACT-Modell nach Korthagen (vgl. Korthagen 1999, Korthagen & Vasalos 2005: 49) *(Forts.)*

Schritt	Fragen	Unterstützungsleistung
3. Bewusstwerdung essenzieller Aspekte *(Awareness of essential aspects)*	Untersuchung ausgewählter Aspekte mit dem Ziel, die Gedanken und Gefühle zu sortieren, dies vor den bestehenden Hintergründen zu beleuchten und die Wirkung bisheriger Verhaltensweisen zu hinterfragen: • Was verbindet die Antworten aus den vorhergehenden Fragen? • Welchen Einfluss haben die Umgebungsbedingungen und der Kontext? • Was bedeutet das für mich? • Was ist das Problem? Welche Belastungen gehen mit dem Erlebnis einher? • Welche positiven Erkenntnisse ziehe ich aus dem Erlebnis?	Neben der Haltung aus dem zweiten Schritt geht es hier darum, dem Gegenüber ggf. mit Sachverhalten, die potenziell Bestandteil des blinden Flecks sind, zu konfrontieren, indem man z. B. die Technik des Generalisierens anwendet (Funktion des „Geburtshelfers")
4. Entwicklung alternativer Handlungsmöglichkeiten *(Creating alternative methods of action)*	Alternative Handlungsmöglichkeiten aus der Schlussfolgerung entwickeln mit dem Ziel, diese als Grundlage für das zukünftige Handeln zu nutzen: • Welche Alternativen sehe ich? • Welche Vor- und Nachteile bringen diese mit sich? • Welchen Entschluss treffe ich nächstes Mal? Was möchte ich nächstes Mal ausprobieren?	Das Gegenüber wird beim Suchen und Finden von alternativen Lösungswegen unterstützt
5. Erprobung *(Trial)*	Vorausblick auf die bevorstehende Handlung: • Was will ich erreichen? • Worauf will ich besonders meine Aufmerksamkeit lenken? • Was will ich ausprobieren?	Zur Unterstützungsleistung zählt die Hilfestellung zur Kontinuität des Lernprozesses

Fallbeispiel

Eine wackelige Angelegenheit

Der Pflegestudent Nathan Moll absolviert derzeit seinen Pflichteinsatz in der langzeitstationären Pflege in einem Pflegeheim. In seinem Wohnbereich leben 22 Bewohner. Heute herrscht Hektik im Wohnbereich. Im Nachtdienst hat sich eine Pflegende für den Frühdienst krankgemeldet, zwei Bewohner leiden an Fieber, Herr Menz, 87 Jahre, hat infolge seiner demenziellen Grunderkrankung die Toilette nicht gefunden und im Flur auf den Boden uriniert.

Herr Moll wird daher voll eingespannt und darum gebeten, sich um Frau Schlitz, 83 Jahre, zu kümmern. Er mobilisiert Frau Schlitz rasch aus dem Bett, um ihr bei der Teilkörperpflege am Waschbecken behilflich zu sein. Doch Frau Schlitz ist frühmorgens immer wacklig auf den Beinen. Herr Moll bemerkt gerade noch rechtzeitig, dass Frau Schlitz im Begriff ist zu stürzen, und kann ihren Sturz etwas abmildern.

Später lässt Herr Moll die Situation Revue passieren: Was ist passiert? Warum ist es passiert? Was kann ich daraus lernen?

Erläuterung zum Fallbeispiel

Eine wackelige Angelegenheit

Das Fallbeispiel zeigt eine Situation auf, die im Pflegealltag leider keine Seltenheit ist. Faktoren wie Personalmangel und ein hohes Arbeitsaufkommen begünstigen Einbußen bei der Pflegequalität. Herr Moll könnte durch die Reflexion u. a. folgende Aspekte beleuchten:

- Einfluss der bedingenden Umgebungsfaktoren auf die Pflegequalität
- Persönlicher Umgang mit Stresserleben (▸ 8.3.2)
- Reflexion erlebter Anforderungen in der Pflegepraxis und Abgleich mit dem Berufswunsch, Differenzen zwischen Idealvorstellungen und erlebter Pflege
- Reflexion zum Thema Sturzprophylaxe

Reflexionszyklus nach Gibbs

Der 1988 von Graham Gibbs entwickelte **Reflexionszyklus** setzt sich aus acht Schritten zusammen (▸ Abb. 3.12, ▸ Tab. 3.17). Reflexive Fallbesprechungen, die auf den Schritten des Reflexions-

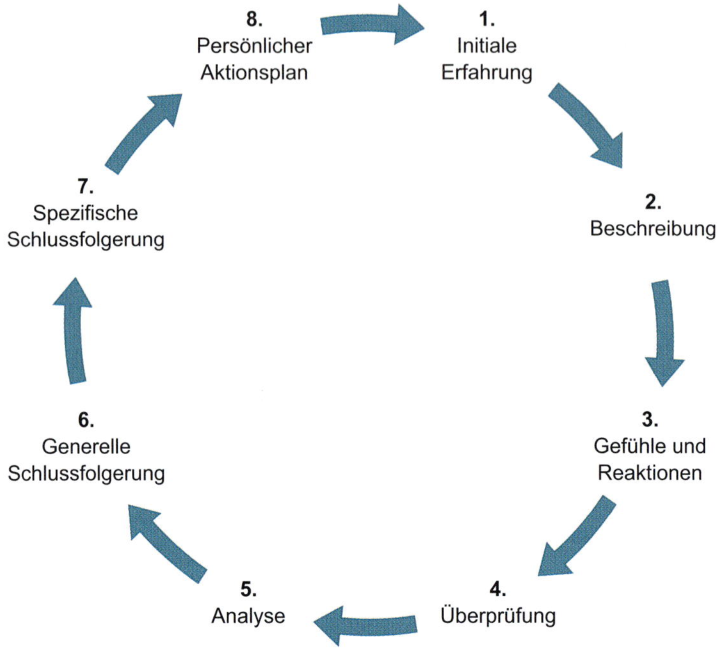

Abb. 3.12 Reflexionszyklus nach Gibbs (vgl. Gibbs 2013, Schmal 2018)

Tab. 3.17 Reflexionszyklus nach Gibbs

Schritt	Beschreibung
1. Initiale Erfahrung *(Initial Experience)*	Erleben einer herausstechenden, erstmaligen oder erstmalig als herausstechend wahrgenommenen Erfahrung
2. Beschreibung *(Description)*	Sachliche Beschreibung des Erlebnisses, hierbei kann man sich an den W-Fragen orientieren: Wer hat was, wann, wie unter Beteiligung von wem, womit und wozu gemacht?
3. Gefühle und Reaktionen *(Feelings/Reactions)*	Erläuterung der Gefühle und Reaktionen, die mit der erlebten Erfahrung einhergehen
4. Überprüfung *(Evaluation)*	Bilanzierende Erläuterung, was gut und schlecht an der erlebten Erfahrung war
5. Analyse *(Analysis)*	Beantwortung der folgenden Fragestellungen: • Welchen Sinn messe ich der erlebten Situation bei? • Was ist wirklich passiert? • Haben andere Personen die Situation anders oder gleich empfunden? Wie haben andere Personen die Situation empfunden?
6. Generelle Schlussfolgerung *(General Conclusion)*	Allgemeine Schlussfolgerung aufgrund der Analyse (*„Allgemein kann man sagen …" oder „Man sollte …" oder „Das lernt man daraus …"*)
7. Spezifische Schlussfolgerung *(Specific Conclusion)*	Spezifische Schlussfolgerung für die eigene persönliche Entwicklung aufgrund der Analyse (*„Ich kann sagen …" oder „Ich sollte …" oder „Das lerne ich daraus …"*)
8. Persönlicher Aktionsplan *(Personal Action Plans)*	Beschreibung der konkreten nachfolgenden Handlungsschritte auf Basis der vorhergehenden Reflexion: • Das verändere ich das nächste Mal konkret in einer ähnlichen Situation • Diese Schritte ergreife ich durch meinen Lerngewinn nun ganz konkret

zyklus nach Gibbs basieren, verbessern bei Pflegefachpersonen die Fähigkeit zum kritischen Denken (Ardian et al. 2019).

Fallbeispiel

Eine unangenehme Situation

Die Auszubildende Sandra Torg, 18 Jahre, absolviert derzeit ihren Pflichteinsatz im akutstationären Versorgungsbereich des örtlichen Kreisklinikums auf einer chirurgischen Station. Vorgestern wurde Lukas Dengler, 17 Jahre, nach einem Fahrradunfall mit einer Radiusfraktur am linken Unterarm und multiplen Prellungen im Brustkorbbereich aufgenommen. Die Radiusfraktur wurde mittels einer Osteosynthese operativ versorgt. Lukas Dengler gibt auf der numerischen Rangskala einen Schmerzwert von fünf in Ruhe und sieben bei Bewegung an.

Frau Torgs Praxisanleiter Bernd Festinger hat sich für den heutigen Frühdienst krankgemeldet. Die Pflegefachperson Saskia Strosser bittet Frau Torg, Herrn Dengler bei der Körperpflege zu unterstützen.

Frau Torg unterstützt Herrn Dengler daraufhin bei der Körperpflege. Die Situation ist beiden unangenehm. Herr Dengler versucht, trotz seiner Schmerzen stark zu wirken und die Pflegehandlungen zu übernehmen. Frau Torg fragt sich im Anschluss an die Situation, ob sie alles richtig gemacht hat. Was hätte sie anders machen können? Was kann sie aus dieser Situation lernen?

Erläuterung zum Fallbeispiel

Eine unangenehme Situation

Das Fallbeispiel bietet mit den körpernahen und intimen Pflegehandlungen bei einem gleichaltrigen Pflegeempfänger reichlich Reflexionspotenzial. So könnte Frau Torg in ihrer Reflexion u. a. folgende Aspekte beleuchten:

- Emotionen in der Situation und Möglichkeiten der Emotionsregulation (► 8.3.1)
- Reflexion zum Thema Scham, Berührung und Erleben von Nähe
- Reflexion der respekt- und würdevollen Gestaltung beruflich bedingter Intimitätsverletzungen am Beispiel der Körperpflege (► 4.2.1)
- Reflexion der eigenen Kommunikationskompetenz, z. B. bestehende oder genutzte Kommunikationsmuster, alternative Möglichkeiten zur Interaktion

Modell der klinischen Entscheidungsfindung nach Tanner

Das **Modell der klinischen Entscheidungsfindung** für Pflegefachpersonen *(Model of Clinical Judgement for Nurses)* wurde von der US-amerikanischen Pflegeprofessorin Christine Tanner zur Reflexion entwickelt (Tanner 2006, ► Abb. 3.13). Dabei dient es insbesondere dazu, die klinische Entscheidungsfindung weiterzuentwickeln, z. B. die Reaktion in Notfallsituationen (► Tab. 3.18).

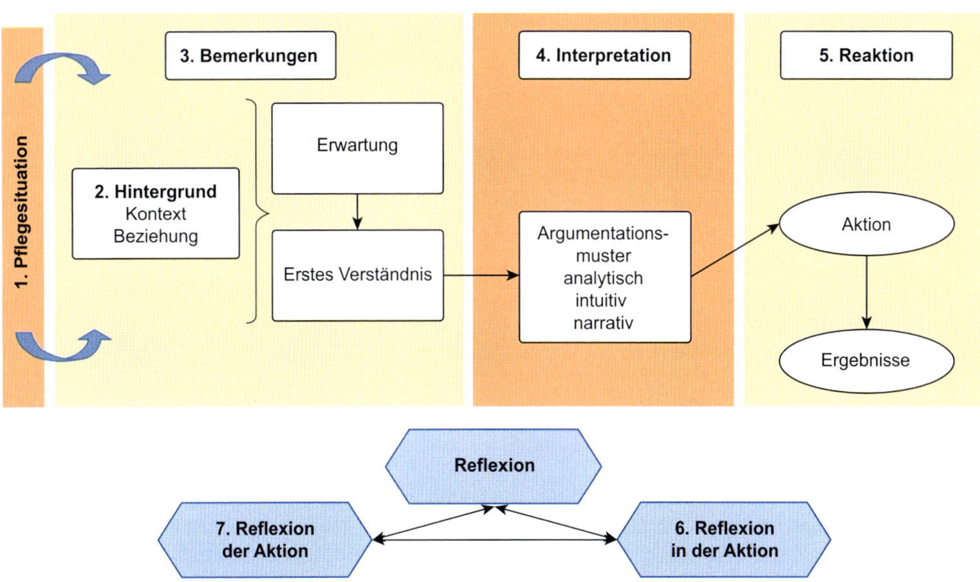

Abb. 3.13 Das Modell der klinischen Entscheidungsfindung [L143/H243-001]

Tab. 3.18 Reflexionsschritte bei der Verwendung des Modells der klinischen Entscheidungsfindung nach Tanner (Nielsen et al. 2007)

Schritt	Beschreibung
1. Einführung	• Beschreibung einer kürzlich erlebten Pflegesituation
2. Hintergrund	• Beschreibung der Beziehung zum Pflegeempfänger in der Situation • Beschreibung von Vorwissen, (persönlichen und beruflichen) Vorerfahrungen oder ähnlichen Erlebnissen, die in der Pflegesituation behilflich waren
3. Bemerkungen	• Beschreibung, was als Erstes in der Situation aufgefallen ist • Beschreibung, was sich mit der Dauer des Kontakts verändert hat
4. Interpretation	• Beschreibung der mit der Situation verbundenen Gedanken (mögliche Ursachen, potenzielle Vorsätze, wahrgenommene Zusammenhänge) • Beschreibung ähnlich erlebter Situationen in der Vergangenheit; dabei auf Gemeinsamkeiten und Unterschiede eingehen • Beschreibung der weiteren Informationen, die eingeholt werden mussten, um zu einer Entscheidung zu kommen • Beschreibung, in welcher Art und Weise diese Informationen eingeholt wurden • Beschreibung der Schlussfolgerung, die sich aus den oben genannten Aspekten ergab, unter Berücksichtigung pathophysiologischer und pathopsychologischer Prozesse
5. Reaktion	• Beschreibung der Zielsetzung für den Pflegeempfänger • Auflistung und Beschreibung der pflegerischen Reaktion und der durchgeführten Interventionen • Beschreibung des Stresserlebens in der Situation
6. Reflexion in der Aktion	• Beschreibung der Geschehnisse in der Aktion, z. B. Reaktion des Pflegeempfängers oder anderer Pflegefachpersonen • Beschreibung der aus der Situation heraus veränderten Interventionen
7. Reflexion der Aktion	• Beschreibung von drei Bereichen, in denen sich die persönliche Pflegekompetenz durch die Erfahrung weiterentwickelt hat • Beschreibung von drei Handlungsaspekten, die man in der gleichen Situation nun nicht mehr machen würde • Beschreibung des zusätzlichen Wissens, der benötigten Informationen und der notwendigen Fähigkeiten, um in Zukunft eine ähnliche Situation zu bewältigen • Beschreibung von veränderten Werten und Gefühlen durch die Erfahrung

Fallbeispiel

Frau Claasen atmet schwer

Frau Claasen, 67 Jahre, wird vom ambulanten Pflegedienst in der eigenen Häuslichkeit bei der täglichen Körperpflege unterstützt. Sie leidet an einer Herzinsuffizienz, Diabetes mellitus Typ 2, ist stark adipös und bewegungseingeschränkt.
Als Praxisanleiterin und Pflegefachfrau Daniela Dachser und die Auszubildende Anna Stroll die Wohnung von Frau Claasen betreten, sitzt diese schwer atmend, die Hände auf die Oberschenkel gestützt auf dem Sofa. Sie blickt panisch umher.

Erläuterung zum Fallbeispiel

Frau Claasen atmet schwer

In der Notfallsituation sollen die korrekten Schlüsse gezogen und Entscheidungen getroffen werden. Die vorliegende Situation eignet sich, um die Kompetenz der klinischen Entscheidungsfindung auszubauen. Das Modell unterstützt im Anschluss die schrittweise Erarbeitung der erlebten Situation. Durch die damit verbundene Reflexion werden Erkenntnisse für den pflegepraktische Berufsalltag gesammelt. Die Reflexion kann mündlich oder schriftlich, allein oder im kollegialen Kreis unternommen werden.

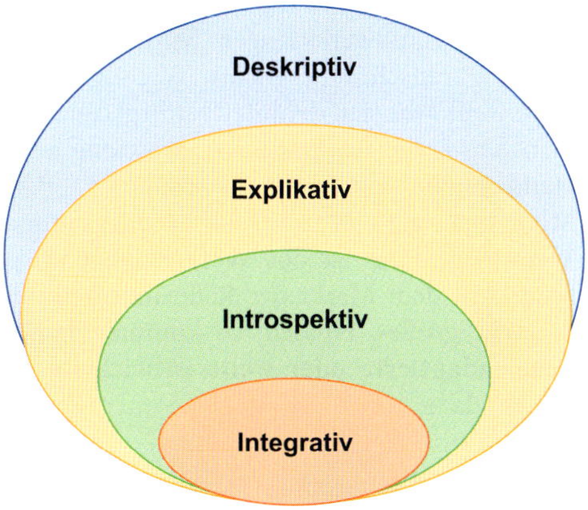

Abb. 3.14 Abstufungen der reflexiven Eindringtiefe [L143/H244-001]

3.2.2 Kennzeichen guter Reflexion

Die **Kennzeichen guter Reflexion** können herangezogen werden, um den persönlichen Reflexionsprozess zu professionalisieren und aufzuwerten. Im Ausbildungs- und Studienverlauf werden Reflexionsprozesse mitunter bewertet.

So kann zum einen die Eindringtiefe einer Reflexion beurteilt werden. Hierzu eignen sich Bestandteile des **ERTO-Modells** *(**E**reignis, **R**eflexion, **T**ransformation, **O**ption)* (Krieg & Kreis 2014; ▸ Abb. 3.14, ▸ Tab. 3.19).

Der aus der Reflexion entstandene **Aktionsplan** ist dann gut, wenn

- das Verhalten für die kommenden Aktionen beschrieben wird,
- Bedingungen, unter denen das Verhalten aufgezeigt werden soll, genannt werden und
- Kriterien aufgeführt werden, anhand derer die Erreichung des veränderten Zielverhaltens beurteilt werden kann.

Checkliste

Kennzeichen guter Reflexion

- **Nutzung offener Fragestellungen:** Offene Fragen *(z. B. „Was war für mich wichtig?")* erlauben eine breitere und vielseitigere Antwort als geschlossene Fragen *(z. B. „War mir etwas wichtig?").*
- **Sachliche Beobachtung und Beschreibung:** Zu Beginn der Reflexion ist es entscheidend, zunächst die Situation klar zu erläutern, daher sollte von vorschnellen Einschätzungen oder Urteilen abgesehen werden.
- **Perspektivenwechsel:** Es werden Überlegungen angestellt, wie es den anderen beteiligten Personen in der Situation gegangen ist. z. B. Angehörigen oder Pflegeempfängern.
- **Vertiefte Analyse und Interpretation:** Es werden Gründe für das Verhalten, beeinflussende Faktoren und beeinflussende Kontextbedingungen erörtert.
- **Erkenntnis und Schlussfolgerung:** Es werden Auswirkungen für das zukünftige Handeln beschrieben und Überlegungen angestellt, welche Veränderungen positiv auf die ursprüngliche Situation eingewirkt hätten.
- **Vorausschau und Planung:** Es werden konkrete, zukünftige Schritte, z. B. mittels eines Aktionsplans, festgehalten.

Tab. 3.19 Abstufungen der reflexiven Eindringtiefe (Krieg, Kreis 2014: 106)

Eindringtiefe	Erläuterung
Deskriptive Reflexion	• Rückblickende Schilderung eines Ereignisses • Geht über eine reine Beschreibung hinaus • Enthält mindestens eine Bewertung der Situation oder das Erkennen eines Problems • Ursachen und Gründe der Bewertung werden nicht geäußert
Explikative Reflexion	• Ursachen und Gründe für das Auftreten der geschilderten Situation werden genannt
Introspektive Reflexion	• Verschiedene Begründungen werden aufgeführt • Verschiedene Annahmen werden abgewogen und/oder angereichert durch Schilderung vorhergehender Erfahrungen
Integrative Reflexion	• Heranziehen von wissenschaftlichen Theorien zur Reflexion des Ereignisses

3.2.3 Reflexionsmethoden

Reflexionsmethoden (► Tab. 3.20) können mit Handwerkszeugen verglichen werden:

- Mit Handwerkszeugen gelingt die Arbeit und demnach auch die Reflexion **leichter.** So kann man mit entsprechendem Kraftaufwand eine Schraube von Hand in eine Wand drehen, mit einem Akkuschrauber geht es aber leichter.
- Die **Auswahl** des richtigen Werkzeugs ist **entscheidend.** So lässt sich mit einem Hammer ein Nagel besser in eine Wand hauen als mit einer Säge. Auch bei den Reflexionsmethoden kommt es auf die passenden an.
- Es gibt zahlreiche Werkzeuge und demnach auch **zahlreiche** Reflexionsmethoden. Werkzeug gibt es wie Sand am Meer, und ebenso existieren zahlreiche Reflexionsmethoden. Daher ist es an dieser Stelle auch nicht notwendig, auf alle einzugehen. So haben die wenigsten vermutlich von den Handwerkszeugen Schneckenbohrer oder Figurenschraube gehört. Wichtig ist: Der Profi weiß, was sich dahinter verbirgt, und kann dem Anwender das passende Werkzeug an die Hand geben.
- Manchmal gibt es noch nicht das optimale Werkzeug, dann ist der Werkzeugmacher gefragt. Auf dem Markt der Reflexionsmethoden herrscht großes Treiben, so kommen laufend **neue, adaptierte oder weiterentwickelte** Methoden dazu.

3.2.4 Reflexionsanlässe und -schwerpunkte in Ausbildung und Studium

Während der Pflegeausbildung und dem Pflegestudium ergeben sich zahlreiche **Reflexionsanlässe** und **-schwerpunkte.** Diese treten an den

Tab. 3.20 Beispiele für Reflexionsmethoden

Methode	Beschreibung
Fallbesprechung	(Interdisziplinäre) Besprechungen, um der Vielseitigkeit der Lebenswelt des Pflegeempfängers Rechnung zu tragen. Durch die Beleuchtung unterschiedlicher Perspektiven, werden eigene Standpunkte überdacht und erscheinen damit weniger verhärtet
Kollegiale Beratung	► 8.2.6
Lernberatung	Betrachtung des Lernverhaltens und der damit verbundenen Lernerfolge (► 3.1.4)
Lerntagebuch *(Journals)*	Leitfragengestützte Betrachtung des Lernfortschritts (Miller 2017, Silvia et al. 2013)
Pflegegeschichte	Vorgefertigte Erzählungen in Form von Podcasts oder Hörbüchern oder gegenseitiges Erzählen von erlebten Pflegesituationen und den darin enthaltenen Entscheidungen. Dabei ist es lohnenswert, gemeinsam über alternative Handlungsoptionen zu sprechen (Adamson, Dewar 2015)
Portfolio	Zielgerichtete Sammlung von Arbeiten, diese können Bemühungen, Erfahrungen, Lernfortschritte o. Ä. beinhalten (Löwenstein 2016)
Reflexion mit Abbildungen	Zuordnung des eigenen Empfindens zu Abbildungen, Grafiken, Emojis o. Ä.
Reflexives Schreiben von Narrativa	Unstrukturiertes, „wildes" Aufschreiben von Erlebnissen in Pflegesituationen
Supervision	► 8.2.6
Szenisches Spiel *(Rollenspiel)*	Hineinversetzen in andere Rollen, Erfahrungen sammeln, indem man alternative Perspektiven einnimmt, gemeinsame Realisation einer alternativen Realität
Videoanalyse	Betrachtung des eigenen Verhaltens, z. B. nach Simulationen im Skills-Lab oder im szenischen Spiel

Lernorten wiederkehrend auf oder sind an Lernfelder bzw. -module geknüpft. Daneben tun sich am Lernort Praxis durch das Erleben unterschiedlicher Pflegesituationen viele Möglichkeiten zur Reflexion auf.

Wiederkehrende Reflexionsanlässe

Zu den **wiederkehrenden Reflexionsanlässen** zählen solche, die während der gesamten Ausbildungs- und Studienzeit in mehr oder weniger regelmäßigen zeitlichen Abständen auftreten:

- Reflexion pflegerischer Vorerfahrung und dem Rollenbild, z. B. vor jedem neuen praktischen Einsatz oder vor ähnlichen Pflegesituationen
- Reflexion von Anleitungssituationen, z. B. Fokus auf lernförderlichen und -hemmenden Faktoren, Empfindung des Pflegeempfängers oder Erkenntnisgewinn nach erfolgter Praxisanleitung
- Reflexion von Gruppenarbeiten auf
  - Prozessebene, z. B. Rollenverteilung innerhalb der Gruppe, gruppendynamische Prozesse, gegenseitige Unterstützungsleistungen
  - Ergebnisebene, z. B. Qualität, Zusammenhang von erlebter Zusammenarbeit und formalem Ergebnis
- Reflexion von Konflikten, z. B. mit Mitschülern, Pflegefachpersonen, Lehrkräften, Praxisanleitern
- Reflexion der eigenen Kompetenzen und ggf. adäquate Abgrenzung, z. B. als Studierende Reflexion der Rollenveränderung und Verlustängste von Pflegefachpersonen durch den Qualifikationsmix mit überschneidenden Zuständigkeiten und den Einsatz von Hilfskräften
- Reflexion von systemischen Grenzen, z. B. Schnittstellenproblematiken zwischen behandelnden und nachsorgenden Einrichtungen oder eingeengte Möglichkeiten, gesundheitsförderliche Pflegeinterventionen oder Beratungsgespräche in der akutstationären Versorgung zeitlich einzuflechten

Reflexion von Prüfungssituationen

Zu den Prüfungssituationen zählen neben den schriftlichen, mündlichen und praktischen Prüfungsleistungen auch Präsentationen, Vorträge, Hausarbeiten oder praktische Leistungsbeurteilungen (► 2.5.2).

Checkliste

Reflexionsfragen für Prüfungssituationen

Im Ausbildungs- und Studienverlauf erfahren Prüfungen z. T. im Anschluss eine systematische Reflexion. Aber auch die Selbstreflexion hilft bei der persönlichen Weiterentwicklung. Mögliche Fragen sind:

- Wie habe ich mich während der Prüfungssituation gefühlt? Was liegt meinen Empfindungen zugrunde?
- Welches Verhalten habe ich in der Prüfungssituation gezeigt?
- Was ist mir gut gelungen? Worauf lässt sich dies zurückführen?
- Welche Fehler habe ich gemacht? Worauf lassen sich diese zurückführen?
- Welche Ziele habe ich nicht erreicht? Worauf lässt sich dies zurückführen? Wie geeignet waren meine Maßnahmen zur Zielerreichung?
- Wie bewerte ich meinen Zeitplan für das Lernen auf die Prüfung?
- Wie bewerte ich meine Lernunterlagen bezüglich Vollständigkeit, Übersichtlichkeit, Korrektheit?
- Welche Methoden habe ich beim Lernen verwendet? Wie hilfreich waren diese?
- In welchem Umfang ist mir die Lösung von Übungsaufgaben gelungen? Welche Übungsaufgaben oder -formate könnten mir in Zukunft beim Lernen behilflich sein?
- Welche Ziele setze ich mir für zukünftige Prüfungen? Wie erreiche ich diese Ziele?

Reflexion von Über- und Unterforderung

Auszubildende und Studierende fühlen sich an den Lernorten (Hoch-)schule und Praxis zeitweise über- oder unterfordert. Dabei liegt das optimale Leistungsniveau laut dem **Yerkes Dodgson-Gesetz** (► 8.3.2) bei einer mittleren Aktivierung, also dem Punkt zwischen Über- und Unterforderung. Daher gilt es, sensibel für die Anzeichen von Über- und Unterforderung zu sein, um die Leistungsfähigkeit nicht zu reduzieren und geeignete Interventionen zu ergreifen.

Die **Anzeichen der Über- und Unterforderung** ähneln sich:

- Konzentrationsstörungen
- Ängste
- Reduzierte Motivation und Langeweile
- Erschöpfung
- Erhöhte Erkrankungsneigung
- Ersatzhandlungen, z. B. im Unterricht mit dem Handy spielen, oder Prokrastination (► 3.1.4)

Praxistipp

Maßnahmen bei Über- und Unterforderung

Beobachten Sie einmal genauer, in welchen Situationen Sie sich über- oder unterfordert fühlen. Versuchen Sie zu ergründen, was ursächlich sein könnte und welche Erscheinungen mit der Empfindung einhergehen. Zögern Sie nicht, Personen in Ihrem Umfeld anzusprechen, die ihnen eine Unterstützungsleistung geben können, z. B. mittels eines Gesprächs über Probleme oder der Zuteilung einer zusätzlichen anspruchsvollen Arbeit durch Lehrkräfte oder Praxisanleiter.
Stellen Sie sich mit Ihren Bedürfnissen und Ihrer Gesundheit in den Mittelpunkt der weiteren Entscheidungen. So können Sie z. B. Aufgaben reduzieren, Ihre Erholungszeitfenster vergrößern oder Ihren Lerneifer in ein bestimmtes Themenfeld kanalisieren.
Jeder Ihrer Mitschüler oder Kommilitonen besitzt eine andere Lernbiografie mit unterschiedlichen Lernvoraussetzungen. Vergleichen Sie sich daher nicht unnötig, holen Sie sich aber gerne Impulse ein, wie diese mit ähnlichen Situationen umgehen.
Sie sollten auch auf die Situationen schauen, in denen Sie weder über- noch unterfordert sind. Was ist hier anders? Eine Haltung der Akzeptanz und Achtsamkeit, die auch mit der Reflexion der eigenen Zufriedenheit einhergeht, ist im Gegensatz zu einer negativ geprägten und verengenden Sichtweise ein zielführender Weg.

Reflexionsanlässe in den praktischen Versorgungsbereichen

Auszubildende und Studierende erleben in den praktischen Versorgungsbereichen vielfältige Reflexionsanlässe. Obgleich die Pflegesituation in der Praxis den Anstoß zur Reflexion darstellen kann, muss diese nicht in der Praxis erfolgen. Häufig werden die in der Praxis erlebten Pflegesituationen am Lernort (Hoch-)Schule aufgegriffen und reflektiert. Daneben ist es möglich, dass Narrative anderer Auszubildender oder Studierender im Rahmen des Unterrichts herangezogen werden, um hieran exemplarisch zu lernen. In den nachfolgenden Tabellen finden sich Beispiele für Reflexionsanlässe in den Bereichen der präventiven und kurativen Pflege (► Tab. 3.21), der rehabilitativen und palliativen Pflege (► Tab. 3.22) und der pädiatrischen und psychiatrischen Versorgung (► Tab. 3.23).
In der pflegerischen Versorgung des Menschen werden unabhängig vom Versorgungsbereich u. a. folgende Aspekte reflektiert:

- Stereotype Denkstrukturen, z. B. Reflexion vorgeprägter Menschen- und Familienbilder und sogenannter Normalbiografien, auch bei bestehender Homophobie und (unbewusster) Heteronormativität
- Reflexion grundsätzlicher Bedingungen, z. B. Ungleichheit und Ungerechtigkeit von Lebens- und Sterbensbedingungen im internationalen Vergleich, auch Vergleich von Armut und Reichtum auf nationaler Ebene und deren Auswirkung auf Krankheit und Gesundheit
- Reflexion von Widersprüchen zwischen Pflege-/Therapieempfehlungen und biografisch/sozialisatorisch bedingten Gewohnheiten und Bewältigungsstrategien, z. B. Aufgabe eines Hobbys infolge einer Therapieempfehlung oder Notwendigkeit, Ernährungsgewohnheiten verändern zu müssen
- Reflexion von Ängsten, Sorgen und Befürchtungen, z. B. unbegründete Ängste vor Selbstinfektion bei HIV-positiven Menschen

Tab. 3.21 Beispiele für Reflexionsanlässe in den Bereich der präventiven und kurativen Pflege (vgl. Fachkommission nach § 53 Pflegeberufegesetz 2020b)

Präventive Pflege	Kurative Pflege
• Gesundheitsbezogene ethische Entscheidungskonflikte (► Kap. 4) z. B. Impfdiskussion • Fürsorge vs. gesundheitsbezogene Selbstbestimmung (► 7.2.2)	• Widerspruch zwischen unmittelbarem Erleben von leiblichen Phänomenen und dem objektivierenden Umgang in der Medizin • Effizienzoptimierung vs. Verlust von Individualität bei Standardisierung (► 8.2) • Zusammenarbeit von Pflege und Medizin (► 1.4) • Organspende: Selbstbestimmung vs. Gemeinwohlinteresse/Solidarität

Tab. 3.22 Beispiele für Reflexionsanlässe in den Bereichen der rehabilitativen und palliativen Pflege (vgl. Fachkommission nach § 53 Pflegeberufegesetz 2020b)

Rehabilitative Pflege	Palliative Pflege
• Erschwerende institutionelle und gesellschaftliche Rahmenbedingungen für ein Leben mit bedingter Gesundheit, z. B. Behinderung oder bleibender Gesundheitsschädigung • Stigmatisierung von Menschen mit Behinderung • Ambivalenz von Fürsorge und Förderung der Eigenständigkeit (▸ 4.1.3)	• Versorgungsrealität in der palliativen Pflege • Nähe und Verbundenheit mit zu pflegenden Kindern, Mitgefühl vs. Mitleid auch beim Thema Tod (▸ 8.3.1) • Helfen wollen und nicht können bei Leiderfahrungen • Erfahrungen mit sterbenden Menschen

Tab. 3.23 Beispiele für Reflexionsanlässe in der pädiatrischen und psychiatrischen Versorgung (vgl. Fachkommission nach § 53 Pflegeberufegesetz 2020b)

Pädiatrische Versorgung	Psychiatrische Versorgung
• Reflexion des Geburtsereignisses, z. B. bei moderater Frühgeburt mit leichter Unreife • Reflexion der Freude über vollzogene Entwicklungsschritte bei Säuglingen und Kleinkindern • Rollenunsicherheit gegenüber Jugendlichen und Eltern • Divergierende Bedürfnislagen, z. B. von Kindern, Eltern, Geschwistern, Pflegefachpersonen, medizinischem Personal	• Inklusion, Stigmatisierung und Diskriminierung von psychisch oder kognitiv kranken Menschen • Inneres Erleben in der Interaktion mit psychisch kranken Menschen, z. B. widerstreitende Gefühle, Abwehrmechanismen, Ängste • Projektion in der Versorgung psychisch kranker Menschen • Klinische Diagnosen als Ergebnis sozialer Konstruktionsprozesse • Asymmetrie der Beziehung zwischen psychisch kranken Menschen und professionell Pflegenden • Selbstschutz der zu pflegenden Menschen und Schutz anderer Menschen vs. Ausübung von Macht

Wiederholungsaufgaben

1. Unterscheiden Sie das explizite und implizite Lernen voneinander.
2. Beschreiben Sie kurz den Aufbau des Mehrspeichermodells nach Atkinson und Shiffrin. Erläutern Sie, welche Folgen sich daraus für das Lernen ergeben.
3. Nennen Sie die drei großen Lerntheorien und beschreiben Sie diese kurz.
4. Nennen und beschreiben Sie die Schritte der PQ4R-Methode.
5. Unterscheiden Sie die Lerntechnik des Selbsttests von der Lerntechnik der erweiterten Befragung.
6. Nennen Sie je zwei Beispiele für die drei Bestandteile der Medienkompetenz.
7. Beschreiben Sie den Ablauf der Pomodoro-Methode aus dem Zeitmanagement.
8. Nennen Sie die vier Mindestanforderungen an Pflegeschulen.
9. Erläutern Sie, in welchem Umfang Auszubildende in der Pflege ein Recht auf Praxisanleitung haben.
10. Unterscheiden Sie Lern- und Arbeitsaufgaben und Arbeits- und Lernaufgaben voneinander.
11. Wenn Pflegefachpersonen sich und ihre Handlungen reflektieren, hat dies einen positiven Einfluss auf die Pflegepraxis. Nennen Sie fünf Effekte, die sich durch einen Zuwachs an Reflexionsfähigkeit in der Praxis zeigen.
12. Nennen Sie die Schritte des ALACT-Modells nach Korthagen.
13. Beschreiben Sie den Ablauf des Reflexionszyklus nach Gibbs anhand eines selbst gewählten und erlebten Beispiels aus der Pflegepraxis.
14. Nennen Sie die sechs Kennzeichen einer guten Reflexion.
15. Beschreiben Sie drei wiederkehrende Reflexionsanlässe in Pflegeausbildung und -studium.

LITERATUR

Adamson E, Dewar B. Compassionate Care: Student nurses' learning through reflection and the use of story. Nurse Educ Pract. 2015; 15(3): 155–161.

Ardian P, Hariyati PTS, Afifah E. Correlation between implementation case reflection discussion based on the Graham Gibbs Cycle and nurses' critical thinking skills. Enferm Clin. 2019; 29(S2): 588–593.

Arveklev SH, Wigert H, Berg L, et al. The use and application of drama in nursing education – An integrative review of the literature. Nurse Educ Today. 2015; 35(7): e12-e17.

Atkinson RC, Shiffrin RM. Human Memory: A proposed system and its control processes. In: Spence KW, Spence JT (Hrsg.). The psychology of learning and motivation, Vol. 2. New York: Academic Press, 1968. S. 89–195.

Beutel ME, Klein EM, Aufenanger S, et al. Procrastination, distress and life satisfaction across the age range – a german representative community study. PLOSone. 2016; 11(2): 1–12.

BIB Bundesinstitut für Berufsbildung (Hrsg.). Musterentwurf zum Ausbildungsnachweis. Empfehlungen für den Nachweis der praktischen Pflegeausbildung nach § 60 Abs. 5 Pflegeberufe-Ausbildungs- und -Prüfungsverordnung – PflAPrV. Bonn, 2019. Aus: www.bibb.de/dokumente/pdf/Musterentwurf-Ausbildungsnachweis.pdf (letzter Zugriff: 26.5.2021).

Cowan N. The magical number 4 in short-term memory: a reconsideration of mental storage capacity. Behav Brain Sci. 2001; 24(1): 87–114.

Dehnpostel P. Workplace Learning. 2015. Aus: www.enzyklopaedie-der-wirtschaftsinformatik.de/wi-enzyklopaedie/lexikon/uebergreifendes/E-Learning/E-Learning-Methodologie/anwendungsformen-ehemals-ausbildungsformen/workplace-learning/workplace-learning/?searchterm=-workplace (letzter Zugriff: 26.5.2021).

Deutscher Bildungsrat für Pflegeberufe (Hrsg.). Pflegeausbildung vernetzend gestalten – ein Garant für Versorgungsqualität. 2017. Aus: www.bildungsrat-pflege.de/wp-content/uploads/2014/10/broschuere-Pflegeausbildung-vernetzend-gestalten.pdf (letzter Zugriff: 26.5.2021).

Dunlosky J, Rawson KA, Marsh EJ, et al. Improving students' learning with effective learning techniques: promising directions from cognitive and educational psychology. Psychol Sci Public Interest. 2013; 14(1): 4–58.

Fachkommission nach § 53 Pflegeberufegesetz (Hrsg.). Begleitmaterialien zu den Rahmenplänen der Fachkommission nach § 53 PflBG. 2020a. Aus: www.bibb.de/dienst/veroeffentlichungen/de/publication/show/16613 (letzter Zugriff: 20.5.2021).

Fachkommission nach § 53 Pflegeberufegesetz (Hrsg.). Rahmenpläne der Fachkommission nach § 53 PflBG. 2020b. Aus: www.bibb.de/dienst/veroeffentlichungen/de/publication/show/16560 (letzter Zugriff: 20.5.2021).

Gibbs G. Learning by doing. A guide to teaching and learning methods. 2013. Aus: thoughtsmostlyaboutlearning.files.wordpress.com/2015/12/learning-by-doing-graham-gibbs.pdf (letzter Zugriff: 26.5.2021).

Hattie J. Lernen sichtbar machen. Baltmannsweiler: Schneider, 2013.

Krieg M, Kreis A. Reflexion in Mentoringgesprächen – ein Mythos? ZFHE. 2014; 9(1): 103–117.

Korthagen FAJ. Linking reflection and technical competence: the logbook as an instrument in teacher education. EJTE. 1999; 22(2–3): 191–207.

Korthagen FAJ, Vasalos A. Levels in reflection: core reflection as a means to enhance professional growth. Teachers and Teaching: theory and practice. 2005; 11(1): 47–71.

Looß M. Lerntypen? Ein pädagogisches Konzept auf dem Prüfstand. Die deutsche Schule. 2001; 93(2): 186–198.

Löwenstein M. Förderung der Lernkompetenz in der Pflegeausbildung. Lehr-Lern-Kultur durch Lernportfolios verändern. Berlin, Heidelberg: Springer, 2016.

Mamerow R. Praxisanleitung in der Pflege 6. A. Berlin, Heidelberg: Springer, 2018.

Mann K, Gordon J, MacLeod A. Reflection and reflective practice in health professions education: a systematic review. Adv in Health Sci Educ. 2009; 14(4): 595–621.

Miller LB. Review of journaling as a teaching and learning strategy. Teaching and learning in Nursing. 2017; 12(1): 39–42.

Nielsen A, Stragnell S, Jester P. Guide for reflection using the clinical judgment model. J Nurs Educ. 2007; 46(11): 513–516.

Nöteberg S. Die Pomodoro-Technik in der Praxis. Der einfache Weg, mehr in kürzerer Zeit zu erledigen. Heidelberg: dpunkt-Verlag, 2011.

Reich K. Advance Organizer. 2007. Aus: methodenpool.uni-koeln.de/download/organizer.pdf (letzter Zugriff: 26.5.2021).

Rist F, Engberding M, Patzelt J, et al. „Aber morgen fange ich richtig an!" Prokrastination als verbreitete Arbeitsstörung. Personalführung. 2006; 6: 65–78.

Schmal J. Ausgeschlafen? Gesund bleiben im Schichtdienst für Gesundheitsberufe. Berlin, Heidelberg: Springer, 2015.

Schmal J. Unterrichten und Präsentieren in Gesundheitsfachberufen. Methodik und Didaktik für Praktiker. Berlin, Heidelberg: Springer, 2017.

Schmal J. Reflexionsfähigkeit in Pflegeausbildung und -studium fördern. Pflegezeitschrift. 2018; 71(1–2): 52–54.

Schmal J. Praxisanleitung: Lernen und Lehren. Pflegezeitschrift. 2019; 72(1–2): 38–40.

Silvia B, Valerio D, Loranza G. The reflective journal: A tool for enhancing experience based learning in nursing students in clinical practice. JNEP. 2013; 3(3): 102–111.

Springer Gabler Verlag (Hrsg.). Gabler Wirtschaftslexikon, Stichwort: Lernen. O. J. Aus: wirtschaftslexikon.gabler.de/Archiv/85222/lernen-v7.html (letzter Zugriff: 26.5.2021).

Stock M (Hrsg.). Wegweiser durch das Thema (Selbst-) Reflexion. 2014. Aus: static.uni-graz.at/fileadmin/sowi-institute/Wirtschaftspaedagogik/Neuigkeiten/Wegweiser_durch_die_Reflexion_Krämer_Strassegger.pdf (letzter Zugriff: 26.5.2021).

Tanner CA. Thinking like a nurse: a research-based model of clinical judgment in nursing. J Nurs Educ. 2006; 45(6): 204–211.
Thomas EL, Robinson HA. Improving memory in every class: A sourcebook for teachers. Boston: Allyn and Bacon, 1972.
Zeigarnik B. Das Behalten erledigter und unerledigter Handlungen. 1927. Aus: interruptions.net/literature/Zeigarnik-PsychologischeForschung27.pdf (letzter Zugriff: 26.5.2021).

04 Ethisch reflektiert handeln

Überblick

Pflegefachpersonen sehen sich in ihrem beruflichen Alltag häufig mit ethischen Fragestellungen konfrontiert. Ziel dieses Kapitels ist es, Pflegefachpersonen dabei zu unterstützen, ihr Handeln anhand ethischer Prinzipien reflektieren und begründen zu können. Dazu werden u. a. folgende Fragen beantwortet:

- Was ist der Unterschied zwischen Werten, Moral und Normen (▸ 4.1.1)?
- Welche Formen der Ethik gibt es (▸ 4.1.2)?
- Wie lauten die ethischen Prinzipien (▸ 4.1.3)?
- In welchem Zusammenhang steht der Begriff des Menschenbilds mit dem Begriff der Ethik (▸ 4.1.4)?
- Welchen pflegeethischen Grundsätzen folgen Pflegefachpersonen (▸ 4.2.1)?
- Welche verschiedenen Formen der institutionalisierten Ethik in der Pflege gibt es (▸ 4.2.2)?
- Welche Methoden und Modelle können zur ethischen Entscheidungsfindung genutzt werden (▸ 4.3)?

Pflegefachpersonen haben eine besondere berufsethische Verantwortung. Diese Verantwortung lässt sich auch im historischen Kontext, z. B. zur Zeit des Nationalsozialismus, erkennen (▸ 5.1.5). Pflegefachpersonen sind in der Lage, ihr Handeln ethisch zu begründen sowie ethische Problemstellungen im pflegepraktischen Alltag zu erkennen und zu reflektieren (▸ 3.2). Dadurch werden ein professionelles, ethisch fundiertes Pflegeverständnis und ein berufliches Selbstverständnis entwickelt und gestärkt.

4.1 Einführung in die allgemeine Ethik

Diese **Einführung in die allgemeine Ethik** dient der grundsätzlichen Orientierung im verschachtelten und weiten Feld der Ethik. Neben der Vorstellung der zentralen Begriffe der Ethik und ihrer Zielsetzung werden die Formen und Theorien der Ethik voneinander unterschieden. Die grundlegenden ethischen Prinzipien und die Menschenbilder runden das Grundverständnis ab und leiten in den Bereich der Pflegeethik über.

4.1.1 Begriffsklärungen

Definition

Ethik

Teilgebiet der Philosophie, Wissenschaft und Theorie vom moralischen Handeln. Begleiter beim Treffen von Entscheidungen.

Ethos

Moralisch gerechtfertigte Grundhaltung einer Gruppierung. Kann in einem Kodex Ausdruck finden.

Ethik umschließt die systematische Reflexion von Normen und Werten. Dadurch kommt ihr in der persönlichen Lebensführung eine besondere Bedeutung zu. In der Ethik wird der Gegenstandsbereich der **Moral** untersucht, z. B.:

- Weshalb ist Verhalten A moralisch, Verhalten B hingegen nicht?
- Was ist moralischer: A oder B?
- Welche Werte liegen Verhalten A zugrunde, welche Verhalten B?

Die Ethik ist als Teilgebiet der Philosophie eng mit dieser verbunden. Dadurch weist das ethische Selbstverständnis auch Schnittmengen mit dem philosophischen Selbstverständnis auf (Lay 2012: 39):

- Philosophie und Ethik als **Wissenschaft**: Ethik mit dem Gegenstandsbereich der Moral als wissenschaftliches Forschungsfeld
- Philosophie und Ethik als **Lebensweise**: Ethik als Form der individuellen ethischen Ausprägung und die Übertragung ethischer Prinzipien in den Lebensalltag
- Philosophie und Ethik als **Weltweisheit**: Ethik als professionelle Unterstützung in Wertefragen, Unterstützung bei der Orientierung im Leben

Die Ethik hat verschiedene Ziele und Aufgaben (▸ Tab. 4.1).

Tab. 4.1 Ziele und Aufgaben der Ethik (vgl. Lay 2012: 40–43)

Ziele und Aufgaben	Erläuterung	Zielsetzung für Pflegfachpersonen
Aufklärung, Herstellung von Transparenz	Aufdecken und Aufzeigen, welche Wertquellen dem menschlichen Handeln zugrunde liegen	Pflegefachpersonen zeigen, welche Werte die Grundlagen für ihre Handlungen bilden und suchen den Austausch, z. B. grundlegende Haltung in der Kommunikation
Legitimation von Moral	Begründete Rechtfertigung des praktischen Handelns unter Gesichtspunkten der Moral	Pflegefachpersonen können ihr Handeln argumentativ unter ethischen Gesichtspunkten legitimieren, z. B. ethisch begründen, weshalb Pflegeempfänger auch nachts eine stündliche Pupillenkontrolle nach Schädel-Hirn-Trauma benötigen
Überprüfung bestehender Normen	Kritische Reflexion der zugrunde liegenden Prinzipien und Werte, die das praktische Handeln beeinflussen	Pflegefachpersonen nehmen die geltenden Werte nicht als gegeben hin, sondern reflektieren diese bezüglich ihrer Moral. Dies hat Auswirkungen auf ihr Handeln, z. B. Reflexion der Kommunikationsform und Haltung gegenüber Pflegeempfängern oder Reflexion der Organisationsform
Verfügbarkeit von Prinzipien und Normen	Bereitstellung und Begründung von ethischen Prinzipien als Leitschnur zur persönlichen Lebensführung, zur Wahrung der Würde und eines guten Lebens	Pflegefachpersonen wirken bei der Entwicklung ethischer Prinzipien mit, indem sie Einblick in das Praxisfeld und ihre Handlungen geben, Pflegeforschung im Bereich der Pflegeethik unterstützen und die zur Verfügung gestellten Prinzipien in Kodizes berücksichtigen
Überprüfung von Handlungen auf ihre Sittlichkeit	Reflexion der derzeitigen Praxis mit dem Instrument der Ethik	Pflegefachpersonen überprüfen praktische Handlungsmuster kritisch und stellen diese den Kerngedanken guter und qualitativ hochwertiger Pflege gegenüber, z. B. Ablauf des Entlassungsmanagements wird aus der Perspektive des Pflegeempfängers mit seinen Bedürfnissen betrachtet anstatt aus der Perspektive der funktionalistisch ausgerichteten Versorgungseinheit
Korrektur der Praxis	Unterstützung beim Erkennen einer unmoralischen Praxis, bei der argumentativ fundierten Generierung von Lösungsvorschlägen und als Entscheidungshilfe bei verschiedenen Vorschlägen	Pflegefachpersonen erkennen unmoralische Arbeitsweisen, z. B. ethisch fragwürdige Anweisungen von Vorgesetzten, finden Möglichkeiten zur Lösung, z. B. sich einer Anweisung widersetzen oder diese verändert ausführen, und können im Tun die beste Entscheidung für sich treffen
Anleitung zur moralischen Kompetenz	Extrinsisches *(von außen)* Anstoßen zur Unterstützung der intrinsischen *(von innen)* Ausprägung einer moralischen Kompetenz	Pflegefachpersonen sensibilisieren sich gegenseitig für moralische Fragestellungen und entwickeln gemeinsam eine moralische Pflegepraxis

Werte

Definition

Werte

(Wertvorstellungen)
Individuelle Überzeugungen, Haltungen und Ideale. Können sich in einem Wertesystem einer Berufsgruppe wiederfinden oder sich gesamtgesellschaftlich in Grundgesetzen zeigen.

Ein **Wert** drückt aus, was einem Menschen wichtig ist. Werte finden auf mehreren Ebenen Ausdrucksmöglichkeiten:

- **Mikroebene** *(individuelle Ebene):* Eine Pflegefachperson beschließt, trotz des bestehenden Zeitdrucks und der Vielzahl an anstehenden Aufgaben, sich Zeit für den Pflegeempfänger zu nehmen und damit einen würdevollen Umgang zu pflegen.
- **Mesoebene** *(soziale Ebene, in der Gruppe):* Alle Pflegefachpersonen beschließen, dem Wert der Würde in ihrer täglichen Arbeit mehr Raum zu geben. Der Gedanke des würdevollen Umgangs soll sich im alltäglichen praktischen Tun zeigen. Somit bildet die Berufsgruppe der Pflegefachpersonen ein eigenes Wertesystem aus, das auch verschriftlicht werden kann, z. B. in einem Ethikkodex oder einer Berufsordnung (▸ 4.2.1).
- **Makroebene** *(gesellschaftliche Ebene):* Alle Menschen einer Gesellschaft oder Gruppe bilden die gemeinsame Wertvorstellung aus, dass die Würde des Menschen unantastbar ist. Solche grundsätzlichen Wertvorstellungen finden z. B. Einzug in das Grundgesetz (▸ 4.2.1).

Reflexion

- Welche individuellen Überzeugungen und welche Haltung habe ich zu mir, meiner Arbeit und meinen Mitmenschen?
- Welche Ideale sind mir persönlich wichtig?
- Worin liegt der Sinn in meinem Leben und in meinem Tun?

Güter und Übel

Definition

Güter

Dem Wertesystem entsprechende Überzeugungen, Haltungen oder Ideale, positiv eingeschätzte Umstände, Gegebenheiten oder Vorkommnisse, Einschätzung, ob etwas gut ist.

Übel

Dem Wertesystem widersprechende Überzeugungen, Haltungen oder Ideale, negativ eingeschätzte Umstände, Gegebenheiten oder Vorkommnisse, Einschätzung, ob etwas übel bzw. schlecht ist.

Die Einschätzung in **Güter** und **Übel** ist subjektiv und basiert auf den persönlichen Wertvorstellungen. Die Einschätzung, ob etwas gut oder schlecht ist, lässt sich damit u. a. auf das individuelle Menschenbild (▸ 4.1.4) und die erlebten Erfahrungen zurückführen. In der Bewertung von Gütern und Übeln kann es zu Konflikten kommen (Lay 2012: 28–29).

Gut-Gut-Konflikt

Bei einem **Gut-Gut-Konflikt** stehen zwei oder mehrere Güter bezüglich einer Entscheidung in Konkurrenz zueinander.

Fallbeispiel

Freiheit oder Gerechtigkeit?

In einer Abteilung in der psychiatrischen Versorgung existiert ein rigides Regelwerk. Pflegeempfänger erfahren stets nach ähnlichen Vorkommnissen, z. B. einer massiven verbalen Drohung, freiheitsentziehende Maßnahmen wie Fixierungen.
Die frisch examinierte Pflegefachperson Nina Gutmann ist heute für Herrn Stark, einen 42-jährigen, an einer Schizophrenie erkrankten Pflegeempfänger, verantwortlich. Als dieser sie wild beschimpft, wägt Frau Gutmann die beiden Güter Freiheit und Gerechtigkeit gegeneinander ab. Soll sie zugunsten der Freiheit und für Herrn Stark handeln, oder soll sie Gerechtigkeit walten lassen, weil ein anderer Pflegeempfänger in einer ähnlichen Situation mit einer freiheitsentziehenden Maßnahme rechnen müsste?

Die Entscheidung zwischen zwei Gütern bedarf der Distanz und der sorgfältigen Abwägung. In der Diskussion mit anderen kann man seine vorläufige Sicht der Dinge vorstellen, andere Positionen kennenlernen und so gemeinsam einen Konsens erzielen. Durch Intersubjektivität kann eine Validierung stattfinden, d.h., wenn sich mehrere, möglichst unterschiedliche Personen bezüglich einer Sache einig sind, spricht dies für deren Wahrheitsgehalt.

Gut-Übel-Konflikt

Bei einem **Gut-Übel-Konflikt** wird ein Übel für ein Gut in Kauf genommen.

Fallbeispiel

Die 19-jährige Auszubildende Klara Groß absolviert ihren Einsatz im psychiatrischen Versorgungsbereich in einer kinder- und jungendpsychiatrischen Abteilung. Dort lernt sie Desiree Hümmer, 17 Jahre alt, kennen. Frau Hümmer leidet an einer ausgeprägten Anorexie (Magersucht). Ihr Zustand ist kritisch. Es wird der Einsatz einer PEG-Anlage erwogen (Übel), um ihr Leben (Gut) zu retten. Frau Hümmer ist strikt gegen die Anlage.

Übel-Übel-Konflikt

Bei einem **Übel-Übel-Konflikt** stehen muss die Entscheidung zwischen zwei als negativ bewerteten Möglichkeiten fallen.

Fallbeispiel

Misstrauen oder Leid?

Die Pflegefachperson Ulla Schlosser ist allein im Nachtdienst auf einer internistischen Station. Herr Noziz, 47 Jahre alt, meldet sich bei ihr, da er Schmerzen hat und deshalb nicht einschlafen kann. Ein Blick in die Dokumentation verrät Frau Schlosser, dass Herr Noziz bereits eine Vielzahl an Schmerzmedikamenten erhalten hat und auch seine Bedarfsmedikation in vollem Umfang ausgeschöpft ist. Sie spielt mit dem Gedanken, ihm ein Placebo zu verabreichen. Sie überlegt, was wohl schlimmer ist: Das Vertrauen und damit die Basis für die Zusammenarbeit zwischen Herrn Noziz und ihr und den restlichen Teammitgliedern zu gefährden, wenn sie ihm ein Placebo verabreicht, oder ihn weiter leiden zu lassen und kein Schmerzmittel, nicht einmal ein Placebo, auszuteilen.

Übel-Übel-Konflikte werden gelöst, indem das „kleinere" der Übel identifiziert und ausgewählt wird. Übel-Übel-Konflikte sollten bezüglich ihrer Entscheidung nicht auf unbestimmt vertagt und somit verschleppt werden.

Merke

Moralischer Konflikt und Dilemma

Ein **moralischer Konflikt** ist ein innerer Konflikt, der auf einem moralischen Problem beruht und mit Unsicherheit bezüglich der Entscheidung einhergeht, z.B. Zeit für Pflegeempfänger aufbringen wollen, die zeitlichen Ressourcen aber nicht besitzen oder ärztliche Anordnungen befolgen müssen, die nicht dem aktuellen Wissensstand entsprechen. Es lohnen sich folgende Fragestellungen: *„Um welche Werte geht es, und welche Werte werden verletzt?"*

Ein **moralisches Dilemma** ist die schwerste Form des moralischen Konflikts. Hierbei sieht man sich in der Verantwortung, zwei Pflichten gleichzeitig erfüllen zu müssen, aber nicht zu können. Ein Dilemma geht immer mit Stress einher. Moralische Dilemmata lassen sich häufig auf äußere Umstände zurückführen, z.B. Ökonomie, Politik, Arbeitsorganisation, Hierarchie. Es lohnt sich folgende Fragestellung: *„Welche Werte stehen in Konflikt zueinander?"*

Moral

Definition

Moral

(lat. moralis = die Sitten betreffend, Vorschrift)
Regelwerk aus Normen und Werten für Individuen oder Gruppen einer Gesellschaft.

Moral bezeichnet die Gesamtheit aller sittlichen Normen, Grundsätze und Werte einer Gesellschaft. Diese Normen, Grundsätze und Werte gelten in der Gesellschaft als verbindlich, d.h., jeder ist damit einverstanden und hält sich daran. Dadurch kommt der Moral eine regulierende Funktion in der Gesellschaft zu. Moralisch einwandfreies Verhalten stößt auf Akzeptanz. Unmoralisches Verhalten widerspricht den gesellschaftlichen Normen, Grundsätzen und Werten und führt daher zu Sanktionen (Strafen). Die Moral einer Berufsgruppe, also das, was sittlich ist, spiegelt sich in Berufsmoralen wider. Diese bestehen aus Regeln, die z.B. auch in schriftlicher Form in einem Berufskodex vorliegen, z.B. ICN-Kodex (► 4.2.1).

Merke

Ethik ≠ Moral

Ethik und Moral sind nicht das Gleiche. Der Begriff der **Moral** steht für die Gesamtheit aller Normen, Grundsätze und Werte. **Ethik** dient der Reflexion der Moral, d.h., welche Normen, Grundsätze und Werte (nicht) gelten sollen, dürfen oder müssen. Ethik kann also als *Theorie der Moral* verstanden werden. Da die Begriffe Ethik und Moral zum Teil aber synonym verwendet werden, ist eine saubere Trennung nicht immer möglich.

4.1.2 Klassifikation und Theorie der Ethik

Die **Ethik** wird in zwei Bereiche unterteilt:

- **Allgemeine Ethik**: Auseinandersetzung mit grundsätzlichen Aspekten der Ethik. Man unterscheidet drei Bereiche: deskriptive Ethik, normative Ethik sowie Metaethik (▸ Tab. 4.2).
- **Angewandte Ethik**: Auseinandersetzung mit ethischen Grundsätzen und der Anwendung ethischer Prinzipien in verschiedenen Bereichen (Bereichsethiken) und den Handlungsnormen in verschiedenen Berufsfeldern (Berufsethiken).

Es existiert eine Vielzahl an **ethischen Theorien.** Sie bilden ein gedankliches Fundament, um dem persönlichen Handeln und den damit verbundenen Entscheidungen Orientierung zu geben *(handlungsleitendes Prinzip)*. Zu den bekanntesten normativen Ethiken zählen der Utilitarismus, die Pflichten- und die Situationsethik.

Das handlungsleitende Prinzip im **Utilitarismus** sind der Nutzen bzw. die Folgen der getroffenen Entscheidung. Ethisch geboten ist demnach, was der Mehrheit zugutekommt. Entscheidend ist die Konsequenz der Handlung.

Die **Pflichtenethik** lässt sich in mehrere Bereiche unterscheiden (▸ Abb. 4.1). Sie haben alle gemeinsam, dass sich ethisch gebotenes Verhalten auf Pflichten bzw. Prinzipien zurückführen lässt:

- **Tugendethik:** Zentrales, verpflichtendes Element ist die Tugendhaftigkeit einer Person (z.B. Klugheit, Gerechtigkeit, Tapferkeit, Selbstbeherrschung. Hiervon wird das handlungsleitende Prinzip abgeleitet, d.h., es wird das Gedankenspiel vollzogen: „Wie würde eine tugendhafte Person handeln?"
- **Kantische Ethik:** Zentrales, verpflichtendes Element ist der kategorische Imperativ – ein grundlegendes moralische Gesetz, aus dem sich moralische Pflichten ableiten lassen, z.B. „Du sollst nicht lügen!". Ob eine Handlung moralisch gut ist, lässt sich im Gegensatz zum Utilitarismus nicht an den Konsequenzen einer Handlung, sondern nur an der Motivation zur Handlung beurteilen, z.B. ist die Motivation eines Mediziners als moralisch gut zu bewerten, wenn ein Patient infolge einer Medikamentengabe in guter

Tab. 4.2 Klassifikation der Allgemeinen Ethik

Klassifikation	Erläuterung
Deskriptive *(beschreibende)* Ethik	• Erfassung und Beschreibung von Ist-Zuständen, z.B. Beschreibung, welche ethischen Prinzipien die Menschen ihrem Verhalten zugrunde legen oder welche Werte Menschen für wichtig und richtig halten • Wertfreie Darstellung (Ist-Beschreibung) • Empirische Darstellung des vorhandenen Normen- und Wertesystems
Normative *(vorschreibende)* Ethik	• Beschreibung und Begründung von Soll-Zuständen, z.B. Beschreibung, welches Verhalten aus welchen Gründen moralisch geboten wäre oder welche Werte in welcher Situation aus folgenden Gründen Beachtung finden sollten • Begründete Soll-Beschreibung • Darstellung von allgemeingültigen ethischen Prinzipien für ein gutes Leben und Maßstäben moralischen Handelns
Metaethik *(„Ethik der Ethik")*	• Untersuchung und Reflexion des Vorgehens in der Ethik, z.B. Untersuchung, wie logisch vorgegangen werden soll oder moralisch einwandfrei argumentiert werden kann • Theoretische Auseinandersetzung mit der Ethik an sich

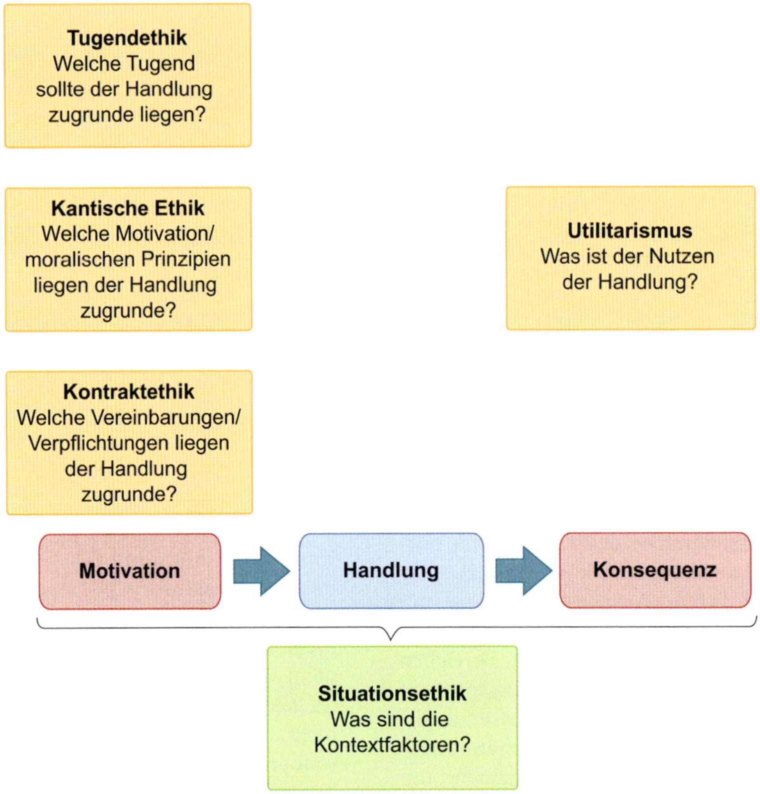

Abb. 4.1 Vereinfachte Unterscheidung der ethischen Theorien. Bei der Pflichtenethik stehen die zugrunde liegenden Motive im Fokus, beim Utilitarismus die Konsequenzen und bei der Situationsethik die Kontextfaktoren [L143/P554]

Absicht und nach bestem Wissen und Gewissen verstirbt?

- **Kontraktethik:** Zentrales, verpflichtendes Element ist die gegenseitig eingegangene, wechselseitige, gesellschaftliche Verpflichtung von zwei oder mehreren Vertragspartnern.

Das handlungsleitende Prinzip der **Situationsethik** sind die Einzigartigkeit und Unwiederholbarkeit unterschiedlicher Situationen. Daher werden keine allgemeingültigen Regeln und Normen verfolgt, sondern die individuellen Kontextfaktoren wie Lebensbedingungen und situative Umstände betrachtet. Dies wird z. T. auch kritisch gesehen, da dieses Prinzip zu einer subjektiven Individualethik führen könnte, bei der jeder für sich entscheiden kann, was in der jeweiligen Situation ethisch geboten ist.

4.1.3 Ethische Prinzipien

Definition

Ethische Prinzipien

Allgemeine, andauernde Grundsätze, welche in der ethischen Reflexion herangezogen werden können, um die ethische Entscheidungsfindung zu unterstützen.

Ethische Prinzipien dienen Pflegefachpersonen im Pflegealltag zur Orientierung, ob ethisch einwandfrei oder bedenklich gehandelt wird. Ethische Prinzipien können in einer konflikthaften Beziehung zueinander stehen.

Fallbeispiel

Autonomie vs. Fürsorge

Die Auszubildende Mandy Moser absolviert ihren Einsatz im Versorgungsbereich der stationären Langzeitpflege. Im Frühdienst möchte sie Herrn Roth bei der Körperpflege am Waschbecken unterstützen. Dieser lehnt ab und meint, er habe keine Lust, sich zu waschen. Frau Moser weiß, dass er die vergangenen drei Tage ebenfalls so reagiert hat. Auf der einen Seite möchte Frau Moser ihrer Fürsorgepflicht mit der Durchführung der Körperpflege nachkommen, auf der anderen Seite möchte sie Herrn Roths Selbstbestimmungsfähigkeit nicht beschneiden.

Würde und Respekt

Das **Prinzip der Würde** kann als grundlegendes, universelles Prinzip betrachtet werden. So erfährt die menschliche Würde durch das Grundgesetz einen besonderen Schutz (▸ 4.2.1).

Merke

Würde verdient jeder Mensch aufgrund seines Menschseins unabhängig davon, was er leistet, getan hat, tut oder kann. Würde ist die Achtung vor dem Leben.

Eine würdevolle Pflege zielt auf das Wohlbefinden, die Gesundheit und die Sicherheit von Pflegeempfängern unter Berücksichtigung deren Bedürfnisse und Willens ab. Das **Prinzip Respekt** meint, eine wertschätzende Grundhaltung gegenüber anderen Menschen einzunehmen. Respektvoller Umgang zeigt sich u. a. durch Höflichkeit, Toleranz, Rücksichtnahme und eine angemessene Wortwahl.

Fallbeispiel

Ein Selfie mit Frau Meier

Die Auszubildenden Harry Fohrer und Felicitas Krohmann absolvieren gemeinsam ihren Einsatz im akutstationären Bereich auf einer chirurgischen Station. Auf der Station liegt die 67-jährige Frau Meier. Sie trägt eine ungewöhnlich große Brille. Herr Fohrer und Frau Krohmann finden dies lustig und bitten Frau Meier, mit ihr ein Selfie machen und selbst einmal die Brille aufsetzen zu dürfen. Währenddessen kichern sie. Frau Meier lächelt gequält.

Würdevolle Pflege zeigt sich u. a. durch:

- Individuelle Pflegeorganisation im Gegensatz zu funktionalisierten Strukturen und Prozessen (*Pflegeempfänger als Gegenstand oder Nummer,* ▸ 1.3.1)
- Beachtung der individuellen Gewohnheiten, z. B. Schlaf-, Ernährungs- oder Beschäftigungsgewohnheiten
- Selbstbestimmte Lebensführung ermöglichen, z. B. Teilhabe an Gruppenangeboten herstellen
- Berücksichtigung biografischer und kultureller Gesichtspunkte, z. B. Ermöglichung, Sexualität und Glauben auszuüben
- Würdevolle Kommunikation, z. B. Ansprache mit Nachnamen, keine Verwendung entwürdigender Begriffe wie „Oma" oder „Opa" für ältere Menschen
- Professionelle Durchführung pflegerischer Interventionen, z. B. Berücksichtigung des Schamgefühls beim An- und Auskleiden oder bei der Intimpflege
- Pflegerische Interventionen professionell kommunizieren, z. B. „Vorlage wechseln" statt „pampern"

Erläuterung zum Fallbeispiel

Ein Selfie mit Frau Meier

In der Situation zeigt sich ein ethisch höchst bedenkliches, würde- und respektloses Verhalten von Herr Fohrer und Frau Krohmann. Hierbei handelt es sich nicht mehr um einen Spaß, sondern bereits um ein strafrechtlich relevantes Verhalten.

Verantwortungsvolles Handeln

Verantwortungsvolles Handeln ist ein **argumentativ begründetes** Handeln. Das Prinzip der Verantwortung geht mit der Verpflichtung zur Rechenschaft für das eigene Handeln gegenüber anderen Personen einher. Diese Begründung basiert auf einer situativen Werte- und Normenanalyse (▸ 4.2). Damit grenzt sich verantwortungsvolles Handeln von willkürlichem und prinzipiellen Verhalten ab (Heffels 2019: 1438–1439):

- Wer willkürlich handelt, handelt nach eigenem spontanem Ermessen.
- Wer prinzipiell handelt, handelt nach sturen, gleichen Prinzipien.
- Wer verantwortungsvoll handelt, handelt nach einer sorgfältigen Analyse der Situation unter

ethischen und moralischen Gesichtspunkten auf Basis einer begründeten Entscheidung für die bestmögliche Handlungsoption.

Fallbeispiel

Willkür, Prinzip und Verantwortung

Die Auszubildende Mandy Moser holt sich in der Situation mit Herrn Roth Rat bei den drei Pflegefachpersonen Wanda Propst, Petra Volk und Viktor Fröhlich.

- Frau Propst würde aus dem Bauch heraus entscheiden, was sie tut. Sie befasst sich nicht näher mit der Situation, sondern entscheidet spontan. Ob eine Körperpflege durchgeführt wird, ist nicht vorhersehbar.
- Frau Volk folgt in jeder Lebenslage stur dem Prinzip der Autonomie. Ihr Credo lautet: „Wenn der Bewohner etwas ablehnt, ist dies in jedem Fall ohne Ausnahme zu akzeptieren!" Demnach wird keine Körperpflege durchgeführt.
- Herr Fröhlich betrachtet die Situation genauer und erkennt zunächst den moralischen Konflikt. Daneben sieht er, dass Herr Roth bereits seit mehreren Tagen körperpflegerische Maßnahmen ablehnt. Anschließend beschreibt er die zugrunde liegenden Prinzipien Autonomie und Fürsorge. Er analysiert die Handlungsoptionen, z. B. Körperpflege erzwingen, Teilkörperpflege durchführen, Information und Beratung, Körperpflege nicht durchführen, in Dialog treten etc. Danach betrachtet er ethische Grundsätze, z. B. Menschenrechte, Ethikkodex. Herr Fröhlich würde die Körperpflege noch nicht durchführen, da er das Prinzip der Autonomie schätzt und das Vertrauensverhältnis zum Bewohner nicht gefährdet sehen möchte. Zudem resultiert für Herrn Roth daraus kein Schaden. Er würde mit ihm in den Dialog treten, um gemeinsame Absprachen für die kommenden Tage zu treffen.

Pflegefachpersonen reflektieren in den unterschiedlichsten Situationen die bestehenden Macht- und Überlegenheitsverhältnisse. So kann es sein, dass Pflegeempfänger Entscheidungen nicht hinterfragen, anzweifeln oder kritisieren, da sie den Pflegefachpersonen großes Vertrauen schenken oder Sorge vor benachteiligendem Verhalten haben.

Dialog

Das Prinzip des **Dialogs** meint, dass die **Auseinandersetzung** und der **Austausch** mit dem Gegenüber gesucht werden. Wer den Dialog sucht, weiß um die Begrenztheit seines persönlichen Wahrheitsverständnisses und die Subjektivität einer Situationseinschätzung.

Der Dialog ist ein Prinzip und Instrument, um das Gegenüber unvoreingenommen verstehen zu können. Damit wird ihm Würde, Respekt und Anerkennung vermittelt sowie Autonomie zugesprochen. Der Dialog kann als Gegenmittel zu bestehenden Machtstrukturen, eingefahrenen Ritualen und einem funktionalisierten Gesundheitswesen betrachtet werden.

Pflegefachpersonen kommen dem Prinzip des verantwortungsvollen Handelns mit dem Dialog nach, indem sie z. B. in Konfliktsituationen zwischen zwei Werten wie Fürsorge und Autonomie das Gespräch suchen. Hierbei wird Transparenz vermittelt und gemeinsam werden Kompromisse geschlossen. Der Dialog erhöht die Partizipationsfähigkeit im Sinne des Empowerments (► 7.2.2).

Prinzipienethischer Ansatz

Der **prinzipienethische Ansatz** geht auf Tom Beauchamp und James Childress zurück (Beauchamp & Childress 2019). Der Ansatz der Medizinethik spielt besonders in der medizinischen und pflegerischen Praxis eine Rolle und ist dabei behilflich, ethische Herausforderungen in der Praxis zu lösen. Er besteht aus vier Prinzipien: Prinzip der Autonomie, Prinzip der Fürsorge, Prinzip des Nicht-Schadens und Prinzip der Gerechtigkeit.

Prinzip der Autonomie

Unter dem **Prinzip der Autonomie** versteht man das Recht, selbst über sein Leben zu bestimmen. Pflegefachpersonen berücksichtigen das Prinzip der Autonomie u. a. durch:

- Einbindung des Pflegeempfängers in den Pflegeprozess und Förderung der Adhärenz
- Berücksichtigung von Bedürfnissen und persönlichen Lebensvorstellungen
- Berücksichtigung der Tatsache, dass der Pflegeempfänger selbst weiß, was gut für ihn ist bzw. sich gut anfühlt, keine Bevormundung
- Einholen der Zustimmung zur Durchführung pflegerischer oder medizinischer Maßnahmen, Berücksichtigung des Rechts auf eine Wahl
- Beachtung von Patientenverfügungen oder Vollmachten
- Berücksichtigung des Rechts auf Information
- Berücksichtigung nonverbaler Signale der Ablehnung bei fehlendem Vermögen, diese verbal zu äußern

Pflegefachpersonen wahren das Prinzip der Autonomie, indem sie die Machtverhältnisse zwischen Pflegefachpersonen, Angehörigen anderer Berufsgruppen und Pflegeempfängern reflektieren.

Vorsicht

Auch der Verzicht auf Autonomie kann der Ausdruck von Autonomie sein, z. B. wenn sich ein Pflegeempfänger nicht aktivieren lassen möchte und eine Übernahme der Tätigkeit wünscht.

Mit dem Konzept des **Shared Decision Making (SDM),** einer Interaktionsform zur partnerschaftlichen Entscheidungsfindung, kann die Autonomie des Pflegeempfängers erhöht werden, indem dieser umfänglich über objektive und subjektive Aspekte in die Diskussion kommt und darauf basierend eine informierte Entscheidung treffen kann (Klemperer & Rosenwirth 2005). Das Konzept hebt sich damit von paternalistischen *(bevormundenden)* Interaktionsformen ab, bei denen von außen stellvertretend eine Entscheidung übernommen wird (▸ Tab. 4.3).

Merke

Die Ziele des Prinzips der Autonomie sind:
- Förderung des Selbstbestimmungsrechts
- Respektieren des Selbstbestimmungsrechts
- Unterstützung bei der Ausübung des Selbstbestimmungsrechts

Prinzip der Fürsorge

Unter dem **Prinzip der Fürsorge** versteht man die Verpflichtung, mit seinem Handeln das Wohlergehen des Gegenübers zu berücksichtigen, zu erhalten und wenn möglich zu fördern. Fürsorge ist die Unterstützung und das (anwaltschaftliche) Eintreten für die Interessen des Gegenübers *(Advocacy).*

Fürsorge geht mit Selbstsorge einher. Fürsorge meint keine bedingungslose, aufopfernde und karitative Haltung, wie sie in der Geschichte der Pflege bis in die Mitte des 20. Jahrhunderts präsent war (▸ 5.1). Pflegefachpersonen berücksichtigen das Prinzip der Fürsorge u. a. durch:
- Erhebung der Vorstellungen des Wohlbefindens des Pflegeempfängers, z. B. mittels Biografiearbeit
- Auseinandersetzung mit der Individualität des Pflegeempfängers
- Kenntnis über den aktuell wissenschaftlichen Stand zu Interventionen, um die aktuell beste verfügbare Pflege gewährleisten zu können (▸ Kap. 6)
- Reflexion der persönlichen Strategien zur Belastungsbewältigung (▸ Kap. 8)

Merke

Die Ziele des Prinzips der Fürsorge sind:
- Förderung des Wohlergehens
- Förderung der Würde

Tab. 4.3 Ablauf des Shared Decision Making (modifiziert nach Berger-Höger & Steckelberg 2019)

Schritt	Erläuterung
1. Problemdefinition	• Beschreibung der Problematik und der daraus resultierenden Entscheidung • Beschreibung der individuellen Situation • Beschreibung des Ziels
2. Schlüsselbotschaft	• Verdeutlichung, dass es mehrere Möglichkeiten gibt und dass eine Entscheidung getroffen wird • Verdeutlichung, dass die Entscheidung beim Pflegeempfänger liegt
3. Besprechung der Optionen	• Auflistung der möglichen Optionen; sich nicht zu entscheiden ist ebenfalls eine Option • Neutrale Darstellung der Vor- und Nachteile
4. Erwartungen und Sorgen	• Erhebung der Gedanken des Pflegeempfängers • Erhebung von etwaigen Tendenzen oder der Notwendigkeit weiterer Erläuterungen
5. Anzeigen der Entscheidung	• Benennung der Entscheidung • Unterstützung der Entscheidung
6. Vereinbarungen	• Planung des weiteren Vorgehens • Festlegung eines Zeitpunkts zur Evaluation

Prinzip des Nicht-Schadens

Unter dem **Prinzip des Nicht-Schadens** versteht man das Unterlassen von Handlungen, die mit einem unangemessenen Schaden einhergehen. Die Unterlassung der Handlung geschieht dabei nicht zufällig, sondern ist das Produkt eines bewussten, begründeten und reflektierten Abwägungsprozesses. Pflegefachpersonen berücksichtigen das Prinzip des Nicht-Schadens u. a. durch:

- Abwägung positiver und negativer Aspekte und Folgen der Handlung
- Einbezug der Pflegeempfänger in den Entscheidungsprozess
- Verfügung über aktuelles Fachwissen, um Folgen, Nebenwirkungen oder Resultate fachlich korrekt einschätzen zu können, z. B. durch Fort- und Weiterbildung (► 10.3, ► 10.4)
- Übernahme von Verantwortung für (nicht) durchgeführte Pflegemaßnahmen
- Aufzeigen organisatorischer Defizite durch Gefährdungsanzeigen (► 8.2.3)
- Aufzeigen gesellschaftlicher und gesundheitspolitischer Defizite, z. B. durch berufspolitisches Engagement (► 9.1)

Merke

Die Ziele des Prinzips des Nicht-Schadens sind:

- Vermeidung unnötigen Leids
- Abwägung von Nutzen und Schaden einer Maßnahme

Prinzip der Gerechtigkeit

Unter dem **Prinzip der Gerechtigkeit** versteht man eine gleichmäßige und diskriminierungsfreie Verteilung von Ressourcen. Das Prinzip basiert auf einer Haltung, die von wechselseitiger Anerkennung, frei von Merkmalen oder Zuschreibungen, geprägt ist. Der Gegenüber ist gut so, wie es ist, einfach weil es so ist, wie es ist. Von daher ist eine Bevorzugung oder Benachteiligung unangebracht. Gerechtigkeit bedeutet nicht, alle Menschen gleich zu behandeln, da jeder Mensch ein Individuum ist und unterschiedliche Bedürfnisse hat. Gerechtigkeit bedeutet vielmehr, jeden Menschen gleichwertig mit dem gebotenen Respekt zu behandeln. Pflegefachpersonen berücksichtigen das Prinzip der Gerechtigkeit u. a. durch:

- Berücksichtigung gesellschaftlich schwächer aufgestellter Gruppen, z. B. infolge von Armut, fehlender Lobby
- Keine Bevorzugung bzw. Benachteiligung von Pflegeempfängern aufgrund von Merkmalen wie Geschlecht, Alter, Herkunft oder Glaubensrichtung
- Ausdrückliche Distanzierung von Diskriminierung, Rassismus und Extremismus
- Berücksichtigung kulturspezifischer Besonderheiten (► 6.7.6)
- Reflexion der Ressourcenverteilung und der belastenden Einflussfaktoren auf Makroebene, z. B. Ökonomisierung (► 8.1.3)

Merke

Die Ziele des Prinzips der Gerechtigkeit sind:

- Verantwortung und Transparenz in der Ressourcenverteilung
- Gewährleistung von Fairness und Freiheit
- Vermeidung von Diskriminierung

4.1.4 Menschenbilder

Definition

Menschenbild

Weltanschauung, grundsätzliche Vorstellung vom Menschen und das Verständnis vom Menschsein.

Das **Menschenbild** beschreibt und beinhaltet das Bild, das man von Menschen im Speziellen und im Allgemeinen hat. Dabei wird das jeweilige Menschenbild häufig als gegeben hingenommen. Es resultiert u. a. aus Erziehung, Sozialisation und Erfahrung, den Lebensumständen und Einflüssen durch Politik, Kultur und Umwelt. Das Menschenbild beeinflusst das menschliche Handeln und spielt bei ethischen Fragestellungen eine zentrale Rolle. Dort, wo unterschiedliche Menschenbilder und damit auch unterschiedliche Weltanschauungen aufeinandertreffen, können Konflikte (► 8.3.5) entstehen.

Fallbeispiel

Keine Zeit für Frau Weiß

Frau Weiß, 89 Jahre alt, wurde vor wenigen Tagen auf die internistische Station des örtlichen Klinikums aufgrund einer Aspirationspneumonie aufgenommen. Ihr Zustand hat sich seitdem rapide verschlechtert. Frau Weiß wird sterben. Im Frühdienst werden vier Neuaufnahmen erwartet. Der Pflegeaufwand auf der Station ist groß. Im Team kommt die Frage auf, wem die Zeit gewidmet wird: den Neuaufnahmen, den übrigen Pflegeempfängern oder Frau Weiß.

- Wie würden Sie entscheiden?
- Wie könnten die Pflegefachpersonen in Anlehnung an die unterschiedlichen Menschenbilder entscheiden?

Die vier bekanntesten Menschenbilder sind:

- **Materialistisches Menschenbild:** Es herrscht die Vorstellung, dass das menschliche Denken, Fühlen und Handeln physiologisch-maschinell bestimmt ist. Der Mensch ist seinem Selbsterhaltungstrieb unterworfen und wird durch seinen Egoismus zur Bedürfnisbefriedigung getrieben. Damit ist der Mensch unfrei. Die Würde und der Wert des Menschen stehen in Zusammenhang mit seiner Nützlichkeit, seinem geistigen Vermögen und seiner Produktivität. Wer hiervon mehr vorzuweisen hat, ist mehr wert und verdient mehr Würde.
- **Biologistisches Menschenbild:** Es herrscht die Vorstellung, dass der Mensch ein biologisch-physiologisches Wesen ist. Der Wert und die Würde eines Menschen sind von seinem Gesundheitsstatus abhängig. Der Erhalt der Gesundheit ist handlungsleitend. Kann die Gesundheit nicht erhalten oder positiv beeinflusst werden, kommt dies einem Versagen gleich.
- **Christliches Menschenbild:** Es herrscht die Vorstellung, dass der Mensch ein ganzheitliches Wesen mit physiologischen, psychischen, sozialen und spirituellen Bedürfnissen ist. Die von Gott geschenkte Würde des Menschen als sein Ebenbild ist das handlungsleitende Prinzip. Dieses Prinzip gilt unabhängig von Gesundheit und Krankheit während der gesamten Lebensspanne in vollem Umfang.
- **Humanistisches Menschenbild:** Es herrscht die Vorstellung, dass der Mensch ein vernunftbegabtes und überwiegend gutes Wesen ist. Handlungsleitendes Prinzip ist das Denken und die Perspektive des Individuums. Der Mensch besitzt und verdient Würde aufgrund seines Menschseins. Er strebt nach Autonomie, Wachstum, Gesundheit, Identität, Selbstverwirklichung und Unabhängigkeit während seiner gesamten Lebensspanne.

Erläuterung zum Fallbeispiel

Keine Zeit für Frau Weiß

Im **materialistischen Menschenbild** würde Frau Weiß' Würde nur noch eine untergeordnete Rolle spielen, weil sie im Gegensatz zu den anderen Pflegeempfängern keinen „nützlichen" Beitrag mehr leistet. Auch nach dem **biologistischen Menschenbild** würde Frau Weiß wenig Aufmerksamkeit erhalten, weil das Ziel der Gesunderhaltung bereits verfehlt wurde. Frau Weiß würde hier samt ihrer Würde aufgegeben. Dem **christlichen Menschenbild** folgend würden die Pflegefachpersonen Frau Weiß Aufmerksamkeit und Zeit schenken. Im **humanistischen Menschenbild** wäre die Position ähnlich. Es wäre möglich, dass sich die Pflegefachpersonen darüber hinaus für menschenwürdige Rahmenbedingungen einsetzen, um der Würde aller Pflegeempfänger entsprechen zu können.

4.2 Ethik in der Pflege

Die **Ethik in der Pflege** zählt neben der Ethik in der Medizin, der Ethik in der sozialen Arbeit sowie der Ethik in anderen Gesundheits- und Sozialberufen zur **Ethik im Gesundheits- und Sozialwesen.** Die Nachbardisziplinen können voneinander profitieren, indem sie sich austauschen.

Ethik in der Pflege geht mit **ethischer Reflexion** einher. Ethische Reflexion ist das Nachdenken über Anlässe und die Angemessenheit des Handelns basierend auf Werten, Prinzipien und Normen. Sie erfolgt entweder strukturiert anhand Methoden zur ethischen Entscheidungsfindung oder unstrukturiert. Die Anlässe, die den Anstoß zur ethischen Reflexion geben, entstammen dabei der Pflegepraxis.

Pflegeethik in Abgrenzung zur Medizinethik

Pflegeethik ist ein von der *Medizinethik* abgegrenzter Bereich:

- Medizinethik umfasst nicht auch die Pflegeethik, beide sind Nachbardisziplinen.
- Pflegeethik ist keine Unterkategorie von Medizinethik, sondern hat einen eigenen Gegenstandsbereich.

Pflegeethik ist gekennzeichnet durch

- Eigenart und Unübertragbarkeit der Pflegetätigkeit

Tab. 4.4 Teilbereiche der Ethik in der Pflege mit exemplarischen Inhalten und Konflikten

Teilbereich	Exemplarische Inhalte	Exemplarische Konflikte
Ethik in der Pflegepraxis	• Ethische Fragen nach moralisch einwandfreiem Pflegeverhalten • Entscheidungsfindung in Konflikt-/Dilemmasituationen • Ethisch reflexive Betrachtung der Pflegepraxis • Begründung pflegerischen Handelns	• Erwartungen der Gesellschaft an die Pflege vs. persönliche Vorstellungen von der Pflege • Umstände der Praxis kritisieren vs. Teil der Praxis sein
Ethik im Pflegemanagement	• Ethische Fragen der Personalpolitik, z. B. Umgang mit Mitarbeitenden wie Kündigung oder Personalentwicklung • Ethische Fragen der Pflegepraxis, basierend auf dem Wissen um die Bedeutung der Strukturqualität für die Praxis und auf der Gesamtverantwortung • Einflussnahme auf die Organisationskultur	• Ermöglichung von Bedingungen, die würdevolles Arbeiten ermöglichen, vs. limitierter Handlungsspielraum durch Intransparenz bezüglich der Finanzierung bzw. deren Limitierung • Meinungsverschiedenheiten und Konflikte mit Vorgesetzten vs. Wunsch nach Schulterschluss im Führungsstab
Ethik in der Pflegepädagogik	• Vermittlung des Themenfelds Ethik • Reflexionsfeld für praktische Erlebnisse	• Wissen um Bedeutung des Themas Ethik vs. potenziell ablehnende Haltung • Aufmerksamkeit für drastische Situationen vs. Notwendigkeit der Sensibilisierung für im Vergleich scheinbar „kleine" ethische Konflikte
Ethik in der Pflegewissenschaft	• Ethische Fragen der Pflegepraxis • Ethische Fragen der Pflegeforschung und -wissenschaft (Forschungsethik, ▸ 6.2.3)	• Neutralität der Forschung vs. Veränderung im Feld • Zufallsverteilung einer potenziell heilbringenden Therapie vs. Wunsch, diese allen gleichsam zukommen zu lassen

- Eigene Perspektive auf ethische Problemstellungen, die mit anderen Berufsgruppen wie auch der Medizin geteilt werden
- Eigene pflegespezifische Problemstellungen, die sich z. B. aus dem Pflegeprozess ergeben
- Notwendigkeit, die eigene pflegerische Praxis zu reflektieren
- Bedarf der Pflegeempfänger, dass Pflegefachpersonen an therapeutischen Entscheidungen beteiligt werden, da sie exaktere Informationen bezüglich der Lebenssituation und den individuellen Bedürfnissen besitzen

Teilbereiche der Ethik in der Pflege

Die Ethik in der Pflege kann in vier **Teilbereiche** untergliedert werden. Jeder Teilbereich beschäftigt sich mit unterschiedlichen Inhalten und weist eigene exemplarische Konflikte auf (▸ Tab. 4.4).

Ethische Identität entwickeln

Pflegefachpersonen prägen eine **ethische Identität** aus. Um eine ethische Identität auszuprägen, sind zunächst ethisch fragwürdige Situationen zu erkennen und in einem nächsten Schritt die betroffenen Werte zu benennen. Mit der ethisch begründeten Handlung, dem Tragen von Verantwortung in der Situation wird zunehmend eine ethische Identität ausgebildet (Linde 2018):

1. **Erkennen von ethisch reflexionswürdigen Situationen:** Ethische Reflexion ist insbesondere bei pflegeethischen Konflikten und in Dilemmasituationen wichtig. Diese kommen häufig in Grenzsituationen vor (▸ Abb. 4.2). Die ethische Relevanz einer Situation kann von Pflegefachpersonen unterschiedlich bewertet werden. Ob etwas als ethisch relevant erscheint, kann daran ausgemacht werden, welche persönliche emotionale Beteiligung mit der Situation einhergeht. Empfindungen sind z. B. Betroffenheit, ein ungutes Gefühl, Unbehagen, Mitgefühl, Unsicherheit oder ein schlechtes Gewissen. Pflegefachpersonen können ihren Emotionen nachspüren und die zugrunde liegende Verletzung einzelner Werte erörtern. Ethische Sensibilität durch bewusstes Wahrnehmen von Emotionen ist eine wertvolle Kompetenz, die es zu erhalten gilt, um

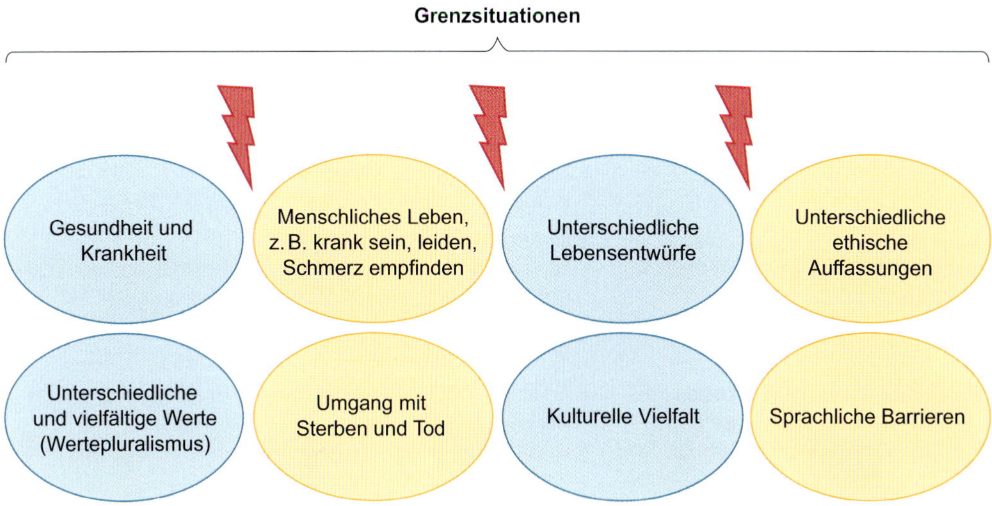

Abb. 4.2 Beispiele für Grenzsituationen in der pflegerischen Praxis. Dabei können Faktoren isoliert oder gemeinsam vernetzt auftreten und sich somit komplizierter darstellen [L143/P554]

einem möglichen Cool-out (▸ 8.3.4) zu begegnen.

2. **Benennen von Werten:** Pflegefachpersonen setzen sich mit unterschiedlichen Werten (▸ 4.1.1) und ethischen Prinzipien (▸ 4.1.3) auseinander, um diese identifizieren und benennen zu können. Hierbei gilt es – insbesondere bei emotionaler Beteiligung –, persönliche Werte von professionellen Werten abzugrenzen. Professionelle Werte lassen sich auf pflegeethische Grundsätze wie z. B. Ethikkodex zurückführen. Folgende Leitfragen sind zum Erkennen und Benennen von Werten hilfreich: *„Was irritiert mich in dieser Situation?"* *„Was ist mir in dieser Situation wichtig?"* *„Welcher Wert leitet mich?"*
3. **Ethische Identität ausbilden:** Pflegefachpersonen sehen sich täglich mit ethischen Entscheidungen konfrontiert. Diese ethischen Entscheidungen werden in der Situation, im Tun verlangt und ziehen stets Konsequenzen nach sich. Pflegeethik ist also nicht ausschließlich eine theoretische Leistung, bei der man Entscheidungen mit einer gewissen Distanz in Ruhe abwägt. Pflegeethische Entscheidungen sind unmittelbar erforderlich, können aber mit theoretischer Untermauerung und Erfahrung kompetent getroffen werden. Durch berufliche Sozialisation werden professionelle Werte zunehmend mit der persönlichen Identität verwoben.

Merke

Professionelles ethisches Pflegehandeln

Professionelles ethisches Pflegehandeln geht mit der Begründbarkeit des Tuns und der kontinuierlichen Reflexion der zugrunde liegenden moralischen Wertehaltung einher. Wer Werte erkennen und benennen kann, ist in der Lage, professionell zu argumentieren und ethisch begründet Entscheidungen zu treffen. Das Vorhandensein einer eigenen Berufsethik zählt im merkmalstheoretischen Professionsansatz zu den Merkmalen einer Profession (▸ 5.3.1).

4.2.1 Pflegeethische Grundsätze

Die **pflegeethischen Grundsätze** bilden die Grundlage für ethische Reflexionsprozesse. Pflegefachpersonen können diese heranziehen, um ihre berufsethischen Werthaltungen und Einstellungen zu reflektieren und zu begründen.

UN-Konventionen

Definition

UN-Konvention

(UN = United Nations, vereinte Nationen)
Bindender völkerrechtlicher Vertrag als Verhaltensnorm zwischen den Mitgliedsstaaten der Vereinten Nationen.

Tab. 4.5 Beispiele für UN-Konventionen mit exemplarischen Inhalten

UN-Konvention	Exemplarischer Inhalt
UN-Zivilpakt *(International Covenant on Civil and Political Right, ICCPR)* (UN 1966a)	• Angeborenes Recht auf Leben (Art. 6) • Keine Erniedrigung, keine Unterwerfung, freiwillige Zustimmung zu medizinischen oder wissenschaftlichen Untersuchungen (Art. 7) • Recht auf persönliche Freiheit und Sicherheit (Art. 9. Abs. 1) • Würdevolle Behandlung bei Freiheitsentzug (Art. 10 Abs. 1)
UN-Sozialpakt *(International Covenant on Economic, Social and Cultural Rights, ICESCR)* (UN 1966b)	• Recht auf Selbstbestimmung (Art. 1 Abs. 1) • Recht auf einen angemessenen Lebensstandard für sich und seine Familie, z. B. Ernährung, Bekleidung, Unterbringung (Art. 11) • Recht auf das erreichbare Höchstmaß an körperlicher und geistiger Gesundheit (Art. 12)
UN-Behindertenrechtskonvention *(BRK, Convention on the Rights of Persons with Disabilities, CRPD)* (Beauftragte der Bundesregierung für die Belange von Menschen mit Behinderung 2017)	• Achtung der Würde, der Autonomie, der Unabhängigkeit und der Freiheit, eigene Entscheidungen zu treffen (Art. 3) • Verbot der Diskriminierung aufgrund von Behinderung und Garantie von rechtlichem Schutz (Art. 5 Abs. 2) • Verpflichtung für Angehörige der Gesundheitsberufe zur qualitativ gleichwertigen Versorgung und Einholen der freien Einwilligung nach vorheriger Aufklärung (Art. 25)
UN-Kinderrechtskonvention *(KRK, Convention on the Rights of the Child, CRC)* (BMFSFJ 2018)	• Vorrangige Berücksichtigung des Kindeswohls bei allen Maßnahmen, die Kinder betreffen (Art. 3 Abs. 1) • Recht auf freie Meinungsbildung und -äußerung, angemessene Berücksichtigung der Meinung des Kinds (Art. 12 Abs. 1) • Recht des Kinds auf das erreichbare Höchstmaß an Gesundheit, auf Inanspruchnahme von Einrichtungen zur Behandlung von Krankheiten und zur Wiederherstellung der Gesundheit (Art. 24)

UN-Konventionen sind von den Repräsentanten der Mitgliedsstaaten der Vereinten Nationen unterzeichnete Abkommen (▸ Tab. 4.5). Die Umsetzung wird durch UN-Kommissionen und -Ausschüsse begleitet und u. a. durch NGOs *(Nichtregierungsorganisationen)* auf ihre Umsetzung hin kontrolliert.

Grundgesetz

Definition

Grundgesetz

(Grundrecht, Menschenrecht)
Verfassung für die Bundesrepublik Deutschland, Festlegung wesentlicher staatlicher System- und Wertentscheidungen.

Das **Grundgesetz (GG)** wurde am 8. Mai 1949 beschlossen und feierte demnach 2019 sein 70-jähriges Jubiläum. Es besteht aus den drei Teilen: Präambel, Grundrechte (▸ Abb. 4.3) und organisatorischem Teil.

Das Grundgesetz ist mehr als ein Gesetz und eine juristische Norm, denn in den darin formulierten Grundrechten werden juristische Normen mit ethischen Gesichtspunkten verbunden.

Merke

Das Grundgesetz steht im Rang über allen anderen deutschen Rechtsnormen.

Im ersten Artikel des Grundgesetzes wird der Würde des Menschen ein besonderer Stellenwert eingeräumt. Sie ist der oberste Wert im Grundgesetz. Dies lässt sich auch auf die geschichtlichen Ereignisse zur Zeit des Nationalsozialismus zurückführen (▸ 5.1.5). Demnach hat jeder Mensch aufgrund seines Menschseins einen besonderen Wert- und Achtungsanspruch. Die Achtung der Menschenwürde ist sowohl eine staatliche als auch eine individuelle Aufgabe. Pflegefachpersonen

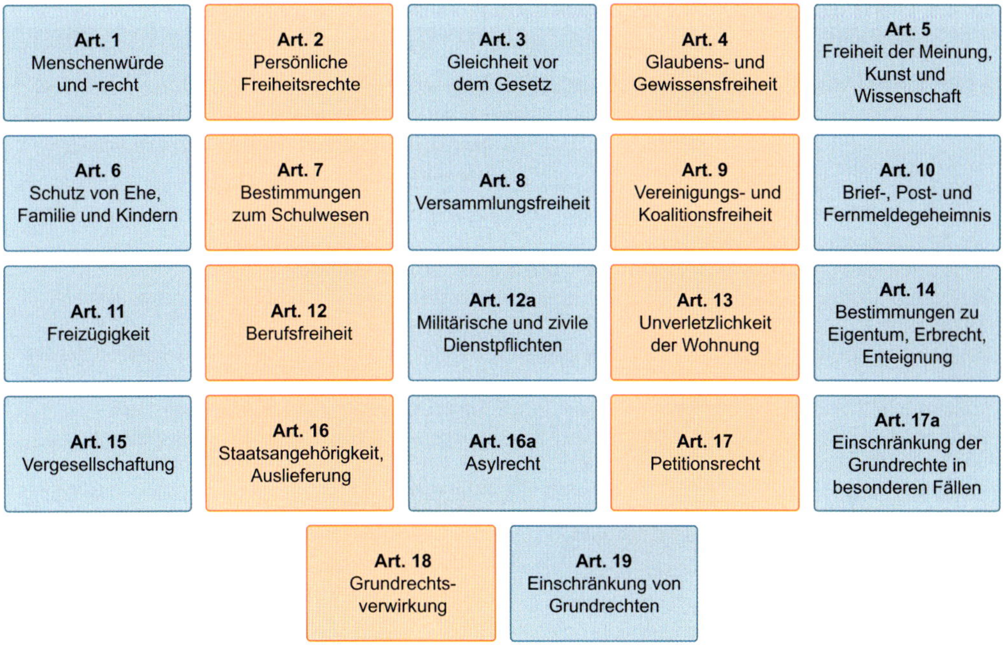

Abb. 4.3 Übersicht über die Grundrechte [L143/P554]

respektieren die Würde und Einzigartigkeit jedes Menschen (▸ 4.1.3).

Charta der Rechte hilfe- und pflegebedürftiger Menschen

Die **Charta der Rechte hilfe- und pflegebedürftiger Menschen** *(Pflege-Charta)* wurde 2006 erstmals veröffentlicht. Sie ist eine bedeutende Grundlage für die Ausgestaltung würdevoller Pflege und gibt Pflegefachpersonen, -wissenschaftlern und -managern wichtige Impulse. Die Pflege-Charta als eine Leitlinie zur Versorgung hilfe- und pflegebedürftiger Menschen dient Pflegeempfängern, Angehörigen und (angehenden) Pflegefachpersonen zur Orientierung mit dem Ziel, die Rechtsstellung hilfe- und pflegebedürftiger Menschen zu stärken (▸ Tab. 4.6).

Die Rechte erfahren dort eine Einschränkung, wo Rechte und Entfaltungsmöglichkeiten anderer verletzt werden oder strukturelle und finanzielle Bedingungsfaktoren die volle Entfaltung beschneiden. Pflegefachpersonen kommen ihrer Fürsorgepflicht nach, indem sie mit allen Beteiligten in den Dialog gehen und gemeinsam nach Lösungsmöglichkeiten suchen.

Fallbeispiel

Herr Hinterbauer hört gern Volksmusik

Herr Hinterbauer, 77 Jahre alt, lebt im Pflegeheim Alpenblick. Er hört gern Volksmusik. Da er nur über ein eingeschränktes Hörvermögen verfügt, dreht er die Musik zu jeder Tageszeit laut auf. Die anderen Bewohner beschweren sich über den Lärm. Herr Hinterbauer pocht auf sein Recht auf Selbstbestimmung.

Die zuständige Pflegefachperson sucht das Gespräch mit Herrn Hinterbauer, um ihm die Grenzen seiner Selbstbestimmungsfähigkeit aufzuzeigen und gemeinsam mit ihm nach geeigneten Maßnahmen zu suchen, z. B. feste Tageszeiten zum lauten Musikhören vereinbaren, Hörhilfen prüfen, zwischen Herrn Hinterbauer und den Bewohnern als moderierende Vermittlerin auftreten, spezielle Kopfhörer erwerben (lassen).

Die Anwendung der Charta der Rechte hilfe- und pflegebedürftiger Menschen kann sich in der Praxis an folgenden Punkten orientieren (ZQP 2020, S. 18):

- Bedingungen für eine würdevolle Pflege **mitgestalten,** z. B. Selbstbestimmtheit oder Privatheit beachten

Tab. 4.6 Charta der Rechte hilfe- und pflegebedürftiger Menschen (Pflege-Charta)

Artikel	Recht
Artikel 1 Selbstbestimmung und Hilfe zur Selbsthilfe	Jeder hilfe- und pflegebedürftige Mensch hat das Recht auf Hilfe zur Selbsthilfe sowie auf Unterstützung, um ein möglichst selbstbestimmtes und selbstständiges Leben führen zu können.
• Willens- und Entscheidungsfreiheit, Fürsprache und Unterstützung, z. B. alle an der Pflege, Behandlung und Betreuung Beteiligten müssen sich daran ausrichten • Selbstbestimmtes Leben, z. B. Entscheidung, wann und wie man sich pflegen möchte • Wahl von Leistungen und Anbietern, z. B. Recht zu entscheiden, welche Maßnahmen durchgeführt werden und welche nicht • Respektierung der Lebensweise, z. B. keine Diskriminierung aufgrund des Geschlechts oder der sexuellen Orientierung • Prävention (► 7.1) und Gesundheitsförderung (► 7.2), z. B. Erhalt und Verbesserung des Wohlbefindens • Regelung finanzieller, behördlicher oder rechtsgeschäftlicher Angelegenheiten, z. B. Recht auf Bestimmung wirtschaftlicher Angelegenheiten wie Überweisungen • Berücksichtigung von Vollmachten und Verfügungen, z. B. Berücksichtigung des Willens in der Patientenverfügung	
Artikel 2 Körperliche und seelische Unversehrtheit, Freiheit und Sicherheit	Jeder hilfe- und pflegebedürftige Mensch hat das Recht, vor Gefahren für Leib und Seele geschützt zu werden.
• Schutz vor Gewalt, z. B. keine Pflegehandlung ohne Einwilligung (► 8.3.7) • Schutz vor Vernachlässigung, z. B. erforderliche Hilfe zu erhalten • Schutz vor unsachgemäßer Pflege und Behandlung, z. B. Schutz vor Infektionen oder Wundliegen • Schutz vor freiheitseinschränkenden Maßnahmen, z. B. indikatorengeleitetes Vorgehen • Hilfe bei Gewalt, z. B. sofortige kompetente Hilfe bei Schutzbedürftigkeit	
Artikel 3 Privatheit	Jeder hilfe- und pflegebedürftige Mensch hat das Recht auf Wahrung und Schutz seiner Privat- und Intimsphäre.
• Beachtung des Privatbereichs, z. B. Recht zu bestimmen, wer die Wohnung betreten darf • Möglichkeit des Rückzugs, z. B. ungestört kommunizieren können • Verwendung privater Gegenstände in Einrichtungen, z. B. Ausstattung des Wohnbereichs mit eigenen Kleinmöbeln • Beachtung von Schamgefühl, z. B. Recht auf einfühlsames und diskretes Vorgehen • Wahrung des Briefgeheimnisses, z. B. kein Annehmen, Öffnen oder Lesen ohne Zustimmung • Schutz der persönlichen Daten, z. B. vertraulicher Umgang, Berücksichtigung der Schweigepflicht	
Artikel 4 Pflege, Betreuung und Behandlung	Jeder hilfe- und pflegebedürftige Mensch hat das Recht auf eine an seinem persönlichen Bedarf ausgerichtete, gesundheitsfördernde und qualifizierte Pflege, Betreuung und Behandlung.
• Kompetente und zugewandte Pflege, Betreuung und Behandlung, z. B. angewandte Methoden und Maßnahmen entsprechen dem aktuellen Stand wissenschaftlicher Erkenntnisse • Individuelle Pflege, z. B. Berücksichtigung von Bedürfnissen, Erfahrungen, Fähigkeiten und Beeinträchtigungen • Geplante Pflege, z. B. Dokumentation von Zielen und Maßnahmen • Feste Ansprechpersonen, z. B. seltener Wechsel der Bezugspersonen • Aktivierende Pflege, z. B. Unterstützung bei der selbstbestimmten Lebensführung • Bedürfnisgerechte Ernährung, z. B. Beachtung von Vorlieben und Abneigungen • Fachgerechte Linderung von Beschwerden, z. B. von Schmerzen oder Übelkeit • Kommunikation und Kooperation, z. B. Austausch im interdisziplinären Team • Zusammenarbeit mit Angehörigen und ehrenamtlichen Helfern, z. B. Einbeziehung und Informationsweitergabe • Reaktion auf Beschwerden, z. B. Recht auf Beschwerde ohne negative Konsequenzen	

Tab. 4.6 Charta der Rechte hilfe- und pflegebedürftiger Menschen (Pflege-Charta) *(Forts.)*

Artikel 5 Information, Beratung und Aufklärung	**Jeder hilfe- und pflegebedürftige Mensch hat das Recht auf umfassende Informationen über Möglichkeiten und Angebote der Beratung, der Hilfe und Pflege sowie der Behandlung.**
• Umfassende, individuelle Beratung mit gemeinsamer Zielabstimmung, u. a. zum Erhalt der Unabhängigkeit • Recht auf Wahl und Wechsel des Beraters • Anleitung pflegender Angehöriger, z. B. Anspruch auf kostenfreie Anleitung • Transparenz bei Kosten und Leistungen, z. B. Eindeutigkeit bei der Zusammensetzung der (Pflege-)Kosten • Medizinische und pflegerische Aufklärung und Beratung, z. B. Aufklärung über Neben- und Wechselwirkungen • Einsicht in Dokumente, z. B. Kopien von pflegerelevanten oder medizinischen Dokumenten auf Anfrage	
Artikel 6 Wertschätzung, Kommunikation und Teilhabe an der Gesellschaft	**Jeder hilfe- und pflegebedürftige Mensch hat das Recht, auf Wertschätzung, Austausch mit anderen Menschen und Teilhabe am gesellschaftlichen Leben.**
• Respektvoller Umgang, z. B. namentliche Ansprache • Beachtung von Bedürfnissen und Erfordernissen zur Verständigung, z. B. Nutzung von Hilfsmitteln • Teilhabe am gesellschaftlichen Leben, z. B. Angebote zur Tagesgestaltung • Mitsprache in Einrichtungen, z. B. Beteiligung in Bewohnervertretung • Beteiligung an allgemeinen politischen Wahlen, z. B. Unterstützung bei Briefwahl	
Artikel 7 Religion, Kultur und Weltanschauung	**Jeder hilfe- und pflegebedürfte Mensch hat das Recht, seiner Kultur und Weltanschauung entsprechend zu leben und seine Religion auszuüben.**
• Kultursensible Pflege, Betreuung und Behandlung, z. B. durch Berücksichtigung kultureller Werte und Bräuche • Ggf. Hinzuziehung einer Person mit gleicher Weltanschauung, die den Pflegeempfänger u. a. bei therapeutischen und lebensweltlichen Fragen unterstützt	
Artikel 8 Palliative Begleitung, Sterben und Tod	**Jeder hilfe- und pflegebedürftige Mensch hat das Recht, in Würde zu sterben.**
• Individuelle Sterbebegleitung, z. B. an bevorzugtem Ort • Unterstützung von Angehörigen, z. B. Einbezug in die Sterbebegleitung • Selbstbestimmung am Lebensende, z. B. Beachtung von Patientenverfügungen • Respekt gegenüber Verstorbenen, z. B. gewünschte Bestattungsform oder Organspende	

- Dichotomes „falsches vs. richtiges Denken" in den Hintergrund rücken und **individuelle, bestmögliche Lösungen** suchen
- Spannungen zwischen verschiedenen Werten und Rechten **abwägen,** z. B. volle Rechtsausübung bei Geldgeschäften während einer manischen Episode
- Selbstkritisches **Reflektieren** der eigenen Haltung und Handlung, gemeinsam Handlungsalternativen suchen

Charta zur Betreuung schwerstkranker und sterbender Menschen

Die **Charta zur Betreuung schwerstkranker und sterbender Menschen** benennt Anforderungen an die Betreuung von Menschen mit fortschreitenden und lebensbegrenzenden Erkrankungen. Die Charta wurde 2010 verabschiedet und dient Pflegefachpersonen als Leitfaden bei der Begleitung und Betreuung während der letzten Lebensphase. Die Charta besteht aus fünf Leitsätzen (DGP 2013):

1. **Gesellschaftspolitische Herausforderungen – Ethik, Recht und öffentliche Kommunikation:** Recht auf ein Sterben unter würdigen Bedingungen. Dazu zählt u. a. das Berücksichtigen individueller Vorstellungen, Wünsche und Werte in der letzten Lebensphase. Sterben wird als besonderer Teil des Lebens gesehen.
2. **Bedürfnisse der Betroffenen – Anforderungen an die Versorgungsstruktur:** Recht auf eine umfassende medizinische, pflegerische, psychosoziale und spirituelle Betreuung und Beglei-

tung. Dazu zählen u. a. die Orientierung an der Lebenswelt, die Einbeziehung von Angehörigen und die Vernetzung alle Versorgungsanbieter.

3. **Anforderungen an die Aus-, Weiter- und Fortbildung:** Recht auf angemessene, qualifizierte und bei Bedarf multiprofessionelle Behandlung und Begleitung. Dazu zählt u. a., sich als Pflegefachperson mit der eigenen Sterblichkeit auseinanderzusetzen und Bildungsangebote zum Thema wahrzunehmen.
4. **Entwicklungsperspektiven und Forschung:** Recht, nach dem allgemein anerkannten Stand der Erkenntnisse behandelt und betreut zu werden. Dazu zählen u. a. die Berücksichtigung ethischer und rechtlicher Regeln in der Forschung und die Transparenz neuer Erkenntnisse.
5. **Die europäische und internationale Dimension:** Recht auf Berücksichtigung etablierter und anerkannter internationaler Empfehlungen und Standards zur Palliativversorgung.

Charta für Kinder im Krankenhaus (EACH-Charta)

Die **Charta für Kinder im Krankenhaus** *(EACH-Charta, European Association for Children in Hospital)* wurde 1988 veröffentlicht und dient seitdem als Leitlinie zum Wohl und Schutz der Rechte kranker Kinder. Die EACH-Charta besteht aus zehn Artikeln (AKIK 2016):

1. **Krankenhausaufenthalt, nur wenn nötig:** Darunter fällt u. a. die Prüfung, ob andere Möglichkeiten der Behandlung bestehen. Ist eine Krankenhausbehandlung notwendig, sollte diese nah am Wohnort des Kinds bzw. der Familie sein.
2. **Nähe und Sicherheit im Krankenhaus:** Darunter fallen u. a. das Recht der Kinder, ihre Eltern stets bei sich zu haben, und die Berücksichtigung der kindlichen Interessen.
3. **Mitaufnahme einer Begleitperson:** Darunter fallen u. a. die ermutigende Aufforderung zur Mitaufnahme, das Angebot kostenloser Übernachtungs- und Verpflegungsmöglichkeiten sowie die Information und Aufforderung zur aktiven Beteiligung am Stationsalltag.
4. **Kindgerechte Information:** Darunter fallen u. a. die ehrliche und adressatengerechte Auskunft, das Einräumen des Rechts auf freie Meinungsäußerung und die Reduktion körperlichen und seelischen Stresses.
5. **Mitbeteiligung und Mitentscheidung:** Darunter fallen u. a. die Information, Aufklärung und Mitentscheidung der Eltern sowie der Schutz vor unnötigen Behandlungen und Untersuchungen.
6. **Kindgerechte Umgebung:** Darunter fallen u. a. die Betreuung mit anderen Kindern und keine Altersgrenzen für Besucher.
7. **Unterstützung nach Alter und Entwicklungsstand:** Darunter fällt u. a. das Recht auf Spiel, Erholung und Bildung.
8. **Personal mit qualifizierter pädiatrischer Ausbildung:** Darunter fällt u. a. das Recht auf einfühlsames und speziell qualifiziertes Personal, z. B. auch mit Kinderschutzausbildung.
9. **Kontinuität in der Betreuung:** Darunter fällt u. a., der Anspruch auf ein kleines therapeutisches Team und einen sanften Übergang in die Erwachsenenpflege, z. B. bei lang andauernder chronischer Krankheit.
10. **Behandlung mit Takt und Verständnis:** Darunter fallen u. a. die Respektierung von Intimsphäre und Würde des Kinds, die Berücksichtigung des sich verändernden Schamgefühls sowie der Schutz vor körperlicher Entblößung.

Berufsordnung und Ethikkodex

Definition

Berufsordnung

Grundlage eines selbstverwalteten Berufs. Beschreibt Rechte und Pflichten, Tätigkeiten und Prozesse der Berufsangehörigen.

Ethikkodex

Grundsätzliche Erklärung ideeller Wertvorstellungen und Beschreibung grundlegender moralischer Einstellungen einer (Berufs-)Gruppe und deren Verpflichtungen gegenüber anderen.

Eine **Berufsordnung** ist ein durch das Standesrecht legitimiertes Instrument der Selbstverwaltung. In der Berufsordnung werden die Belange der Berufsgruppe geregelt. Daher kommt der Berufsordnung insbesondere mit der Etablierung von Pflegekammern eine große Bedeutung zu (► 9.1.3). Neben Grundsätzen, Rechten und Pflichten werden auch ethische Aspekte aufgeführt. Diese orientieren sich, wie auch die Berufsordnung der Pflegekammer Rheinland-Pfalz (Landespflegekammer Rheinland-Pfalz 2019), zumeist an bestehenden Ethikkodizes, z. B. dem Ethikkodex Pflegeforschung der Deutschen Gesellschaft für Pflegewissenschaft (DGP 2016; ▸ 6.2.3) und dem ICN-Ethikkodex.

Der **Ethikkodex** des International Council of Nurses (ICN) ist der internationale Leitfaden für ein an ethischen Werten und sozialem Handeln ausgerichtetes pflegefachliches Handeln. Er wurde erstmalig 1953 veröffentlicht und wird seitdem fortlaufend weiterentwickelt. Nachfolgend werden die Inhalte des ICN-Ethikkodex für Pflegende teils im Wortlaut und teils verändert, basierend auf der 2012 verabschiedeten Fassung, vorgestellt (ICN 2014).

Pflegefachpersonen erfüllen laut dem ICN-Ethikkodex vier Aufgaben:

1. Gesundheit fördern (gesundheitsförderliche und präventive Pflege)
2. Krankheit lindern (kurative Pflege)
3. Gesundheit wiederherstellen (rehabilitative Pflege)
4. Leiden lindern (palliative Pflege)

Pflege ist untrennbar verbunden mit:

- Achtung der Menschenrechte
- Achtung kultureller Rechte
- Achtung des Rechts auf Leben und Entscheidungsfreiheit
- Achtung der Würde und der respektvollen Behandlung

Dies geschieht mit Respekt und ohne Wertung des Alters, der Hautfarbe, des Glaubens, der Kultur, einer Behinderung oder Krankheit, des Geschlechts, der sexuellen Orientierung, der Nationalität, der politischen Einstellung, der ethnischen Zugehörigkeit oder des sozialen Status. Pflegefachpersonen üben gemäß dem ICN-Ethikkodex ihre Tätigkeit zum Wohle des Einzelnen, der Familie und der sozialen Gemeinschaft aus. Dabei wird die pflegerische Dienstleistung durch Pflegefachpersonen mit anderen Dienstleistern koordiniert (▸ 1.4). Der ICN-Ethikkodex besteht aus vier Grundelementen (▸ Tab. 4.7), die den Standard ethischer Verhaltensweisen bestimmen.

4.2.2 Formen der institutionalisierten Ethik in der Pflege

Es existieren verschiedene **Formen der institutionalisierten Ethik in der Pflege.** Zunächst können diese in Bezug auf ihre Beteiligungsform unterschieden werden (▸ Tab. 4.8).

Daneben können die Formen der institutionalisierten Ethik auch anhand der Dimensionspaare intern vs. extern und retrospektiv *(rückblickend)* vs. prospektiv *(vorausschauend)* unterschieden werden (▸ Abb. 4.4).

Ethische Fallbesprechung

Definition

Ethische Fallbesprechung

(Ethik-Fallberatung)

Gruppenverfahren zur Lösung prospektiver, ethischer Fragestellungen.

Ethische Fallbesprechungen sind strukturierte Gruppenverfahren, die Pflegefachpersonen und anderen Mitgliedern des interdisziplinären Teams infolge einer problematischen Ausgangsfrage dabei behilflich sein sollen, zur besten ethisch begründbaren Entscheidung zu gelangen. Daneben ist die ethische Fallbesprechung hilfreich, um eine gemeinsame Linie im Team zu finden, stellt aber keine Mediation (▸ 8.2.6) dar. Die Methode wird von einem Moderator begleitet, der das Vorgehen strukturiert und steuert. Im Zentrum steht die Therapieentscheidung eines Pflegeempfängers unter Berücksichtigung unterschiedlicher Aspekte (▸ Abb. 4.5).

Das Vorgehen der ethischen Fallbesprechung kann methodisch variieren (▸ 4.3).

Checkliste

Implementierung ethischer Fallbesprechungen

Ethische Fallbesprechungen sind kein Selbstläufer. Damit die Umsetzung in den Einrichtungen gelingt, muss Folgendes berücksichtigt werden:

- Zeit zur Verfügung stellen (lassen), Turnus herstellen
- Hintergrund der ethischen Fallbesprechung erläutern, um das Verständnis und die Bereitschaft zur Teilnahme durch Transparenz bezüglich des Nutzens zu erhöhen
- Probeläufe und „Schnupperkurse", z. B. im Rahmen von Fortbildungsveranstaltungen anbieten
- Spezifische Fortbildungen für Moderatoren anbieten, zur Steigerung der Steuerungs- und Durchführungskompetenz
- Prozedere der Einreichung ethisch relevanter Fragestellungen festlegen

Es wird aus folgenden Gründen empfohlen, das Vorgehen der ethischen Fallbesprechung in Form

Tab. 4.7 Grundelemente des ICN-Ethikkodex (ICN 2012: 2–4)

Grundelement	Inhalt
Pflegende und ihre Mitmenschen	• Grundlegende professionelle Verantwortung gilt dem pflegebedürftigen Menschen • Förderung eines respektvollen Umfelds bezüglich Menschenrechte, Wertvorstellungen, Sitten, Gewohnheiten und Glauben • Gewährleistung einer richtigen und ausreichenden Information • Vertraulicher Umgang mit Informationen und verantwortungsvoller Umgang bei der Weitergabe • Veranlassung und Unterstützung von Maßnahmen zugunsten der gesundheitlichen und sozialen Bedürfnisse der Bevölkerung, insbesondere benachteiligter Gruppen • Einsatz für Gleichheit und soziale Gerechtigkeit bei der Verteilung von Ressourcen, dem Zugang zur Gesundheitsversorgung und zu anderen sozialen und ökonomischen Dienstleistungen • Verhalten ist geprägt durch professionelle Werte wie Respekt, Aufmerksamkeit, Eingehen auf Ansprüche und Bedürfnisse, Mitgefühl, Vertrauenswürdigkeit und Integrität *(Unbestechlichkeit)*
Pflegende und die Berufsausübung	• Verantwortung und Rechenschaftspflicht für die Ausübung der Pflege, die Wahrung der fachlichen Kompetenzen und die kontinuierliche Fortbildung (► Kap. 10) • Beachtung der eigenen Gesundheit, um die Fähigkeit zur Berufsausübung nicht zu beeinträchtigen (► Kap. 8) • Beurteilung der Fachkompetenz der Mitarbeitenden bei Delegation (► 1.6) • Stärkung des Ansehens und des Vertrauens der Bevölkerung in den Pflegeberuf • Gewährleistung der Vereinbarkeit neuer technischer Möglichkeiten oder wissenschaftlicher Erkenntnisse (► Kap. 6) mit der Sicherheit, der Würde und den Rechten des Menschen • Förderung und Bewahrung einer Kultur ethischen Verhaltens und des offenen Dialogs
Pflegende und die Profession	• Übernahme der Hauptrolle bei der Festlegung und Umsetzung von Standards für Pflegepraxis, -management, -forschung und -bildung • Beteiligung an der Entwicklung forschungsbasierter Erkenntnisse (► 6.2.2) zur Unterstützung einer evidenzbasierten Berufsausübung (► 6.6.3) • Beteiligung an der Entwicklung und Aufrechterhaltung zentraler professioneller Werte • Mitwirkung in einem Berufsverband u. a. für eine positive Arbeitsumgebung (► 9.1.1) • Bewahrung und Schutz der natürlichen Umwelt • Beitrag zu einem ethisch verantwortungsvollen Arbeitsumfeld, Engagement gegen unethisches Verhalten und unethische Rahmenbedingungen (► 8.2)
Pflegende und ihre Kolleginnen	• Guter und respektvoller Umgang mit den Kollegen und den Mitarbeitenden (► 1.4) • Einschreitende Schutzfunktion, wenn das Wohl des Individuums, der Familie oder der sozialen Gemeinschaft gefährdet ist • Unterstützung und Anleitung Mitarbeitender zur Förderung ethischen Verhaltens

eines Ergebnisberichts zu dokumentieren (Fahr et al. 2011):

- Orientierungs- und Erinnerungsfunktion, u. a. zum persönlichen Nachlesen und zur Information des Teams
- Absicherung durch Erhöhung der Entscheidungssicherheit und angemessene Durchführung
- Qualitätssicherung des Beratungsprozesses
- Ausbildung von Ethikberatern durch Nutzung anonymisierter Beratungsunterlagen als Lernmaterial
- Tätigkeitsnachweis, z. B. für Geschäfts- oder Jahresbericht

Ethikcafé

Definition

Ethikcafé

Raum für offenen Austausch zwischen Pflegefachpersonen mit zwanglosem Charakter und lockerer Atmosphäre.

Tab. 4.8 Beteiligungsformen der institutionalisierten Ethik

Form	Beschreibung
Individuelle Form/ Einzelsituation	• In unterschiedlichen, mehr oder weniger regelmäßig auftretenden Pflegesituationen • Rasche Entscheidungsfindung notwendig und alleine möglich
Dialogische Form/ partnerschaftliche Situation	• Auswahl eines Dialogpartners zur Unterstützung der ethischen Reflexion • Notwendigkeit nach Beratung, aktivem Zuhören oder einem Gegenüber zum Spiegeln der eigenen Gedanken
Diskursform/Gruppensituation	• Nutzung eines bestehenden Rahmens mit festem Ablauf, z. B. ethische Fallbesprechung • Notwendigkeit der Entscheidungsfindung durch eine Gruppe mit unterschiedlichen Blickwinkeln in herausfordernden, nicht alltäglichen Situationen
Delegationsform/ passiv-abtretende Situation	• Weiterleitung der Problemsituation an ein externes Gremium bzw. Delegation an eine andere Person • Notwendigkeit, z. B. nach Distanzierung von der Problemstellung, komplexe Problemsituation, u. a. Ethikkonsil

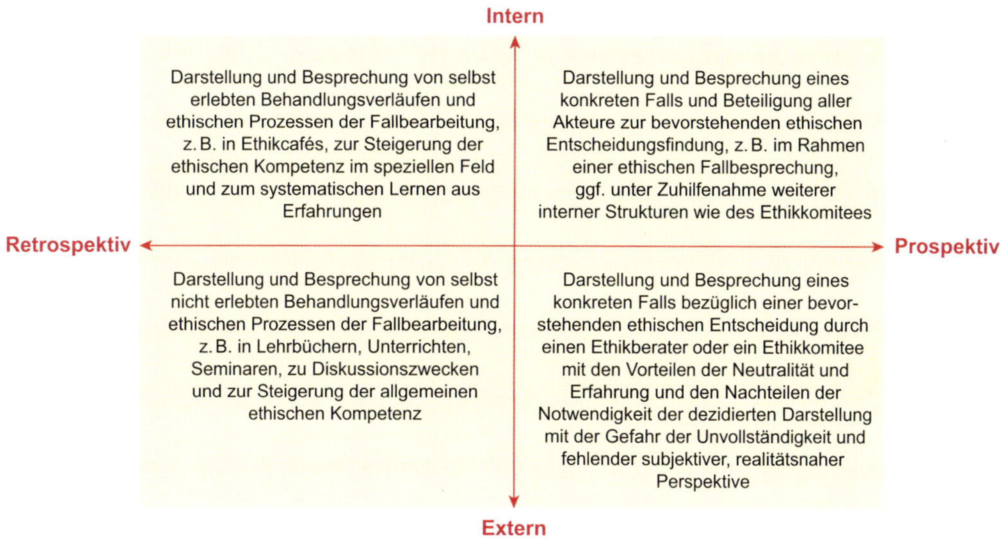

Abb. 4.4 Formen der institutionalisierten Ethik anhand der Dimensionen intern vs. extern und retrospektiv vs. prospektiv [L143/P554]

Das **Ethikcafé** ist eine Plattform, um ethische Fragestellungen zu diskutieren, die im Alltag keinen Platz finden. Der Ansatz ist niederschwellig und mit dem Gedanken verbunden, dass man in einer ungezwungenen Atmosphäre bei Kaffee und Kuchen die Gelegenheit findet, sich ungezwungen zu öffnen. Die Durchführung dauert ca. 90 Minuten, die Gruppe besteht aus ca. 12–16 Teilnehmenden. Aspekte des Ethikcafés sind (Bachmann & Rippe 2004):

- Aktive Teilnahme, die Beteiligung ist erwünscht
- Wechselnde Zusammensetzung, es ist je nach Bedarf und Fragestellung eine intra- oder interdisziplinäre Zusammensetzung möglich
- Wechsel aus Plenums- und Kleingruppenarbeit; gemeinsam wird im Plenum eine Fragestellung erörtert, in Kleingruppen eine lebhafte Diskussion geführt und im Plenum wieder zusammengetragen

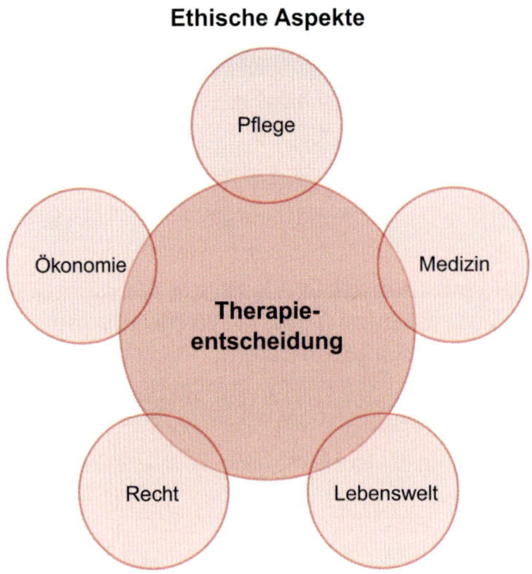

Abb. 4.5 Beeinflussende Aspekte auf die Therapieentscheidung im Rahmen einer ethischen Fallbesprechung [L143/P554]

- Bottom-up-Prozess: Themen werden aus der Gruppe heraus generiert und nicht vorgegeben
- Arbeitsteilige Moderation, dadurch auch Kompetenzerhöhung und Unterstützung der Teamdynamik

Ethikkomitee

> **Definition**
> **Ethikkomitee**
> Interdisziplinäres Gremium zur Auseinandersetzung mit ethischen Fragestellungen.

Das **Ethikkomitee** ist ein Forum, mit beratender Funktion zur Auseinandersetzung mit wiederkehrenden ethischen Fragestellungen. Die Aufgaben eines Ethikkomitees sind:
- Entwicklung von Ethikleitlinien
- Organisation von Ethikfortbildungen
- Entwicklung von Leitfäden zur ethischen Fallbesprechung und ethischen Entscheidungsfindung, ggf. Moderation und weitere Unterstützung
- Berichterstattung an Träger und Öffentlichkeit

> **Merke**
> **Ethikkomitee vs. Ethikkommission**
> Ein Ethikkomitee ist ein Forum zur Beratung und Unterstützung bei ethischen Entscheidungsprozessen. Eine Ethikkommission untersucht eingereichte Forschungsprojekte bezüglich ethischer Gesichtspunkte auf Vertretbarkeit (► 6.2.3).

Ethikleitlinien

> **Definition**
> **Ethikleitlinien**
> Instrumente zur Unterstützung und Bearbeitung wiederkehrender ethischer Fragestellungen (► Tab. 4.9). Sie folgen einem systematischen und lösungsorientierten Ansatz (Neitzke et al. 2015).

Ethikleitlinien stellen im Vergleich zu anderen Leitlinien im Gesundheitswesen eine relativ neuartige Regelungsform dar. Sie erfüllen folgende Aufgaben und Ziele (Neitzke et al. 2015):

Tab. 4.9 Beispiele für wiederkehrende ethische Fragestellungen in den Versorgungsbereichen

Versorgungsbereich	Beispiele für ethische Fragestellungen
Akutstationärer Versorgungsbereich	• Gabe von Blut und Blutprodukten bei Zeugen Jehovas • Konfliktschwangerschaft und Schwangerschaftsabbruch
Langzeitstationärer Versorgungsbereich	• Spezifische Bedürfnisse von Menschen mit Demenz • Patientenverfügung und Vorsorgevollmacht
Ambulanter Versorgungsbereich	• Aufklärung und Selbstbestimmung • Verzicht auf Wiederbelebung
Pädiatrische Versorgung	• Palliative Begleitung von Kindern und Jugendlichen • Therapiezieländerungen
Psychiatrische Versorgung	• Suizid und Suizidwunsch von Pflegeempfängern • Zwangsbehandlungen

- Systematische Orientierungshilfe für Pflegefachpersonen, medizinisches Personal und andere Berufsgruppen durch Bereitstellung von Informationen
- Erhöhung der Effizienz bei der Entscheidungsfindung
- Herstellung von Legalität *(Rechtskonformität)* und Legitimität *(ethische Konformität)*
- Einheitlicher Umgang bei vergleichbaren ethischen Fragestellungen
- Beitrag zur ethischen und juristischen Entlastung für Pflegeempfänger und deren Angehörige, Wahrung der Interessen der Pflegeempfänger
- Entwicklung eines ethischen Profils der Einrichtung, auch durch Übereinstimmung von Einzelfallentscheidungen mit dem Leitbild

Ethikleitlinien werden i. d. R. durch Ethikkomitees erstellt. Dabei wird die Entwicklung transparent gemacht. Ethikleitlinien können als Instrument des Qualitätsmanagements im bestehenden Qualitätssicherungssystem institutionell verankert werden.

Praxistipp

Verbindlichkeit von Empfehlungen, Leitlinien und Richtlinien

Die Verbindlichkeit nimmt von Empfehlungen über Leitlinien hin zu den Richtlinien zu. **Empfehlungen** haben eine unterstützende Funktion. Pflegefachpersonen sollen diese zur Kenntnis nehmen, doch ihr Inhalt ist nicht verpflichtend. Pflegefachpersonen sind jedoch dazu verpflichtet, die Aussagen einer **Leitlinie** zu berücksichtigen. In der Praxis kann allerdings begründet davon abgewichen werden. **Richtlinien** haben die größte Verbindlichkeit, ihnen haben Pflegefachpersonen Folge zu leisten.

Leitbild

Definition

Leitbild

Schriftliche Fixierung der Werte und Ideale einer Einrichtung, Instrument des Qualitätsmanagements.

Ein **Leitbild** dient den Mitarbeitenden einer Einrichtung zur Orientierung, indem es die Leitgedanken der Einrichtung aufgreift. Somit fungiert ein Leitbild nach innen als Richtschnur, indem z. B. Aussagen über das vorherrschende Menschenbild, Überzeugungen bezüglich der Interaktion und den Prinzipien der Berufsausübung transportiert werden. Nach außen bietet es Bewerbern und Kunden einen Einblick in den Geist einer Einrichtung und erfüllt somit wettbewerbspolitische und Marketingaufgaben. Leitbilder können in Unternehmens- und Pflegeleitbilder unterschieden werden. Während ein **Unternehmensleitbild** globale Aussagen trifft, die für die gesamte Einrichtung, den Kooperationsverbund o. Ä. zutreffen, können **Pflegeleitbilder** einrichtungsintern variieren. So ist es möglich, dass im akutstationären Versorgungsbereich eine Station mit palliativ-onkologischem Schwerpunkt im Pflegeleitbild andere Werte hervorhebt als eine unfallchirurgische Station. Ein Unternehmensleitbild gilt gleichwohl für alle Angestellten eines Unternehmens, während ein Pflegeleitbild ausschließlich Aussagen zum Gegenstandsbereich der Pflege trifft. In einem Leitbild können Ausformulierungen zum ethischen Grundverständnis vorhanden sein.

Reflexion

Erkundigen Sie sich nach den Leitbildern in Ihrem jeweiligen Einsatzfeld.

- Wie und durch wen wurde das Leitbild erstellt?
- Welche Inhalte können Sie positiv hervorheben, welche sehen Sie kritisch?
- Inwiefern werden in den Leitbildern Leitsätze mit ethischer Bedeutsamkeit formuliert?
- Wie schätzen Sie die inhaltliche Ausgestaltung des Leitbilds ein? Sind Ihre Werte dort vertreten?
- Inwiefern wird das Leitbild im Pflegealltag gelebt? Können Sie konkrete Beispiele der Umsetzung nennen?

Weitere Formen der institutionalisierten Ethik

Es existieren zahlreiche **weitere Formen der institutionalisierten Ethik.** Ethik kann sämtliche Bereiche der Institution durchdringen, sodass ethische Aspekte bei allen Vorgängen bedacht werden und Berücksichtigung erfahren. Dies kann auch rückwirkend geschehen, z. B. Betrachtung systematisch ethisch anspruchsvoller Fälle oder organisatorischer Prozesse unter ethischen Gesichtspunkten zu Lehr- und Lernzwecken. Es existieren spezielle Varianten, die je nach Versorgungsbereich und Einrichtung zum Tragen kommen (▸ Tab. 4.10).

Tab. 4.10 Weitere Formen der institutionalisierten Ethik

Form	Beschreibung
Ethikarbeitskreis	Gering formalisierte Gruppierung zur Bearbeitung ethischer Fragestellungen oder Themen, z. B. Aufgreifen akuter Ereignisse, Konzeption von Leitlinien
Ethikberatung *(Ethik-Konsiliardienst)*	Bedarfsorientiertes Hinzuziehen eines Beraters in ethisch herausfordernden oder kritischen Situationen
Ethikforum	Institutionell verankerte Plattform zur Implementierung einer Kultur der bewussten ethischen Reflexion, um aktuelle, aber auch zukünftige Angelegenheiten zu behandeln; niederschwelliger Zugang mit praxisnahen Unterstützungsangeboten (Schubiger 2017)
Ethikfortbildung	Instrument zur Informations- und Wissensvermittlung, z. B. Hintergrundwissen oder methodisches Vorgehen, daneben Raum zum Diskurs (► 10.3)
Ethik-Liaisondienst	Längerfristige Zusammenarbeit zwischen einem vor Ort tätigen Ethikberater und einer Station bzw. einem Wohnbereich. Der Ethikberater bringt z. B. beim Aufdecken von problematischen Situationen ethische Fragestellungen in das Team hinein und unterstützt bei der Bearbeitung
Ethikvisite	Regelmäßig stattfindende, standardisierte ethische Reflexionsrunde auf der Station bzw. im Wohnbereich unter Mitwirkung des Ethikkomitees zur Klärung ethischer Fragestellungen und Probleme; Ergebnisse und Erkenntnisse werden bei der Übergabe ins Team transportiert (Hirsmüller & Schröer 2018)
Supervision	Arbeitsweltbezogene Reflexionsform, mitunter auch zu ethischen Fragestellungen (► 8.2.6)

4.3 Ethische Entscheidungsfindung

Es existieren verschiedene Ansätze zur **ethischen Entscheidungsfindung in der Pflege.**

4.3.1 Nimwegener Methode

Die **Nimwegener Methode** geht auf Norbert Steinkamp und Bert Gordijn zurück (Steinkamp & Gordijn 2005) zurück. Die von ihnen vorgestellte Methode zur ethischen Fallbesprechung wurde nach ihrer erstmaligen Vorstellung immer weiterentwickelt. Das Vorgehen orientiert sich an vier Phasen (► Tab. 4.11). Das konkrete Vorgehen in den einzelnen Phasen kann durch Fragebögen strukturierend gestützt werden (Ansen et al. 2004).

4.3.2 Modell der multiperspektivischen ethischen Entscheidungsfindung

Das **Modell der multiperspektivischen ethischen Entscheidungsfindung** geht auf Reinhardt Lay zurück (vgl. Lay 2012: 265–298) (► Abb. 4.6). Hierbei erfolgt zunächst eine Darstellung des Konflikts und der Beschreibung der damit einhergehenden Gefühle. Dabei wird der Fokus auch auf die zur Diskussion stehenden Werte gerichtet. Anschließend werden die vorstellbaren Handlungsalternativen erörtert. Im Rahmen der ethischen Beurteilung dieser Alternativen werden sechs ethische Argumentationsfiguren genutzt. Diese tragen zur abschließenden Beschlussfassung bei.

Die **Argumentationsfiguren** sind:
- Menschenbild (► 4.1.4)
- Konsequenzen, d. h. Abwägung positiver und negativer Konsequenzen u. a. auf Vorerfahrungen und ähnlichen Situationen beruhend (► 4.1.2, Utilitarismus)
- Formale ethische Prinzipien, d. h. Überprüfung, ob die handlungsleitende Norm moralisch einwandfrei ist, und Gedankenspiel, ob das Handeln bei vernünftigen Personen auf Zustimmung treffen würde (► 4.1.2, kategorischer Imperativ nach Kant)
- Materielle ethische Prinzipien, z. B. Autonomie, Fürsorge, Gerechtigkeit (► 4.1.3)
- Bereichsethische Regeln, z. B. ICN-Ethikkodex, Charta der Rechte hilfe- und pflegebedürftiger Menschen (► 4.2.1)
- Besonderheiten der Situation, z. B. kulturelle Aspekte, Kontextfaktoren, Frage nach der Angemessenheit (► 4.1.2, Situationsethik)

Tab. 4.11 Phasen der ethischen Fallbesprechung nach der Nimwegener Methode mit Details

Phase	Beschreibung	Details
1. Problembestimmung	Exakte Formulierung des ethischen Problems	• Problem sollte im Alltag nicht gelöst werden können • Problem sollte ein gewisses Unbehagen auslösen
2. Problemverständnis	Wertfreies und gemeinsames Zusammentragen der notwendigen Fakten zum vertieften Problemverständnis	• Pflegerische Details, z. B. Aspekte des Pflegeprozesses wie Pflegebedarf oder Pflegeziele, Aufgabenverteilung in der Pflege • Medizinische Details, z. B. Diagnose und Prognose, Behandlungsalternativen und -chancen • Weltanschauliche und soziale Details, z. B. Religionszugehörigkeit, Glaubensrichtung, Einfluss der Weltanschauung auf das Kranksein und die Krankheit, Bestandteile des sozialen Umfelds • Organisatorische Details, z. B. wirtschaftlich-ökonomische Aspekte, arbeitsorganisatorische Strukturen und Prozesse
3. Ethische Bewertung	Bewertung unter ethischen Gesichtspunkten	• Wohlbefinden des Pflegeempfängers, z. B. Auswirkungen von Krankheit und/oder Behandlung u. a. auf Lebensfreude, körperliches Wohlbefinden, Psyche • Autonomie des Pflegeempfängers, z. B. Selbstbild, Selbstwahrnehmung der Krankheit, Werte und Haltungen, Urteil zum Nutzen von Behandlung • Verantwortung von Pflegefachpersonen, Ärzten und anderen Betreuenden, z. B. Meinungsverschiedenheiten zwischen Disziplinen oder Personen, Berücksichtigung von Interessen Dritter, Verantwortbarkeit der Maßnahme gegenüber Pflegeempfänger
4. Beschlussfassung	Formulierung einer ethisch begründeten Handlungsoption auf Grundlage der vergleichenden gemeinsamen Betrachtung des Problems	• Konkrete Formulierung des Ausgangsproblems • Betrachtung der Deckungsgleichheit zwischen bestehenden Handlungsalternativen und den Werten des Pflegeempfängers • Argumente für Handlungsoption • Verpflichtungen der Betroffenen • Klärung oder Feststellung unbeantworteter Fragen

4.3.3 Reflexionsmodell nach Rabe

Das **Reflexionsmodell** nach der Pflegeethikerin Marianne Rabe dient dem Zweck, wichtige Aspekte im Rahmen einer reflexionsorientierten Falldiskussion in eine sinnvolle Reihenfolge zu bringen (Rabe 2009: 152). Vorteile der Nutzung des Modells sind:

- Hilfestellung für die Gruppe und den Moderator
- Vermeidung des Abschweifens oder der Konzentration und Versteifung auf einen beliebigen Aspekt

Das Reflexionsmodell nach Rabe besteht aus drei Schritten (► Abb. 4.7):

1. **Situationsschilderung:** Der Fallerzähler schildert einen Fall in der Gruppe. Die Teilnehmenden beschreiben daraufhin ihre Emotionen und Reaktionen. Es werden unterschiedliche Perspektiven eingenommen, auch die der jeweiligen Person. Mitunter werden Handlungsalternativen gesammelt, um aufzuzeigen, dass es stets mehrere Möglichkeiten gibt, mit einer solchen oder ähnlichen Situation umzugehen. „Kreative Überschreitungen mit moralischer Phantasie“ (Rabe 2009: 154) können dabei helfen, sich von Zwängen und einengenden Rahmenbedingungen zu lösen.
2. **Ethische Reflexion:** Die in der Situation verletzten ethischen Prinzipien, Werthaltungen und Grundsätze werden benannt und diskutiert.

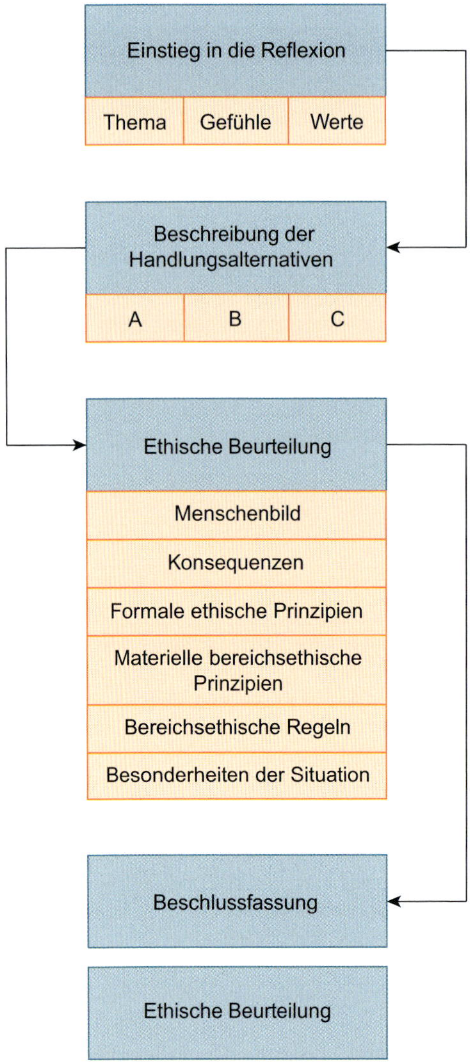

Abb. 4.6 Der Ablauf der multiperspektivischen ethischen Entscheidungsfindung [L143/G011-01]

Dabei wird auch versucht, die Frage nach der Verantwortlichkeit auf mehreren Ebenen zu klären, z. B. gesellschaftlich, institutionell oder persönlich.

3. **Ergebnisse:** Die ethisch-begründete Beurteilung basiert auf den vorhergehenden Schritten. Es werden Meinungsverschiedenheiten oder Übereinstimmungen in der Beurteilung benannt und Faktoren identifiziert, die zur Entwicklung der Situation beigetragen haben, und Konsequenzen mit konkreten Handlungsempfehlungen für die Praxis formuliert.

Wiederholungsaufgaben

1. Nennen und erläutern Sie fünf Ziele und Aufgaben der Ethik.
2. Unterscheiden Sie einen moralischen Konflikt von einem moralischen Dilemma in mindestens zwei ganzen Sätzen.
3. Nennen Sie fünf Beispiele für eine würdevolle Pflegepraxis.
4. Nennen Sie die vier Prinzipien des prinzipienethischen Ansatzes.
5. Jedes Menschenbild weist einen anderen Bezug zum Prinzip der Würde auf. Erläutern Sie, wovon Würde in den unterschiedlichen Menschenbildern abhängig ist.
6. Nennen Sie die vier Teilbereiche der Ethik in der Pflege und beschreiben Sie je zwei exemplarische Inhalte.
7. Nennen und beschreiben Sie zwei Rechte Ihrer Wahl aus der Pflege-Charta.
8. Nennen Sie die vier Grundelemente des ICN-Ethikkodex für Pflegende und beschreiben Sie je Element zwei Aspekte.
9. Welche Aufgaben erfüllen Ethikleitlinien? Nennen Sie fünf.
10. Beschreiben Sie den Ablauf der Nimwegener Methode zur ethischen Entscheidungsfindung.

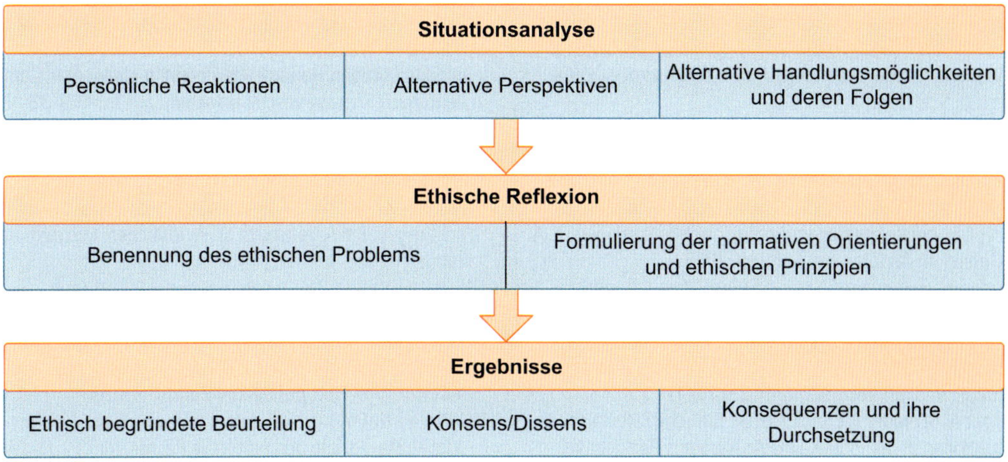

Abb. 4.7 Das Reflexionsmodell nach Rabe [L143/G1098]

LITERATUR

AKIK Aktionskomitee Kind im Krankenhaus Bundesverband e.V. (Hrsg.) Die EACH-Charta mit Erläuterungen. 2016. Aus: www.akik.de/app/download/12016794960/EACH-CHARTA_Erla%CC%88uterungen.pdf?t=1566393583 (letzter Zugriff: 2.6.2021).

Ansen H, Gödecker-Geenen N, Nau N. Soziale Arbeit im Krankenhaus. München: Reinhardt, 2004.

Bachmann A, Rippe KP. Einladung zum Nachdenken. Ethik-Cafés – Ideen, Konzept und Praxis. Pflegezeitschrift. 2004; 12: 868–869.

Beauftragte der Bundesregierung für die Belange von Menschen mit Behinderung (Hrsg.). Die UN-Behindertenrechtskonvention. Übereinkommen über die Rechte von Menschen mit Behinderung Stand Januar 2017. Aus: www.behindertenbeauftragte.de/SharedDocs/Publikationen/UN_Konvention_deutsch.pdf?__blob=publicationFile&v=2 (letzter Zugriff: 2.6.2021).

Beauchamp TL, Childress JF. Principles of biomedical ethics. New York: Oxford, 2019.

Berger-Höger B, Steckelberg A. Gemeinsam informiert entscheiden. Wie bezieht man Patientinnen und Patienten in die medizinische Entscheidungsfindung ein? 2019. Aus: www.ebm-netzwerk.de/de/medien/pdf/ebm-kolumne-07_19.pdf (letzter Zugriff: 2.6.2021).

BMFSJ Bundesministerium für Familie, Senioren, Frauen und Jugend (Hrsg). Übereinkommen über die Rechte des Kindes. VN-Kinderrechtskonvention im Wortlaut mit Materialien. 6. A. 2018. Aus: www.institut-fuer-menschenrechte.de/fileadmin/Redaktion/PDF/DB_Menschenrechtsschutz/CRC/CRC_Konvention_und_Fakultativprotokolle.pdf (letzter Zugriff: 2.6.2021).

BMFSFJ Bundesministerium für Familie, Senioren, Frauen und Jugend (Hrsg). Charta der Rechte hilfe- und pflegebedürftiger Menschen. 2019. Aus: www.bmfsfj.de/resource/blob/93450/534bd1b2e04282ca14bb725d684bdf20/charta-der-rechte-hilfe-und-pflegebeduerftiger-menschen-data.pdf (letzter Zugriff: 2.6.2021).

DGP Deutsche Gesellschaft für Palliativmedizin e.V., Deutscher Hospiz- und PalliativVerband e.V., Bundesärztekammer (Hrsg.). Charta zur Betreuung schwerstkranker und sterbender Menschen in Deutschland. 6. A. 2013. Aus: www.dgpalliativmedizin.de/images/RZ_charta_28.08.13_online.pdf (letzter Zugriff: 2.6.2021).

DGP Deutsche Gesellschaft für Pflegewissenschaft (DGP) (Hrsg.). Ethikkodex Pflegeforschung der Deutschen Gesellschaft für Pflegewissenschaft. 2016. Aus: dg-pflegewissenschaft.de/wp-content/uploads/2017/05/Ethikkodex-Pflegeforschung-FINAL1.pdf (letzter Zugriff: 2.6.2021).

Eurich J. Eingeschränkte Menschenwürde. Unterschiedliche Menschenbilder in der Pflege und ihre Folgen für Menschen mit Demenzerkrankungen. Pflege & Gesellschaft. 2008; 13(4): 350–362.

Fahr U, Herrmann B, May AT, et al. Empfehlungen für die Dokumentation von Ethik-Fallberatungen. AG „Ethikberatung im Krankenhaus" in der Akademie für Ethik in der Medizin e.B. (AEM). Ethik Med. 2011; 23: 155–159.

Heffels WM. Ethisches Handeln. In: Pflege heute. 7. A. München: Elsevier, 2019. S. 1432–1451.

Hirsmüller S, Schröer M. Resilienz durch Ethikvisiten stärken. In: Riedel A, Linde AC (Hrsg.). Ethische Reflexion in der Pflege. Berlin, Heidelberg: Springer, 2018. S. 189–198.

ICN International Council of Nurses (Hrsg.). ICN-Ethikkodex für Pflegende. 2014. Aus: www.wege-zur-pflege.de/fileadmin/daten/Pflege_Charta/Schulungsmaterial/Modul_5/Weiterführende_Materialien/M5-ICN-Ethikkodex-DBfK.pdf (letzter Zugriff: 2.6.2021).

Kleinknecht-Dolf M. Wie erleben Pflegefachpersonen moralischen Stress in einem Schweizer Universitätsspital? Pflege & Gesellschaft. 2015; 20(2): 115–132.

Klemperer D, Rosenwirth M. Shared Decision Making: Konzept, Voraussetzungen und politische Implikationen. 2. A. Gütersloh: Bertelsmann Stiftung, 2005.

Landespflegekammer Rheinland-Pfalz (Hrsg.). Berufsordnung. 2019. Aus: www.pflegekammer-rlp.de/index.php/fuer-mitglieder.html?file=files/pflegekammer/images/downloads/satzungen%20und%20ordnungen/Berufsordnung_web.pdf (letzter Zugriff: 2.6.2021).

Langer A, Schröder P, Eurich J, et al. Ethische Dilemmasituationen in der Pflege. Eine Analyse aus Perspektive der Neuen Institutionenökonomik. Pflege & Gesellschaft. 2009; 14(2): 155–177.

Lay R. Ethik in der Pflege. Ein Lehrbuch für die Aus-, Fort- und Weiterbildung. 2. A. Hannover: Schlütersche, 2012.

Linde AC. Ethik in alltäglichen pflegerischen Situationen erkennen. In: Riedel A, Linde AC (Hrsg.). Ethische Reflexion in der Pflege. Berlin, Heidelberg: Springer, 2018. S. 56–62.

MTG Malteser Trägergesellschaft gGmbH (Hrsg.). Ethische Fallbesprechung. Eine interdisziplinäre Form klinischer Ethikberatung. 2005. Aus: www.malteser.de/fileadmin/Files_sites/Fachbereiche/Krankenhaeuser/Downloads/ethische_fallbesprechung.pdf (letzter Zugriff: 2.6.2021).

Neitzke G, Riedel A, Brombacher L, et al. Empfehlungen zur Erstellung von Ethik-Leitlinien in Einrichtungen des Gesundheitswesens. AG „Ethikberatung im Gesundheitswesen" in der Akademie für Ethik in der Medizin e.V. (AEM). Ethik Med. 2015; 27: 241–248.

Rabe M. Ethik in der Pflegeausbildung. Beiträge zur Theorie und Didaktik. Bern: Hogrefe, 2009.

Schubiger G. Was kann ein Ethik-Forum an die aktuellen und zukünftigen Herausforderungen in einem Akutspital beitragen? Therapeutische Umschau. 2017; 74(2): 38–41.

Staudacher D. Haltung: Gelebte Menschlichkeit. „Haltung" als gefährdete Grundlage menschenwürdiger Pflege. NOVAcura. 2019; 7: 1–4.

Steinkamp N, Gordjin B. Ethik in Klinik und Pflegeeinrichtungen. Ein Arbeitsbuch. 2. A. München: Luchterhand, 2005.

UN United Nations (Hrsg.). Internationaler Pakt über bürgerliche und politische Rechte vom 19. Dezember 1966. 1966a. Aus: www.institut-fuer-menschenrechte.de/fileadmin/Redaktion/PDF/DB_Menschenrechtsschutz/ICCPR/ICCPR_Pakt.pdf (letzter Zugriff: 2.6.2021).

UN United Nations (Hrsg.). Internationaler Pakt über wirtschaftliche, soziale und kulturelle Rechte vom 19. Dezember 1966. 1966b Aus: www.institut-fuer-menschenrechte.de/fileadmin/Redaktion/PDF/DB_Menschenrechtsschutz/ICESCR/ICESCR_Pakt.pdf (letzter Zugriff: 2.6.2021).

ZQP Stiftung Zentrum für Qualität in der Pflege (Hrsg.). Pflege-Charta. Rechte pflegebedürftiger Menschen. Schulung für die professionelle Pflege. 2020. Aus: www.zqp.de/wp-content/uploads/zqp-pflegecharta-praesentationsfolien.pdf (letzter Zugriff: 2.6.2021).

KONTAKTADRESSEN

Deutscher Ethikrat, Jägerstr. 22/23, 10117 Berlin, Tel.: 030/20 37 02 42, www.ethikrat.org

Deutsches Institut für Menschenrechte, Zimmerstr. 26/27, 10969 Berlin, Tel. 030/25 93 59–0, www.institut-fuer-menschenrechte.de

Internetportal für klinische Ethikkomitees: www.ethik-komitee.de

Historische Entwicklung des Pflegeberufs

05

Überblick

In diesem Kapitel werden die für Pflegeausbildung und -studium relevanten historischen Zusammenhänge in der Entwicklung des Pflegeberufs erläutert. Dazu wird zunächst die Geschichte der Pflege, beginnend in der Antike (► 5.1.1) über das Mittelalter (► 5.1.2), die frühe (► 5.1.3) und späte Neuzeit (► 5.1.4), den Nationalsozialismus (► 5.1.5), die Zeit nach dem Zweiten Weltkrieg (► 5.1.6) bis heute (► 5.1.7) vorgestellt.
Anschließend werden historische relevante Veränderungen und Entwicklungen erläutert und folgende Fragen beantwortet:

- Wieso wird der Pflegeberuf immer noch klassisch als Frauenberuf angesehen, und welche Entwicklungen wurden im Laufe der Zeit vollzogen (► 5.2.1)?
- Welche Auswirkungen hatten soziodemografische Veränderungen der Altersstrukturen in Deutschland auf den Pflegeberuf (► 5.2.2)?
- Wie hat sich der Altenpflegeberuf im Lauf der Zeit verändert (► 5.2.3)?

Am Schluss des Kapitels wird die Professionalisierung der Pflege unter die Lupe genommen. Dazu werden zunächst verschiedene Professionalisierungsansätze (► 5.3.1) beschrieben und diese im historischen Kontext beleuchtet (► 5.3.2).

Historische Zusammenhänge in der Entwicklung des Pflegeberufs werden durch die historische Pflegeforschung aufgedeckt (► 6.2.2). Gründe für die Notwendigkeit sind (Hackmann 2010: 7):

- Entdeckung des Unbekannten
- Antworten auf die Frage nach dem „Warum?"
- Aufdecken der Bezüge zu oder Gründe für heutige Gegebenheiten, d. h. Zusammenhänge verdeutlichen
- Benennung früherer Leistungen von Einzelpersonen und dem Berufsstand, auch Aufzeigen von Entwicklungsprozessen
- Stärkung des Berufsbewusstseins und des beruflichen Selbstverständnisses
- Lehre für die Gegenwart und die Zukunft

5.1 Geschichte der Pflege

Fallbeispiel

„Geschichte? Was geht mich das an?"

Der Auszubildenden Karl Untergruber und Susanne Kilian unterhalten sich über die Notwendigkeit der Auseinandersetzung mit der Geschichte der Pflege. „Die Geschichte der Pflege ist spannend und lehrreich!", meint Frau Kilian. „Geschichte? Was geht das mich an?", entgegnet Herr Untergruber. „Die Vergangenheit kann ich sowieso nicht ändern. Viel wichtiger ist es doch, wo wir hingehen!"

Der Anteil der Inhalte zur **Pflegegeschichte** treten in der generalistischen Pflegeausbildung zwar zunächst in den Hintergrund, doch es gibt zahlreiche gute Gründe, weshalb eine Auseinandersetzung mit der Pflegegeschichte sinnvoll ist (vgl. Deutsche Gesellschaft für Pflegewissenschaft 2019):

- Situationen in der Gegenwart können nur mit fundiertem Wissen über die Vergangenheit verstanden werden („*Was ist damals passiert, und welche Auswirkungen hat das auf heute?*").
- Die Entwicklung eines kritischen Berufsverständnisses bedarf der Kenntnis über die Vergangenheit.
- Die Veränderung gegebener Situationen bedarf der Kenntnis der Vergangenheit und der Geschichte der Entwicklung zur aktuell gegebenen Situation („*Wieso ist es, wie es ist, und wo liegt der Anfang?*" und „*Was wurde (nicht) unternommen und mit welchem Erfolg?*").
- Lernen ist nur mittels der Reflexion der Vergangenheit möglich (► Kap. 3).
- Persönlichkeitsförderung gelingt durch die Auseinandersetzung mit der Vergangenheit.
- Das kritische Denken wird gefördert.

Erläuterung zum Fallbeispiel

„Geschichte? Was geht mich das an?"

George Santayana, ein US-amerikanischer Philosoph und Schriftsteller, formulierte es so: „Wer sich seiner

Vergangenheit nicht erinnert, ist dazu verdammt, sie zu wiederholen" (Santayana 1905: 172). Von daher scheint eine geschichtliche Fundierung für eine tragfähige Zukunftsperspektive unabdingbar.

Merke

Die Auseinandersetzung mit der Pflegegeschichte erlaubt die Reflexion relevanter und aktueller Fragestellungen vor dem Hintergrund der geschichtlichen Entwicklung.

5.1.1 Pflege in der Antike

Definition

Antike

Epoche im Mittelmeerraum von ca. 1000 v. Chr. bis 600 n. Chr. Umfasst die Geschichte des antiken Griechenlands, des Hellenismus und des römischen Reichs.

In der **Antike** wurde der Grundstein für die moderne Pflege gelegt (Lücke 2013). Dabei nahmen der Wandel der politischen Systeme und der zunehmende Städtebau in der Antike Einfluss auf die Entwicklung der Pflege. Die Menschen zogen vermehrt in die Städte und waren damit auf Institutionen angewiesen, die sie fernab von ihren Familien im Bedarfsfall medizinisch versorgten und pflegten. War die Familie vor Ort, wurde Pflege durch sie und Sklaven organisiert (Prühlen 2013a).

In der Antike entwickelte sich der Arztberuf aus einem Handwerk. Diese Entwicklung wurde von zwei gegensätzlichen Strömungen begleitet:

1. **Asklepios-Heilkult:** Verehrung des Gotts der Heilkunst in extra dafür erbauten Tempeln *(Asklepien)*, die als Wallfahrtsorte für kranke Menschen dienten. Teil der Heilbehandlung war z. B., dass ein Arzt in den Träumen des Kranken erschien und ihm zu Diäten riet. Der Stab mit der Schlange, den Asklepios bei sich trug, wird noch heute sinnbildlich mit dem Medizinberuf verknüpft.
2. **Hippokratische Medizin:** Auf Naturbeobachtungen basierende und damit erste wissenschaftliche Herangehensweise an die Medizin durch den Arzt Hippokrates von Kos. Die praktizierenden Ärzte waren an einen Eid gebunden (Hippokratischer Eid), der eine ethisch-moralische Verpflichtung beinhaltet.

Letztendlich setzte sich die hippokratische Medizin gegenüber dem Asklepios-Heilkult durch. Allerdings erscheint Hippokrates' Ursachenbeschreibung der Krankheitsentstehung, die Säftelehre, heute alles andere als zeitgemäß. Er ging davon aus, dass Krankheiten durch ein Ungleichgewicht von Körpersäften entstehen: Blut, Schleim, gelbe und schwarze Galle, Wasser. Typische zeitgenössische medizinische Behandlungen waren Diäten, operative Eingriffe, Aderlass, Schröpfen und Abführmittel. Hippokrates definierte und differenzierte erstmalig Krankheitsbilder, z. B. in akut und chronisch.

Hippokrates übertrug Aufgaben zur zielgerichteten und bedürfnisorientierten Fürsorge an seine Lehrlinge, z. B. Patientenbeobachtung, Verbandwechsel, präoperative Pflege, Assistenz bei Operationen, Durchführung von Bädern. Diese geleitete Übertragung in Form einer Unterweisung kann als Grundstein der Pflege gedeutet werden.

Die männliche Seite der Pflege zeigte sich in der Antike vermutlich auf den Schlachtfeldern und in den Lazaretten zur Versorgung verwundeter und kranker Soldaten, die weibliche im familiären Umfeld. In beiden Fällen wurden höchstwahrscheinlich Sklaven in die Pflege mit eingebunden.

5.1.2 Pflege im Mittelalter

Definition

Mittelalter

Epoche im mitteleuropäischen Raum von ca. 500 bis 1500 n. Chr. Umfasst die Zeit vom Ende der Antike bis zum Beginn der Neuzeit.

Die Epoche des **Mittelalters** ist stark durch das Christentum und seine Lehre geprägt (Prühlen 2013b). Die Bevölkerung lebte bis in das Spätmittelalter zu 90 % auf dem Land. In den Städten, die unter der Herrschaft der politischen oder kirchlichen Landesherren standen, entwickelte sich u. a. infolge der großen Epidemien wie z. B. der Pest ein Gesundheitswesen. Akteure in diesem Gesundheitssystem waren zu Beginn Bader, Heilkundige und Wundärzte, später auch Hebammen, Apotheker und Ärzte.

Nur die vermögenden Bevölkerungsschichten konnten diese Dienstleistungen beziehen. Medizinisches Wissen wurde zunächst mündlich weitergegeben. Kostenlose Hospitäler für arme

Menschen waren sehr selten. Später entstanden an vielen Orten Klöster, die sich zu Zentren des gesellschaftlichen Lebens entwickelten (Lücke 2014a). Diesen kommt in der Geschichte der Pflege eine besondere Bedeutung zu:

- Überlieferung medizinischen Wissens mittels Sammlung medizinischer Fakten, Abschreiben und Übersetzen durch Mönche.
- Kenntnis von Heilkräutern und Entwicklung von Arzneien, unterstützt durch die in den Klöstern durchgeführte Landwirtschaft und Pflanzenzucht.
- Etablierung von Räumlichkeiten zur Versorgung kranker Menschen in den Klöstern *(Infirmarium)* für kranke Mönche und Pilger, später als Krankenstation für alle Menschen in der Umgebung und Reisende.
- Einige Orden widmeten sich vermehrt der Krankenpflege, z. B. Johanniterorden, Heilig-Geist-Orden.
- Laienbrüder und -schwestern bildeten Gruppen, die dem Vorbild der Mönche und Nonnen folgten und ihre Strukturen übernahmen, z. B. Beginen. Sie verrichteten pflegerische Aufgaben zu wohltätigen Zwecken.
- Die universalgelehrte Benediktinerin Hildegard von Bingen gilt als hervorstechende Vertreterin dieser Zeit. Sie trug bereits bekannte Heilmethoden aus unterschiedlichen Quellen zusammen und überlieferte diese in ihren heilkundlichen Schriften.
- Klöster und Hospitäler wurden nicht nur von akut erkrankten Menschen genutzt. Menschen, die keine Familie mehr hatten, gingen mit zunehmendem Alter und bei Armut ebenfalls ins Kloster.
- Vermögende Menschen konnten als „Pfründner" *(Nutznießer)* in Klöstern und Hospitälern bei entsprechender Bezahlung bessere Räumlichkeiten und besseres Essen als die anderen Bewohner des Klosters bekommen, dies zum Teil bis an ihr Lebensende.

In den Klöstern und Hospitälern des Mittelalters lassen sich also Grundbausteine der heutigen stationären Alten- und Krankenversorgung ausmachen. Alten- und Krankenpflege vermischen sich an diesen Orten. Ambulante pflegerische Leistungen wurden durch laienhafte Strukturen, u. a. durch Beginen und Begarden, erbracht.

„Die Krankenpflege als eigenständiger Aufgabenkreis hängt ursächlich mit dem Christentum zusammen" (Prühlen 2013b: 37). Das Prinzip der Nächstenliebe wurde nach dem Vorbild Jesus Christus auf die Pflege übertragen. Mönche zeigten sich für alle Kranken in der unmittelbaren Umgebung verantwortlich. Es wurde zu ihrer christlichen Pflicht, anderen Menschen in ihrer durch Alter, Armut oder Krankheit verursachten Not zur Seite zu stehen (Wolff & Wolff 2011: 65).

Die Pflege durch Männer erfolgte zunächst in den Klöstern, denn die institutionalisierte Pflege lag bei Mönchen und Laienbrüdern. Später rückte sie in den Hintergrund, da sich die Pflege zunehmend der Medizin unterzuordnen hatte.

Die weibliche Seite der Pflege rückte insbesondere durch die Tatsache in den Vordergrund, dass Frauen die Approbation im Medizinstudium untersagt war. Frauen mit medizinisch-pflegerischem Interesse konnten lediglich in der Pflege tätig sein. Dort fehlte es im Gegensatz zur Medizin an Strukturen wie Ausbildungsverordnungen. Zudem zementierte sich zunehmend die Vorstellung, dass sich Frauen in der Pflege Männern in der Medizin unterzuordnen hatten. Dies ist auch an der Aufgabenteilung der frühen Hospitäler sichtbar: Männer übernahmen repräsentative, finanzielle und handwerkliche Aufgaben, während Frauen für Krankenpflege und Hauswirtschaft verantwortlich waren.

5.1.3 Pflege in der frühen Neuzeit

Definition

Frühe Neuzeit

Epoche von ca. 1500 bis 1800 n. Chr. Umfasst u. a. die Renaissance (Wiedergeburt der Antike) und die Reformation.

Die Epoche der **frühen Neuzeit** ist durch eine Veränderung des Weltbilds geprägt. Die Schriften aus der Antike, welche während des Mittelalters verloren gewesen schienen, wurden wieder studiert und die dort beschriebenen Thesen weiterentwickelt **(Renaissance).** Die geistlich-religiöse Denkweise des Mittelalters wurde von einer wissenschaftlichen Denkweise abgelöst. In der Medizin bedienten sich die Heilkundigen vermehrt ihres kritischen Verstands und hinterfragten Sachverhalte (Lücke 2014b):

- Der Anatom Andreas Vesalius sezierte selbst Leichen, um den anatomischen Aufbau des mensch-

lichen Organismus besser verstehen zu können. Er veröffentlichte das erste vollständige atlasartige und illustrierte Anatomie-Lehrbuch und gilt damit als Begründer der neuzeitlichen Anatomie.
- Der Mediziner Paracelsus (Philippus Aureolus Theophrastus Bombastus von Hohenheim) führte selbst Experimente durch und untermauerte seine Heilverfahren mit eigenen Erfahrungen und Beobachtungen. Daneben klassifizierte Paracelsus Krankheitsbilder nach ihren Ursachen – damals eine revolutionäre Herangehensweise.

Während der **Reformationszeit** (1517–1648), der Zeit einer kirchlichen Erneuerungsbewegung, bildeten sich Nationalstaaten, die sich gegen die universellen Machtansprüche der Päpste und die rückwärtsgewandten Ansichten der römisch-katholischen Kirche richteten. Die Kirche verlor dadurch an Einfluss mit der Folge, dass sich weniger Mönche und Nonnen aus Nächstenliebe um die kranken, hilfs- und pflegebedürftigen Menschen kümmerten. In den Städten wurden daher ungelernte Kräfte als Pflegende eingestellt. Diese sogenannten Wärter hatten einen niedrigen sozioökonomischen Status, erhielten einen geringen Lohn und übernahmen Arbeiten, die sonst keiner tätigen wollte. Die Wärter galten in der bürgerlichen Mitte als grob, unzuverlässig und ungepflegt. Die Pflegerinnen in englischen Hospitälern waren meist ehemalige Dienstboten oder Witwen, die keine andere Möglichkeit hatten, für ihren Lebensunterhalt zu sorgen. Sie verrichteten ihre Arbeit häufig unter Alkoholeinfluss und prostituierten sich zum Teil. Die Situation in den Hospitälern war durch folgende Aspekte charakterisiert:
- Überfüllung und Überbelegung
- Katastrophale hygienische Bedingungen
- Gefährliche Pflegesituationen, z.B. Vernachlässigung

Die männliche und weibliche Seite der Pflege ist in dieser Epoche nicht trennscharf zu beschreiben. Es lässt sich allerdings festhalten, dass insbesondere ungelernte Menschen aus den unteren Bevölkerungsschichten pflegerische Tätigkeiten verrichteten, die sonst keiner verrichten wollte. Die Wärter genossen keinerlei Ansehen in der Bevölkerung.

Nach der Reformation entstanden neue Pflegeorden. Dabei entwickelte sich auch der Orden der Barmherzigen Brüder, der Hospitäler für vorwiegend kranke Menschen errichtete. Der Orden führte 1718 die erste reguläre einjährige Krankenpflegeausbildung ein, und die Hospitäler dienten den ersten allgemeinen Krankenhäusern als Vorbild. Die städtischen Hospitäler entwickelten sich in die Richtung von Altenheimen (Pfründneranstalten), deren Plätze erkauft werden mussten oder durch eine Stiftung finanziert wurden. In den Hospitälern der Barmherzigen Brüder wurden nur männliche Patienten aufgenommen, weshalb sich ein weibliches Pendant mit dem Orden der Barmherzigen Schwestern entwickelte. Die Schwestern wurden nach dem Gründer Vincent de Paulo Vinzentinerinnen genannt. Im Mutterhaus für Krankenpflege lernten sie lesen, schreiben, rechnen und die Grundregeln der Krankenpflege. Dies geschah aber hauptsächlich als „Learning by Doing", weniger durch Lernen in geplanten Unterrichtseinheiten (Wolff &Wolff 2011: 144).

Merke

Die ersten fachlichen Ausbildungen für Pflegende sind an die Pflegeorden geknüpft.

1781 nahmen die ersten öffentlichen Krankenpflegeschulen, die als Krankenwärterschulen bezeichnet wurden, zunächst in Mannheim und später in Karlsruhe ihre Arbeit auf. Der Mannheimer Hebammenlehrer und Universitätsprofessor Franz Anton Mai verfasste ein Lehrbuch. Der Kurs dauerte drei Monate und endete mit einer Prüfung, die Teilnehmerzahlen waren überschaubar.

5.1.4 Pflege in der späten Neuzeit

Definition

Späte Neuzeit

Epoche von ca. 1800 bis in die Gegenwart.

Das heutige Berufsbild der Pflege wurde durch die Entwicklungen in den Anfängen der **späten Neuzeit** stark geprägt. Die Möglichkeit, die Pflege zu erlernen und einen Pflegeberuf zu ergreifen, wuchsen (► Abb. 5.1).

Die Medizin erlebte in diesem Zeitraum einen Aufschwung durch eine bewusst durchgeführte naturwissenschaftliche Forschung. Dies führte zu:
- Kompetenzzuwachs, z.B. im Bereich der Fachkompetenz, indem Sachverhalte logisch und folgerichtig hergeleitet werden konnten.

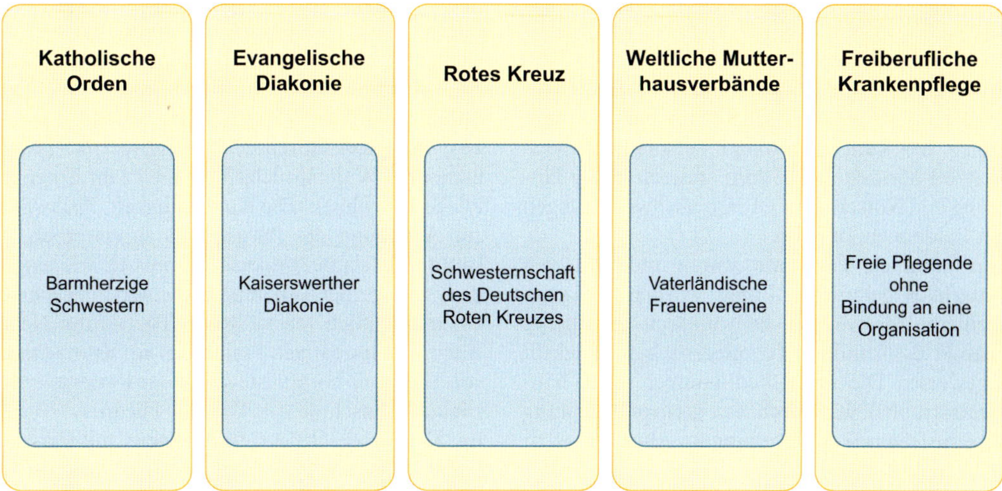

Abb. 5.1 Pflegeausbildungsträger im 19. Jahrhundert [L143/P554]

- Stärkung des beruflichen Selbstbewusstseins auch durch Abgrenzung zu nicht wissenschaftlich geprägten Formen der Berufsausübung („Bereinigung" des Ärztestands).
- Zugewinn der gesellschaftlichen Anerkennung, das „Bild" des Mediziners wurde gefestigt.

Mit dem 19. Jahrhundert wird auch die technisch-industrielle Revolution verknüpft. Industrie und Dienstleistungsbereiche wuchsen auf Kosten der Agrarwirtschaft zunehmend. Städte, die zu Zentren der industriellen Produktion wurden, zogen Menschen aus den ländlichen Regionen an. Der aufkommende Kapitalismus sorgte dafür, dass mit der Bevölkerungsverdichtung zunehmend soziale Ungerechtigkeit auftrat. Dieses Elend überforderte die bis dahin karitativ ausgerichteten Betreuungssysteme, weshalb sich zunehmend katholische Frauenorganisationen bildeten.

Erste Formen der Pflegeausbildung

1836 gründete Theodor Fliedner in Kaiserswerth die **Mutterhausdiakonie,** die evangelische Konkurrenz zu den bislang katholischen Orden. Im Mutterhaus wurden Diakonissen ausgebildet, die anschließend dort blieben oder an Orte entsandt wurden, wo ihre Hilfe notwendig war. Allesamt trugen sie eine Tracht, die sogenannte Biedermeiertracht. Angehende Pflegende hatten von Beginn an theoretischen Unterricht, der weniger von biblischen und allgemeinbildenden Inhalten geprägt war. An der „Bildungsanstalt für evangelische Pflegerinnen" arbeitete vermutlich die erste wirkliche Pflegelehrerin (Unterrichtsschwester), Gertrud Reichardt. Merkmale der pflegerischen Ausbildung waren:

- Pflegekenntnisse und chirurgische Fertigkeiten, Bäder und Einreibungen, Verabreichen von Klistieren, Leichenbehandlung als Ausbildungs- und Erziehungsinhalte
- Ausbildung von ledigen und verwitweten Frauen, die das 21. Lebensjahr vollendet haben mussten
- Sechs Monate Probezeit
- Fünfjährige Verpflichtungszeit zur Arbeit in der Pflege nach der Ausbildung
- Unterricht wurde meist nur von Ärzten erteilt, Pflegerinnen waren dem Arzt untergeben
- Kaum Durchführung von Abschlussprüfungen, keine Erstellung von Zeugnissen
- Auszahlung eines kleinen Gehalts zusätzlich zu Kost und Logis sowie sozialen Leistungen wie z. B. ärztliche Versorgung

Die Mitgliedschaft in einer Diakonissenanstalt stellte für zahlreiche bürgerliche Frauen eine Form des sozialen Aufstiegs dar.

Die konfessionelle Krankenpflege, die bis in die Mitte des 20. Jahrhunderts den überwiegenden Teil der geschulten Pflegenden stellte (Schweikardt 2013: 134), diente als Vorbild für die Schwesternschaft des Roten Kreuzes. Die Pflegeethik nahm hier Einzug in die Pflegeausbildung: Bei den

Rot-Kreuz-Schwestern rangierte beispielsweise die ethische Erziehung vor der technischen Ausbildung (Wolff & Wolff 2011: 163). Träger der Pflegeausbildung konnten auch weltliche Mutterhausverbände wie vaterländische Frauenvereine sein, deren Zweck zum einen in der Versorgung kriegsverletzter Menschen und zum anderen in der Linderung von Notständen, z. B. Überschwemmungen oder Epidemien, bestand.

Freie beruflich Pflegende waren nicht an ein Mutterhaus gebunden. Ihnen wurden aber unehrenhafte Motive, z. B. kein biblisch-christliches Weltbild als Grundlage der pflegerischen Tätigkeit, vorgeworfen. Die Arbeitsbedingungen waren häufig katastrophal, was durch eine geringe Bezahlung und eine fehlende Absicherung im Alter unterstrichen wurde (▶ Abb. 5.1).

Merke

Die Gründung des Diakonissenmutterhauses und die in den Diakonissenanstalten ausgeübte Form der Lehre ist ein Grundbaustein in der neuzeitlichen Pflegebildung.

Dennoch wurde die Notwendigkeit der theoretischen Bildung von Pflegenden zu dieser Zeit, auch aus der Ärzteschaft, kritisiert. Dort vertrat man die Auffassung, dass theoretisches Wissen zu Halbwissen, Überheblichkeit und einer Vernachlässigung der praktischen Tätigkeit führe (Wolff & Wolff 2011: 164).

Reflexion

Notwendigkeit theoretischen Wissens

- Wozu benötigen Sie theoretisches Wissen in Ihrer Pflegepraxis?
- Inwieweit ist Ihrer Meinung nach die oben geschilderte Auffassung der Pflegeausbildung noch präsent bzw. überholt?

Florence Nightingale und ihr Einfluss auf die deutschsprachige Pflege

Definition

Florence Nightingale

(1820–1910)

Prominente britische Krankenschwester, die von vielen Pflegefachpersonen als Begründerin der modernen Krankenpflege gesehen wird.

Florence Nightingale wurde 1820 während einer Europareise ihrer Eltern in Florenz geboren. Sie entstammte einer wohlhabenden britischen Familie und genoss bereits in frühen Jahren eine überdurchschnittliche Bildung (Lücke 2018).

1845 beschloss Florence Nightingale, trotz des vehementen Widerspruchs ihrer Eltern ihr Leben der Pflege zu widmen. Die Notwendigkeit, Fachwissen zur Ausübung des Pflegeberufs zu erwerben, erkannte sie, als sie mit ansehen musste, wie ein Patient infolge der Inkompetenz einer Pflegeperson einen eigentlich vermeidbaren Tod erfuhr. Neben einem dreimonatigen Praktikum am Krankenhaus von Salisbury hospitierte sie an der Kaiserswerther Diakonissenschule von Theodor Fliedner.

Im Krimkrieg (1853–1856), einem militärischen Konflikt zwischen Russland und dem Osmanischen Reich mit dessen Verbündeten, u. a. Großbritannien, betreute Florence Nightingale als Leiterin des Pflegediensts im Auftrag der Regierung britische Soldaten in türkischen Militärkrankenhäusern. Hier bekam Florence Nightingale ihren bis heute gültigen Spitznamen „Lady with the Lamp“ *(„Die Dame mit der Lampe“)*, da sie die Patienten nachts mit einer Lampe aufsuchte.

Zurück in Großbritannien wurde sie als Nationalheldin gefeiert. 1910, kurz vor ihrem Tod, erhielt sie als erste Frau den britischen Verdienstorden. Zu ihren Taten zählten u. a.:

- Mitwirkung bei einer Reform des Sanitätswesens der Armee
- Veröffentlichung ihres Standardwerks „Notes of Nursing“ *(„Bemerkungen zur Krankenpflege“*, Nightingale 2020)
- 1860 Eröffnung der Nightingale School of Nursing am Londoner St. Thomas Hospital mit der Umsetzung eines neuen Ausbildungssystems nach Nightingale, das weltweite Bekanntheit erfuhr (Monteiro 1985):
  - Unterricht durch erfahrenes Pflegepersonal und nicht länger durch Mediziner
  - Aufwertung des theoretischen Unterrichts
  - Anhebung des Niveaus durch Berücksichtigung wissenschaftlicher Erkenntnisse
  - Neue Ausbildungsschwerpunkte, z. B. Hygiene
- Unermüdlicher Einsatz für höhere Ausbildungsstandards

Florence Nightingale verfolgte die Vorstellung, den Pflegeberuf als anerkannten Frauenberuf bei gleichzeitiger Reduktion des kirchlichen Einflusses weiterzuentwickeln. Dabei war sie aber auch bemüht, Männer aus dem Berufsfeld auszugrenzen. Gründe hierfür war u. a. ihre Ansicht, dass Männer nicht die notwendigen Tugenden zur Berufsausübung besitzen würden (Strong 2006).

Merke

Florence Nightingale wurde am 12. Mai 1820 geboren. Seit 1967 wird dieser Tag vom International Council of Nurses (ICN) als „Internationaler Tag der Pflege" gefeiert. An diesem Tag werden häufig spezielle Aktionen durchgeführt, um auf die Notwendigkeit guter pflegerischer Leistungen zur Gesundheitsversorgung der Bevölkerung aufmerksam zu machen.

Situation der Pflege zu Beginn des 20. Jahrhunderts

Ende des 19. Jahrhunderts erweiterte sich das Arbeitsfeld der Pflegenden zunehmend. Die wissenschaftlichen Erkenntnisse nahmen rasant zu, und die Ansprüche der Ärzteschaft an die Pflegenden stiegen. Zu den wissenschaftlich-technischen Fortschritten dieser Zeit zählten:

- Entdeckung der Röntgenstrahlung durch Conrad Röntgen
- Entdeckung der natürlichen Radioaktivität des Radiums durch Marie und Pierre Curie
- Fortschritt im optischen Gerätebau, z. B. von Endoskopen
- Neue Erkenntnisse der Elektrophysiologie, u. a. in der Herstellung von Geräten zur Elektrokardiografie genutzt
- Entwicklungen in der Pharmakotherapie und damit auch der Schutzimpfungen

Dieser Umbruch wurde durch die Bismarck'schen Sozialgesetzgebungen begleitet, die eine Kranken-, Unfall-, Alters- und Invalidenversicherung einführten. Dadurch gewann die flächendeckende Gesundheitsversorgung an Bedeutung. Es fehlte allerdings an Pflegenden, denn der Beruf war noch immer sehr unattraktiv (Wolff & Wolff 2011: 179–180), bedingt durch:

- Katastrophale Arbeitsbedingungen
- Hohe Infektionsgefahr der Pflegenden, z. B. Tuberkulose
- Überlange Arbeitszeiten, fehlende Ruhezeiten nach Nachtdiensten, unzureichende Unterbringung
- Für freie Pflegende diskriminierende Arbeitsordnungen, schlechte Bezahlung und fehlender Versicherungsschutz
- Abschreckung gebildeter Frauen durch „religiöse Schroffheit", harte Arbeit, überhebliche Behandlung durch Ärzte, Kost- und Logiszwang und fehlende Altersversorgung

Pflege galt als Durchgangsberuf. Die Verweildauer war so gering, dass in einigen Berliner Krankenhäusern die Fluktuation sogar den Personalbestand überstieg. Zudem gab es eine Zwei-Klassen-Pflege. Freie Pflegende waren im Arbeitsfeld häufig den Pflegenden eines Ordens weisungsgebunden und unterstellt, sie wurden „Pflegende" genannt, Pflegende eines Ordens hingegen „Schwester". In dieser Tatsache liegt auch die Wurzel der begrifflichen Unterscheidung. „Schwestern" genossen in den Augen der Pflegeempfänger ein höheres Ansehen, weshalb sich die freien Pflegenden in der Gesellschaft, aber auch in Pflegesituationen herabgewürdigt fühlten. Dies blieb selbst nach der Einführung der staatlichen Ausbildung mit für „Schwestern" und „Pflegende" einheitlichen Ausbildungszielen so.

Erste Schritte zur Berufsorganisation und staatlichen Anerkennung

Mit dem Beginn des 20. Jahrhunderts begannen sich die freien Pflegenden in verschiedenen Pflegeorganisationen zu verbünden. So gründete 1903 Agnes Karll mit Unterstützung von Friedrich Zimmer mit anderen bürgerlichen Frauen die **Berufsorganisation der Krankenpflegerinnen Deutschlands (BOKD).** Die BOKD zählt zu den Gründungsmitgliedern des International Council of Nurses. In den begonnenen Gesetzgebungsverfahren trat der BOKD für eine dreijährige Ausbildung zu einem qualifizierten bürgerlichen Frauenberuf mit Abgrenzung zur ethischen Fundierung des christlichen Nächstenliebedienstes ein. Dies lehnten die katholischen und evangelischen Schwesternschaften ab und akzeptierten den BOKD nicht.

Die Reform der Krankenpflegeberufe wurde unter Ausschluss der Sozialdemokraten, welche die katastrophalen Arbeitsbedingungen anerkannten und zugunsten der Pflegenden verbessern wollten, und den Mitgliedern von Pflegeverbänden auf den Weg gebracht und den Ärzten überantwortet. Diese vertraten allerdings ihre eigenen Interessen (Schweikardt 2013: 137):

- Sorge um die Stellung der Ärzteschaft im Gesundheitswesen
- Furcht vor „Kurpfuscherei" nicht lizenzierter Helfer
- Sorge um Konkurrenz auf dem Gebiet der Therapie

Die Reform setzte den Pflegenden enge Grenzen, indem Bestimmungen für einen Heilhilfsberuf formuliert wurden. Pflegende wurden den Ärzten unterstellt, diese sollten den wissenschaftlichen Führungsanspruch gegenüber der beruflichen Pflege behalten.

Das 1907 eingeführte staatliche Examen fand nach einer Ausbildungsdauer von einem Jahr statt. Mit dem erfolgreich abgeschlossenen Examen erwarb man die geschützte Berufsbezeichnung zur staatlich anerkannten Krankenschwester bzw. zum staatlich anerkannten Krankenpfleger. Kurios war es, dass das Examen zur Berufsausübung nicht verpflichtend war. Das extra entwickelte amtliche Pflegelehrbuch wurde insbesondere von Ärzten verfasst. Die Inhalte wurden 1909 als Mindeststandards der theoretischen Ausbildung und als Prüfungsstoff festgelegt. Weitere Entwicklungen zu jener Zeit waren:

- Während des Ersten Weltkriegs (1914–1918) wurden vom Militär Pflegende angefordert, die sich um die Verwundeten kümmerten sollten. Da infolge der unattraktiven Ausbildungssituation der Bedarf nicht gedeckt werden konnte, wurden Hilfskräfte in sechsmonatigen Kursen an die Aufgaben herangeführt. Freie beruflich Pflegende wurden nur in die Kriegskrankenpflege aufgenommen, wenn sie auf ihre Entlohnung verzichteten.
- 1916 wurde das erste zweijährige Vollzeitstudium für leitende und lehrende Pflegende in Leipzig eingeführt.
- 1917 wurde die Kinderkrankenpflege zum eigenständigen Berufsbild erklärt.

Merke

Der Beginn des 20. Jahrhunderts ist einerseits durch die Professionalisierungsbestrebungen der Verbände gekennzeichnet, andererseits wurden diese Bestrebungen durch die Ärzteschaft unterdrückt.

5.1.5 Pflege in der Zeit des Nationalsozialismus

Definition

Zeit des Nationalsozialismus

(NS-Zeit)

Zeitspanne beginnend mit der Ernennung Adolf Hitlers 1933 zum Reichskanzler über die Zeit des Zweiten Weltkriegs (1939–1945) bis zur Kapitulation der Wehrmächte 1945.

Der Begriff des **Nationalsozialismus (NS)** steht für eine spezielle Ideologie (► Tab. 5.1). Die NS-Zeit ist ein dunkles Kapitel in der Geschichte der Pflege.

Tab. 5.1 Ideologie des Nationalsozialismus

Aspekte	Beschreibung
Antisemitisch	Judenfeindliches Weltbild, einhergehend mit judenfeindlichen Stereotypen, Vorurteilen und Verfolgung
Rassistisch	Kategorisierung und Beurteilung von Menschen aufgrund äußerlicher Merkmale, z. B. Hautfarbe, Kleidung, Gebräuche
Nationalistisch	Identifizierung und Solidarisierung aller Mitglieder einer Nation anhand spezieller Unterscheidungsmerkmale, z. B. Abstammung
Völkisch	Vorstellung, dass Bevölkerungsgruppen für sich geschlossene Einheiten darstellen und eine Durchmischung schädlich sei
Sozialdarwinistisch	Vorstellung, es gebe „gutes" und „schlechtes" Erbmaterial, weshalb es „gutes" zu fördern und „schlechtes" zu dezimieren gelte
Antikommunistisch	Politische Grundhaltung gegenüber dem Kommunismus (mehrdeutiger politisch-ideologischer Begriff)
Antiliberal	Keine Befürwortung der Freiheit des Individuums gegenüber dem Staat; einhergehend mit Staatsgläubigkeit und Kollektivismus
Antidemokratisch	Ablehnung der Gewaltenteilung und dem Ausgehen der Macht vom Volk

Der Stellenwert der Krankenpflege verbesserte sich unter der Nationalsozialistischen Deutschen Arbeiterpartei (NSDAP) zunächst deutlich. Die Krankenpflege wurde neu organisiert und die vielen Berufsorganisationen unter einer einheitlichen nationalsozialistischen Führung zusammengeschlossen. Die Nationalsozialisten erkannten ihre Chancen, durch die größte Gruppe im Gesundheitswesen Einfluss zu nehmen. Die Unterstützung der Pflege diente nicht dem pflegerischen Professionsbestreben, sondern dem Vorhaben, das Berufsverständnis mit der nationalsozialistischen Ideologie zu durchdringen. Trotz der erfahrenen Aufwertung blieb die Pflege stets in allen Bereichen der Ärzteschaft strikt untergeordnet (Steppe 2013a). Die seit 1931 bestehende Nationalistische Volkswohlfahrt (NSV) gründete 1934 ihre eigene pflegerische Organisation: die NS-Schwesternschaft. Deren Angehörige wurden wegen ihrer braunen Berufskleidung „braune Schwestern" genannt. Wenig später existierten in Deutschland keine freien Schwesternschaften mehr.

1938 wurde mit dem „Gesetz zur Ordnung der Krankenpflege" die erste gesetzliche Grundlage zur Regelung der Ausbildung in der Krankenpflege verabschiedet (Weisbrod-Frey 2013):

- Die Ausbildung dauert 1,5 Jahre, ihr folgt anschließend ein Anerkennungsjahr in der Praxis.
- Schulleitungen müssen politisch und „sittlich" zuverlässige deutsche Ärzte sein.
- Bewerber müssen arischer Abstammung sein und den Nachweis politischer Zuverlässigkeit erbringen.
- Lehrfächer wie Erb- und Rassenpflege stehen auf dem Stundenplan.
- Juden dürfen zunächst weiter an jüdischen Schulen für die Pflege jüdischer Patienten ausgebildet werden; ihre Berufsbezeichnung lautete „Jüdische Krankenschwester" bzw. „Jüdischer Krankenpfleger".

Das Frauenbild während der NS-Zeit ist von der Vorstellung der fürsorglichen und aufopfernden Mutter geprägt. Männer waren mit militärisch-soldatischen Aufgaben betraut. Demnach wurde auch der Pflegeberuf von Frauen dominiert. Das pflegerische Rollenverständnis wandelte sich „von der aus Nächstenliebe agierenden Schwester hin zur opferbereiten und mütterlichen Heldin" (Lücke 2015: 14). Weitere Veränderungen waren:

- Im Zentrum der pflegerischen Bemühung stand nicht länger das Wohlergehen der Erkrankten, sondern das Wohlergehen des Volks.
- Im Mittelpunkt pflegerischen Handelns steckt die Überzeugung, dass nur Menschen mit „gutem" Erbgut eine wertvolle Pflege erfahren sollten.
- Christlich-humanistische Traditionen rückten in den Hintergrund, kirchlich orientierte Schwestern durften z. B. auch keine Gebete oder Andachten halten.

Die Nazis machten Pflegende zunehmend mit Aufgaben des Gemeindewesens vertraut. Auf dieser Ebene sollten sie Erziehungsaufgaben übernehmen, abweichendes Verhalten melden und nationalsozialistisches Gedankengut in der Bevölkerung verbreiten.

Merke

Pflegende, die zuvor jahrelang für eine Aufwertung des Berufs gekämpft hatten, erfuhren den gewünschten Schub und eine heldenhafte Idealisierung, wurden aber gleichzeitig für die politischen Interessen der Nationalsozialisten instrumentalisiert. Pflegende sollten gehorchen, eigenständiges Denken war nicht erwünscht. Dieser geschichtliche Zusammenhang hebt die Bedeutung eines reflektierten beruflichen Selbstverständnisses heute hervor.

Pflegende waren nicht nur in Krankenhäusern, sondern auch im Bund Deutscher Mädel, der Hitlerjugend, in den Lazaretten der Waffen-SS, an stationären und mobilen Kriegsschauplätzen sowie in Arbeits- und Konzentrationslagern tätig. Das Deutsche Rote Kreuz arbeitete während der NS-Zeit eng mit dem Regime zusammen, und die Krankenpflege im Zweiten Weltkrieg lag in dessen Hand (Duesterberg 2013: 139).

Auch an der systematischen Ermordung von Menschen mit bestimmten Erkrankungen und Behinderungen, Juden und anderen Gruppen, die als „lebensunwert" bezeichnet wurden, waren Pflegende beteiligt, indem sie

- das System unterstützten,
- bei der Selektion von Patienten mitwirkten,
- Patienten z. B. durch Medikamentenüberdosierung (u. a. Barbituratüberdosierungen), gezielt herbeigeführte Luftembolien, systematische Unterernährung oder durch Unterkühlung provozierte Lungenentzündungen (bei Kindern) töteten,

- die zunehmende Verschlechterung des Zustands mancher Patienten billigten.

Fallbeispiel

„Heute wäre das nicht mehr so …"

Die Auszubildenden Heike Forster und Gina Glück sind erschüttert über die Ereignisse während der NS-Zeit. Insbesondere die Beteiligung der Pflegenden bei solchen Gräueltaten lassen sie fassungslos zurück.
Frau Forster meint: „Heute wäre das so nicht mehr möglich. Wir sind viel aufgeklärter und reflektierter, oder?" Gemeinsam denken sie darüber nach.
Was denken Sie?

Insbesondere die absolut verinnerlichte Gehorsamspflicht und das Vertrauen der Pflegenden in Ärzte und Obrigkeiten sind erschreckend. Die strikte Unterordnung der Pflegenden unter die ärztliche Autorität, die im 19. Jahrhundert ihren Anfang nahm, gipfelte während der NS-Zeit in einem unvorstellbaren Ausmaß an Unterwürfigkeit (Steppe 2013b).
Der von den Pflegenden damals gezeigte Gehorsam bei gleichzeitigem Nichtbewusstsein der persönlichen Schuld erinnert an das **Milgram-Experiment** (Milgram 1974). Der Psychologe Stanley Milgram untersuchte in den 1970er-Jahren das Ausmaß des Gehorsams bei gewöhnlichen Personen, wenn sie ihrem Gewissen entgegensetzte Aufforderungen erhielten. Der Versuch war so aufgebaut, dass eine Person (Lehrer) einer anderen Person (Schüler) bei falscher Beantwortung von Fragen auf Aufforderung einer hierarchisch höher gestellten Person (Experimentator) einen Stromschlag geben sollte. Zu Beginn waren die Stromstöße nur von geringer Intensität. Mit jeder falsch beantworteten Frage sollte der Stromstoß stärker werden. Bei dem Versuch waren alle bis auf die Testperson (Lehrer), welcher die Stromstöße verabreichte, eingeweiht. In Wirklichkeit wurden keine Stromstöße verabreicht, der Schüler war ein Schauspieler, der die damit verbundenen Schmerzen simulierte:

- Bei 150 Volt wollte der Schüler losgebunden werden und das Gespräch beenden.
- Bei 200 Volt simulierte er schrille und schmerzerfüllte Schreie.
- Bei 330 Volt und mehr war der Schüler still, sodass man davon ausgehen konnte, dass er nicht unerheblichen Schaden bis zum Tod genommen hatte.

Wollte der Lehrer das Experiment beenden, wurde er vom Experimentator mit vier Standardsätzen aufgefordert, das Experiment im Namen der Wissenschaft weiterzuführen, z. B.: „Es ist absolut notwendig, dass Sie weitermachen!"
Von 40 Versuchspersonen gingen 26 Personen bis zur maximalen Spannung von 450 Volt. Bereits ein Stromschlag mit 230 Volt kann tödlich enden. 45 Jahre später wurde das Experiment wiederholt – das Ergebnis wies keine signifikanten Veränderung auf (Burger 2009).

Erläuterung zum Fallbeispiel

„Heute wäre das nicht mehr so …"

Das Milgram-Experiment macht deutlich, dass auch heute blinder Gehorsam zu Gräueltaten führen kann. Aktuell sind wieder rechtsextreme Tendenzen in vielen Regionen der Bundesrepublik Deutschland bis in die Mitte der Gesellschaft hinein zu beobachten. Schlussfolgerungen für die Pflege sind u. a.:

- Positionierung gegen Rechtsextremismus, Diskriminierung, Fremdenfeindlichkeit und (neo-)nationalsozialistische Ideologien.
- Pflege als emanzipierter Beruf folgt seinem eigenen berufsethischen Verständnis (▸ Kap. 4).
- Gegebenheiten werden reflektiert und hinterfragt (▸ 3.2).
- Reflexion des persönlichen Autoritätsverständnisses.
- Pflegefachpersonen erschließen sich den Gesamtkontext.
- In der Kommunikation und Diskussion mit der Ärzteschaft treten sie auf Augenhöhe mit einer eigenen inneren Positionierung auf (▸ 1.4, ▸ 1.6).
- Pflegefachpersonen geben keine Verantwortung ab, sie tragen Verantwortung (▸ 4.1.3).

Heutzutage distanzieren sich Pflegefachpersonen und die Akteure der beruflichen Interessenvertretung wie der Deutsche Berufsverband für Pflegeberufe (DBfK; DBfK 2017) oder die Gewerkschaft BochumerBund ausdrücklich gegen Diskriminierung, Rassismus und Extremismus. Damit folgen sie zum einen der **Charta gegen Rassismus und Rechtsextremismus** der Paritätischen (Spitzenverband der freien Wohlfahrtspflege; Der Paritätische Gesamtverband 2015) und dem berufsethischen Verständnis des International Council of Nurses (ICN; ▸ 4.2.1).

So besagt die Präambel des **ICN-Ethikkodex:**

„Untrennbar von Pflege ist die Achtung der Menschenrechte, einschließlich kultureller Rechte, des Rechts auf Leben und Entscheidungsfreiheit auf Würde und auf respektvolle Behandlung. Pflege wird mit Respekt und ohne Wertung des Alters, der Hautfarbe, des Glaubens, der Kultur, einer Behinderung oder Krankheit, des Geschlechts, der sexuellen Orientierung, der Nationalität, der politischen Einstellung, der ethnischen Zugehörigkeit oder des sozialen Status ausgeübt" (DBfK 2014: 1).

Einige Pflegende trugen während der Nazi-Doktrin den Inhalten des ICN-Ethikkodex Rechnung und widersetzten sich dem Nationalsozialismus. Dabei liefen sie immer Gefahr, selbst schwerwiegende Konsequenzen erdulden zu müssen. Zu den bekannten Pflegenden im **Widerstand** zählten (Peters & Golla 2015):

- Schwester Maria Euthymia: Die Ordensfrau schmuggelte Butterbrote zu den in der St.-Barbara-Baracke untergebrachten Kriegsgefangenen und Zwangsarbeitern und ermöglichte einem Seelsorger den Zugang.
- Schwester Maria Restituta: Sie widersetzte sich fortlaufend dem überzeugten SS-Chirurgen Dr. Lambert Stumfohl, suchte und fand Schlupflöcher, um Anweisungen, z. B. Patienten nicht arischer Herkunft nur eine minderwertige Versorgung zukommen zu lassen, zu hintergehen. Schwester Maria Restituta wurde daraufhin verhaftet, kümmerte sich selbst im Gefangenenlager noch um Insassen und wurde schließlich auf dem Schafott hingerichtet.
- Rachel Herszenberg: Selbst Jüdin, leistete sie heimlich als Hebamme in einem jüdischen Ghetto Geburtshilfe. Nach der Befreiung durch die Rote Armee nahm sie ihre Arbeit als Hebamme wieder auf.

Merke

Pflegefachpersonen ziehen ihre Lehren aus den historisch schrecklichen Ereignissen. Pflegerisches Handeln und Diskriminierung, Rassismus und Extremismus sind in jeglicher Form unvereinbar. Die Beteiligung der Pflegenden an den grausamen Taten während der Zeit des Nationalsozialismus ist noch immer nicht vollständig pflegewissenschaftlich aufgearbeitet.

5.1.6 Pflege nach dem Zweiten Weltkrieg

Die **Pflege nach dem Zweiten Weltkrieg** umfasst die Pflege im geteilten Deutschland und damit die Entwicklungen in der Bundesrepublik Deutschland (BRD) und der Deutschen Demokratischen Republik (DDR).

Definition

Geteiltes Deutschland

Zeitspanne von 1949 bis 1990, in der West- von Ostdeutschland getrennt war. Im Westen existierte die demokratische Bundesrepublik Deutschland (BRD), im Osten die kommunistische Diktatur der Deutschen Demokratischen Republik (DDR).

Die nach dem Ende des Zweiten Weltkriegs begonnene Entnazifizierung *(Politik zur Entmachtung der Nazis in allen Bereichen)* gestaltete sich auch in der Pflege schwierig. Das Elend der Nachkriegszeit war sehr groß, und es wurden dringend Pflegende benötigt. Diese distanzierten sich (zumindest öffentlich) von der nationalsozialistischen Politik und bezogen sich wieder auf ihr bis dahin tradiertes und der Ärzteschaft untergebenes christlich-humanistisches Menschenbild. Sie nahmen wieder eine aufopferungsvolle und selbstlose Rolle ein.

Entwicklungen in der Bundesrepublik Deutschland (BRD)

Die 1903 unter Mitwirkung von Agnes Karll gegründete Berufsorganisation der Krankenpflegerinnen Deutschlands (▸ 5.1.4) formierte sich 1945 neu und nahm unter dem neuen Namen Agnes-Karll-Verband (AKV) seine Arbeit wieder auf. 1973 ging der AKV im Deutschen Berufsverband für Krankenpflegeberufe, heute Deutscher Berufsverband für Pflegeberufe (DBfK; ▸ 9.1.1), auf. Daneben gab es eine Vielzahl weiterer Berufsverbände. Die Situation der Pflege lässt sich anhand folgender Begriffe charakterisieren (Lücke 2016):

- Lange Arbeitszeiten (ca. 60–80 Stunden pro Woche).
- Kaum Freizeit, denn die Normen der Schwesternschaften beinhalteten einen weitestgehenden Verzicht auf Privatleben. So erlosch mit dem Ehebund auch die Mitgliedschaft in einer Mutterhaus-Ordensgemeinschaft, da man davon ausging, dass man nur als „ganzer Mensch" dieser Berufung nachkommen könne.

- Geringer Lohn am unteren Ende der Gehaltskala.
- Fehlende Mittel.
- Strenge soziale Kontrolle im Berufsstand, u.a. auch durch den Kost- und Logiszwang und die damit verbundene Möglichkeit der Ordensgemeinschaft, alle Aktivitäten der einzelnen Mitglieder zu verfolgen.

In den 1950er-Jahren genoss die Pflege dennoch ein hohes Ansehen. Pflegende, insbesondere die der konfessionellen Gemeinschaften, entwickelten zunehmend ein holistisches *(ganzheitliches)* Pflegebild und berücksichtigten soziale und psychologische Gesichtspunkte. Eine gute Pflegende sollte immer, selbst in Zeiten eigener Not, für den Patienten da sein, sich aufopfern und nicht klagen. Männer gab es damals in der Pflege kaum.

1957 trat das erste bundesdeutsche Krankenpflegegesetz mit einer Ausbildungsdauer von zwei Jahren und einem Anerkennungsjahr in Kraft, 1959 folgte die Ausbildungs- und Prüfungsverordnung. Mit dem Ende der 1960er-Jahre begannen die Krankenkassen, Länder und Gemeinden durch den allgemeinen Ausbau des Sozialstaats Leistungen der ambulanten Pflege zu übernehmen. Die Verbesserung der Finanzierungsgrundlage führte auch dazu, dass die Bezahlung ambulant Pflegender nicht länger hauptsächlich in „Gotteslohn“ bestand (Kreutzer & Slotala 2012: 354).

1965 wurde das Krankenpflegegesetz novelliert *(erneuert)*. Die Ausbildungsdauer betrug nun drei Jahre. Außerdem wurde ein Rahmenlehrplan für den theoretischen Unterricht und Regelungen für den praktischen Einsatz festgelegt. Im gleichen Jahr wurde die Krankenpflegehilfeausbildung infolge des sich zuspitzenden Pflegenotstands etabliert. Der Mangel an Personal ließ nun auch Teilzeitarbeitsmodelle zu. Man konnte es sich nicht erlauben, auf diese Beschäftigungsprozente zu verzichten (Hähner-Rombach 2013a: 290).

1985 folgte die zweite Novellierung des Krankenpflegegesetzes. Dabei wurden die Ausbildungsziele festgelegt und der Umfang der theoretischen Stunden erhöht. Krankenpflegeschulen mussten von nun an nicht mehr von einem Arzt geleitet werden.

Pflege in der Deutschen Demokratischen Republik (DDR)

In der **Deutschen Demokratischen Republik (DDR)** war die Gesundheitspolitik durch eine Verstaatlichung der medizinischen Infrastruktur und einen Staat charakterisiert, der vormundschaftlich und fürsorglich auftrat (Schweikardt 2013: 140–144). Die Pflegeausbildung erfolgte in einem dreistufigen, staatlichen Fachschulsystem (► Abb. 5.2). Pflegende wurden an Medizinischen (Fach-)Schulen ausgebildet, Lehrkräfte in der Pflege durch ein Studium in Medizinpädagogik qualifiziert. Kirchliche Ausbildungsstätten erfuhren in der DDR eine systematische Benachteiligung, z.B. längere Ausbildungszeit oder Notwendigkeit eines Pflegepraktikums vor Ausbildungsbeginn. Sie galten aufgrund ihrer Weltanschauung als ungeliebte Konkurrenz.

Mit dem Abschluss erfuhren die frisch examinierten Pflegenden eine staatliche Absolventenlenkung. Sie hatten eine Arbeitsplatzgarantie, aber sahen sich auch mit der Tatsache konfrontiert, auf Geheiß des Staats ggf. ihren Arbeitsort wechseln zu müssen.

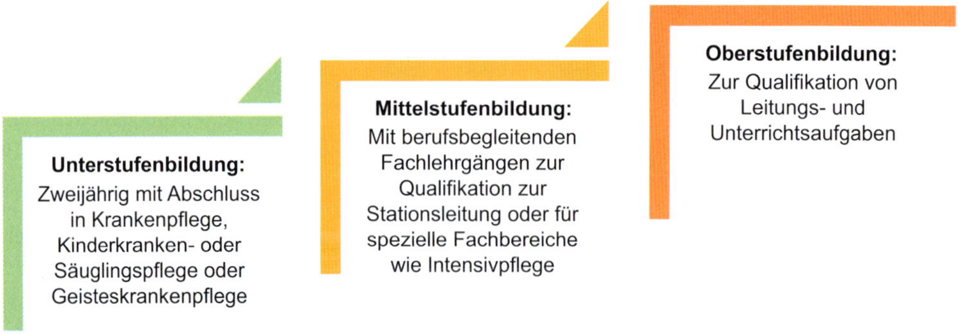

Abb. 5.2 Die dreistufige Pflegeausbildung im staatlichen Fachschulsystem der DDR [L143/P554]

Einige Pflegende arbeiteten in der DDR nach einer fachspezifischen Weiterbildung auch als Gemeindeschwestern. Diese zeigten sich für die medizinische und soziale Betreuung der Bevölkerung verantwortlich. Sie waren in den von den Gesundheitsbehörden festgelegten Territorien zuständig (Strupeit 2008).

Die Knappheit an Heil- und Hilfsmitteln und der unzureichende Anschluss an die internationale Entwicklung sorgte letztendlich dafür, dass das Gesundheitswesen der DDR im Vergleich zu anderen Nationen zurückfiel. Mit der Wiedervereinigung wurden überwiegend die westdeutschen Strukturen übertragen.

5.1.7 Pflege um die Jahrtausendwende und im 21. Jahrhundert

Die **Pflege um die Jahrtausendwende und im 21. Jahrhundert** ist durch die zunehmenden Professionsbestrebungen der Pflegenden gekennzeichnet (▸ 5.3). Gesellschaftliche Entwicklungen und Ereignisse sind:

- Einführung der Pflegeversicherung Mitte der 1990er-Jahre mit der Schaffung eines sozialrechtlich eigenständigen Leistungsbereichs für Pflegeleistungen, der Generierung neuer Prinzipien der Finanzierung und Erleichterung des Zugangs zu professionellen Pflegeleistungen
- Globalisierung mit weitreichender Vernetzung vs. Abschottungstendenzen von Staaten und Individuen
- Technologischer Fortschritt, z. B. rasant anwachsende Digitalisierung, Entwicklung künstlicher Intelligenzen
- Erstarken des Populismus und Rechtsradikalismus mit Fremdenfeindlichkeit auch gegenüber Religionen wie z. B. dem Islam

2004 wurde die dritte Reform des Krankenpflegegesetzes gültig. Ein wesentlicher Fortschritt war die Ergänzung der Ausbildungsziele um Aspekte der Gesundheitsförderung und Prävention (▸ Kap. 7). Damit ging auch die Erneuerung der Berufsbezeichnung einher: „Gesundheits- und (Kinder-) Krankenpfleger/-in". Schulleitungen und Lehrkräfte müssen seitdem über eine Hochschulqualifikation verfügen. 2020 trat das Pflegeberufegesetz (PflBG) in Kraft (▸ Kap.1, ▸ Kap. 2).

5.2 Veränderungen und Entwicklungen

Nachfolgend werden exemplarisch **Veränderungen und Entwicklungen** im Verlauf der Pflegegeschichte mit dem Einfluss auf die Berufsentwicklung näher beleuchtet.

Historisch betrachtet lässt sich zunächst festhalten, dass staatliches Handeln stets reaktiv statt proaktiv *(vorausschauend)* war. Veränderungen wurden immer erst dann eingeführt, wenn der Druck enorm wurde, z. B. ein bis zum Kollaps anschwellender Pflegenotstand, Instrumentalisierungsbestrebungen oder die Notwendigkeit zur Versorgung von Kriegsverletzten. Dies hebt die Notwendigkeit einer beruflichen Interessenvertretung aus den eigenen Reihen hervor (▸ 9.1). Die geringen Fortschritte bei der Aufhebung der Fremdbestimmung durch Politik und Medizin sprechen historisch betrachtet für sich.

5.2.1 Gesellschaftliche Veränderung des Rollenbilds: die Pflege als Frauenberuf

Die Pflege in der Antike (▸ 5.1.1) und im Mittelalter (▸ 5.1.2) wurde mit einer großen Selbstverständlichkeit von Männern ausgeübt. In den Klöstern pflegten z. B. Mönche zunächst ihre Brüder, bis sie später ihre Dienste auch für die Menschen in der näheren Umgebung öffneten. Mit dem Beginn der späten Neuzeit (▸ 5.1.4) entwickelte sich die Pflege immer mehr zu einem typischen Frauenberuf (Hähner-Rombach 2013b: 479). Ursächlich war die sich festigende Geschlechtscharakterisierung. Frauen wurden Eigenschaften wie Fürsorglichkeit, Sanftmütigkeit, Geduld und Selbstlosigkeit zugesprochen. Diese Eigenschaften schienen Frauen „von Natur aus" für eine Pflegetätigkeit zu prädestinieren. Daneben grenzte sich die Ärzteschaft zunehmend mit ihrer hochschulischen Bildung ab, wurde zur Domäne der Männer und sah sich in der „von Natur" aus stärkeren und überlegenen Rolle. Männer in der Pflege verschwanden fast vollständig aus der öffentlichen Wahrnehmung; Pflege wurde unmännlich.

Das Rollenbild der Frau verschwamm mit dem Berufsbild der Pflege. Die christliche Tradition der aufopfernden Pflege und der Pflege als „Liebesdienst" für einen „Gotteslohn" festigte sich. Die Arbeitsbedingungen und die Löhne stagnierten dementsprechend am untersten Rand des Spektrums. Pflege wurde dem Arztberuf systematisch unterstellt, indem z. B. Ärzte Aufgabenbereiche definierten, Lehrbücher schrieben und Pflegeschulen von Ärzten geleitet werden mussten. Daran änderten auch die ersten Berufsorganisationen nicht viel. Der Pflegeberuf war für Männer also alles andere als attraktiv. Frauen waren dagegen für die Pflege qualifiziert, weil

- der Glaube vorherrschte, nur sie verfügten über die für die Pflege notwendigen Tugenden,
- sie bereit waren, für einen geringen Lohn unter schlechten Bedingungen zu arbeiten,
- ihre Gegenwehr gegen die systematische Ausbeutung gering war.

Mit der Emanzipation der Frauen und dem aufkommenden Feminismus, begleitet durch Pflegewissenschaft und -forschung emanzipierte sich auch zunehmend der Pflegeberuf. Männer fanden infolge der sich auflösenden starren Rollenmuster oder z. B. über den Zivildienst zunehmend den Weg in die professionelle Pflege. Trotzdem wird der Beruf noch immer von Frauen dominiert. Nach Angaben des Statistischen Bundesamts (2019: 129) betrug 2017 der Anteil der Frauen am Gesundheitspersonal ca. 75 %.

Merke

Das berufliche Selbstverständnis von Pflege und die Erwartungen, die an Pflege gestellt wurden, sind in der historischen Betrachtung immer mit dem zeitgenössisch gesellschaftlich vorherrschendem Rollenbild der Frau verknüpft.

5.2.2 Soziodemografische Veränderungen der Altersstrukturen

Definition

Demografischer Wandel

Bevölkerungsentwicklung und -veränderung in einer Gesellschaft, u. a. in Bezug auf Alter, Geburtenzahl, Sterbefälle und Bevölkerungsbewegungen wie Immigration.

In Deutschland ist seit geraumer Zeit eine Veränderung der soziodemografischen Strukturen zu erkennen (► Abb. 5.3).

Zur Veränderung der Bevölkerungszusammensetzung führten:

- Sinkende Zahl jüngerer Menschen, infolge niedriger Geburtenraten; 2020 mit im Schnitt 1,54 Geburten pro Frau im gebärfähigen Alter (Destatis 2020).
- Steigende Zahl älterer Menschen, u. a. infolge verbesserter Lebensbedingungen und Fortschritten in Medizin und Technologie. Jede zweite Person ist älter als 45 Jahre, jede fünfte Person älter als 66 Jahre.

Die Altersschere ist trotz der ungewöhnlich starken Zuwanderung von jungen Menschen aus dem Ausland enorm. Bis 2050 wird die Zahl der über 80-Jährigen auf bis zu 10,5 Millionen Menschen anwachsen und sich damit im Vergleich zum heutigen Stand beinahe verdoppeln (Destatis 2019). Damit wird auch der Pflegebedarf ansteigen. Laut Hochrechnungen des Statistischen Bundesamts ist 2050 im Gegensatz zu 2005 die Anzahl der Pflegebedürftigen mit 4,5 Millionen mehr als doppelt so hoch (Destatis 2019: 30). Diese Situation wird durch die Tatsache, dass eine Großzahl der heute Erwerbstätigen zu diesem Zeitpunkt in Rente gehen und Pflegefachpersonen infolge der prekären Arbeitsbedingungen den Beruf wechseln, zu einem Pflegenotstand unbekannten Ausmaßes führen. Angesichts dieser Tatsachen ist eine vorausschauende politische Planung, u. a. mit einer Erhöhung der Attraktivität der Pflegeberufe geboten.

Reflexion

Die Hochrechnungen und die Beschreibung der Zukunftsszenarien existieren bereits länger.

- Sind Sie der Ansicht, dass die Politik bislang angemessen darauf reagiert hat?
- Welche Maßnahmen gilt es Ihrer Ansicht nach zu ergreifen, um der sich zuspitzenden Situation zu begegnen?
- Was können Sie Ihrer Meinung nach selbst angesichts der geschilderten Tatsachen tun?

Historisch betrachtet setzte Pflegebedürftigkeit bis in die Mitte des 20. Jahrhunderts (wenn überhaupt) in jüngeren Jahren ein (► 5.1). Der Bedarf an professioneller Pflege steigt, weil

- sich Familienstrukturen mit erhöhter Mobilität ändern und die Pflege seltener in der eigenen Familie geleistet werden kann,
- der medizinische und technische Fortschritt zur Verlängerung der Lebenserwartung beiträgt,

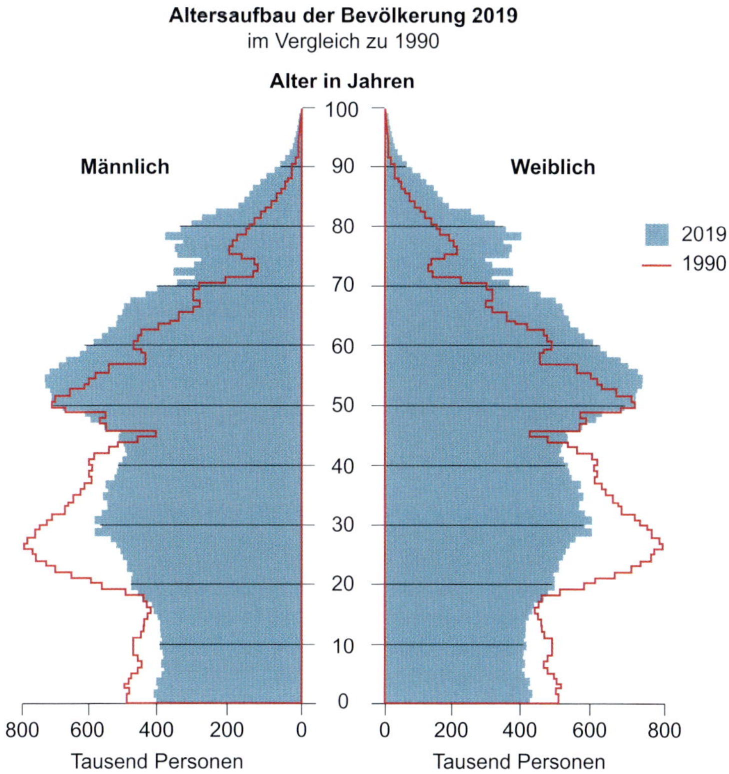

Abb. 5.3 Der demografische Wandel in Deutschland [L143/W193-011]

- Zivilisationskrankheiten, welche auch auf einen ungesunden Lebensstil zurückzuführen sind und zu chronischen Krankheiten bis hin zur Multimorbidität führen, zunehmen.

5.2.3 Wandlung der Altenpflege vom sozialpflegerischen zum Heilberuf

Die **Entwicklung der Altenpflege** erhielt in der zweiten Hälfte des 20. Jahrhunderts einen Entwicklungsschub. Nach dem Zweiten Weltkrieg entstanden allmählich die ersten Altenheime und der Bedarf an Leistungen der Altenpflege wuchs an. Gründe hierfür:

- Zunehmende politische Sensibilisierung für altersspezifische Problem- und Lebenslagen
- Sich verändernde Gesellschaftsstrukturen mit dem Wirtschaftsaufschwung, die eine Pflege durch die Familie im Alter erschwerte
- Drastisch steigende Kosten im Gesundheitssystem

Im Gegensatz zur Krankenpflege, welche auf eine lange berufliche Laufbahn zurückblickt, zählt die Altenpflege zu den jüngeren sozialpflegerischen Berufen. Die ersten konkreten Bestrebungen zur Verberuflichung der Altenpflege gab es erst deutlich später als in der Krankenpflege (Steinle et al. 2020). Zunächst begannen größere Träger gering qualifizierte oder arbeitslose Menschen über Kurzlehrgänge für die Altenpflege zu gewinnen. Altenpflege galt als „Ersatzberuf" und als Entlastung der Krankenpflege (Voges 2002). 1965 wurde ein Schulungsprogramm des Deutschen Vereins für öffentliche und private Fürsorge ins Leben gerufen. Aus diesen Anfängen entwickelte sich 1976 der erste Ausbildungsgang:

- Ausgeprägtes sozialpflegerisches Profil
- Geringer Anteil krankenpflegerischer Inhalte, u. a. weil die Pflegebedürftigen noch nicht so multimorbide waren, wie dies heute der Fall ist

Mit der Definition der Altenpflege als sozialpflegerischer Beruf erfolgte die Abgrenzung von der Krankenpflege, die auch eine Fluktuation von Altenpflegern in die Krankenpflege verhinderte.
Im Jahr 2000 wurde das Gesetz zur Altenpflege vom Bundesrat verabschiedet, aufgrund eines Normenkontrollverfahrens des Freistaats Bayern vorläufig außer Kraft gesetzt und 2003 letztendlich vollumfänglich umgesetzt.

Merke

Die Wurzeln der Altenpflege liegen nicht primär in der Krankenpflege. Die Altenpflege entwickelte sich als eigenständiges Berufsbild aus der Armen- und Siechenpflege (vgl. Kriesten 2016: 30–36).

In der **DDR** verlief die Altenpflegebildung anders. Auch in Einrichtungen der Altenhilfe wurde Pflege überwiegend von Krankenschwestern erbracht. Mit der Wiedervereinigung wurden Umschulungsmaßnahmen geschaffen, um den Bedarf an kompetentem Personal in der Altenpflege zu decken.
Der Beruf der Altenpflege ist in seiner Entwicklung u. a. von folgenden Aspekten geprägt:

- Die Altenpflege als beliebte Umschulungsmaßnahme von Arbeitsämtern für Menschen mit eingeschränkten Möglichkeiten auf dem Arbeitsmarkt führte zu einer Dequalifizierung des Berufsfelds à la „Pflegen kann jeder" unabhängig von der formalen Qualifikation (Zellhuber 2003).
- Altenpflege stand lange im Schatten der Krankenpflege. Ein Grund dafür könnte sein, dass der Krankenpflegeberuf historisch durch seine Nähe zur Medizin als attraktiver galt.
- Einseitige Durchgängigkeit, d. h., Krankenpflegern war es stets möglich, in der Altenpflege zu arbeiten, für Altenpfleger stellte die Arbeit in der Krankenpflege keine Selbstverständlichkeit dar.
- Geringeres Einkommen als in der Krankenpflege.
- Keine internationale Vergleichbarkeit, da eine grundständige Altenpflegeausbildung nur in Deutschland existierte.

Trotz der historischen Unterschiede sitzen die Angehörigen der Alten- und der Krankenpflege im selben Boot. Beide Berufsgruppen strebten stets nach ähnlichen Veränderungen, u. a. besseren Arbeitsbedingungen zur qualitativ hochwertigen Versorgung der Pflegeempfänger, einem höheren gesellschaftlichen Ansehen und einer besseren Vergütung. Beide Berufsbilder mündeten 2020 mit dem Inkrafttreten des Pflegeberufegesetzes (PflBG) und der Pflegeausbildungs- und -Prüfungsverordnung (PflAPrV) in das neue Berufsbild der Pflegefachfrau bzw. des Pflegefachmanns (► 2.2). Im Rahmen der beruflichen Interessenvertretung werden sie gemeinsam vertreten (► 9.1).

5.3 Professionalisierung der Pflege

Definition

Professionalisierung

Weiterentwicklung eines Berufs oder einer Berufsgruppe in Richtung Profession (Weg), aber auch das Erreichen einer Profession (Ziel).

Profession

Berufsart, die sich im berufssoziologischen Verständnis durch spezifische Merkmale von anderen Berufen unterscheidet.

Der Begriff der **Professionalisierung** hat seinen Ursprung in den angloamerikanischen Sozialwissenschaften der 1930er-Jahre. Zwischen 1960 bis 1970 wurde die Begrifflichkeit in der deutschen Berufssoziologie aufgegriffen.
Der Begriff der Professionalisierung kann aus **zwei Blickwinkeln** betrachtet werden (► Abb. 5.4):

- Professionalisierung als Weg oder Prozess von reiner Arbeit über die Ausprägung eines Berufsprofils hin zu einer Profession (► 1.2)
- Professionalisierung als Ziel oder Zustand

Daneben kann der Begriff der Professionalisierung auf **Makro- und Mikroebene** betrachtet werden (► Tab. 5.2).
Ob Professionalisierung gelingt, hängt von drei Faktoren ab:

- Aktivität der Berufsangehörigen nach innen, z. B. Organisation, Standardisierung, wissenschaftliche Ausbildung
- Profilierung des Berufs nach außen, z. B. Hervorhebung der gesellschaftlichen Bedeutung
- Erfolg des Berufs bei diesen Bemühungen, z. B. Vorantreiben der Standesvertretung durch Pflegekammern (► 9.1.3)

Ziel der Professionalisierung ist der Status einer **Profession.** Zu den klassischen Professio-

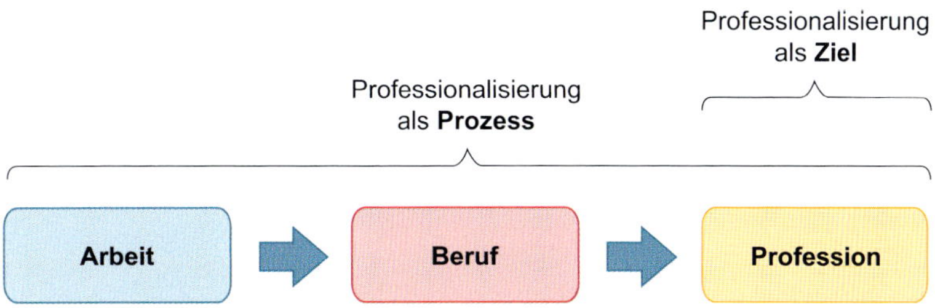

Abb. 5.4 Professionalisierung als Prozess und Ziel [L143/P554]

Tab. 5.2 Betrachtung der Professionalisierung auf Makro- und Mikroebene

	Makroebene	Mikroebene
Ebene	Übergeordnete gesellschaftliche Ebene	Berufsnahe Ebene, unmittelbar mit der Berufsrealität verknüpft
Beispiele	• Historische Berufsentwicklung • Professioneller Wissensbestand • Autonomie des Berufsfelds • Niveau der berufspolitischen Institutionalisierung	• Qualifizierung • Prozess der Sozialisation in den Beruf hinein • Sozialisation im Beruf • Erlernen der fachlichen Kompetenzen • Berufsständischer Habitus *(Verhaltensweisen)*

Tab. 5.3 Charakteristika einer Profession am Beispiel der klassischen Professionen Medizin und Jura

Charakteristika	Mediziner	Juristen
Erbringung zentralwertbezogener Leistungen	Gesundheit	Recht
Besitz spezialisierten Wissens	Medizinisches Fachwissen, z. B. zur Kuration	Juristisches Fachwissen, z. B. zum Zivil- oder Strafrecht
Autonomie und Kontrolle	Einziger Berufsstand, der gesellschaftlich gültig z. B. Arbeitsunfähigkeitsbescheinigungen ausstellen darf	Einziger Berufsstand, der gesellschaftlich gültig z. B. Rechtsurteile wie Haftstrafen aussprechen darf

nen zählen Mediziner, Juristen und Theologen (▸ Tab. 5.3). Professionen zeichnen sich durch drei Charakteristika aus (Spicker 2001: 20):

- Erbringung zentralwertbezogener Leistungen: Orientierung am Gemeinwohl und Verpflichtung zur Aufrechterhaltung eines relevanten gesellschaftlichen Werts
- Besitz spezialisierten Wissens: Verankerung in Wissenschaft und Praxis zur Lösung gesellschaftlicher Problemstellungen
- Besitz von Autonomie und Kontrolle über die eigene Tätigkeit: Anerkennung von Klienten und den beschäftigenden Organisationen, was die Festlegung der Arbeit betrifft

Die Charakteristika der Profession finden sich zum Teil bereits in der Pflege. Da sich nicht alle Aspekte wiederfinden, spricht man bei der Pflege auch von einer **Semiprofession:**

- Pflege erbringt zentralwertbezogene Leistungen: Mit ihren in der Coronapandemie als systemrelevant bezeichneten Tätigkeiten leistet Pflege einen unersetzbaren Beitrag zur Aufrechterhaltung des gesellschaftlichen Lebens.
- Pflege besitzt spezialisiertes Wissen, indem sie sich zum einen von informellen Pflegeleistungen abgrenzt und erste Studiengänge existieren. Die Akademisierung und die Verbreiterung wissenschaftlich spezialisierten Wissens stellt einen

wesentlichen Bestandteil in der Professionalisierungsdebatte dar. Ohne Akademisierung keine Profession.
- Pflege besitzt nur bedingt Autonomie und Kontrolle. So wird Pflege noch immer häufig fremdbestimmt, z. B. durch wirtschaftlich geprägte Arbeitgeberinteressen oder andere Berufsgruppen, insbesondere durch die Medizin. Der Pflege fehlt eine flächendeckende und ordnungsgemäße Standesvertretung, z. B. in Form einer Pflegekammer (► 9.1).

5.3.1 Professionalisierungsansätze

Die **Professionalisierungsansätze** können in solche der Makro- und solche der Mikroebene unterschieden werden (► Abb. 5.5). Sie helfen zu verstehen, wie Professionalisierung in der Pflege gelingen kann.

Makroebene

Gemäß dem **merkmalsorientierten Professionalisierungsansatz** zeichnet sich eine Profession durch das Vorhandensein von verschiedenen Merkmalen aus. Zu diesen Merkmalen zählen (Spicker 2001: 22):
- Spezialisiertes Wissen
- Soziale Orientierung im Sinne des Beitrags zum Gemeinwohl
- Handlungsautonomie, z. B. bezüglich der Festlegung der Arbeitsinhalte und der Tätigkeitsausführung

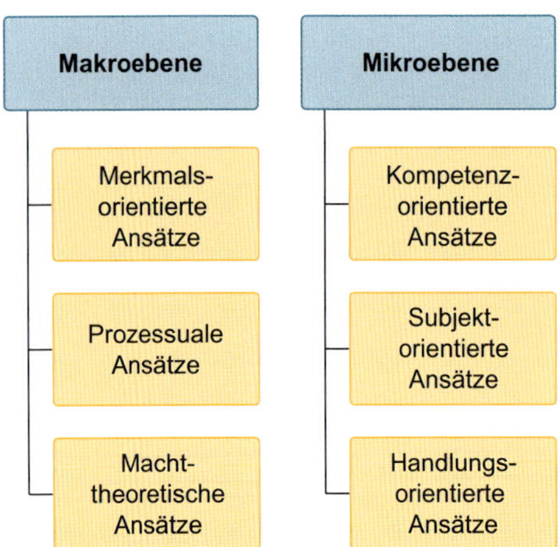

Abb. 5.5 Beispiele für Professionalisierungsansätze auf Makro- und Mikroebene [L143/P554]

- Handlungsmonopol im Arbeitsbereich, d. h., es ist staatlich geregelt, dass die Leistungen dieses Bereichs nur durch die Berufsgruppe erbracht werden darf
- Vorhandene Berufsethik
- Selbstverwaltung
- Berufsprestige

Reflexion
- Welche der oben aufgeführten Merkmale sind Ihrer Ansicht nach bereits in der Pflege gegeben?
- Wie können weitere Merkmale ausgeprägt werden?

Der **prozessuale Professionalisierungsansatz** geht davon aus, dass die Professionalisierung der Prozess der Weiterentwicklung eines Berufs hin zur Profession ist. Dieser Prozess wird durch folgende Dimensionen vorangebracht:
- **Dimension des Wissens:** Zunehmende „Verwissenschaftlichung", indem Wissen z. B. in Theorien systematisiert wird. Dies wird maßgeblich durch eine wachsende Forschung erreicht. In der Pflege würde dies zum einen die Akademisierung der Pflege und den Ausbau von Pflegewissenschaft und -forschung bedeuten.
- **Dimension der Sozialorientierung:** Bewusstsein der beruflichen Bedeutung, Ausprägung eines berufsständischen Habitus sowie Einflussnahme auf das öffentliche Leben. Nicht alle Pflegefachpersonen sind sich ihrer beruflichen Bedeutung mit der damit verbundenen Tragweite und gesellschaftlichen Durchschlagskraft bewusst. Durch den geringen Organisationsgrad in der Pflege nimmt die Berufsgruppe kaum taktischen Einfluss auf die Öffentlichkeit, d. h., der politische Einfluss und der Einfluss auf die allgemeine Meinung sind beispielsweise gering.

Machttheoretische Professionalisierungsansätze gehen davon aus, dass Professionen weniger an gesellschaftlichen Lösungen, sondern vielmehr am Ausbau ihrer berufspolitischen Macht interessiert sind. Professionalisierung kann somit auch als „Mittelschichtprojekt" bezeichnet werden, da es um den sozialen Aufstieg in die „Oberschicht" geht.

Mikroebene

Fallbeispiel

Ein Stück Kuchen

Der frisch examinierte Pflegefachmann Thomas Grawe berät alle Pflegeempfänger mit einem bestehenden Diabetes mellitus Typ 2 dahingehend, Süßspeisen tunlichst zu meiden. Dabei kann er die Auswirkungen der durch einen Kuchen zugeführten Glukose auf den Blutzucker- und den HBA1C-Wert exakt beschreiben.

- Ist das Ihrer Ansicht nach professionelles Handeln?
- Was macht für Sie professionelles Handeln aus?

Beim **kompetenzorientierten Professionalisierungsansatz** werden auf persönlicher Ebene die beruflichen Voraussetzungen für professionales Handeln in den Vordergrund gerückt:

- Kompetenzen, insbesondere Handlungskompetenz zum Einsatz systematischer Handlungsstrategien in unterschiedlichen beruflichen Anforderungssituationen
- Berufseinstellung, z. B. Pflege- und Berufsverständnis (▸ 1.1, ▸ 1.2)
- Haltung, z. B. ethisch-reflektierte Haltung (▸ Kap. 4)

Merke

Wesentliche Bestandteile professionellen Handelns sind die Fähigkeit zum komplexen Denken (▸ 3.1) und die Reflexionsfähigkeit (▸ 3.2; Spicker 2001: 27).

Die Profession beweist ihre Professionalität durch professionelles Handeln im beruflichen Alltag.
Beim **subjektorientierten Professionalisierungsansatz** ist die Profession untrennbar mit dem Subjekt verwoben. Charakteristisch dafür ist z. B.:

- Persönliche Identifikation mit dem Beruf
- Keine Trennung zwischen Beruf und Freizeit
- Ganzheitliche Orientierung in der Berufsausübung
- Erfahrungswissen neben technisch-spezialisiertem Wissen

Die **handlungsorientierten Professionalisierungsansätze,** zu denen auch die **Theorie des professionalisierten Handelns** nach Ulrich Oevermann zählt, heben die professionelle Handlung hervor. Diese ist gekennzeichnet durch:

- Situative Unterscheidung zwischen Regelanwendung und Fallverstehen, z. B. Handlungsprinzipien kennen, aber auch begründet von ihnen abweichen können
- Respektierung der Lebenswelt der Pflegeempfänger, z. B. Bewusstsein, dass die letztendliche Entscheidung über das vorgeschlagene Handeln beim Pflegeempfänger liegt
- Wahrnehmung der subjektiven Betroffenheit des Pflegeempfängers bei gleichzeitiger analytischer Distanz
- Überprüfung von Regelwissen durch Wissen aus Forschung und Lehre
- Theoretische Fundierung des eigenen Tuns durch Theorien, Modelle und Konzepte aus Pflege- und Bezugswissenschaft (▸ Kap. 6), d. h. Entscheidungen und Handlungen begründen können
- Wissen darum, dass keine vollständige Standardisierbarkeit der Praxis erreicht werden kann

Erläuterung zum Fallbeispiel

Ein Stück Kuchen

Professionelles Handeln zeigt sich **nicht** im strikten Einhalten von Regeln, sondern darin, die Lebenswelt des Pflegeempfängers zu berücksichtigen. So kann es sehr sinnvoll sein, einen Diabetiker im Rahmen der Blutzuckereinstellung darauf hinzuweisen, welchen Einfluss ein Stück Kuchen hat. Bei einem seit Längerem eingestellten Pflegeheimbewohner kann das gemeinsame Kuchenessen aber eine soziale Funktion erfüllen, die eine höhere Bedeutung haben kann. In diesem Fall gilt es, die Regel mittels geeigneter Maßnahmen anzupassen, z. B. Kontrolle und Beobachtung auf Zeichen einer Hyperglykämie und ggf. das Ergreifen geeigneter Interventionen.

Merke

Im Handeln zeigt sich das wahre Gesicht der Profession. Die Frage nach dem professionellen Handeln erscheint wichtiger als die Frage nach reinen Merkmalen (Isfort 2003: 277).

5.3.2 Meilensteine des Professionalisierungsprozesses

Der **Professionalisierungsprozess** in der Pflege begann – dem prozessualen Professionalisierungsansatz (▸ 5.3.1) folgend – mit der Verberuflichung der Pflege, die bis in die Mitte des 20. Jahrhunderts andauerte (▸ 5.1). Erst ab diesem Zeitpunkt traten gesetzliche (Arbeitszeit-)Regelungen und die notwendige Trennung von Arbeit und Freizeit in Kraft, die in anderen Berufsgruppen wie z. B. in Industrieberufen bereits seit Längerem gang und gäbe waren (Hähner-Rombach 2013a: 285). 1924 wurde die erste gesetzliche Regelung zur Höchstarbeitszeit für das Krankenhauspersonal von maximal 60 Stunden pro Woche verabschiedet. Dies lehnten damals nicht nur Arbeitgeber, sondern auch die Pflegenden selbst ab.

Merke

Unabhängig davon, welchem Professionalisierungsansatz man gedanklich folgen möchte, heben alle die Notwendigkeit des wissenschaftlich fundierten Kenntnisstands, der durch die Akademisierung vorangetrieben werden kann, hervor. Der Professionalisierungsprozess in der Pflege ist historisch mit der Akademisierung der Pflege verknüpft.

Zunächst setzte sich die akademische Ausbildung in den US, dann in einzelnen europäischen Ländern wie Spanien oder England durch. Die ersten Pflegetheorien und -modelle entstanden und bereicherten das pflegetheoretische Fundament (▸ 6.7). Nachfolgend wurden zunehmend mehr pflegewissenschaftliche Erkenntnisse in die Pflegepraxis transportiert. Pflege begann, sich zu differenzieren und zu konturieren. Es wurde zum einen immer deutlicher, was Pflege ist, sein wird und sein muss, und zum anderen, was Pflege nicht ist.

In Deutschland fasste die Akademisierung erst später Fuß. Obwohl in der DDR bereits Studiengänge zum Medizinpädagogen existierten (▸ 5.1.6), setzte sich diese Form der Akademisierung in Deutschland erst zum Ende des 20. Jahrhunderts durch (▸ 5.1.7). Es wurden immer mehr Studiengänge ins Leben gerufen. Mit der im 2004 verabschiedeten Krankenpflegegesetz formulierten Modellklausel konnte Pflege in Deutschland dual studiert werden. Pflegewissenschaftliche Erkenntnisse, z. B. Expertenstandards, nehmen seit dem Beginn der Akademisierung immer mehr Einzug in die Pflegepraxis.

2017 wurde mit dem Pflegeberufegesetz die akademische Erstausbildung *(Primärqualifizierung)* gesetzlich verankert. Daneben wurden erstmalig Vorbehaltsaufgaben formuliert, die Aufgaben benennen, welche ausschließlich Pflegenden vorbehalten sind (▸ 1.6), und ihnen damit Autonomie zugesprochen.

Die Entwicklung der beruflichen Interessenvertretung (▸ 9.1) ist ein weiterer bedeutender historischer Zusammenhang im Professionalisierungsprozess. Mit der Gründung der ersten Pflegekammer 2015 in Rheinland-Pfalz (▸ 9.1.3) wurde ein wichtiger Grundstein in der Standesvertretung gelegt.

Der Blick in die Geschichte der Pflege zeigt, dass insbesondere seit der Mitte des 20. Jahrhunderts, im Vergleich zur großen Zeitspanne zuvor, zahlreiche Entwicklungsschritte vollzogen wurden. Die Professionalisierungsdebatte wird in den kommenden Jahren weiter ein fester Bestandteil der Pflegegeschichte sein.

Wiederholungsaufgaben

1. Nennen Sie fünf Gründe, weshalb eine Auseinandersetzung mit der Pflegegeschichte sinnvoll ist.
2. Nennen Sie fünf Gründe für die besondere Bedeutung der Klöster für die Pflege im Mittelalter.
3. Beschreiben Sie drei Aspekte zur Situation der Hospitäler zur Zeit der Reformation.
4. Nennen Sie fünf besondere Errungenschaften von Florence Nightingale für die Pflege.
5. Nennen Sie fünf Gründe, weshalb der Pflegeberuf zu Beginn des 20. Jahrhunderts als unattraktiv galt.
6. Nennen und beschreiben Sie vier Aspekte der Ideologie des Nationalsozialismus.
7. Erläutern Sie die Veränderung des pflegerischen Rollenverständnisses zur Zeit des Nationalsozialismus.
8. Nennen Sie fünf Schlussfolgerungen für den Pflegeberuf, die sich aus der Zeit des Nationalsozialismus für das aktuelle berufliche Selbstverständnis ergeben.
9. Nennen und beschreiben Sie zwei bedeutsame Entwicklungen der Pflege in der DDR.
10. Beschreiben Sie die Entwicklung des Pflegeberufs als Frauenberuf im historischen Kontext.
11. Skizzieren Sie den Wandel der Altenpflege vom sozialpflegerischen zum Heilberuf.
12. Unterscheiden Sie den Begriff der Professionalisierung kurz auf Mikro- und Makroebene.
13. Nennen Sie die sieben Merkmale des merkmalstheoretischen Professionalisierungsansatzes.

14. Beschreiben Sie fünf Aspekte, die den handlungsorientierten Professionalisierungsansatz charakterisieren.
15. Nennen Sie fünf historische Eckpunkte des Professionalisierungsprozesses der Pflege in Deutschland.

LITERATUR

Bochumer Bund (Hrsg.). Abgrenzungsbeschluss des BochumerBund. 12.05.2020. Aus: www.bochumerbund.de/.cm4all/uproc.php/0/Dokumente/Abgrenzungsbeschluss nach Rechts.pdf?cdp=a&_=172056a11e8 (letzter Zugriff: 2.6.2021).

Burger J. Replicating Milgram: Would people still obey today. Am Psychol. 2009; 64(1): 1–11.

DBfK Deutscher Berufsverband für Pflegeberufe (Hrsg.). ICN-Ethikkodex für Pflegende. 2014. Aus: www.wege-zur-pflege.de/fileadmin/daten/Pflege_Charta/Schulungsmaterial/Modul_5/Weiterführende_Materialien/M5-ICN-Ethikkodex-DBfK.pdf (letzter Zugriff: 2.6.2021).

DBfK Deutscher Berufsverband für Pflegeberufe (Hrsg.). Position des Deutschen Berufsverbandes für Pflegeberufe gegen Diskriminierung, Rassismus und Extremismus. 2017. Aus: www.dbfk.de/media/docs/download/DBfK-Positionen/Position-DBfK-gegen-Rassismus-2017-04-28.pdf (letzter Zugriff: 2.6.2021).

Der Paritätische Gesamtverband (Hrsg.). Charta gegen Rassismus und Rechtsextremismus. 2015. Aus: www.der-paritaetische.de/fileadmin/user_upload/Schwerpunkte/vielfalt-o-alternative/doc/Charta_gegen_Rassismus_und_Rechtsextremismus_2015.pdf (letzter Zugriff: 2.6.2021).

Destatis Statistisches Bundesamt (Hrsg.). Bevölkerung im Erwerbsalter sinkt bis 2035 voraussichtlich um 4 bis 6 Millionen. Pressemitteilung vom 27. Juni 2019–242/19. Aus: www.destatis.de/DE/Presse/Pressekonferenzen/2019/Bevoelkerung/pm-bevoelkerung.pdf?__blob=publicationFile (letzter Zugriff: 2.6.2021).

Destatits Statistisches Bundesamt (Hrsg.). Geburtenziffer 2019 auf 1,54 Kinder je Frau gesunken. Pressemitteilung Nr. 282 vom 29. Juli 2020. Aus: www.destatis.de/DE/Presse/Pressemitteilungen/2020/07/PD20_282_122.html (letzter Zugriff: 2.6.2021).

Deutsche Gesellschaft für Pflegewissenschaft (Hrsg.). Geschichte der Pflege in der generalistischen Pflegeausbildung. Positionspapier. März 2019. Aus: dg-pflegewissenschaft.de/wp-content/uploads/2019/04/2019_03_29-Pflegegeschichte-im-Curriculum-final.pdf (letzter Zugriff: 2.6.2021).

Duesterberg D. Pflege im Zweiten Weltkrieg. In: Steppe H (Hrsg.). Krankenpflege im Nationalsozialismus. 10. A. Frankfurt am Main: Mabuse, 2013. S. 125–140.

Hackmann M. Pflegegeschichte unterrichten. Eine Handreichung für Lehrende der Pflegegeschichte mit Nutzung der „Quellen zur Geschichte der Krankenpflege" (Mabuse 2008). 2010. Aus: dg-pflegewissenschaft.de/wp-content/uploads/2017/05/H-Pflegegeschichte-unterrichten.pdf (letzter Zugriff: 2.6.2021).

Hähner-Rombach S. Alltag in der Krankenpflege. In: Hähner-Rohmbach S (Hrsg.). Quellen zur Geschichte der Krankenpflege. Frankfurt am Main: Mabuse, 2013a. S. 279–478.

Hähner-Rombach S. Geschlechterverhältnisse in der Krankenpflege. In: Hähner-Rohmbach S (Hrsg.). Quellen zur Geschichte der Krankenpflege. Frankfurt am Main: Mabuse, 2013b. S. 479–529.

Isfort M. Wissen und Tun. Pflege Aktuell. 2003; 57: 274–277.

Kreutzer S, Slotala L. Liebesdienst oder Geschäft? Zum Stellenwert des Ökonomischen im Arbeitsalltag ambulanter Pflege. Pflege und Gesellschaft. 2012; 17(4): 347–362.

Kriesten U. Altenpflegeausbildung in Deutschland. Diskussion der Prognosen zu einer Integration der Altenpflegeausbildung in eine generalistische Pflegeausbildung. Dissertation an der Martin-Luther-Universität Halle-Wittenberg, 2016. Aus: opendata.uni-halle.de/bitstream/1981185920/8658/1/Diss_Kriesten_10.12.2016_UniBib..pdf (letzter Zugriff: 2.6.2021).

Lücke S. Antike Medizin und Pflege: Wandel durch neues Denken. Serie zur Pflegegeschichte – Teil 3. Die Schwester Der Pfleger. 2013; 52(8): 776–778.

Lücke S. Trennung von Medizin und Pflege. Serie zur Pflegegeschichte – Teil 4. Die Schwester Der Pfleger. 2014a; 53(1): 41–43.

Lücke S. Pflege am Tiefpunkt. Serie zur Pflegegeschichte – Teil 5. Die Schwester Der Pfleger. 2014b; 53(7): 652–654.

Lücke S. „Ich habe täglich zwei bis vier Menschen getötet." Pflege im Nationalsozialismus. Serie zur Pflegegeschichte – Teil 7. Die Schwester Der Pfleger. 2015; 54(5): 12–16.

Lücke S. Aufopferungsvoll und selbstlos. Pflege in den 1950er Jahren. Serie zur Pflegegeschichte – Teil 8. Die Schwester Der Pfleger. 2016; 55(10): 46–47.

Lücke S. Florence Nightingale: Ihr Leben im Überblick. 2018. Aus: www.bibliomed-pflege.de/news/35300-florence-nightingale-ihr-leben-im-ueberblick (letzter Zugriff: 2.6.2021).

Milgram S. Obedience to authority: an experimental view. New York: Harper & Row, 1974.

Monteiro LA. Florence Nightingale on public health nursing. AJPH. 1985; 75(2): 181–186.

Nightingale F. Bemerkungen zur Krankenpflege. Die „Notes on Nursing" neu übersetzt und kommentiert von Christoph Schweikardt und Susanne Schulze-Jaschok. 4. A. Frankfurt am Main: Mabuse, 2020.

Peters AK, Golla M. Vereint im Widerstand. Die Schwester Der Pfleger. 2015; 54(5): 18–20.

Prühlen S. Krankenpflege in der Antike. In: Hähner-Rohmbach S (Hrsg.). Quellen zur Geschichte der Krankenpflege. Frankfurt am Main: Mabuse, 2013a. S. 35–42.

Prühlen S. Mittelalter und Frühzeit. In: Hähner-Rohmbach S (Hrsg.). Quellen zur Geschichte der Krankenpflege. Frankfurt am Main: Mabuse, 2013b. S. 19–34.

Santayana G. The Life of Reason: Introduction and Reason in Common Sense. https://santayana.iupui.edu/wp-content/uploads/2019/01/Common-Sense-ebook.pdf (letzter Zugriff: 24.9.2021).

Schweikardt C. Berufliche Entwicklung der Krankenpflege in Deutschland, Österreich und der Schweiz im 19. und 20. Jahrhundert. In: Hähner-Rohmbach S (Hrsg.). Quellen zur Geschichte der Krankenpflege. Frankfurt am Main: Mabuse, 2013. S. 129–277.

Statistisches Bundesamt (Hrsg.). Statistisches Jahrbuch 2019. Aus: www.destatis.de/DE/Themen/Querschnitt/Jahrbuch/jb-gesundheit.pdf?__blob=publicationFile (letzter Zugriff: 2.6.2021).

Spicker I. Professionalisierung der Pflege. Die Sicht von Pflegenden in der Praxis. Diplomarbeit an der Human- und sozialwissenschaftlichen Fakultät der Unversität Wien, 2001. Aus: othes.univie.ac.at/8298/1/DA-Spicker.pdf (letzter Zugriff: 2.6.2021).

Steinle J, Rölle A, Winter MHJ. Altenpflege: Eine Profession im Widerspruch zwischen wachsenden Versorgungsanforderungen und veränderten Berufsentwicklungsrealitäten. Geschichte der Pflege. 2020; 9(1): 51–58.

Steppe H. Krankenpflege ab 1933. In: Steppe H (Hrsg.). Krankenpflege im Nationalsozialismus. 10. A. Frankfurt am Main: Mabuse, 2013a. S. 67–91.

Steppe H. „Mit Tränen in den Augen haben wir dann diese Spritzen aufgezogen." In: Steppe H (Hrsg.). Krankenpflege im Nationalsozialismus. 10. A. Frankfurt am Main: Mabuse, 2013b. S. 143–180.

Strong A. Tear down the barriers of gender bias. Men in Nursing. 2006; 1(4): 43–49.

Strupeit S. Präventive und gesundheitsförderliche Aufgaben und Maßnahmen durch Gemeindeschwestern in der ehemaligen DDR – ein Rückblick. Pflege und Gesellschaft. 2008; 13(2): 159–173.

Voges W. Pflege alter Menschen als Beruf. Soziologie eines Tätigkeitsfeldes. Wiesbaden: Westdeutscher Verlag, 2002.

Weisbrod-Frey H. Die Krankenpflegeausbildung im zeitlichen Überblick. In: Steppe H (Hrsg.). Krankenpflege im Nationalsozialismus. 10. A. Frankfurt am Main: Mabuse, 2013. S. 117–124.

Wolff HP, Wolff J. Krankenpflege: Einführung in das Studium ihrer Geschichte. Frankfurt am Main: Mabuse, 2011.

Zellhuber B. Altenpflege – ein Beruf in der Krise? Eine empirische Untersuchung der Arbeitssituation sowie der Belastungen von Altenpflegekräften im Heimbereich. Dissertation, Universität Dortmund, 2003. Aus: eldorado.tu-dortmund.de/bitstream/2003/2916/1/Zellhuberunt.pdf (letzter Zugriff: 2.6.2021).

KONTAKTADRESSEN

EAHN European Association for the History of Nursing, eahn.net

Sektion Historische Pflegeforschung der Deutschen Gesellschaft für Pflegewissenschaft e.V., Bürgerstr. 47, 47057 Duisburg, dg-pflegewissenschaft.de/sektionen/pflege-und-gesellschaft/historische-pflegeforschung

06

Pflegehandeln an pflegewissenschaftlichen Erkenntnissen ausrichten

Überblick

Pflegefachpersonen benötigen ein Verständnis für die Pflegewissenschaft, um sich z. B. Forschungsergebnisse erschließen zu können. Ziel dieses Kapitels ist es, sie dabei zu unterstützen, ihr Handeln an wissenschaftlichen Erkenntnissen auszurichten und dementsprechend begründen zu können.
In diesem Kapitel werden zunächst die Grundlagen von Wissen, Wissenschaft und Forschung vorgestellt (► 6.1) und dazu die unterschiedlichen Wissensquellen näher beleuchtet (► 6.1.1) sowie die Natur- und Geisteswissenschaften voneinander unterschieden (► 6.1.2). Anschließend erfolgt die Einführung in die Pflegewissenschaft (► 6.2.1) und Pflegeforschung (► 6.2.2). Dabei werden auch die Grundsätze der Forschungsethik behandelt (► 6.2.3). Danach werden u. a. folgende Fragen beantwortet:

- Worin unterscheidet sich der qualitative (► 6.3.1) vom quantitativen (► 6.3.2) Forschungsansatz?
- Welche verschiedenen Forschungsdesigns gibt es (► 6.4)?
- Wie läuft der Forschungsprozess ab (► 6.5)?

Es folgen handfeste Tipps zum wissenschaftlichen Arbeiten in der Pflege wie Wissensrecherche und Bewertung von Literatur (► 6.6.1) und das Schreiben wissenschaftlicher Hausarbeiten (► 6.6.2).
Damit die Praxis nicht zu kurz kommt, wird in die evidenzbasierte Pflegepraxis (► 6.6.3) und in die Entwicklung und Anwendung von Expertenstandards in der Pflege (► 6.6.4) eingeführt. Das Kapitel schließt mit Konzepten, Modellen und Theorien in der Pflege (► 6.7). Hier werden verschiedene Bedürfnistheorien (► 6.7.3), Interaktionstheorien (► 6.7.4), Ergebnistheorien (► 6.7.5) und humanistische Theorien (► 6.7.6) erläutert.

6.1 Wissen, Wissenschaft und Forschung

Definition

Wissen

Gesamtheit der Kenntnisse und Fähigkeiten von Individuen zur Lösung von Problemen.

Wissenschaft

Alle Aktivitäten, die auf wissenschaftliche Erkenntnisse abzielen; durch Forschung und Theorieentwicklung gewonnene Erkenntnisse.

Forschung

Planmäßige und zielgerichtete Suche nach wissenschaftlichem Wissen, Bestandteil der Wissenschaft.

Pflegefachfrauen und -männer stehen in ihrem Pflegealltag immer wieder vor herausfordernden Situationen, die Entscheidungen benötigen, z. B.:

- Welche Pflegetätigkeit ist besser: Variante A oder B? Welche Alternativen habe ich?
- Warum handelt der Pflegeempfänger, wie er handelt?
- Welche Ursache liegt dem Sachverhalt zugrunde?
- Welche möglichen Gefahren, Risiken, Chancen und Potenziale können aus einer Behandlung oder Intervention resultieren?

Um diese oder ähnliche Fragen beantworten zu können, benötigen Pflegefachpersonen **Wissen.** Dieses Wissen wird in der **Wissenschaft** mittels **Forschung** generiert. Wissenschaft und Pflegewissenschaft haben somit einen großen Wert für die Praxis. Pflegefachpersonen können ihr Wissen aus unterschiedlichen Quellen schöpfen.

6.1.1 Wissensquellen

Definition

Wissensquellen

Ursprung des Wissens. Können in unstrukturierte und strukturierte Quellen unterschieden werden.

Der Mensch hat sich stets an unterschiedlichen **Wissensquellen** orientiert. Unstrukturierte und strukturierte Wissensquellen haben beide eine Daseinsberechtigung. Es ist allerdings elementar, die Wissensquellen bezüglich ihrer Aussagekraft und Grenzen zu reflektieren.

Unstrukturierte Wissensquellen

> **Definition**
>
> **Unstrukturierte Wissensquellen**
>
> Folgen keinen strikten Regeln. Hierzu zählen Intuition, Erfahrung, Versuch und Irrtum, Tradition und Autorität.

Intuition

Intuition meint die unmittelbare Erkennung oder Erfassung eines Sachverhalts oder eines komplizierten Vorgangs. Dabei wird weder logisch schlussfolgernd noch reflektiert vorgegangen. Demnach liegen intuitiven Verhaltensweisen keine theoretisch grundsätzlichen Überlegungen zugrunde. Wer intuitiv handelt, handelt „aus dem Bauch heraus". Um erfolgreich intuitiv handeln zu können, muss man mit der Materie vertraut sein. Pflegefachpersonen sind mit der Materie Pflege vertraut und können – mit entsprechender Erfahrung – intuitiv Entscheidungen treffen. Laien können dies ggf. nicht (► 1.2.4.). Intuition kann aber nicht auf Knopfdruck erzeugt werden. Diese Form der Eingebung geht mit wachsendem Erfahrungsschatz, den Pflegeexperten besitzen, einher. Intuition kann nicht übertragen oder systematisch vermehrt werden.

Erfahrung

Erfahrung meint eine durch praktische Arbeit oder durch Wiederholung gewonnene Erkenntnis zu einer Sache. Wer erfahren ist, besitzt Routine. Menschen sammeln von Beginn ihres Lebens an Erfahrungen, verallgemeinern und systematisieren diese, sind fähig, daraus zu lernen und können durch Erfahrung gleiche oder ähnliche Probleme lösen.

Erfahrungen werden allerdings unsystematisch gemacht und gesammelt. Daneben sind Erfahrungen für das Individuum hilfreich, können aber nur bedingt an andere Menschen weitergegeben werden. So müssen Auszubildende und Studierende auch ihre eigenen Erfahrungen machen, denn diese lassen sich nur bedingt mündlich übertragen und verankern. Pflegefachpersonen, die bereits länger in einem Fachbereich arbeiten, haben in diesem Feld Erfahrung gesammelt und profitieren davon. In einem anderen Fachbereich zeigt sich dann aber die Grenze des Erfahrungswissens, da es nicht unmittelbar übertragen werden kann. So kann eine Pflegefachperson, die im Bereich der gerontologischen Pflege viele Erfahrungen gesammelt hat, diese nur bedingt im Bereich der Nephrologie anwenden.

> **Merke**
>
> Erfahrungswissen bedarf der kontinuierlichen Reflexion. Es besteht sonst die Gefahr, falsches Wissen zu kultivieren und in Tradition übergehen zu lassen.

Versuch und Irrtum

Unter **Versuch und Irrtum** *(Trial and Error)* versteht man ein auf Erfolg und Misserfolg basierendes Lernprinzip. Wer nach diesem Prinzip vorgeht, probiert so lange mögliche Alternativen aus, bis sich eine davon als Lösung herausstellt. Damit verbunden ist:

- Hoher Energie- und Zeitaufwand
- Keine Recherche, ob jemand anderes bereits die ursprüngliche Frage geklärt hat
- Keine Hypothesenformulierung, welche Maßnahme zu welchem Ergebnis führt
- Potenzielle Gefährdung der Pflegeempfänger durch „Ausprobieren" fragwürdiger Alternativen

Tradition

Tradition meint die Entwicklung und Weitergabe von Wissen (innerhalb einer Gruppe) von Generation zu Generation. Traditionen zeigen sich in Form von **Ritualen.** Dadurch, dass Traditionen bereits seit langer Zeit existieren, hält man sie für richtig. Insbesondere dann, wenn (vermeintliche) Experten diese Traditionen stützen. Es ist nicht immer leicht, mit Traditionen zu brechen bzw. diese zu hinterfragen, weil dies häufig auf Unverständnis stößt *(„Das haben wir schon immer so gemacht")*. Dabei ist genau das wichtig: Traditionen zu hinterfragen und ihren historischen Ursprung aufzudecken (► 3.2). So hilft der Blick in die Geschichte der Pflege zu verstehen, weshalb Pflegefachpersonen bestimmte und Mediziner andere Aufgaben durchführen (► 5.1).

Eine typische Tradition in der Pflege ist der nächtliche zweistündige Rundgang durch die Zimmer der Pflegeempfänger. Dieser Zeitwert lässt sich zumindest wissenschaftlich nicht begründen.

Vielmehr benötigen einige Pflegeempfänger eine engmaschigere, andere wiederum gar keine nächtliche Sichtkontrolle. Der Ursprung dieser Tradition wird zur Zeit des Krimkriegs vermutet, als Florence Nightingale etwa zwei Stunden benötigte, um ihre nächtliche Versorgungsrunde bei den verwundeten Soldaten zu absolvieren (► 5.1.4).

Autorität

Autorität meint das Erlangen von Wissen durch Befragung oder Ratsuchen bei Autoritäten. Dabei gilt es, die unterschiedlichen Autoritätsformen zu unterscheiden. Wer über **Fachautorität** verfügt, kann inhaltlich unterstützende Aussagen tätigen – fachliches Hintergrundwissen ist vorhanden. Wer über **Amtsautorität** verfügt, besitzt Macht und Ansehen durch seine Position. Amtsautoritäten können, müssen aber nicht zwangsläufig Hintergrundwissen besitzen. Im beruflichen und gesellschaftlichen Kontext verkennen sich Amtsautoritäten zum Teil selbst *(„Der Erfolg ist ihnen zu Kopf gestiegen“)* oder werden von anderen fälschlicherweise als fachwissend angesehen.

Merke

Amtsautoritäten müssen keine Fachautoritäten sein. Und: Auch Experten haben nicht immer recht.

Autoritäten sind bestenfalls Spezialisten oder Experten in einem Fachgebiet. Sie können bei Problemlösungen behilflich sein. Dabei ist ein kritischer Umgang wichtig, da diese z. B. aufgrund möglicher Wissenslücken, veraltetem Wissen oder (unbekannten) Interessenkonflikten eigene Ziele verfolgen.

Strukturierte Wissensquellen

Definition

Strukturierte Wissensquellen

Folgen festgelegten Regeln. Hierzu zählen logisches Denken und wissenschaftliche Forschung.

Logisches Denken

Definition

Logik

Lehre vom folgerichtigen Denken, Wissenschaft von der Struktur, den Formen und Gesetzen des Denkens.

Logisches Denken entstammt aus der Logik, einem Teilgebiet der Philosophie. Logik kann als Einmaleins des menschlichen Denkens angesehen werden. Demnach sollte menschliches Denken, möchte man zu einem logischen Urteil kommen, gewisse Regeln befolgen. In der Logik werden dazu Regeln der logischen Schlussfolgerung formuliert. Die beiden Regeln der logischen Schlussfolgerung, welche die Grundlage für Wissenschaft und Forschung darstellen, sind **Induktion** und **Deduktion** (► Abb. 6.1, ► Abb. 6.2).

Induktion

Unter **Induktion** versteht man die Schlussfolgerung vom Besonderen auf das Allgemeine. Wer induktiv vorgeht, erschließt sich verallgemeinerbares Wissen auf der Grundlage von Einzelfallbeobachtungen.

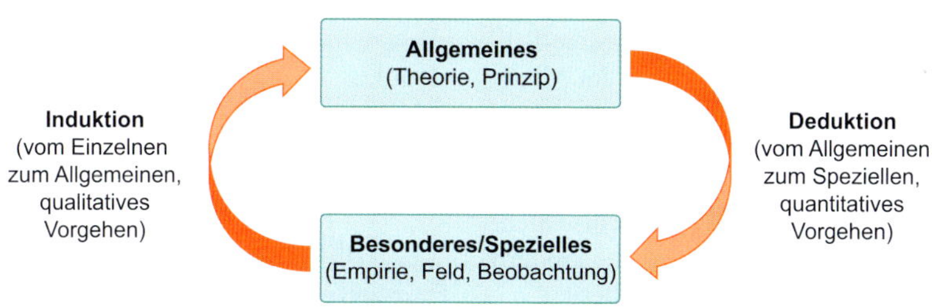

Abb. 6.1 Der empirische Zirkel von Induktion und Deduktion [L143/P554]

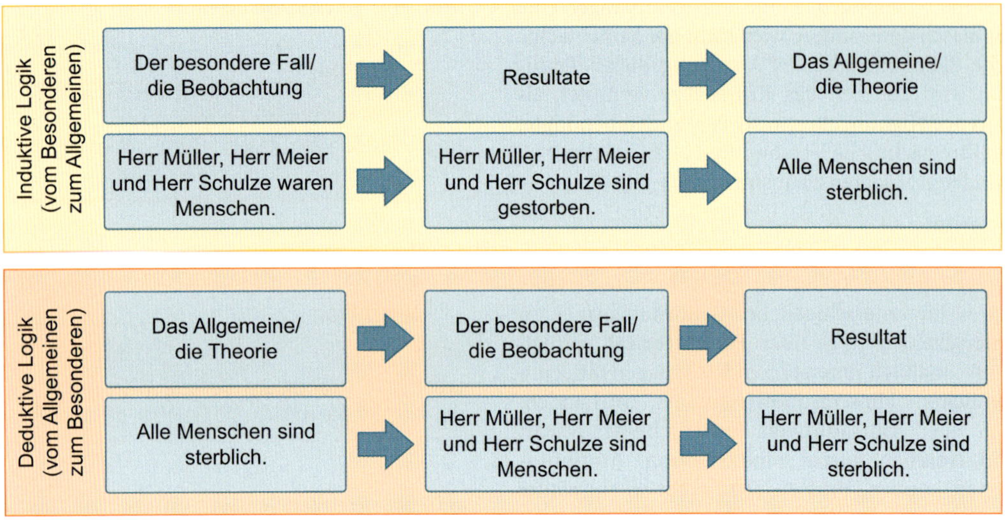

Abb. 6.2 Unterscheidung zwischen induktiver und deduktiver Logik [L143/P554]

Fallbeispiel

Herr Vasculo wird abends unruhig

Die Auszubildende Jana Altovic absolviert derzeit ihren praktischen Einsatz im Versorgungsbereich der stationären Langzeitpflege. Dort ist sie auch für Herrn Vasculo, 87 Jahre alt, zuständig. Herr Vasculo leidet an einer Alzheimer-Demenz.

In der vergangenen Woche konnte sie beobachten, wie Herr Vasculo immer zur gleichen Zeit, zwischen 16:00 und 18:00 Uhr, unruhiger wurde. Daraufhin recherchiert Frau Altovic und leitet aus ihrer Einzelbeobachtung eine Theorie, d. h. eine Vorannahme, ab.

- Welche Einzelbeobachtung hat Frau Altovic gemacht?
- Welche Theorie könnte sie daraus ableiten?

Am Anfang der Induktion steht der einzelne Fall, z. B. eine Beobachtung oder ein Erlebnis im Alltag. Ausgehend von diesem Fall werden Daten gesammelt, um am Ende alle gesammelten Daten zu einer verallgemeinerbaren Aussage zusammenzuführen. Verallgemeinerbar bedeutet, dass die Theorie nicht nur auf den vorliegenden Fall zutrifft, sondern auch für andere, ähnliche Fälle Geltung besitzt.

Das induktive Vorgehen wird besonders dann gewählt, wenn wenig theoretisches Vorwissen vorhanden ist.

Erläuterung zum Fallbeispiel

Herr Vasculo wird abends unruhig

Frau Jana Altovic hat den Einzelfall Herrn Vasculo beobachtet und dabei ein Pflegephänomen entdeckt: Unruhe bei einem an Demenz erkrankten Menschen in den Nachmittags- bzw. frühen Abendstunden. Dieses Pflegephänomen wird auch als Sundowning-Syndrom bezeichnet (Canevelli et al. 2016).

Frau Altovic entwickelte daraufhin eine allgemeingültige Theorie: Menschen mit Alzheimer können an einem Sundowning-Syndrom leiden. Dieses zeigt sich z. B. an den Symptomen Unruhe und im Zeitfenster zwischen 16:00 bis 18:00 Uhr.

Deduktion

Unter **Deduktion** versteht man die Schlussfolgerung vom Allgemeinen auf das Besondere. Wer deduktiv vorgeht, leitet sich aus Theorien Einzelerkenntnisse wie Hypothesen *(Annahmen)* oder Prognosen *(Voraussagen)* ab und überprüft diese an der Realität.

Fallbeispiel

Gezielte Maßnahmen für Herrn Vasculo ergreifen

Jana Altovic kennt nun das Phänomen Sundowning. Es existieren wissenschaftliche Arbeiten, die den derzeitigen Forschungsstand mit der Entstehung des Sundow-

ning-Syndroms beschreiben (Canevelli et al. 2016). Obgleich es an kausalen Zusammenhängen mangelt, gibt es theoretische Annahmen zur Entstehung, woraus sich geeignete Maßnahmen ableiten lassen.
Frau Altovic leitet aus der Theorie geeignete Interventionen für Herrn Vasculo ab und überprüft diese in der Praxis.
- Welche Maßnahmen könnten dies sein?
- Auf welchen theoretischen Vorannahmen könnten diese beruhen?

Am Anfang der Deduktion steht die Theorie, z. B. ein allgemeingültiges Prinzip. Diese Theorie erfährt nun einen Abgleich mit der Realität *(„Trifft die Theorie auch auf meinen Fall zu?“)*. Damit wird die Theorie bestätigt *(verifiziert)*, erweitert bzw. spezifiziert oder verworfen *(falsifiziert)*.

Erläuterung zum Fallbeispiel

Gezielte Maßnahmen für Herrn Vasculo ergreifen

Frau Altovic hat in der Literatur herausgefunden, dass die Pathophysiologie des Sundowing-Syndroms multifaktoriell ist, d. h., viele Ursachen wirken zusammen. Einen wesentlichen Aspekt stellt dabei der gestörte Tag-Nacht-Rhythmus bei demenziell erkrankten Menschen dar. Daraus lässt sich die Maßnahme ableiten, den zirkadianen Rhythmus durch gezielte Lichtexposition zu stärken. Dies ist Frau Altovic' theoretische Vorannahme. Sie beschließt nun, zwischen 16:00 und 18:00 Uhr Herrn Vasculo gezielt einer natürlichen Lichtquelle auszusetzen, indem sie ihm ermöglicht, in diesem Zeitraum den Außenbereich des Pflegeheims aufzusuchen. Ihre Prognose lautet, dass Herr Vasculo dann weniger unruhig sein wird.

Wissenschaftliche Forschung

Wissenschaftliche Forschung ist die systematische Weiterentwicklung des logischen Denkens und dem damit verbundenen empirischen Zirkel (▸ Abb. 6.1). Hierbei werden das induktive und das deduktive Vorgehen mit einem umfangreichen Regelwerk versehen, sodass unsachliche Einflüsse auf das Forschungsergebnis verhindert werden sollen, z. B. Befangenheit oder Denkfehler. Damit ist die wissenschaftliche Forschung als Methode zur Wissensaneignung auch am besten entwickelt.
Wissenschaftliche Forschung ist nicht unfehlbar und bedarf der kritischen Betrachtung. Aber sie ist gleichzeitig die beste Möglichkeit, systematisch bestehendes Wissen zu überprüfen, zu beweisen oder zu widerlegen. Wissenschaftliche Forschung führt zu Fakten, die überprüft werden können, während Fake News oder fiktive Fakten sich einer Überprüfung entziehen und zugleich durch hohe Emotionalisierung den Kern der Sache verschleiern.

Merke

Erst durch wissenschaftliche Forschung können Ahnungen, Gedanken, Vermutungen, Aussagen von Autoritäten und logische Schlussfolgerung systematisch überprüft, bewiesen oder widerlegt werden (Mayer 2014: 17).

6.1.2 Wissenschaft und Wissenschaftstheorie

Wissenschaft ist durch unterschiedliche Merkmale in Abgrenzung zum Alltagwissen gekennzeichnet (▸ Tab. 6.1).
Forschung ist eine zentrale Säule im Gebäude der Wissenschaft (▸ Abb. 6.3).
Wer Forschung und Wissenschaft betreibt möchte u. a.:
- Wissen sammeln, z. B. zu geeigneten Maßnahmen zur Dekubitusprophylaxe in der Pflege (DNQP 2017a)
- Neue und unbekannte Fakten oder Beziehungen zwischen Fakten entdecken, z. B. Zusammenhang von Emotionsregulation und Pflegequalität (▸ 8.3.1)
- Phänomene verstehen z. B. Entstehung von Aggression und Gewalt in der Pflege (▸ 8.3.7)
- Voraussagen treffen können z. B. zu Gesundheitsbelastungen die infolge Nacht- und Schichtarbeit resultieren (▸ Kap. 8.2.3)
- Begründete Aussagen treffen, z. B. zum Nutzen der Akademisierung der Pflege basierend auf Studien, die ein geringeres Mortalitätsrisiko bei den Pflegeempfängern durch den Einsatz höher qualifizierter Pflegender nachweisen (vgl. Aiken et al. 2017)

Damit die oben genannten Vorhaben in die Tat umgesetzt werden können, muss u. a. geklärt sein, wie Wissen korrekt gesammelt wird, wie man sich einem Phänomen am besten annähert, ab wann eine Voraussage als wahrscheinlich gilt und welche Begründung notwendig ist, um eine Aussage als wissenschaftlich korrekt gelten zu lassen. Die Ant-

Tab. 6.1 Unterscheidung von Alltagswissen und wissenschaftlichem Wissen (vgl. Mayer 2014: 18)

	Alltagswissen	Wissenschaftliches Wissen
Grundlage	Basiert auf unstrukturierten Wissensquellen wie Intuition, Erfahrung, Versuch und Irrtum, Tradition und Autorität	Basiert auf strukturierten Wissensquellen wie wissenschaftlicher Forschung und logischem Denken
Herleitung	Unsystematische Herleitung durch alltägliche Methoden wie Routine; dabei werden Zweifel am Erkannten und mögliche Alternativen gemieden	Systematische und reflektierte Herleitung mit speziellen Methoden; dabei wird der Zweifel kultiviert, das Erkannte kritisch betrachtet sowie Alternativen gesucht und aufgedeckt
Übertragbarkeit	Zumeist nicht verallgemeinerbar, Wissen ist subjektiv an die Person gebunden und damit nicht beweisbar oder überprüfbar *(„Das ist halt so!“)*	Übertragbarkeit des Wissensbestands ist gegeben, Wissen ist objektiv und für andere nachvollziehbar und/oder überprüfbar
Verbreitung	Selten schriftlich dokumentiert, mündliche Verbreitung möglich, dabei erfolgt keine Überprüfung, geht dadurch in Tradition über *(„Das haben wir schon immer so gemacht!“)*, die Sprache der Verbreitung ist alltagsnah	Schriftliche Verbreitung in anerkannten wissenschaftlichen Fachzeitschriften oder Büchern, Überprüfung durch Peer-Review-Verfahren und die Fachwelt (► 6.6.2), die Sprache der Verbreitung ist abstrakt und Bestandteil der Fachterminologie

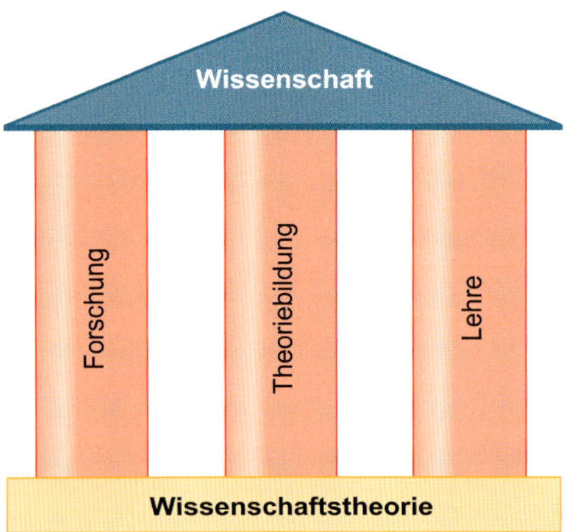

Abb. 6.3 Die Säulen der Wissenschaft, die auch in Beziehung zueinander stehen [L143/P554]

worten auf diese Fragen werden mit der **Wissenschaftstheorie** gegeben.

> **Definition**
> **Wissenschaftstheorie**
> Teildisziplin der Philosophie. Versuch der Antwort auf die Frage, was Wissenschaft ist, was sie leisten kann und was nicht (Tetens 2013: 7).

Wissenschaftstheoretisch werden die **Naturwissenschaften** von den **Geisteswissenschaften** unterschieden (► Abb. 6.4). Beide Strömungen basieren auf unterschiedlichen Annahmen, unterscheiden sich im Vorgehen und in der Weltanschauung.

Naturwissenschaften

> **Definition**
> **Naturwissenschaften**
> Erforschung der belebten und unbelebten Natur, Befassung mit der Erkennung von Naturgesetzen, zu denen z. B. Chemie, Physik, Biologie gehören.

Die **Naturwissenschaften** zählen zu den analytischen Wissenschaften. Die Erfassung eines Forschungsgegenstands erfolgt aus der Zerlegung und Analyse bis in die kleinsten Bestandteile des Forschungsgegenstands. Dabei wird das große Ganze in viele kleine Einzelteile zerlegt. Die naturwissenschaftliche Weltanschauung basiert u. a. auf dem Positivismus und dem kritischen Rationalismus.

Die Grundannahme im **Positivismus** ist es, dass es eine wirklich vorhandene Welt gibt, die für alle Menschen gleich ist und durch Zählen und Messen objektivierbar gemacht werden kann. Diese eine Welt möglichst unverfälscht und objektiv wieder-

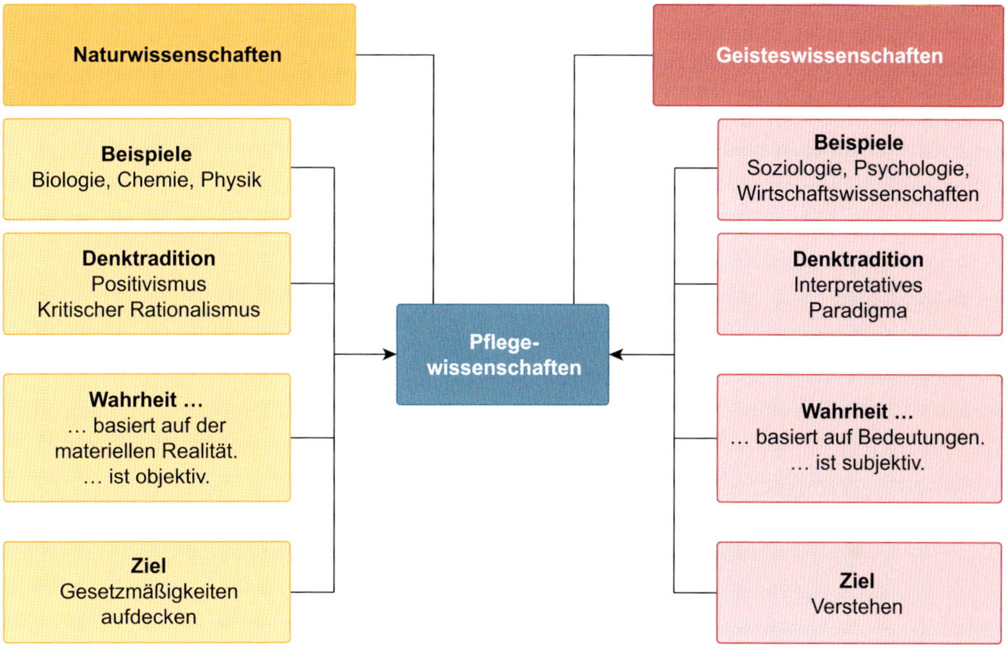

Abb. 6.4 Unterscheidung zwischen Natur- und Geisteswissenschaften und ihre Stellung zur Pflegewissenschaft [L143/P554]

zugeben sowie die Funktionsweise der Dinge zu verstehen ist das Ziel im Positivismus und damit auch in den Naturwissenschaften. Im Positivismus werden Gesetzmäßigkeiten verifiziert *(bestätigt).* Die Wahrheit ist objektiv.

Die Grundannahme im **kritischen Rationalismus** ist es, dass es keine allgemeingültigen Sätze gibt. Das bedeutet, dass man sich nie sicher sein kann, ob sich eine mehrfach getätigte Aussage nur durch ihre wiederholte Bestätigung als korrekt erweist. Ein häufig genutzter Vergleich, der auf Karl Raimund Popper, den Begründer des kritischen Rationalismus, zurückgeht, ist: Nur weil man bislang nur weiße Schwäne gesehen hat, kann man nicht die Theorie „Alle Schwäne sind weiß" aufrechterhalten. Laut Popper muss man diese Theorie kritisch hinterfragen und deshalb wissen, dass die Entdeckung eines einzigen schwarzen Schwans die Theorie stürzen würde. Demnach werden im kritischen Rationalismus die Wirklichkeit und das bestehende Wissen kritisch überprüft und hinterfragt. Man folgt dem **Falsifikationsprinzip,** d. h., es wird überprüft, ob man eine Gesetzmäßigkeit widerlegen kann.

Geisteswissenschaften

Definition

Geisteswissenschaften

Erforschung verschiedener kultureller Gebiete und des geistigen Lebens. Zu den Geisteswissenschaften gehören z. B. Pädagogik, Soziologie, Psychologie.

Die **Geisteswissenschaften** zählen zu den nicht analytischen Wissenschaften. Die Erfassung eines Forschungsgegenstands erfolgt aus der Interpretation. Dabei wird das große Ganze als Gesamtheit betrachtet. Die geisteswissenschaftliche Weltanschauung basiert u. a. auf dem **interpretativen Paradigma.** Dies besagt, dass es keine neutrale oder objektivierbare Welt gibt. Zentrale Annahmen sind:

- Das Subjekt muss in seiner Umwelt betrachtet werden. Der Mensch agiert nie losgelöst von ihr und muss daher in den jeweiligen Lebenszusammenhängen gesehen werden.

- Es geht nicht um eine Sache, sondern um die Bedeutung, die einer Sache gegeben wird. Diese Bedeutung variiert von Mensch zu Mensch. Was den einen kalt lässt, ist für den anderen von Bedeutung. Somit existiert nicht die eine Wahrheit.

Damit steht das Erleben menschlicher Erfahrungen im Mittelpunkt. Dieses Erleben und die damit verbundene Erfahrung sind subjektiv. Demnach ist die Wahrheit subjektiv.

Fallbeispiel

Ein Strauß Blumen

Herr Meier schenkt Frau Meier einen Strauß Blumen. Aus geisteswissenschaftlicher Perspektive kommt es hierbei u. a. auf die Fragen an, warum Herr Meier seiner Frau Blumen schenkt und welche Bedeutung er und sie diesem Akt des Schenkens beimessen. Es geht um die Interpretation. Dazu müssen Forschende das Leben von Herrn und Frau Meier nah heranzoomen und u. a. folgende Fragen beantworten: Wie ist die Beziehung von Herrn und Frau Meier aus ihrer Sicht? Wie fühlen sie sich derzeit? Welche Motive verfolgt Herr Meier mit dem Blumenstrauß?

Es wäre zu kurz gegriffen, von außen auf das Ereignis zu schauen und zu einer verkürzten Analyse zu kommen: Herr Meier liebt Frau Meier und möchte ihr seine Zuneigung mit dem Blumenstrauß zeigen. Denn: Vielleicht hat Herr Meier Frau Meier betrogen, und der Blumenstrauß ist eine Entschuldigung? Vielleicht ist der Blumenstrauß nur ein Ritual zum Geburtstag, welches nicht oder kaum mit Gefühlen verbunden ist?

6.2 Pflegewissenschaft und Pflegeforschung

6.2.1 Pflegewissenschaft

Definition

Pflegewissenschaft

Wissenschaft, deren Gegenstandsbereich die Pflege ist. Zählt zu den problem- und praxisorientierten Wissenschaftsbereichen.

Gegenstandsbereich

Inhaltlicher Bereich einer Wissenschaft mit Abgrenzung zu anderen Wissenschaften.

Jede Wissenschaft verfügt über einen anderen **Gegenstandsbereich.** Der Gegenstandsbereich der **Pflegewissenschaft** ist die Pflege. Andere Wissenschaften haben z. B. folgende Gegenstandsbereiche:

- Biologie: lebendige Systeme
- Medizin: körperliche Beeinträchtigungen des Menschen
- Psychologie: menschliche Psyche
- Soziologie: Gesellschaft und das gesellschaftliche Leben

Wenn der Gegenstandsbereich der Pflegewissenschaft Pflege ist, muss die Pflege näher beschrieben werden, um zu wissen, ob das, was gemeint ist, auch wirklich unter Pflegewissenschaft fällt. Dies ist wiederum nicht so einfach, kann aber mittels der Annäherung an das Pflegeverständnis (► 1.1) und den Bestrebungen um die Professionalisierung näher eingegrenzt werden (► 5.3, ► Abb. 6.5).

Die Pflegewissenschaft ist nur schwer einem tradierten Wissenschaftszweig der Natur- oder Geisteswissenschaft zuzuordnen. Sie ist vielmehr eine multidisziplinäre Wissenschaft und kann unter den **Human- und Sozialwissenschaften** verortet werden. Pflegewissenschaft ist eine praxisorientierte Disziplin, weil sie ein praktisches Handlungsfeld mit einschließt. Dies fehlt z. B. der Mathematik oder der Philosophie. Pflegewissenschaft interessiert sich demnach für die Pflegepraxis, da diese ihr Gegenstandsbereich ist. Pflegewissenschaft ist somit nicht (nur) theoretisch, denn **Pflegewissenschaft** und **Pflegepraxis** beeinflussen und befruchten sich gegenseitig:

- Pflegepraxis identifiziert Probleme, stellt Fragen und sucht nach Lösungen für handlungspraktische Gegebenheiten.
- Pflegewissenschaft gibt Hilfestellungen, recherchiert nach Lösungen, betreibt Pflegeforschung.
- Pflegepraxis unterstützt bei der Umsetzung, der Erprobung, prüft kritisch und gibt Anmerkungen.
- Pflegewissenschaft greift dies auf und entwickelt ihre Erarbeitungen weiter.

Merke

Pflegepraxis und Pflegewissenschaft befinden sich in einem untrennbaren, endlosen gemeinsamen Kreislauf. Zentrum ihres Tuns ist jeweils der gleiche Gegenstandsbereich – die Pflege.

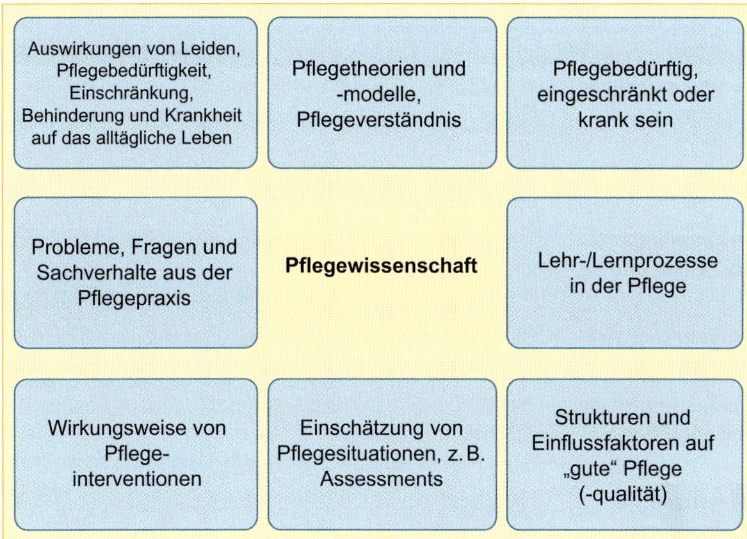

Abb. 6.5 Beispiele aus dem Gegenstandsbereich der Pflegewissenschaft [L143/P554]

6.2.2 Pflegeforschung

Definition

Pflegeforschung

Forschung allgemein auf dem Gebiet des Gesundheitswesens und speziell im Verantwortungsbereich von Pflegefachpersonen. Allgemeines Ziel ist die Entwicklung und Vermehrung von Pflegewissen.

Pflegeforschung ist das Instrument der Pflegewissenschaft (Mayer 2014: 35). Dabei werden gezielt pflegewissenschaftliche Forschungsfragen aus dem Gegenstandsbereich der Pflegewissenschaft zur Wissensvermehrung formuliert. Der Begriff der Wissensvermehrung kann als erklärtes Ziel der Pflegeforschung weiter unterteilt werden (▸ Tab. 6.2).
Das Gebiet der Pflegeforschung kann in die **Mikro-**, **Meso-** und **Makroebene** sowie die **historische Pflegeforschung** unterteilt werden (▸ Tab. 6.3)
Pflegeforschung kann daneben in zwei **Arten** unterschieden werden:

- **Grundlagenforschung:** Dient der Generierung einer theoretischen Fundierung und Erkenntnisgrundlagen.
- **Angewandte Forschung:** Dient der Lösung von praktischen Problemstellungen.

Die Angehörigen der Pflegewissenschaft sind eigentlich die Ansprechpersonen für die gesundheitspolitischen Entscheidungsträger bei pflegerelevanten Themen auf Makro-, Meso- und Mikroebene. Dennoch wird die Pflegewissenschaft bislang systematisch durch Ausschluss an Entscheidungsprozessen benachteiligt (Simon 2019). Ein Zustand, der durch berufspolitisches Engagement verändert werden kann (▸ 9.1).

Rollen in der Pflegeforschung

Die **Rollen** in und die **Beteiligung** an der Pflegeforschung können anhand des Qualifikationsniveaus unterschieden werden. Während einige die Ergebnisse der Pflegeforschung für ihre eigene Tätigkeit nutzen, führen andere selbst Forschung durch. In beiden Bereichen bedarf es unterschiedlicher Kenntnisse. Wer Forschungsergebnisse für die eigene Tätigkeit nutzt, benötigt:

- Verständnis für die Notwendigkeit von Pflegeforschung
- Fähigkeit zum Lesen, zur kritischen Reflexion und Anwendung von Forschungsergebnissen (▸ 6.6)

Wer Forschung selbst durchführen möchte, benötigt eine umfassende wissenschaftliche Ausbildung. Dabei ist die Tiefe variabel zur letztendlichen Aufgabe (▸ Abb. 6.6)

Tab. 6.2 Ziele der Pflegeforschung

Ziel	Bedeutung für die Pflegepraxis
Schaffung einer Wissensgrundlage zur Verbesserung der Pflege	• Pflegeforschung dient der Sicherung und Förderung der Pflegequalität • Pflegeforschung greift Fragestellungen aus der Praxis auf, um diese zu beantworten • Pflegeforschung identifiziert geeignete und wissenschaftlich als erfolgreich bewertete Maßnahmen
Schaffung einer Grundlage für die Theorieentwicklung und -überprüfung	• Pflegeforschung liefert einen Beitrag zur Erstellung von Theorien, Modellen und Konzepten (► 6.7) • Pflegeforschung hat Einfluss auf die Erstellung von Pflegediagnosen
Anpassung und Weiterentwicklung von Forschungsmethoden	• Pflegeforschung verfeinert ihre Methoden und entwickelt eigene Methoden • Methodenrepertoire für nachfolgende Generationen wächst an
Entwicklung von Instrumenten zur Einschätzung von Pflegephänomenen	• Pflegeforschung entwickelt Assessments, um eine Situation sicher und korrekt einschätzen zu können • Durch diese Einschätzung lassen sich geeignete Pflegemaßnahmen ableiten
Beitrag zur Professionalisierung und beruflichen Emanzipation	• Pflegeforschung leistet einen unverzichtbaren Beitrag zur Professionalisierung der Pflege (► 5.3.) • Emanzipation durch die Weiterentwicklung eines eigenständigen Forschungsbereichs

Merke

Pflegeforschung geht alle an

Obwohl nicht alle Pflegefachpersonen den gleichen Wissensumfang zum Thema Pflegeforschung benötigen, sollten sie zumindest das gleiche Grundverständnis und -wissen vorweisen. Da Pflegefachpersonen verpflichtet sind, ihr Handeln an neuesten wissenschaftlichen Erkenntnissen auszurichten, ergibt sich die Notwendigkeit, sich mit den Grundsätzen der Pflegeforschung auseinanderzusetzen. Wenn Pflegefachpersonen darüber hinaus an Forschungsprozessen beteiligt sind, nehmen sie eine wichtige Schnittstelle zwischen Forschung und Pflegeempfängern ein, indem sie diese z. B. informieren.

6.2.3 Forschungsethik

Definition

Forschungsethik

(engl. research ethics)
Oberbegriff für alle ethischen Aspekte wissenschaftlicher Forschung. Beinhaltet die Merkmale richtigen und guten Handelns in der Forschung.

Die **Forschungsethik** als Teil der Ethik beschäftigt sich mit den in der Wissenschaftsgemeinschaft geteilten Werten und Normen der tugendhaften Forschung (► Kap. 4). In der Forschungsethik gelten dabei die gleichen Prinzipien wie in der allgemeinen Ethik. Forschungsprojekte sind aus ethischen Perspektiven zu beleuchten und das Forschungsanliegen ggf. mit Ethikanträgen bei Forschungsethikkommissionen einzureichen. Forschungsethikkommissionen untersuchen, ob die eingereichten Forschungsvorhaben ethisch vertretbar sind (► 4.2.2). Dabei entscheiden sie im Sinne der Probanden, insbesondere dann, wenn diese nicht in vollem Umfang über das Forschungsvorhaben aufgeklärt werden können, z. B. bei einer demenziellen Grunderkrankung.

Die forschungsethischen Grundsätze der Pflegeforschung basieren auf verschiedenen Ethikkodizes, Leitlinien und Erklärungen (► 4.2.1). Hierzu zählt z. B. auch der Ethikkodex Pflegeforschung der Deutschen Gesellschaft für Pflegewissenschaft (DGP 2016).

Die Grundsätze der Forschungsethik können in drei Bereiche untergliedert werden (RatSWD 2017: 16–23). Dabei wird das notwendige Ineinandergreifen von Wahrheit und Ethik deutlich (Schnell & Dunger 2017).

Wissenschaftliche Güte und Integrität

Pflegeforschung hat sich an die **allgemeinen wissenschaftlichen Standards** zu halten. Dazu muss

Tab. 6.3 Ebenen der Pflegeforschung mit dem dazugehörenden Gegenstand und Beispielen

Ebene	Gegenstand	Beispiel
Makroebene	Gesellschaftliche Strukturen pflegerischer Versorgung	• Fragen der Berufspolitik z. B. Einfluss und Potenziale einer Pflegekammer (▸ 9.1.3) • Fragen der Berufsmotivation und der Berufsaufgabe
	Epidemiologie der Pflegebedürftigkeit	• Häufigkeit und zeitliche Entwicklung von Pflegephänomenen wie Bettlägerigkeit • Regionale Unterschiede bezüglich des Auftretens von Phänomenen, z. B. ländlicher vs. städtischer Raum
Mesoebene	Klientenorientierte Organisationsformen	• Vor- und Nachteile von Pflegeorganisationssystemen wie Primary Nursing im Versorgungsbereich der Psychiatrie • Schnittstellenproblematiken zwischen Versorgungsbereichen, z. B. Management der Entlassung aus der stationären Akutpflege in die ambulante Pflege
	Qualitätsmanagement	• Auswirkungen eines Qualitätsmanagementsystems auf die Einrichtung • Einfluss von Strukturqualitätsmerkmalen (Voraussetzungen und Bedingungen) auf die Pflegeleistung
	Arbeitsbedingungen (▸ Kap. 8)	• Zufriedenheitsfaktoren in der Pflege • Belastungen in der Pflege
Mikroebene *(klinische Pflegeforschung)*	Praktisches Handeln entlang des Pflegeprozesses	• Überprüfung von Assessmentinstrumenten, z. B. Gültigkeit der Braden-Skala zur Einschätzung des Dekubitusrisikos • Untersuchung der Effektivität von Pflegehandlungen, z. B. regelmäßige Positionswechsel zur Dekubitusprophylaxe • Evidence-based-Nursing *(beweisbasierte Pflege)* (▸ 6.6.3)
	Beziehung, Interaktion und Kommunikation zwischen Pflegefachperson und -empfänger	• Beziehungsgestaltung in der Pflege von Menschen mit Demenz • Effekte von speziellen Informations- und Beratungsmodellen
	Perspektive der pflegebedürftigen Person	• Erleben des Krankseins und die damit verbundenen Herausforderungen • Einschätzung der persönlichen Lebenssituation nach einem Einzug in ein Pflegeheim
Historische Pflegeforschung	Ursprünge und Entwicklung der Pflege	• Einfluss von verschiedenen Faktoren auf die Professionalisierung der Pflege (▸ 5.3.2) • Entwicklung der Pflege als Frauenberuf (▸ 5.2.1)

sich Pflegeforschung an den Merkmalen wissenschaftlicher Güte orientieren *(State of the Art)*, z. B. Nachvollziehbarkeit und Gültigkeit der Ergebnisse infolge korrekter Interpretationsleistungen. Dies umfasst den gesamten Studienaufbau, die Methodik und die Form der Ergebnisdarstellung. So sind die erhobenen Daten auch für eine etwaige Sekundäranalyse aufzubewahren, sodass entweder das Forschungsvorhaben reproduziert oder lückenlos nachvollzogen werden kann. Die Studienteilnehmer sind von den Forschenden fair zu behandeln. So dürfen Teilnehmende nicht aufgrund bestimmter Merkmale wie Hautfarbe, Religionszugehörigkeit oder Sympathie bevorzugt oder benachteiligt werden.

Die **Integrität** *(Unbestechlichkeit, Makellosigkeit)* des Forschers beinhaltet zum einen die Offenlegung von Interessenkonflikten und die Benennung von Auftragsgebern, zum anderen den Umstand, dass Daten und Ergebnisse weder verfälscht noch zurückgehalten werden dürfen. Achtet ein Forscher nicht darauf, untergräbt er damit seine Integrität.

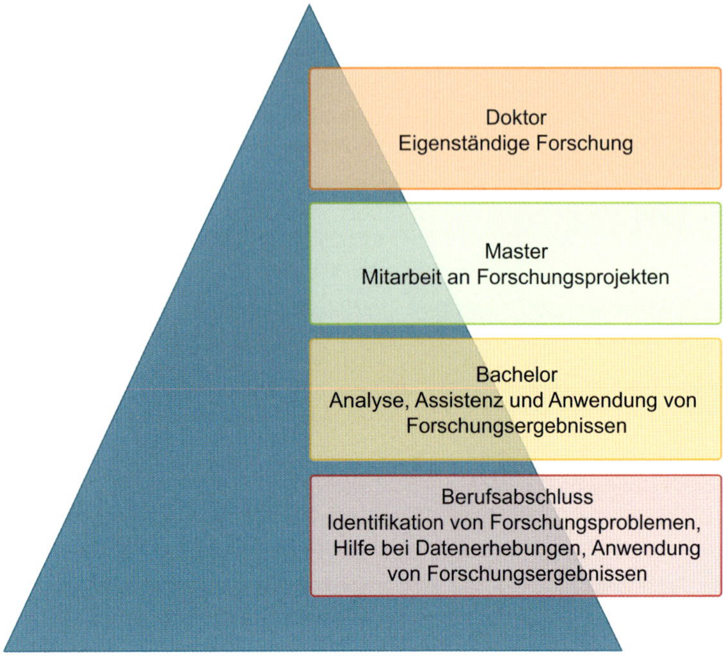

Abb. 6.6 Ebenen der Forschungsbeteiligung in Abhängigkeit vom Qualifikationsniveau [L143/G1099]

Vermeiden von Schäden

Die **Vermeidung von Schäden** nimmt nicht zuletzt infolge der historischen Entwicklungen zur Zeit des Nationalsozialismus einen besonderen Stellenwert innerhalb der Forschung ein (► 5.1.5). Die Vermeidung von Schäden geht mit der Pflicht, die **Menschenwürde** und die **Rechte der Probanden** zu wahren, einher. Es gilt das Prinzip des Nicht-Schadens (► 4.1.3):

- Sensibilisierung der wissenschaftlichen Mitarbeiter zu heiklen Themen, z. B. bei der Befragung zur Datenerhebung
- Vertrauensvoller Beziehungsaufbau zwischen Forscher und Teilnehmer
- Expliziter Hinweis auf Freiwilligkeit und die Möglichkeit, Fragen nicht zu beantworten oder die Teilnahme an der Studie zu beenden, d. h., Teilnehmer entscheiden selbst, was sie beantworten möchten und was nicht
- Verweis auf Beratungs- und Unterstützungsangebote im Anschluss an die Erhebung
- Angemessene Reaktion auf das Verhalten des Teilnehmers, z. B. durch Pausieren oder Abbruch der Erhebung bei starker psychischer Belastung

Der **Datenschutz** ist ein wichtiger Bestandteil zur Vermeidung von Schäden. So sind die Daten zu anonymisieren bzw. zu pseudonymisieren und vertraulich zu behandeln. Kann insbesondere bei qualitativen Untersuchungen, bei denen der Kontext und die Lebensbedingungen des Teilnehmers entscheidend sind, nicht ausgeschlossen werden, dass aus den Forschungsergebnissen Rückschlüsse auf den Teilnehmer möglich sind, ist ihm dies mit aller Ausdrücklichkeit so zu kommunizieren und es sind weitere Maßnahmen einzuleiten, die den Teilnehmer schützen.

Forscher schützen ihre Studienteilnehmer vor Fragen, Situationen oder Interventionen, welche ihnen schaden könnten. Natürlich sind auch die Forschenden entsprechend zu schützen, wenn z. B. zu erwarten ist, dass durch die Erhebung Schäden wie eine Traumatisierung folgen können.

Merke

Die Ziele des Forschungsvorhabens dürfen niemals über das Wohlergehen, die Würde und den Respekt der Probanden gestellt werden.

Die Vermeidung von Schäden bezieht sich auch in der Pflegeforschung auf alle Probanden. Es gilt aber, vulnerable Gruppen wie Menschen, deren Selbstbestimmungsfähigkeit eingeschränkt ist, besonders zu schützen. Potenzielle Vulnerabilitätsfaktoren sind zu reflektieren und vorausschauend zu berücksichtigen.

Informierte Einwilligung

Die **informierte Einwilligung** ist ein weiteres wichtiges ethisches Prinzip, welches neben der Würde des Probanden auch dessen **Selbstbestimmungsrecht** in den Vordergrund rückt (▸ Tab. 6.4).

6.3 Forschungsansätze

Definition

Forschungsansatz

Grundlegende wissenschaftliche Herangehensweisen, basiert auf unterschiedlichen wissenschaftstheoretischen Weltanschauungen, qualitativer und quantitativer Forschungsansatz.

Die beiden großen **Forschungsansätze** lassen sich anhand verschiedener Aspekte voneinander unterscheiden und gegenüberstellen (▸ Tab. 6.5).
Werden in der Forschung qualitative und quantitative Methoden kombiniert, spricht man von einer (methodenübergreifenden) **Triangulation.**

Merke

Beide Forschungsansätze haben in der Wissenschaft ihre Daseinsberechtigung. Es geht also nicht darum, einen Forschungsansatz gegenüber dem anderen zu bevorzugen. Die Auswahl des jeweiligen Ansatzes ist vielmehr vom Forschungsinteresse und der damit verbundenen Forschungsfrage abhängig.

6.3.1 Qualitative Forschung

Definition

Qualitative Forschung

(Lebensweltforschung)
Forschungsansatz mit geisteswissenschaftlicher Grundorientierung. Induktive Forschungslogik mit dem Ziel, die Wirklichkeit zu verstehen.

In der **qualitativen Forschung** gehen Forscher ganz nah an die Lebenswelt ihrer Teilnehmer heran bzw. tauchen darin ein. Der Logik der Induktion folgend wird die Wahrheit anhand der Erfahrungen und der Erlebnisse einzelner Personen konstruiert. Das Wahrheitsverständnis ist subjektiv, d. h., jeder Mensch erlebt, fühlt und betrachtet die Dinge anderes. Ziel qualitativer Forschung ist es, dieses Erleben, Fühlen und Betrachten der Dinge – also den Blick auf und das Denken über die Welt – zu verstehen.

Tab. 6.4 Bestandteile der informierten Einwilligung

Bestandteile	Erläuterung
Information	• Information der potenziellen Teilnehmer über die Studie bezüglich Zielsetzung, Methodik, Rechte, mögliche Risiken, ergriffene Maßnahmen zur Vermeidung von Schaden • Verständliche und adressatengerechte Kommunikation • Sensibler Umgang mit Täuschungen der Teilnehmer zu Studienzwecken, z. B. um die Ziele der Forschung nicht zu gefährden • Unterstützung zur Einschätzung des Aufwands und der potenziellen Auswirkungen des Forschungsvorhabens
Freiwilligkeit	• Genug Zeit für die Entscheidungsfindung bezüglich der Teilnahme • Kein Druck oder Zwang • Möglichkeit der Ablehnung stets aufzeigen • Reflexion möglicher Abhängigkeitsverhältnisse
Einwilligung	• Einwilligungsfähigkeit muss gegeben sein, bei Kindern und Jugendlichen Sorgeberechtigte hinzuziehen • Einholung des Einverständnisses, i. d. R. in Schriftform

Tab. 6.5 Gegenüberstellung des qualitativen und quantitativen Forschungsansatzes

Aspekt	Qualitativer Ansatz	Quantitativer Ansatz
Grundlage (► 6.1.2)	Geisteswissenschaft	Naturwissenschaft
Logisches Denken (► 6.1.1)	Induktion	Deduktion
Ziel	Verstehen der Wirklichkeit	Erklären der Wirklichkeit
Wahrheitsverständnis	Wahrheit ist subjektiv	Wahrheit ist objektiv
Vorgehen	Nicht oder halb standardisiert	Standardisiert
Stichprobe	Geringe und gezielte Probandenauswahl *(theoretische Sättigung)*	Große und zufällige Probandenauswahl *(Repräsentativität)*
Gütekriterien	• Glaubwürdigkeit • Folgerichtigkeit • Angemessenheit • Übertragbarkeit	• Objektivität • Reliabilität • Validität
Beispiele für Forschungsfragen	Wie fühlen sich Eheleute, wenn ihr Partner an Demenz erkrankt?	Wie viele demenziell erkrankte Menschen leben in einer Partnerschaft?
	Wie entsteht ein Cool-out bei Auszubildenden in der Pflege?	Wie viele Auszubildende geben an, bereits an einem Cool-out zu leiden?

Um dieses Ziel zu erreichen, braucht es keine großen Stichproben, da die Wahrheit im Einzelnen verborgen liegt. Daher werden nur kleine Gruppen ausgewählt, diese aber sehr gezielt, da es auf eine möglichst große Vielseitigkeit der erhobenen Daten ankommt. Werden trotz neuer Erhebungen keine wesentlich neuen Daten mehr gesammelt, spricht man von theoretischer Sättigung. Dies ist für Forschende das Zeichen dafür, dass keine neuen Probanden mehr befragt werden müssen, da zu erwarten ist, dass die Daten keinen Neuigkeitswert mehr beinhalten werden.

Dieser Wahrheit geht man in der qualitativen Forschung mit **nicht standardisierten Forschungsmethoden** auf den Grund. Nicht standardisiert bedeutet aber keineswegs, dass es weder eine Logik noch eine festgeschriebene Vorgehensweise gibt. Es bedeutet vielmehr, dass man sich von der Schablone eines engen Leitfadens löst, da diese nicht über die Lebensrealität der einzelnen Teilnehmer gelegt werden kann. In der qualitativen Forschung gibt es unterschiedliche Methodologien. Zu den prominentesten zählen u. a. die Grounded Theory, die Phänomenologie und die Ethnografie (► Tab. 6.6). Daneben existieren zahlreiche spezielle Vorgehensweisen wie z. B.:

- **Hermeneutik** nach Wilhem Dilthey als die Lehre der Deutung von Texten zur Erschließung von Sinnzusammenhängen
- **Qualitative Inhaltsanalyse** nach Philipp Mayring als Methode zur Analyse von Daten, die aus strukturierten Leitfadeninterviews gewonnen wurden

Fallbeispiel

Wozu braucht es qualitative Pflegeforschung?

Der Pflegefachmann Kevin Mohler diskutiert mit seinem Kollegen Finn Pflüger: „Wozu braucht es eigentlich qualitative Pflegeforschung? Für mich zählen nur harte Zahlen, Daten und Fakten!" Welche Gründe für qualitative Pflegeforschung könnte Finn Pflüger nennen?

Checkliste

Gütekriterien qualitativer Forschung

Ob eine Forschung gewissen Qualitätsmaßstäben genügt, wird in der qualitativen Forschung durch folgende **Gütekriterien** bestimmt:

- **Glaubwürdigkeit** *(Credibility)*
  - Längere Forschungsdauer, nachhaltige Beobachtung, Verwendung verschiedener Datenquellen
  - Triangulation, d. h. Nutzung verschiedener Datenquellen, Methoden, Untersucher oder Theorien
  - Externe Überprüfung, d. h. durch Peers *(Fachkollegen)* oder Beteiligung von Teilnehmern bei der Datenerhebung

Tab. 6.6 Beispiele für berühmte Methodologien in der qualitativen Forschung

	Grounded Theory	Phänomenologie	Ethnografie
Ursprung	• Wurde im Rahmen von Forschungen „entdeckt" • Geht auf die Soziologen Anselm Strauss und Barney Glaser mit dem symbolischen Interaktionismus zurück	• Basiert auf der Philosophie • Baut auf den Werken von Edmund Husserl, Martin Heidegger und Jean-Paul Sartre auf	• Basiert auf der Sozialanthropologie • Auch als Völkerkunde bezeichnet
Ziel	• Rekonstruktion von sozialem Handeln • Beschreibung sozialer Prozesse, die durch menschliche Interaktion sichtbar werden	• Verstehen von Erfahrungen und Erlebnissen • Suche nach dem Tief-Zugrunde-Liegenden, der Essenz von Phänomenen	• Verstehen der Lebenswelt anderer aus deren Sicht • Erkennen des Spezifischen einer Lebenswelt
Anwendung	Thematisierung menschlichen Miteinanders in sozialen Prozessen oder Veränderungen innerhalb eines Zeitraums	Untersuchung von speziellen Aspekten des Alltagslebens von Gruppen oder Individuen	Untersuchung von komplexen Kulturen oder Subkulturen
Beispiele	• Veränderungsprozesse in der Partnerschaft nach einer Fehlgeburt • Rehabilitationsprozess nach einem Schlaganfall	• Körpererleben von Frauen mit Brustkrebs • Erleben des Phänomens Bettlägerigkeit	• Kulturraum Pflegeheim • Trauerverhalten und -rituale in einer speziellen Kultur, z. B. von Muslimen

  - Analytische Induktion, d. h. Suche nach Fällen, welche die eigenen Ergebnisse widerlegen
  - Glaubwürdigkeit des Forschers
  - Nachvollziehbarkeit der gesamten Studie
- **Folgerichtigkeit** *(Dependability)* als Maßstab, ob die Ergebnisse auch zu dem beschriebenen Phänomen passen, z. B. korrekte Interpretation der gesammelten Daten
- **Angemessenheit** *(Confirmability)* als Maßstab für die Genauigkeit der Wirklichkeitswiedergabe der Teilnehmenden
- **Übertragbarkeit** *(Transferability)* als Maßstab dafür, ob das Ergebnis auch auf andere Populationen übertragen werden kann

Im deutschsprachigen Raum wird in der qualitativen Forschung häufig auf die **Gütekriterien nach Philipp Mayring** verwiesen (Mayring 2016):

- Verfahrensdokumentation, d. h. detaillierte Beschreibung des Forschungsprozesses
- Argumentative Interpretationsabsicherung, d. h. schlüssige Argumentation der Interpretation der Ergebnisse
- Regelgeleitetheit, d. h. Einhaltung von wissenschaftlichen Maßstäben und Methoden
- Nähe zum Gegenstand, d. h. „Eintauchen" in die Lebenswelt der Betroffenen
- Kommunikative Validierung, d. h. Überprüfung der Ergebnisse auf Gültigkeit, z. B. durch Peers oder die Teilnehmer
- Triangulation, z. B. durch unterschiedliche Methoden, Interpretationen oder verschiedene Perspektiven

Erläuterung zum Fallbeispiel

Wozu braucht es qualitative Pflegeforschung?

Gründe, die für die qualitative Pflegeforschung sprechen sind u. a.:

- Ermöglichung eines ganzheitlichen Pflegeverständnisses, indem die Perspektive der Pflegeempfänger, z. B. subjektives Krankheitsempfinden oder das Altsein, Berücksichtigung findet
- Unterstützung bei der Entwicklung von Assessments zur standardisierten Quantifizierung von Pflegephänomenen, indem mit dem Fokus auf das Erleben nah an den Bedürfnissen der Pflegeempfänger gearbeitet wird
- Zentrale Funktion bei der Bildung von Theorien (► 6.7)

6.3.2 Quantitative Forschung

Definition

Quantitative Forschung

Forschungsansatz mit naturwissenschaftlicher Grundorientierung. Deduktive Forschungslogik mit dem Ziel, die Wirklichkeit zu erklären.

In der **quantitativen Forschung** treten Forschende dem Forschungsgegenstand distanziert und objektiv gegenüber. Der Logik der Deduktion folgend existiert für alle eine objektiv wahrnehmbare Wahrheit. Da die Wahrheit objektiv ist, kann sie auch betrachtet, erforscht und erklärt werden. Ziel der quantitativen Forschung ist es, die Wirklichkeit zu erklären und die Ursachen der Dinge zu erforschen. Es gilt das Prinzip der Kausalität, welches besagt, dass Wirkungen Ursachen vorausgehen. Beispiele für solche Ursache-Wirkungs-Beziehungen sind z. B.:

- Rauchen *(Ursache)* verursacht Lungenkrebs *(Wirkung)* (Doll et al. 2004).
- Die Händedesinfektion *(Ursache)* reduziert die Übertragung von Erregern *(Wirkung)*.
- Kognitive Aktivierung *(Ursache)* reduziert das Risiko, an Demenz zu erkranken *(Wirkung)* (Cheng 2016).

In der quantitativen Forschung werden theoretische Annahmen als Hypothesen formuliert und anschließend mittels Messung und Beobachtung überprüft. Da diese Wahrheit objektiv und für alle gleichermaßen zugänglich ist, werden standardisierte Verfahren zur Datenerhebung und -auswertung genutzt. Es werden viele Menschen befragt (große Population), damit das Ergebnis auch eine entsprechende Güte besitzt. Es gilt das Prinzip der Repräsentativität.

Quantitative Forschung weist einen großen Bezug zur Mathematik auf. Daten werden durch Zahlen erhoben, und statistische Methoden der Datenauswertung sind maßgeblich mit der quantitativen Forschung verknüpft. Ein Ergebnis in der quantitativen Forschung wird häufig anhand der **Signifikanz** *(Bedeutsamkeit; p = Wahrscheinlichkeit)* dargestellt:

- Ein statistisch signifikantes Ergebnis bedeutet, dass das Ergebnis, der Zusammenhang oder die Kausalität zu 95 % wahrscheinlich ist. Das bedeutet, dass die Irrtumswahrscheinlichkeit 5 % beträgt.
- Ein statistisch hoch signifikantes Ergebnis bedeutet, dass das Ergebnis, der Zusammenhang oder die Kausalität zu 99 % wahrscheinlich ist. Das bedeutet, dass die Irrtumswahrscheinlichkeit 1 % beträgt.

Fallbeispiel

Wozu braucht es quantitative Pflegeforschung?

Der Pflegefachmann Finn Pflüger konnte seinen Kollegen Kevin Mohler bezüglich des Nutzens qualitativer Pflegeforschung überzeugen. Neckisch fragt er nun: „Wozu braucht es aber quantitative Pflegeforschung? Kannst du mir das sagen?“

Welche Gründe für quantitative Pflegeforschung könnte Kevin Mohler nennen?

Checkliste

Gütekriterien quantitativer Forschung

Ob eine Forschung gewissen Qualitätsmaßstäben genügt, wird in der quantitativen Forschung durch folgende **Gütekriterien** bestimmt:

- **Objektivität** *(Sachlichkeit, Unabhängigkeit)* als Unabhängigkeit der Forscher von den Testergebnissen, hohes Maß an Standardisierung der Erhebungsinstrumente und Auswertungsverfahren.
- **Reliabilität** *(Zuverlässigkeit, Beständigkeit)* als Indiz dafür, dass wiederholte Forschung beständig zu einem ähnlichen Ergebnis kommt. Dies zeigt auch, wie genau und zuverlässig *(reliabel)* das Messinstrument ist.
- **Validität** *(Gültigkeit)* als Indiz dafür, dass das Messinstrument auch wirklich das misst, was es messen soll. So ist ein Messinstrument zur Erhebung des Sturzrisikos nicht valide, wenn es etwas anderes oder das Sturzrisiko unzureichend misst.

Erläuterung zum Fallbeispiel

Wozu braucht es quantitative Pflegeforschung?

Gründe, die für die quantitative Pflegeforschung sprechen, sind u. a.:

- Ermittlung der Häufigkeit von pflegerelevanten Phänomenen, z. B. Bettlägerigkeit, Harninkontinenz, postoperative Schmerzen
- Überprüfung der Wirksamkeit von Pflegeinterventionen, z. B. Wirksamkeit von regelmäßigen Positionierungsmaßnahmen zur Vermeidung einer Dekubitusentstehung
- Unterstützung zur Feststellung des Pflege- und Betreuungsbedarfs durch standardisierte Assessments
- Weiterentwicklung und Überprüfung von Assessmentinstrumenten

6.4 Forschungsdesigns

Definition

Forschungsdesign

(Untersuchungsdesign, Versuchsplan)
Konzeptionelle Form einer wissenschaftlichen Arbeit, Grundlage jeder wissenschaftlichen Untersuchung.

Das **Forschungsdesign** beschreibt das grundsätzliche Vorgehen bei einer wissenschaftlichen Untersuchung. Es ist das Gerüst, welches dem Forschungsvorhaben die Form gibt. Dabei gibt das Design auch vor, welche Methoden zur Datenerhebung und -auswertung genutzt werden dürfen. Die Entscheidung bezüglich des Forschungsdesigns ist anderen methodischen Entscheidungen im Forschungsprozess übergeordnet und spielt damit insbesondere in der quantitativen Forschung eine besondere Rolle (▸ 6.3.2).

Fallbeispiel

Forschungsdesign als Autodesign

Das Forschungsdesign kann mit dem Design eines Autos verglichen werden. Das Design des Autos gibt die Form und seine Funktion vor. Damit wird z. B. entschieden, ob es sich um ein kleines, wendiges Sportauto oder um einen großen, schweren Geländewagen handelt. Mit der Entscheidung über Form und Funktion wird im gleichen Atemzug automatisch auch entschieden, welche Bauteile genutzt werden können und welche nicht. So werden in einem Geländewagen andere Motoren verbaut als in einem Sportwagen.

Es existieren verschiedene Forschungsdesigns. In ▸ Abb. 6.7 wird eine Auswahl der Designs dargestellt, die nachfolgend erläutert werden.

6.4.1 Experimentelle Forschungsdesigns

Definition

Experiment

(lat. experimentum = Versuch)
Untersuchung zur gezielten Überprüfung einer Annahme, Untersuchung, inwiefern ein Faktor einen Zustand oder eine Situation beeinflusst.

Experimentelle Forschungsdesigns zählen zu den klassischen Forschungsdesigns. Mit Experimenten sollen Zusammenhänge und Ursachen-Wirkungs-Beziehungen aufgezeigt werden.
Mittels Experimenten werden **Hypothesen** *(theoretische Annahmen über Beziehung von ver-*

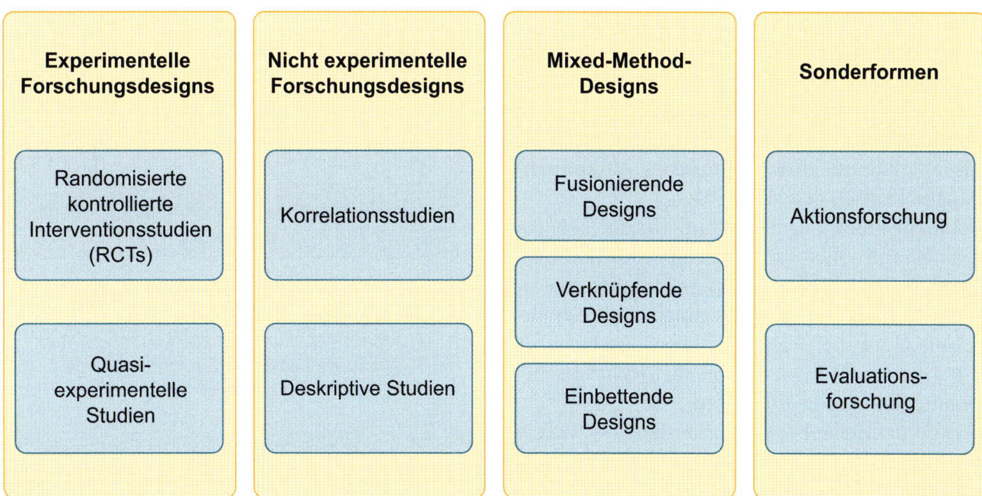

Abb. 6.7 Kategorisierung von Forschungsdesigns mit Beispielen [L143/P554]

schiedenen Variablen) geprüft. Bestandteil dieser Hypothesen sind zum einen Einflussfaktoren *(unabhängige Variablen)* und Auswirkungen *(abhängige Variablen)*. Beispiele für Hypothesen lauten:

- Die Verwendung von Ingwer *(Einflussfaktor, unabhängige Variable)* reduziert bei Frauen in der Schwangerschaft das Gefühl von morgendlicher Übelkeit *(abhängige Variable)*.
- Die atemstimulierende Einreibung *(Einflussfaktor, unabhängige Variable)* fördert das Einschlafen bei demenziell erkrankten Pflegeempfängern *(abhängige Variable)*.

In Experimenten werden nun zwei vergleichbare Gruppen gegenübergestellt, um den Einfluss der einen Variable auf den der anderen zu untersuchen:

- **Versuchsgruppe:** In dieser Gruppe wird eine Veränderung herbeigeführt, z.B. wird ein Medikament verabreicht oder eine Intervention durchgeführt.
- **Kontrollgruppe:** Bei dieser Gruppe wird keine Veränderung vorgenommen. Es bleibt alles beim Alten, die Gruppe dient der Kontrolle.

Es werden zwei Gruppen gebildet, um auszuschließen, dass eine zu beobachtende Veränderung in der Versuchsgruppe nicht auf dem Placebo-Effekt beruht, und nachzuweisen, dass das Ergebnis einen ursächlichen Zusammenhang zwischen den unabhängigen und abhängigen Variablen aufweist.

Experimente können in folgenden **Settings** stattfinden:

- **Laborexperiment**: Künstliches Umfeld mit beinahe uneingeschränkter Kontrolle der Umgebungsbedingungen, wodurch Störfaktoren besser ausgeschlossen werden können. Da Variablen stark isoliert in einem künstlichen Umfeld betrachtet werden, kann die Übertragbarkeit in die Realität mit ihren komplexen Zusammenhängen kritisch gesehen werden.
- **Feldexperiment:** Untersuchung in der Lebensrealität mit allen vorhandenen Störfaktoren. Diese können dabei nicht vollständig ausgeschlossen werden. Die Übertragbarkeit der Ergebnisse auf die Realität ist besser gegeben, da die Untersuchung unter lebenswirklichen Bedingungen durchgeführt wird

Das experimentelle Forschungsdesign lässt sich in randomisiert-kontrollierte Studien und Quasi-Experimente untergliedern.

Randomisiert-kontrollierte Studien

Definition

Randomisiert-kontrollierte Studien

(Randomized Controlled Trial, RCT)
Pretest-Posttest-Design mit den Merkmalen Randomisierung, Manipulation, Kontrolle und Messung.

Randomisiert-kontrollierte Studien werden als **Pretest-Posttest-Design** bezeichnet, weil zu zwei Messzeitpunkten die gleichen Variablen erhoben und anschließend miteinander verglichen werden (► Abb. 6.8).

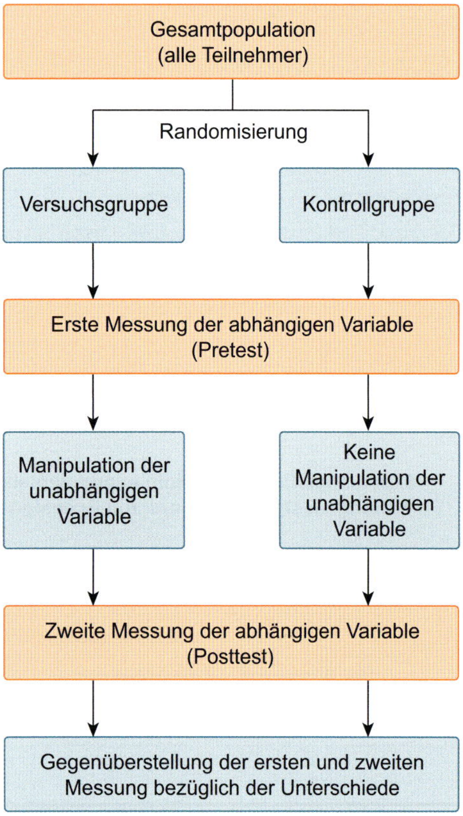

Abb. 6.8 Modellhafter Aufbau einer randomisiert-kontrollierten Studie [L143/P554]

Fallbeispiel

Ingwer gegen Übelkeit in der Schwangerschaft

Forschende interessierten sich dafür, ob die Einnahme von Ingwer im ersten Schwangerschaftsdrittel die (morgendliche) Übelkeit bei schwangeren Frauen reduzieren kann.
Wie lassen sich die nachfolgend aufgeführten Merkmale des klassischen Experiments auf das Fallbeispiel übertragen?

Randomisierung

Am Anfang steht die **Randomisierung** *(Zufallsverteilung)*. Die Versuchspersonen werden dabei zufällig (z. B. mittels Zufallsgeneratoren) in zwei ähnliche und möglichst identische Gruppen unterteilt. Die Gruppen sollen sich dabei nicht wesentlich unterscheiden, z. B. bezüglich Alter oder Vorerfahrungen. Eine gleiche Gruppenzusammensetzung ist zwar kein 100%-iger Garant dafür, den Einfluss anderer Faktoren auf das Ergebnis zu reduzieren, aber ein wesentlicher Beitrag dazu.
Nach der Randomisierung in zwei Gruppen werden mit dem **Pretest** zum ersten Mal die abhängigen Variablen *(vermutete Auswirkungen)* gemessen.

Manipulation

Nun erfolgt die **Manipulation** *(Veränderung)* der unabhängigen Variable *(des Einflussfaktors)* in der Versuchsgruppe. Dabei wird eine standardisierte Intervention durchgeführt, z. B. Gabe eines Medikaments oder Durchführung einer Handlung.
Häufig erfolgt diese Manipulation wiederholt und über einen längeren Zeitraum, um auch einen Effekt beobachten zu können.

Kontrolle

Im Forschungsverlauf wird mit der **Kontrolle** geprüft, ob andere Variablen einen Einfluss auf das Ergebnis haben *(intervenierende Variablen, Confounder)*. Diese können sich bei Nichtbeachtung in das Ergebnis „einmischen" und die Ursache-Wirkungs-Beziehung verwässern. Die Etablierung einer Kontrollgruppe dient ebenfalls dem Ziel, mögliche Störquellen auszuschließen.

Messung

Zum Ende der Forschung erfolgt erneut die Messung im **Posttest.** Dabei werden die abhängigen Variablen *(vermutete Auswirkungen)* gemessen und mit dem Wert des Prätests sowie den Werten der Kontrollgruppe anhand statistischer Verfahren verglichen.

Erläuterung zum Fallbeispiel

Ingwer gegen Übelkeit in der Schwangerschaft

Die Forschenden gingen wie folgt vor (Sharifzadeh et al. 2018):

- **Randomisierung:** Zufallsverteilung von schwangeren Frauen in zwei ähnliche Gruppen und Messung der Übelkeit zu Beginn der Studie.
- **Manipulation:** Die Versuchsgruppe erhielt über vier Tage zweimal tägl. 500 mg Ingwer, die Kontrollgruppe ein Placebo.
- **Kontrolle:** Es gab eine Kontrollgruppe, und es wurden Faktoren wie Alter, Stärke der Übelkeit und vorhergehende Schwangerschaften (Parität) berücksichtigt.
- **Messung:** Nach vier Tagen wurde erneut die Übelkeit gemessen mit dem Ergebnis, dass Ingwer im Gegensatz zum Placebo einen größeren Effekt auf die Übelkeit hat.

Randomisiert-kontrollierte Studien, bei denen der Proband nicht weiß, ob er Mitglied der Versuchsgruppe ist, werden als **einfachblind** bezeichnet. Wissen das auch diejenigen nicht, die die Intervention ausführen, also z. B. das Medikament verabreichen, wird das Design als **doppelblind** bezeichnet.

Merke

Randomisiert-kontrollierte Studien gelten in der klinischen Forschung als Goldstandard für den Beleg von Wirksamkeit und Sicherheit von Therapien (Kabisch et al. 2011).

Randomisiert-kontrollierte Studien sind aber nicht kritikfest. Folgende Aspekte gilt es zu berücksichtigen (vgl. Atteslander 2010: 188–191):

- Übertragbarkeit der Studienergebnisse: Die Vorhersagekraft der Studie auf das alltägliche Leben ist nur unter den in der Studie zugrunde liegenden Bedingungen gegeben. So können Studienergebnisse z. B. nicht immer ohne Weiteres auf andere Kulturkreise übertragen werden. Zudem ist menschliches Verhalten nicht eindeutig berechenbar. Das Experiment ist und bleibt künstlich.
- Selektivität des Experiments: Das Experiment fokussiert nur einige Variablen und niemals

das ganze Leben mit seinen komplexen Zusammenhängen. Somit können Störquellen und Wechselwirkungen niemals ganz ausgeschlossen werden.

Quasi-Experimente

Definition

Quasi-Experiment

(quasi = gleichsam, sozusagen)
Forschungsdesign mit ähnlichem Aufbau wie bei einer randomisiert-kontrollierten Studie, allerdings fehlen hierbei ein oder mehrere Merkmale des klassischen Aufbaus.

Quasi-Experimente sind nur „Sozusagen-Experimente", da sie nicht alle Merkmale der randomisiert-kontrollierten Studie erfüllen, z. B.:

- Keine Zufallsverteilung *(Randomisierung)*, da die untersuchten Menschen selbst entscheiden, was sie tun und wie sie leben möchten, z. B. was ihre Ernährungsweise angeht, oder aus ethischen Gründen eine Zuteilung nicht möglich ist, z. B. kann niemand zum Rauchen gezwungen werden.
- Keine Kontrollgruppe, da es z. B. ethisch nicht geboten wäre, einer Gruppe eine bessere und ggf. lebensrettende Therapie vorzuenthalten.
- Nur eine einmalige Messung nach einer Intervention, z. B. Messung des Wohlbefindens von bettlägerigen Pflegeempfängern nach der Haarwäsche im Bett.

Die größte Schwäche von Quasi-Experimenten liegt in ihrer reduzierten Aussagekraft zur Kausalbeziehung *(Ursachen-Wirkungs-Beziehung)*. So kann eine einmalige Messung des Wohlbefindens einer Haarwäsche im Bett kein tragfähiges Ergebnis, sondern nur Indizien liefern, da zu viele Störquellen vorhanden sind und kein Vergleichswert zum Wohlbefinden zuvor erhoben wird.

6.4.2 Nicht experimentelle Forschungsdesigns

Bei **nicht experimentellen Forschungsdesigns** werden keine Manipulationen von Variablen vorgenommen. Es existieren zahlreiche nicht experimentelle Forschungsdesigns.
Generell kann bei allen die zeitliche Dimension betrachtet werden:

- **Querschnittstudie:** Es werden nur zu einem einzigen Zeitpunkt Daten gesammelt. Dabei kann nur eine Gruppe beobachtet oder diese mit weiteren verglichen werden.
- **Längsschnittstudie:** Es werden zu mindestens zwei verschiedenen Zeitpunkten Daten gesammelt. Handelt es sich um eine Panelstudie, werden dabei die gleichen Teilnehmer erneut befragt, ansonsten andere. Werden bei Längsschnittstudien Maßnahmen durchgeführt, werden sie als Interventionsstudien bezeichnet – in diesem Fall sind sie aber auch experimentell.

Korrelationsstudien

Definition

Korrelationsstudie

(Zusammenhangsstudie)
Untersuchung der Wechselbeziehungen bzw. des Zusammenhangs zwischen zwei Variablen.

Korrelationsstudien unterstützen Forschende dabei, Zusammenhänge zwischen zwei Variablen aufzudecken. Wenn zwei Variablen korrelieren, stehen sie in einer Beziehung zueinander. Entscheidend ist es, dass es sich bei diesem Zusammenhang nicht um eine kausale Beziehung handelt. Das bedeutet, dass die eine Variable keinen Einfluss auf die andere hat. Beide Variablen treten nebeneinander auf – sie haben eine Beziehung. Korrelationsstudien sind für Forscher interessant, weil sie Beziehungen sichtbar machen, Interesse wecken, um nach möglichen gemeinsamen Ursachen zu forschen (Frage nach dem „Warum?").

Fallbeispiel

Bringt der Storch die Babys?

Eine Korrelationsstudie kommt zu folgendem Ergebnis: Dort, wo es viele Störche gibt, sind die Geburtenraten höher als dort, wo es weniger Störche gibt. Dabei handelt es sich um eine statistisch hoch signifikante Korrelation. Demnach bringt der Storch die Babys.
Was denken Sie?

Pflegefachpersonen kennen den Unterschied zwischen einer Korrelation und Kausalität, da es ein großer Unterschied ist, ob zwei Beobachtungen (nur) nebeneinander existieren oder eine ursächliche Beziehung vorherrscht. Erst durch Kausalität kann die Wirksamkeit einer Maßnahme bewiesen werden.

Erläuterung zum Fallbeispiel

Bringt der Storch die Babys?

Natürlich wissen wir alle, dass der Storch nicht die Babys bringt. Es handelt sich hierbei um eine sogenannte Scheinkorrelation. Zwei Variablen treten hierbei nur nebeneinander auf. Zentral ist die Unterscheidung von Kausalität und Korrelation. Nun wäre die Frage nach einem gemeinsamen Nenner, der Störvariablen im Hintergrund, interessant, z. B.: „Unterscheidet sich die Ansiedlung von Störchen und die Geburtenrate im ländlichen vom urbanen Raum?"
Auch in ▸ Abb. 6.9 wird verdeutlicht, dass Korrelationen in die Irre leiten können.

Deskriptive Studien

Definition

Deskriptive Studie

(beschreibende Studie)
Forschungsdesign mit dem Ziel, ein Phänomen oder einen Zustand mittels Darstellung und Analyse zu beschreiben.

Deskriptive Studien werden von Forschern u. a. in folgenden Situationen genutzt:

- Informationen zu einem Merkmal, Situationen, Settings oder Gruppen sammeln, z. B. Reaktionsmuster von schizophrenen Pflegeempfängern in Stresssituationen während des Aufenthalts auf einer akutpsychiatrischen Station oder ausgewählte nicht medikamentöse Maßnahmen von Pflegefachpersonen zur Einschlafförderung bei Kindern und Jugendlichen im akutstationären Setting
- Information zur Häufigkeit eines Phänomens sammeln, z. B. Häufigkeit freiheitsentziehender Maßnahmen in deutschen Pflegeheimen, Häufigkeit sturzbedingter Ereignisse mit der Sturzfolge Fraktur

Deskriptive Studien können im qualitativen (▸ 6.3.1) und quantitativen (▸ 6.3.2) Forschungsansatz verortet werden. Hierzu zählen u. a. Beobachtungsstudien, Einzelfallstudien, typologische Studien.

6.4.3 Mixed-Method-Design und Spezialformen

Definition

Mixed-Method-Design

Kombination qualitativer und quantitativer Forschungsansätze, mit dem Begriff der Triangulation (▸ 6.3) verknüpft.

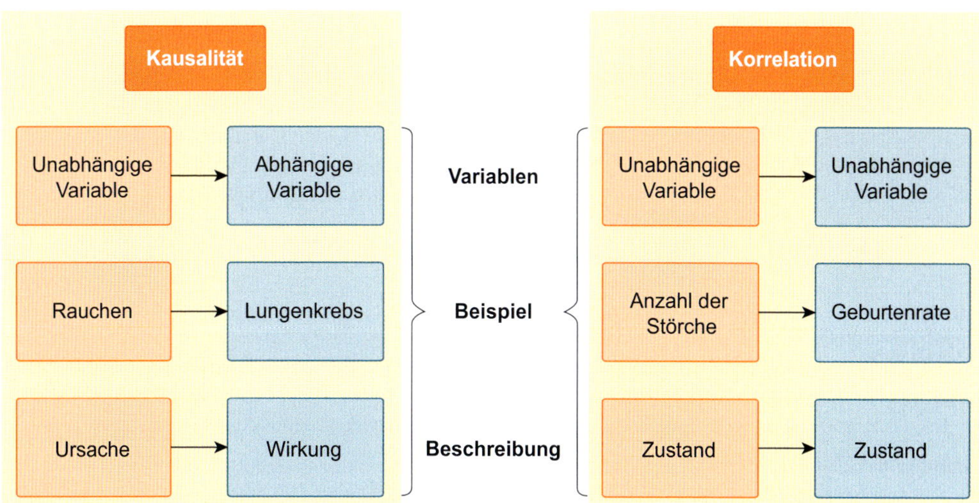

Abb. 6.9 Unterscheidung zwischen Kausalität und Korrelation [L143/P554]

Mixed-Method-Designs können in drei Kategorien unterschieden werden (Creswell et al. 2011):
- **Fusionierung:** Zusammenfügung von zwei Forschungsansätzen, d.h. parallel laufende qualitative und quantitative Erhebung.
- **Verknüpfung:** Folge von zwei Forschungsansätzen, d.h. qualitative Forschung baut auf quantitativer auf oder umgekehrt.
- **Einbettung:** Integration eines Forschungsansatzes in den anderen zur jeweiligen Unterstützung.

Mixed-Method-Designs werden von Forschern u.a. in folgenden Fällen verwendet:
- Bedarf mehrerer Perspektiven auf einen Forschungsgegenstand, z.B. von Pflegefachpersonen, Pflegeempfängern und Angehörigen.
- Bedarf eines erweiterten Kontexts, z.B. Makro-, Meso- und Mikroebene, indem z.B. Häufigkeiten in einem Krankenhaus, aber auch individuelle Perspektiven von Pflegefachpersonen oder Patienten erhoben werden.
- Bedarf detaillierter Beschreibung quantitativer Erkenntnisse durch anschließende qualitative Forschung.
- Bedarf quantitativer Untermauerung einer zuvor durchgeführten qualitativen Untersuchung, z.B. zur Überprüfung einer Theorie oder Typologie.

Die **Aktionsforschung** und die **Evaluationsforschung** zählen zu den Spezialformen der Forschungsdesigns (▶ Tab. 6.7).

6.5 Forschungsprozess

Definition

Forschungsprozess

Logischer Ablauf einer Forschungsarbeit. Besteht aus mehreren aufeinanderfolgenden Phasen, vom Beginn bis zur abschließenden Publikation.

Unter dem **Forschungsprozess** wird der grundsätzliche chronologisch-thematische Verlauf einer Forschungsarbeit verstanden. Er wird dabei in mehrere Phasen unterteilt (▶ Abb. 6.10).

6.5.1 Theoretische Phase

In der **theoretischen Phase** wird das **Erkenntnisinteresse** *(„das, was den Forscher interessiert, worüber er mehr wissen möchte")* spezifiziert und konkretisiert. Das Erkenntnisinteresse kann auf mehreren Gründen beruhen (▶ Abb. 6.11).

Das Erkenntnisinteresse wird maßgeblich durch die **Forschungsfrage** präzisiert. Mit einer Forschungsfrage wird ein zuvor großes Thema in ein oder mehrere überschaubare Fragmente unterteilt. Dabei ist die Qualität einer Forschungsfrage entscheidend (▶ Tab. 6.8).

Die Forschungsfrage wird mit zunehmender Auseinandersetzung mit der Thematik immer konkreter und passgenauer. Die Sichtung der vorhandenen Literatur zum Thema leistet dabei einen wertvollen Beitrag (▶ 6.6.1). Diese **Literaturrecherche und -analyse** dient auch der Festlegung **des theoretischen Rahmens.** Der theoretische Rahmen ist die theoretische Grundlage der Arbeit. Die Funktion des theoretischen Rahmens ist u.a.:
- Sammlung und Darstellung des bisherigen Forschungsstands.
- Einbindung der Forschungsfrage in den thematischen Kontext.
- Definierung und Operationalisierung der einzelnen Begriffe.
- Hinführung zur Forschungsfrage und der ausgewählten Methodik.
- Rahmen für die Interpretation der Ergebnisse, d.h., die in der Datenauswertung dargestellten Ergebnisse werden in der Interpretation dem bisherigen Forschungsstand gegenübergestellt.

Tab. 6.7 Aktions- und Evaluationsforschung als Beispiele für Spezialformen der Forschungsdesigns

	Aktionsforschung	Evaluationsforschung
Definition	Praxisnahe Forschung durch Verknüpfung von Praxis und Wissenschaft	Bewertung von Programmen, Behandlungen oder der Praxis anhand wissenschaftlicher Methoden
Erläuterung	Ziel sind die Veränderung der Praxis und die Lösung von Problemen durch einen andauernden Wechsel von Aktion und Reflexion der Forscher und Praktiker	Ziel ist die Nutzung valider und brauchbarer Erkenntnisse aus der Praxis als Resultate für das jeweilige Feld für kommende Projekte, die alltägliche Praxis oder die Forschung zu nutzen

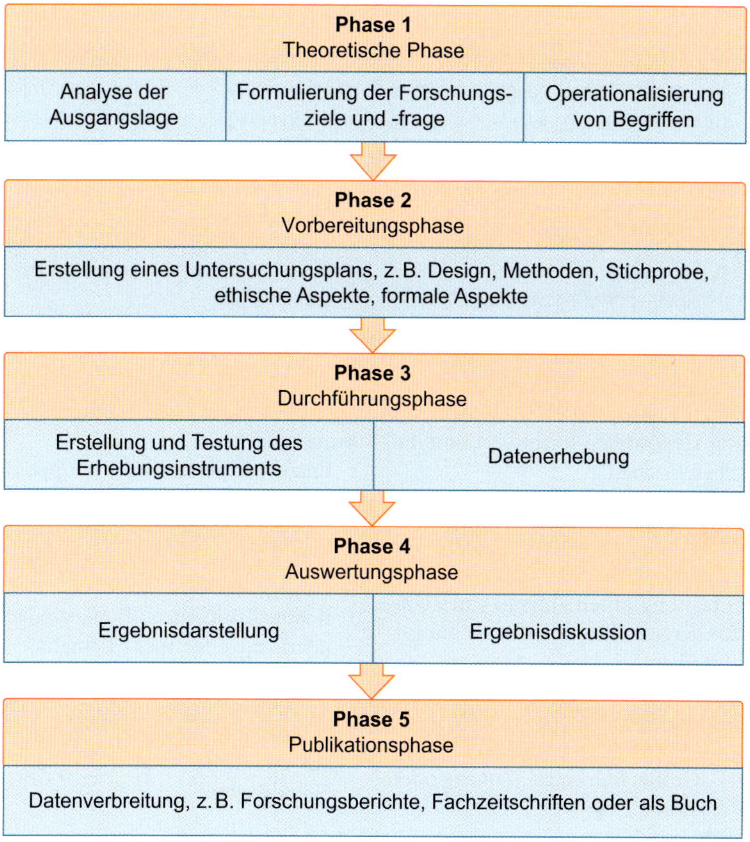

Abb. 6.10 Phasen des Forschungsprozesses [L143/G1099]

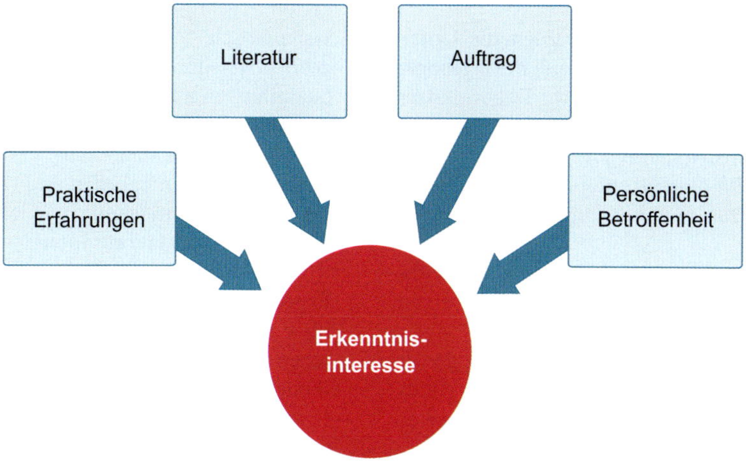

Abb. 6.11 Beispiele für Gründe zur Entwicklung von Erkenntnisinteresse [L143/P554]

Tab. 6.8 Merkmale guter qualitativer und quantitativer Forschungsfragen

	Qualitative Forschung	Quantitative Forschung
Allgemein	• Relevanz der Fragestellung durch Nutzen für die Pflegepraxis oder als Beitrag zur Theorieentwicklung • Erforschbarkeit, d. h., die Frage muss mit den zur Verfügung stehenden Mitteln beantwortbar sein	
Spezifisch	Kontinuum zwischen • Offenheit der Fragestellung, um eine Einengung zu vermeiden und zur lebensnahen Abbildung der subjektiven Wahrheit und • Begrenzung der Fragestellung, um im Forschungsverlauf die Orientierung zu behalten	• Begrenzung des Themas • Präzisierung durch Klarheit bezüglich der zu untersuchenden Variablen • Operationalisierung der Begrifflichkeiten zur eindeutigen Vorgehensweise auf Basis einheitlicher Definitionen

In der theoretischen Phase werden in der quantitativen Forschung Hypothesen formuliert und die Forschungsziele beschrieben.

6.5.2 Vorbereitungsphase

In der **Vorbereitungsphase** wird das generelle Vorgehen der Forschungsarbeit anhand eines **Untersuchungsplans** dargestellt. Der Untersuchungsplan gibt Auskunft über:
- Forschungsdesign (► 6.4)
- Forschungsmethoden zur Datenerhebung, -auswertung und -interpretation (► 6.5.3, ► 6.5.4)
- Stichprobe, z. B. Größe, Merkmale, Zugang oder Kriterien zur Auswahl
- Ethische Aspekte (► 6.2.3)
- Formale Aspekte, z. B. Kosten, Personal, Zeitplan, Einholung von Erlaubnissen

6.5.3 Durchführungsphase

In der **Durchführungsphase** werden die Untersuchungsdaten erhoben, z. B. werden Fragebogen verteilt oder Interviews geführt. Dabei nutzen Forschende
- bestehende Instrumente, z. B. WHOQOL-BREF *(World-Health-Organization-Quality-of-Life-Fragebogen zur Einschätzung der Lebensqualität),*
- selbst erstellte Instrumente, z. B. Interviewleitfaden zur Erhebung der Lebensqualität in einem narrativen Interview.

Dabei wird das jeweilige Instrument vor der eigentlichen Erhebung auf Verständlichkeit, Validität und bezüglich ethischer Gesichtspunkte getestet *(Pretest).*

In der qualitativen und quantitativen Forschung werden unterschiedliche Erhebungsmethoden verwendet. Beispiele für **Methoden zur Datenerhebung** sind:
- **Einzel-, Experten-** oder **Gruppeninterviews,** z. B. offen, narrativ *(auf Erzählung abzielend),* halb standardisiert, leitfadenorientiert, standardisiert
- **Fragebogen,** z. B. offen und geschlossene Fragen, vorgegebene oder freie Antwortmöglichkeiten
- **Beobachtungen,** z. B. offen oder verdeckt, teilnehmend oder nicht teilnehmend, strukturiert oder unstrukturiert, Fremd- oder Selbstbeobachtung, Feld- oder Laborbeobachtung
- **Dokumentenanalyse,** z. B. qualitativ mit Blick auf den Inhalt oder quantitativ mit Blick auf Häufigkeiten

6.5.4 Auswertungsphase

Die **Auswertungsphase** gliedert sich in:
- **Ergebnisdarstellung:** Präsentation der konkreten Ergebnisse der Forschungsarbeit, erfolgt systematisch, logisch und umfassend. Die Ergebnisdarstellung unterscheidet sich in der quantitativen und qualitativen Forschung, z. B.:
  - Quantitativ: Darstellung von Daten und Zahlen, die durch statistische Verfahren gewonnen wurden, in Tabellen und Diagrammen
  - Qualitativ: Darstellung von verbalen Daten, z. B. Originalzitate aus Interviews, Darstellung von Modellen, die Beziehungen abbilden
- **Ergebnisdiskussion:** Interpretation der Ergebnisse auch vor dem Hintergrund des theoretischen Rahmens (► 6.5.1), Diskussion der Methode, Erstellung von Schlussfolgerungen und Empfehlungen für die Praxis, Aufzeigen eines weiteren Forschungsbedarfs oder ungeklärter Fragen, kritische Würdigung der Arbeit bezüglich Chancen und Grenzen.

Tab. 6.9 Beispiele für Formen der Datenverbreitung mit Erläuterungen

Form	Erläuterung
Posterpräsentation	• Erfolgt z. B. im Rahmen von Kongressen • Die Poster sind den Kongressteilnehmern während des gesamten Kongresses zugänglich, sodass deren Inhalte betrachtet werden können • Es kann zudem die Gelegenheit geben, sich mündlich zu den Inhalten der Forschungsarbeit zu positionieren und Fragen zu beantworten • Forschungsergebnisse erreichen relativ rasch das Publikum
Vortrag	• Erfolgt z. B. im Rahmen von Kongressen oder Tagungen • Erfolgt direkt vor einem Publikum, häufig begleitet durch eine Power-Point-Präsentation • Anschließend gibt es Raum für Diskussion und Fragen • Forschungsergebnisse erreichen relativ rasch das Publikum
Forschungsbericht	• Verschriftlichte Form der Forschungsarbeit • Oft Bestandteil von Auftragsarbeiten • Wird nicht immer einem breiten Publikum zugänglich gemacht und liegt damit nur einem eng konturierten Personenkreis vor
Fachzeitschrift	• Schriftliche, zusammenfassende Veröffentlichung der Forschungsarbeit • Erreicht eine große Leserschaft, die Höhe des Einflusses einer Fachzeitschrift wird mit dem Impact-Faktor *(IF)* angegeben • In wissenschaftlichen Zeitschriften *(Referee Journals)* erfolgt eine Prüfung der Forschungsarbeit und dessen Darstellung durch ein Expertengremium. Diese werden *Peers* genannt, das Verfahren *Peer Review.* Nur nach einer erfolgreichen Prüfung erfolgt die Veröffentlichung • Forschungsergebnisse sind schneller beim Publikum als beim Buch, das Peer-Review-Verfahren kann aber je nach zeitlicher Kapazität der Peers und den daraus folgenden Überarbeitungsbedarfen auch bis zu eineinhalb Jahre dauern. Für diese Fälle bieten sich *Early-View*-Verfahren an, bei denen angenommene Beiträge vor dem Druck online veröffentlicht werden
(Fach-)Buch	• Ausführlichste Form der Publikation • Erfolgt in Form von Monografien, Kongress-, Sammel- und Herausgeberbänden • Forschungsergebnisse benötigen eine gewisse Zeit, bis sie beim Publikum sind

6.5.5 Publikationsphase

In der **Publikationsphase** erfolgt die Datenverbreitung in Form eines Forschungsberichts, einer Posterpräsentation, einer Fachzeitschrift oder eines Buchs. Zudem kann die Forschungsarbeit auch mündlich präsentiert werden, z. B. auf Kongressen (▸ Tab. 6.9).

Merke

Der Forschungsprozess nimmt vom ersten Erkenntnisinteresse und dem damit einhergehenden Bedarf nach Problemlösung in der Praxis viel Zeit in Anspruch. So kann der Eindruck entstehen, die Probleme aus der Praxis würden nicht ernst genommen oder „verschleppt" werden. Gute Forschung braucht aber Zeit, damit sorgfältig gearbeitet werden kann und die Ergebnisse für die Praxis auch einen Nutzen aufweisen.

6.6 Wissenschaftliches Arbeiten in der Pflege

Das **wissenschaftliche Arbeiten** in der Pflege beinhaltet u. a.:

- Wissensvermehrung im Gegenstandsbereich Pflege durch eigenständige Wissensrecherche und Bewertung (▸ 6.6.1)
- Wissenschaftliche Auseinandersetzung mit dem Gegenstandsbereich Pflege durch Forschung und das Schreiben von Haus- und Qualifikationsarbeiten (▸ 6.6.2)
- Evidenzbasiertes Vorgehen im praktischen Pflegealltag (▸ 6.6.3)
- Nutzung von Expertenstandards (▸ 6.6.4)

6.6.1 Wissensrecherche und Bewertung

Die **Wissensrecherche** erfolgt anhand einer Literaturrecherche. Bei der Verwendung der gefundenen Literatur sind die korrekten Zitationstechniken anzuwenden. Während eine allgemeine **Bewertung** von Texten möglich ist, kann jede Publikationsart auch speziell bewertet werden.

Literaturrecherche

Definition

Literaturrecherche

Alle Maßnahmen zur Identifizierung relevanter Literatur. Wird in systematische und orientierende Recherche unterschieden.

Die **Literaturrecherche** ist ein zentrales Werkzeug in folgenden Bereichen der Pflege:
- Ausbildung und Studium, z. B. Recherche für Haus- oder Qualifikationsarbeiten (► 6.6.2)
- Pflegepraxis, z. B. Evidence-based Nursing (► 6.6.3)
- Pflegewissenschaft und -forschung, z. B. in der theoretischen Phase des Forschungsprozesses (► 6.5.1)
- Lehre, z. B. Aufbereitung aktuellen Wissens
- Privates Interesse, z. B. sich interessengeleitet zu einem Thema informieren

Zur Recherche stehen verschiedene **Zugangswege** zur Verfügung:
- Internet mit gewöhnlichen Suchmaschinen, z. B. Google (Google Scholar)
- Literaturdatenbanken, z. B. PubMed/Medline, CINAHL, EBSCOhost, SpringerLink, Bibliothekskataloge
- Printmedien wie Bücher oder Fachzeitschriften in Bibliotheken oder in der Freihandsuche ggf. auch zur Volltextbeschaffung über Fernleihen oder Dokumentenlieferdienste, z. B. Subito
- Expertenbefragung, z. B. im persönlichen Gespräch, über Foren oder per Mail zur Identifikation nützlicher Literatur

Praxistipp

Methode der konzentrischen Kreise

Die **Methode der konzentrischen Kreise** *(Schneeballsystem)* kann beim Einlesen und auch während der Literaturrecherche genutzt werden, um relevante Literatur zu finden. Dazu lesen Sie einen von Ihnen ausgewählten Text in einem Artikel oder Buch und wenden sich im Anschluss dem Literaturverzeichnis zu. Dort finden Sie einen weiteren Hinweis, lesen und prüfen erneut das Literaturverzeichnis. Dabei achten Sie immer auf Folgendes:
- Welcher Literatur hat sich der Autor bedient?
- Bedienen sich auch andere Autoren dieser Quellen?
- Lassen sich in den Quellen Standardwerke ausmachen?

So ziehen Sie konzentrische Kreise, bis Sie den Kern der relevanten Literatur erreicht haben. Daneben erhalten Sie einen guten Überblick über die vorhandene Literatur. Allerdings gilt es zu beachten, dass es bei dieser Methode durchaus möglich ist Literatur – insbesondere aktuelle – zu übersehen.

Generell wird die orientierende von der systematischen Literaturrecherche unterschieden (Simon 2017: 171–198):
- **Orientierende Literaturrecherche:** Gezielte Suche nach Informationen und Daten, ohne Suchstrategie und ohne Dokumentation der Suche. Wird z. B. bei der Erstellung von Hausarbeiten oder einfachen klinischen Fragestellungen verwendet.
- **Systematische Literaturrecherche:** Gezielte Suche und Identifikation der gesamten relevanten Literatur unter Anwendung einer Suchstrategie und Dokumentation der Suche (► Abb. 6.12). Wird z. B. bei Qualifikationsarbeiten, im Evidence-based Nursing oder im Forschungsprozess verwendet (► Tab. 6.10).

Bei der Datenbankrecherche werden folgende **Hilfsmittel** verwendet:
- **Trunkierungen:** Abkürzungen für Suchbegriffe, die durch einen Stern („*“) gekennzeichnet werden. Beispiel: Es werden zeitgleich die Begriffe „Nurse“ und „Nursing“ sowie andere verwandte Begrifflichkeiten gesucht. Durch die Trunkierung „Nurs*“ werden auf einen Schlag alle gefunden.
- **Wild Cards** sind Platzhalter, die innerhalb von Wörtern eingefügt werden können. Sie werden durch ein Fragezeichen („?“) oder das Dollarzeichen („$“) gekennzeichnet. „Beispiel: Wird in die Datenbank „educat$$“ eingegeben, werden die Begriffe „educated“ und „educator“ gefunden, nicht aber der Begriff „education“, da dieser aus mehr Buchstaben besteht.

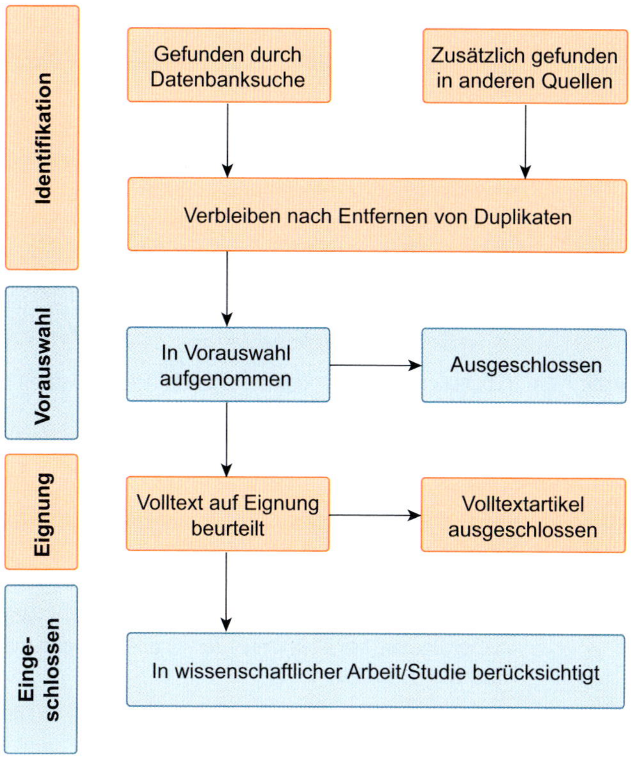

Abb. 6.12 Dokumentation der systematischen Literaturrecherche anhand einer Flow-Chart nach dem PRISMA Statement, einer Leitlinie zur Erstellung von Übersichtsarbeiten und Metaanalysen [L143/F715-003]

- **Boolsche Operatoren** bieten die Möglichkeit, Suchbegriffe logisch miteinander zu verknüpfen:
  - **and** *(und)*: Es werden nur Ergebnisse aufgeführt, die beide Suchbegriffe enthalten. Beispiel „sleep and medication": Es werden die Ergebnisse aufgelistet, die die Begriffe „sleep" und „medication" enthalten, z. B. bei der Suche nach medikamentösen Maßnahmen zur Schlafförderung.
  - **or** *(oder)*: Es werden nur Ergebnisse aufgeführt, die mindestens einen der aufgeführten Suchbegriffe enthalten, Beispiel „sleep or rest": Es werden die Ergebnisse aufgelistet, die die Begriffe „sleep" oder „rest" enthalten, z. B. bei Verwendung von Synonymen.
  - **not** *(nicht)*: Es werden nur Ergebnisse aufgeführt, wenn ein Suchbegriff nicht im Kontext des anderen gefunden wird. Beispiel „sleep not medication": Es werden nur die Ergebnisse aufgelistet, die „sleep" ohne „medication" enthalten, z. B. bei der Suche nach nicht medikamentösen Maßnahmen zur Schlafförderung.

Praxistipp

Strategie zur Literaturauswahl

Sie haben nun viel Literatur gefunden und stehen vor der großen Herausforderung, Ihre Literatur zu sichten. Folgende **Strategien** können helfen, Zeit und Nerven zu sparen:

- Querlesen mit Schlagwortsuche im Text durch Verwendung der Tastenkombination „Strg + F"
- Vom Allgemeinen zum Speziellen, d. h. zu Anfang Literatur bevorzugen, die ein Themengebiet umspannt, anstatt direkt ins tiefe Detailwissen einzutauchen
- Vom Aktuellen zum Älteren, um zu vermeiden, sich erst mit einem bereits überholten Wissensstand zu beschäftigen
- Von kurzen Beiträgen zu großen Werken, da eine Zusammenfassung Übersicht schenkt

Durch **Literaturverwaltung** behalten Forscher und alle, die es werden wollen, den Überblick über die durch die Recherche identifizierten Publika-

Tab. 6.10 Vorgehen bei der systematischen Literaturrecherche

Schritt	Beschreibung
1. Definition der Fragestellung	Präzise Formulierung der Fragestellung, um Schlagworte daraus ableiten zu können
2. Auswahl der Suchbegriffe (Schlagworte)	• Benennung der Suchbegriffe, die für das Thema relevant sind • Verwendung von Synonymen und englischen Übersetzungen • Verwendung von Trunkierungen, Wild Cards und Boolschen Operatoren
3. Auswahl der Rechercheinstrumente	• Verwendung von Datenbanken, die für die jeweilige Disziplin von Interesse sind, z. B. PubMed/Medline, CINAHL, Springer-Link, EBSCO Host, CareLit • Verwendung von Suchmaschinen • Freihandsuche in Bibliotheken
4. Eingrenzung der Suche	Formulierung von Ein- und Ausschlusskriterien und damit Verdichtung der Literatur durch Angaben zu: • Aktualität, z. B. ab Jahrgang 2000 • Sprache, z. B. Englisch, Deutsch • Form, z. B. nur Übersichtsarbeiten • Lokalisation des Schlagworts, z. B. im Titel, Abstract oder Fließtext • Konkretisierung der Gruppe, z. B. anhand Alter, Krankheitsbild • Konkretisierung des Settings, z. B. akutstationäre Versorgung
5. Anpassung der Suche	Überprüfung, nach welchen Prinzipien die jeweilige Datenbank funktioniert, um sicherzugehen, keine relevante Literatur infolge unpassender Suchstrategien zu übersehen
6. Kurze Sichtung der Literatur	• Lesen von Titeln und Abstract und Vorsortierung, ob Ein- und Ausschlusskriterien zutreffen • Sichtung der Literaturhinweise auf weitere relevante Literatur *(Schneeballsystem)*
7. Literaturbeschaffung	• Download frei verfügbarer Publikationen • Zugang über elektronische Zeitschriftenbibliothek • Nutzung von Dokumentenlieferdiensten • Lesen mit Lesetechniken z. B. PQ4R-Technik (► 3.1.2)

tionen. Dabei kann man einer eigenen Ordnungslogik folgen oder auf Literaturverwaltungssoftware zurückgreifen, z. B. Citavi oder EndNote.

Zitationstechniken

Definition

Zitieren

(lat. citare = aufrufen, herbeirufen)
Wiedergabe eines gesprochenen oder geschriebenen Texts unter Berufung auf die zugrundeliegende Quelle.

Die **Zitation** ist eine wesentliche wissenschaftliche Technik. Mit der Zitation wird der wissenschaftliche Diskussionsprozess in Gang gebracht. Zitate erfüllen folgenden **Zweck** (vgl. Baumann & Nänny 2017: 273):

- Kenntlichmachung von geistigem Eigentum und damit auch Würdigung von wissenschaftlicher Leistung
- Verdeutlichung, dass man mit seiner Aussage nicht alleine ist, sondern sich damit in guter Gesellschaft von renommierten Experten befindet
- Herstellung einer Beziehung zu anderen Arbeiten oder Autoren
- Unterstützung der eigenen Argumentation
- Abgrenzung von Positionen
- Erzeugung von Aufmerksamkeit und Spannung
- Ermöglichung des Zugangs zu weiterer Literatur

Generell wird das **direkte** *(wörtliche)* vom **indirekten** *(sinngemäßen)* Zitat unterschieden (► Tab. 6.11).

Tab. 6.11 Gegenüberstellung der direkten und indirekten Zitation

Direkte Zitation	Indirekte Zitation
• Textstelle wird eins zu eins, d. h. identisch übernommen • Gilt für Begriff, Satzteil, Satz oder Abschnitt • Wörtliche Übernahme wird zwischen Anführungs- und Schlusszeichen gesetzt • Bei mehr als 40 Wörtern erfolgt eine Absetzung (Einrückung) vom Fließtext • Begrenzung auf wesentliche und aussagekräftige Passagen	• Textstelle wird sinngemäß wiedergegeben durch: – Paraphrasieren, d. h. Umschreiben des bestehenden Texts mit eigenen Worten, z. B. mittels indirekter Rede – Zusammenfassen, d. h. verdichtete Darstellung der wesentlichen Aspekte • Keine Verwendung von Anführungs- und Schlusszeichen
Beispiel: „Wissenschaftliches Erforschen bietet die Möglichkeit, verschiedene Annahmen systematisch zu überprüfen" (Mayer 2014: 17).	*Beispiel:* Durch wissenschaftliche Forschung lassen sich unterschiedliche Annahmen strukturiert überprüfen (Mayer 2014: 17).

Vorsicht

Warnung vor dem Plagiat!

Ein **Plagiat** stellt geistigen Diebstahl dar. Dabei werden Aussagen oder Ideen anderer Personen als eigene verkauft. Dabei gilt: Unwissenheit schützt vor Strafe nicht. Da es sich bei einem Plagiat um einen schwerwiegenden Verstoß handelt, kann ein bestätigter Plagiatsvorwurf die eigene Karriere stark beschädigen.

Ein Zitat muss als solches kenntlich gemacht sein. Dabei darf nichts verändert werden. Wird etwas hinzugefügt, weggelassen oder verändert, muss dies kenntlich gemacht werden. Dabei darf der Sinn des Zitats nicht entstellt werden. Das verwendete Zitat muss mit einer Quelle zur Überprüfung versehen sein.

Es existieren eine schier unbegrenzte Anzahl an **Zitierstandards.** Zu den prominentesten zählen Harvard-System, Oxford-System oder APA-Stil.

Unten finden sich weitere Erläuterungen zum konkreten Vorgehen beim Zitieren und Bibliografieren in unterschiedlichen Publikationsarten.

Allgemeine Bewertung von Texten und Studien

Die **Bewertung von Texten und Studien** kann allein oder in Gruppen erfolgen. Ein Format für die kritische Bewertung von Studien sind sogenannte *Journal Clubs* oder Lesezirkel. Hier können das Know-how in der Betrachtung wissenschaftlicher Arbeiten erhöht und unterschiedliche Perspektiven gesammelt werden.

Während sich die Bewertung von Texten an eher allgemeinen Beurteilungskriterien orientiert, ist die Bewertung von Studien (▸ Tab. 6.12) komplexer und bedarf eines größeren wissenschaftlichen Grundverständnisses.

Tab. 6.12 Fragestellung zur Bewertung von Studien (vgl. Klösch & Dieplinger 2020: 14)

Kapitelaufbau	Kriterien
Theoretischer Teil	• Ausreichende Beschreibung des Hintergrunds und der Problemstellung inkl. Definitionssetzung • Verständliche Formulierung der Forschungsfrage • Logische Ableitung der Zielsetzung
Methode	• Sinnvolle und begründete Auswahl des Forschungsdesigns und der Forschungsmethode • Nachvollziehbare Darstellung des methodischen Vorgehens
Ergebnis	• Ausreichende und breite Darstellung der Ergebnisse • Ansprechende Visualisierung der Forschungsergebnisse
Diskussion	• Eingliederung der Ergebnisse in den bisherigen Forschungsstand • Übertragbarkeit und ausgesprochene Praxisempfehlungen • Aussagen zu Limitationen der Studie

Checkliste

Bewertung von Texten

Folgende Kriterien können zur **Bewertung von Texten** herangezogen werden (Rohde 2020: 890):

- Wie ist mein erster Eindruck bezüglich Struktur und Inhalt? Ist der Text visuell ansprechend?
- Wer soll mit dem Text angesprochen werden? Wer ist die Zielgruppe?
- Ist der Inhalt für mich relevant? Ist der Inhalt korrekt? Ist der Inhalt verständlich? Ist der Inhalt objektiv?
- Wie aktuell ist der Text?
- Wer ist der Verfasser des Texts? Existieren Interessenkonflikte? Ist der Verfasser bekannt?
- Ist der Text glaubwürdig, oder handelt es sich um gefakte Inhalte?
- Aus welcher „Ecke" kommt der Text (z. B. Wissenschaft, Interessenvertretung)?
- Wie ist das Literaturverzeichnis aufgebaut? Sind hier weitere Hinweise zu finden?

Verschiedene Publikationsarten bewerten und zitieren

Pflegefachpersonen greifen in der Wissensrecherche auf unterschiedliche **Publikationsarten** zurück (▸ 3.1.3, ▸ 6.5.5). Diese sind bezüglich ihrer Güte und Aussagekraft unterschiedlich zu bewerten (Panfil 2017: 51–70).

Fallbeispiel

Zitieren und Bibliografieren

Die Pflegestudierenden Maike Bach und Beate Muster schreiben im zweiten Semester ihres Pflegestudiums eine Hausarbeit zum Thema „Gesundheitsförderung und Prävention in der Pflege". Sie überlegen gemeinsam, auf welche Publikationsarten sie zurückgreifen können und wie diese korrekt zu zitieren sind.

Internet

Das **Internet** zählt zu den am schnellsten zugänglichen Publikationsarten der heutigen Zeit. Allerdings stehen die Inhalte nicht immer zur Verfügung, was die Wiederauffindbarkeit und damit auch die Nachvollziehbarkeit beeinträchtigt.

Bezüglich der **Güte und Aussagekraft von Internetquellen** gilt es, Folgendes zu beachten:

- Nennung des Autors auf der Internetseite bzw. des im Internet zur Verfügung gestellten Dokuments
- Nennung des Veröffentlichungsdatums auf der Internetseite bzw. des im Internet zur Verfügung gestellten Dokuments
- Aktualität der Information
- Seriosität des Betreibers der Internetseite, d. h. keine unbekannten Homepages oder solche, die eigene Interessen vertreten (z. B. Verkauf von Produkten oder Werbung), keine Wikis

Praxistipp

Gezielt PDF-Dateien suchen

Im Internet müssen Sie keine Sorge haben, dass Sie nichts zu Ihrem Thema finden. Sie müssen vielmehr Sorge haben, dass Sie nicht das Richtige finden. Denn nicht alles im Internet ist zitierwürdig. Bei der freien Internetsuche über Google können Sie die Suche einschränken, indem Sie Ihrem Suchbegriff „ext:pdf" anhängen, z. B. „Sturzprophylaxe ext:pdf". In diesem Fall werden nur Dateien im PDF-Format gesucht. Hier ist die Chance größer, verwertbare Literatur zu finden, die auch Angaben zu Autor und Veröffentlichungszeitpunkt macht. Mit der Ergänzung „ext:" ist auch die gezielte Suche nach PowerPoint-Dateien („ext: ppt") oder Word-Dateien („ext: doc") möglich.

In PDF-Dateien oder auf Homepages im Internet können Sie gezielt nach Begriffen suchen, indem Sie „Strg + F" drücken. Es öffnet sich ein Suchfenster, in das Sie den gesuchten Begriff eingeben können. So können Sie schnell überprüfen, ob der vorliegende Text das beinhaltet, was Sie benötigen.

Das korrekte **Zitieren und Bibliografieren von Internetquellen** erfolgt anhand:

- Autor oder Herausgeber (Vor- und Nachname), Organisation, Verein etc.
- Veröffentlichungsjahr; bei fehlender Angabe alternativ die Erwähnung „ohne Jahr" (o. J.)
- Überschrift, Titel oder Dateiname
- URL-Adresse *(**U**niform **R**essource **L**ocator)*, z. B. www.dbfk.de
- Ggf. DOI *(**D**igital **O**bject **I**dentifier)* als dauerhafte Dokumentenerkennung und zur Zitierung
- Datum des letzten Zugriffs auf die Seite, d. h. Zeitpunkt, an dem die Erkenntnisse in der zitierten Form abgerufen wurden

Vorsicht

Das Internet ist dank Datenbanken und Online-Zugängen zu Fachzeitschriften sowie Büchern das Portal zu einem enormen Wissensschatz. Bei der Zitation von online bereitgestellten oder aufgefundenen Artikeln oder Büchern werden auch Artikel und Bücher gemäß den dortigen Vorgaben zitiert – und keine Internetquellen.

Erläuterung zum Fallbeispiel

Zitieren und Bibliografieren

Die beiden Pflegestudierenden sind bei der freien Internetsuche mit den Suchbegriffen auf eine aktuelle Datei aufmerksam geworden, die sie für ihre Hausarbeit nutzen wollen:

- **Zitation:** (Brandes & Stark 2021)
- **Bibliografie:** Brandes, Sven; Stark, Wolfgang (2021). Empowerment/Befähigung. Aus: www.leitbegriffe.bzga.de/alphabetisches-verzeichnis/empowermentbefaehigung (letzter Zugriff: 10.9.2021).

Bücher

Bücher zählen zu den Klassikern der Publikationsarten. Da ihr Herstellungsprozess länger dauert, bilden sie häufig nur Wissen ab, von dem man ausgeht, dass es in einigen Jahren noch aktuell ist. Bücher sind daher oft Grundlagenwerke wie Handbücher, Lehrbücher oder Lexika. Diese geben einen umfassenden Überblick über ein Thema und sind gut geeignet, um sich in Themengebiete einzulesen.

Praxistipp

Ist das vorliegende Buch für meine Zwecke geeignet?

Die Zeit für die Wissensrecherche und Bewertung ist knapp. Man kann bei der Vielzahl an Literatur unmöglich alle Bücher lesen und am Ende entscheiden, welche davon geeignet sind. Daher sind die Bücher einer Nützlichkeitsprüfung zu unterziehen. Die folgenden Aspekte können helfen, eine Entscheidung bezüglich der Nützlichkeit zu treffen:

- **Autor:** Ist der Autor ein Experte in seinem Gebiet? Hat er sich einen Namen gemacht? Welche Reputation hat er?
- **Klappentext:** Was soll in dem Buch zu finden sein? Finde ich Antworten auf meine Fragen?
- **Impressum:** Wann wurde das Buch veröffentlicht? Ist es aktuell?
- **Inhaltsverzeichnis:** Wie ist das Buch aufgebaut? Wie viel Raum nehmen die Themen im Verhältnis zueinander ein?
- **Einführungen** oder **Zusammenfassungen:** Finden sich Einführungen oder Zusammenfassungen zu den jeweiligen Kapiteln?
- **Literaturverzeichnis:** Wie breit ist die Quellenlage? Wurden wichtige Werke berücksichtigt?
- **Stichwortverzeichnis:** Wie gut ist es sortiert? Sind meine Themen vertreten?

Das korrekte **Zitieren und Bibliografieren von Monografien** erfolgt anhand:

- Nachnamen und Vornamen der Autoren
- Veröffentlichungsjahr des Buchs
- Titel und Untertitel
- Erscheinungsort und Verlag

Erläuterung zum Fallbeispiel

Zitieren und Bibliografieren

Die beiden Pflegestudierenden möchten gerne aus einem Standardwerk der Gesundheitswissenschaft zitieren:

- **Zitation:** (Antonovsky 1997)
- **Bibliografie:** Antonovsky, Aaron (1997). Salutogenese. Zur Entmystifizierung der Gesundheit. Tübingen: DGVT.

Das korrekte **Zitieren und Bibliografieren von Sammel- oder Herausgeberbänden** erfolgt anhand von:

- Nachnamen und Vornamen der Autoren des jeweiligen Kapitels oder Abschnitts
- Veröffentlichungsjahr des Buchs
- Titel des jeweiligen Kapitels oder Abschnitts
- Herausgeber des Buchs
- Titel des Buchs
- Erscheinungsort und Verlag
- Seitenangaben zum jeweiligen Kapitel oder Abschnitt

Erläuterung zum Fallbeispiel

Zitieren und Bibliografieren

Die beiden Pflegestudierenden sind über einen interessanten Herausgeberband gestolpert. Hieraus möchten sie nur ein Kapitel zitieren.

- **Zitation:** (Lippke & Renneberg 2006)
- **Bibliographie:** Lippke, Sonia; Renneberg, Babette (2006). Theorien und Modelle des Gesundheitsverhaltens. In: Renneberg, Babette; Hammelstein, Philipp (Hrsg.). Gesundheitspsychologie. Berlin, Heidelberg: Springer. S. 35–60.

Vorsicht

Bei Büchern gibt es keine externe Instanz, die überprüft, ob die Inhalte vollständig oder korrekt sind. Die Inhalte legen die Autoren und/oder die Verlage fest. Zumeist erfolgt neben dem (Fach-)Lektorat eine interne oder externe inhaltliche Prüfung (Gutachten), die einen positiven Einfluss auf die Qualität des Werks hat.

Fachzeitschriften

Fachzeitschriften sind die Plattformen für den aktuellen wissenschaftlichen Diskurs. Fachzeitschriften sind näher am Puls der Zeit als Bücher und haben im Schnitt eine höhere Güte als Internetquellen. Sie können als Print- oder Onlineversion zur Verfügung stehen. Es werden nicht wissenschaftliche von wissenschaftlichen Zeitschriften unterschieden (► Tab. 6.9).

Zeitschriften können regelmäßig durchgeblättert und interessengeleitet gelesen werden. Zur Recherche empfiehlt sich die Online-Suche mit Schlagworten.

Das korrekte **Zitieren und Bibliografieren von Fachzeitschriften** erfolgt anhand:

- Nachnamen und Vornamen der Autoren der jeweiligen Artikel
- Jahr der Veröffentlichung
- Titel des jeweiligen Artikels
- Titel der Zeitschrift
- Jahrgang *(Volume)* (und Heftnummer)
- Seitenangaben zum jeweiligen Artikel

Erläuterung zum Fallbeispiel

Zitieren und Bibliografieren

Die beiden Pflegestudierenden haben in einer Fachzeitschrift einen interessanten Artikel gefunden, den sie zitieren möchten:

- **Zitation:** (Bartholomeyczik 2006)
- **Bibliografie:** Bartholomeyczik, Sabine (2006). Prävention und Gesundheitsförderung als Konzept der Pflege. Pflege & Gesellschaft, 11(3): 210–223.

Präsentationen

Präsentationen können sich aus Vorträgen und/oder Postern zusammensetzen. Poster und Vorträge sind nur bedingt zitierwürdig. Kongressinhalte werden zwar manchmal in sogenannten Abstract- oder Kongressbänden veröffentlicht, doch lohnt es sich mehr, nach der ihnen zugrunde liegenden vollständigen Studie zur recherchieren. Das Gleiche gilt für Poster.

Graue Literatur

Definition

Graue Literatur

Nicht kommerzielle, schriftliche Veröffentlichungen, die weder eine ISBN- (Identifikationsnummer für Bücher) noch eine ISSN-Nummer (Identifikationsnummer für Zeitschriften) besitzen.

Graue Literatur sollte bei wissenschaftlichen Arbeiten nur vorsichtig genutzt werden, da die Güte stark schwankt und der Inhalt nur bedingt überprüfbar ist (► Abb. 6.13).

Dabei existieren Unterschiede zwischen Doktorarbeiten und Unterrichtsskripten. Während Doktorarbeiten wie Bücher zitiert werden können, gilt dies nicht für Unterrichtsskripte oder Handouts. Graue Literatur kann nicht von jedem ohne Weiteres gefunden werden, da sie z. B. nicht in Datenbanken vertreten ist.

Praxistipp

Unterschiedliche Zitationsstile

Es existieren zahlreiche unterschiedliche Zitationsstile, und es ist nicht entscheidend, welchen Stil man wählt, sondern dass man dem gewählten in einer Arbeit durchgehend treu bleibt. An manchen Schulen und Hochschulen wird der Zitationsstil beim Verfassen von Arbeiten vorgegeben. Auch Verlage arbeiten in der Regel mit einem Stil, der bei der Erstellung von Werken berücksichtigt werden soll.

6.6.2 Haus- und Qualifikationsarbeiten schreiben

Definition

Hausarbeit

Schriftliche Arbeit gemäß der jeweiligen Studien- und Prüfungsordnung. Kann auch mit einem Referat einhergehen.

Qualifikationsarbeit

Letzter zu erbringender Leistungsnachweis im Rahmen des Bachelor- oder Masterstudiums, Dissertation oder Habilitationsschrift.

Pflegefachpersonen verfassen in ihrem Studium und mit voranschreitender Akademisierung verschiedene **Haus- und Qualifikationsarbeiten** (► Tab. 6.13). Der Anspruch, der an eine **Hausarbeit** gestellt wird, steigt mit den fortschreitenden Semestern. Ziel von Hausarbeiten ist es, die wissenschaftlichen Techniken zu erlernen und anzuwenden. Die Arbeit folgt einer logischen Gliederung, beinhaltet ggf. eine Fragestellung und geht mit einer Literaturrecherche nach passenden Quellen einher.

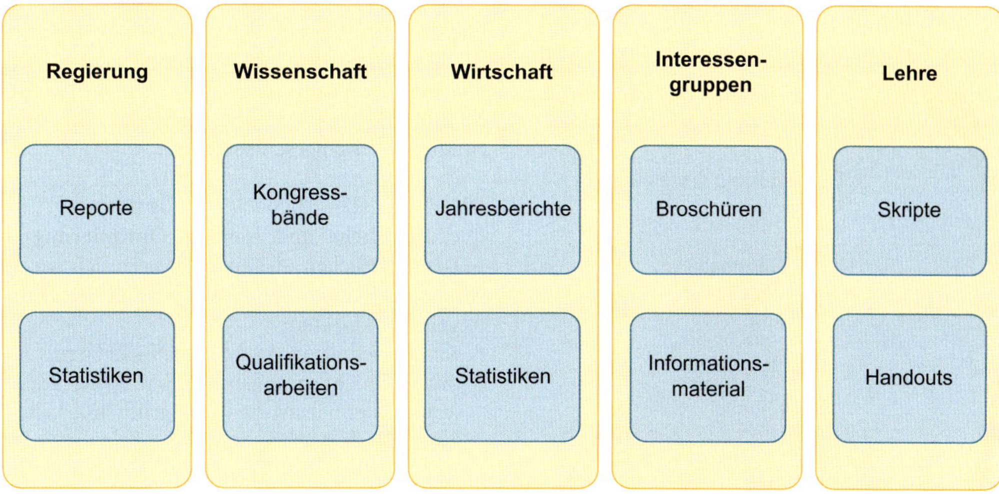

Abb. 6.13 Bereiche und Inhalte der grauen Literatur [L143/P554]

Tab. 6.13 Unterscheidung von Bachelorarbeit, Masterarbeit und Dissertation

	Bachelorarbeit	Masterarbeit	Dissertation
Ziel	• Wissenschaftliche Grundlagen eines Fachs kennen • Breite wissenschaftliche Qualifizierung besitzen	• Fachliche und wissenschaftliche Spezialisierung erwerben • Vertieftes wissenschaftliches Wissen besitzen	• Besondere wissenschaftliche Fähigkeiten erwerben • Herausragendes wissenschaftliches Verständnis besitzen
Anspruch	• Selbstständige Bearbeitung einer Fragestellung • Wiedergabe des aktuellen Forschungsstands	• Entwicklung eigener Ideen und Anwendung von Kompetenzen zur Problemlösung • Durchführung einer empirischen Arbeit mit geeigneter Forschungsmethode	• Beleg für eigenständige wissenschaftliche Arbeit • Gewinn neuer Erkenntnisse
Themen	• Interessengeleitete, freie Wahl • Z. T. auch Themenvergabe		Durch Ambition in der fachlichen Spezialisierung beeinflusst

Aufbau einer wissenschaftlichen Arbeit

Der **Aufbau einer wissenschaftlichen Arbeit** besteht im Wesentlichen aus sechs inhaltlichen Teilen. Dazu kommen die formellen Elemente einer wissenschaftlichen Arbeit wie Literaturverzeichnis, Inhaltsverzeichnis, ggf. Abkürzungsverzeichnis, Abbildungsverzeichnis etc.

Die **Einleitung** führt in das Thema ein, weckt das Interesse und strukturiert die Arbeit vor, sodass der Leser eine verschriftlichte Orientierung und Übersicht in der Arbeit erhält. Der **theoretische Teil** beinhaltet die theoretische Auseinandersetzung mit dem Thema. So wird der Hintergrund der Arbeit erläutert, zentrale Begrifflichkeiten werden definiert und der aktuelle Forschungsstand dargestellt. Der theoretische Teil verdichtet sich zunehmend und mündet in der Ausformulierung der Forschungsfrage und des Forschungsziels.

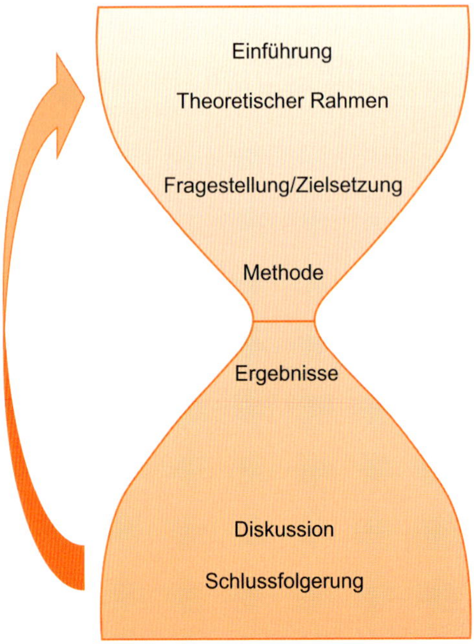

Abb. 6.14 Sanduhrmodell zur Strukturierung einer wissenschaftlichen Arbeit [L143/H245-001]

Im **methodischen Teil** wird das Vorgehen zur Beantwortung der Forschungsfrage nachvollziehbar beschrieben. Dabei werden die Hintergründe, die zur Auswahl des Forschungsdesigns und der Forschungsmethodik geführt haben, erläutert und mit Argumenten begründet.

In der **Ergebnisdarstellung** werden die gewonnenen Ergebnisse übersichtlich mit der gebotenen Objektivität ansprechend visualisiert dargestellt. Erst in der **Diskussion** erfolgt eine Interpretation der Ergebnisse und ihre Einordnung im aktuellen Diskurs des Forschungsstands. Der **Schlussteil** enthält eine Zusammenfassung, den Hinweis auf etwaige Limitationen der Arbeit, Empfehlungen für die Praxis und einen Ausblick auf zu beantwortende Forschungsfragen.

Das Sanduhrmodell (► Abb. 6.14) zur Strukturierung einer wissenschaftlichen Arbeit nach Schulte lenkt den Fokus auf den rhetorischen Aufbau. Dabei geht es darum, in der Einführung thematisch weit zu sein, aber den Inhalt zunehmend hin zur Benennung der Forschungsfrage zu verdichten. Diese Enge wird in der Methodik aufgegriffen, da nun mal nichts anderes als die Forschungsfrage untersucht werden soll. Auch die Ergebnisse, die Antworten auf die Fragestellung liefern, werden eng gehalten, bis sich der Umfang der Arbeit mit der Diskussion und dem Schluss wieder öffnet. Hierbei wird Bezug zur Einleitung und dem theoretischen Rahmen genommen, sodass die Arbeit rund und in sich geschlossen ist.

Die wissenschaftliche Arbeit optimieren

Die **inhaltliche und formale Optimierung** der wissenschaftlichen Arbeit orientiert sich an den wissenschaftlichen Kriterien (► Tab. 6.14) und folgenden Aspekten:

- Klare Definition von Begrifflichkeiten. Hier müssen nicht zwangsläufig Synonyme gesucht werden, denn feststehende Begriffe sind nun mal feststehende Begriffe.
- Verwendung von geeigneten Metaphern und Analogien.
- Zumeist Bevorzugung des Nominalstils vor dem Verbalstil (weniger Vollverben zugunsten von Substantivierungen).
- Anschauliche, aber keine emotionale Sprache.
- Verwendung von anschaulichen (selbst erstellten) Grafiken und Abbildungen. Diese sind keine Ausschmückung, sondern transportieren eine Aussage und müssen daher auch erläutert werden.
- Keine Verwendung von Alltagssprache.

Fallbeispiel

Argumentieren, aber richtig!

Die Pflegestudentin Barbara Hornung möchte in ihrer Hausarbeit für den Nutzen der standardisierten und konsequenten Nutzung der Pflegediagnosen in der Pflegepraxis plädieren.

- Was unterscheidet Meinungen und Behauptungen von Argumenten?
- Wie gelingt gutes Argumentieren?

Ein wesentlicher Bestandteil wissenschaftlicher Texte ist die **Argumentation.** Eine Argumentation ist eine aufgestellte Behauptung mit einer Begründung. Sie setzt sich aus drei Teilen zusammen: Behauptung, Begründung und Konklusion.

Eine verbreitete Argumentationstechnik ist der sogenannte Fünfsatz. Er besteht aus fünf Abschnitten, die sich an den drei Teilen der Argumentation orientieren (► Abb. 6.15)

Tab. 6.14 Kriterien wissenschaftlicher Arbeiten

Inhaltliche Kriterien	Formale Kriterien
• Argumentation mittels Argumentationstechniken • Eigenständigkeit erkennbar an einer begründeten Haltung (nicht an von der Literatur losgelösten Meinung) • Fachlichkeit, z. B. Wiedergabe historisch bedeutsamer oder aktueller fachbezogener Diskussionen, inhaltliche Bezüge zur eigenen Disziplin • Klarheit, z. B. Nennung und Definierung zentraler Begriffe sowie ihrer Beziehung untereinander • Logik anhand eines roten Fadens, d. h. Verzahnung der Inhalte statt baukastenartiger Darstellung von Inhalten ohne Beziehung zueinander • Nachvollziehbarkeit, z. B. des Aufbaus, der Begründungs- und Interpretationszusammenhänge • Objektivität, z. B. sachliche Darstellung, Einnahme verschiedener Perspektiven • Prägnanz, z. B. Reduktion der Darstellung auf das Wesentliche und Notwendige • Verständlichkeit für Leser und Adressaten	• Gliederung folgt einem logischen Aufbau, z. B. chronologisch, von großen zu kleinen Aspekten, von Makro- zu Mikroebene • Grammatik, z. B. Satzbau, korrekte Verwendung von Pronomen • Interpunktion, z. B. Kommasetzung und konsequente Anwendung im Rahmen der Zitation • Layout, z. B. einheitliche Farbgestaltung, Zeilenabstand, Seitenränder, Schriftart und -größe • Literaturverzeichnis, z. B. einheitlicher und korrekter Aufbau, Auswahl der Literatur, Bevorzugung von Primär- gegenüber Sekundärliteratur • Rechtschreibung gemäß den aktuellen Rechtschreibregeln • Redlichkeit, z. B. korrekte Darstellung fremder Gedanken • Überprüfbarkeit, z. B. korrekte Angabe von Quellen • Zitation, z. B. korrekte Technik und Einbettung von Zitaten

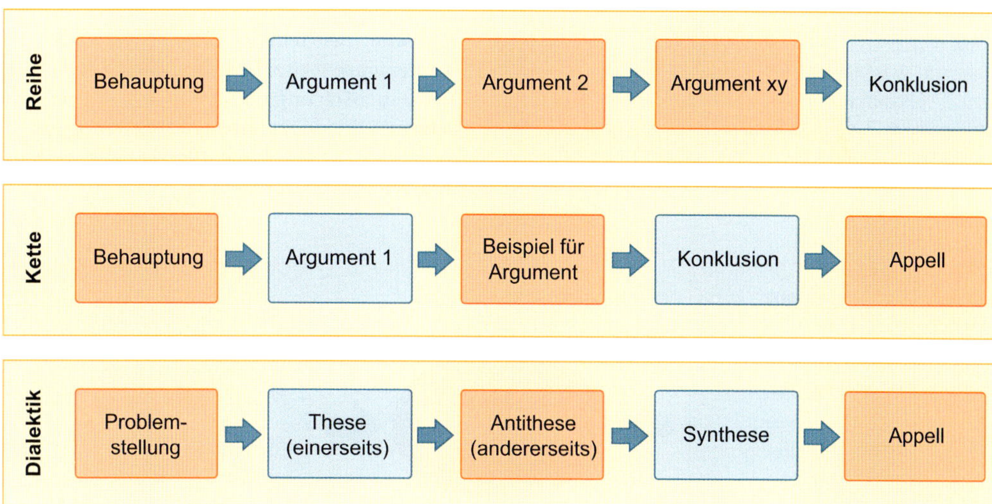

Abb. 6.15 Die Variationen der Argumentationstechnik des Fünfsatzes: die Reihe, die Kette und die Dialektik [L143/G066]

Erläuterung zum Fallbeispiel

Argumentieren, aber richtig!

Meinungen haben nur ein geringes Maß an Verbindlichkeit. Behauptungen lassen hingegen einen Wahrheitsanspruch vermuten und machen einen Standpunkt deutlich. Ein Argument ist hingegen eine Begründung dafür, weshalb die Behauptung zutreffend ist.
Frau Hornung könnte wie folgt mit der Technik der Reihe argumentieren:

- **Behauptung:** Die Verwendung von Pflegediagnosen hat in der pflegerischen Praxis Vorteile, …
- **Begründung 1:** … weil dadurch die Pflegeleistung individualisiert wird …
- **Begründung 2:** … und die berufliche Autonomie steigt (Wilkinson 2012: 176).
- **Konklusion:** Daher sind die Strukturen und Prozesse der Einrichtung so umzustellen, dass die Verwendung von Pflegediagnosen erfolgen kann.

6.6.3 Einführung in die evidenzbasierte Pflegepraxis

Definition

Evidence-based Nursing

(EBN, beweisbasierte Pflege)
Eine auf wissenschaftlich geprüften Entscheidungen *(externe Evidenz)* basierte Pflegepraxis unter der Berücksichtigung der Bedürfnisse und Erfahrungen von Pflegefachpersonen und Pflegeempfängern *(interne Evidenz)*.

Unter **Evidence-based Nursing** wird die Nutzung der derzeit besten wissenschaftlich belegten Erkenntnisse in der individuellen Pflegesituation verstanden (Behrens, Langer 2010: 25). Evidence-based Nursing geht dabei über eine distanzierte Beurteilung wissenschaftlicher Forschungsarbeiten hinaus, indem die Erkenntnisse auf individuelle und durchaus sehr vielseitige Pflegesituationen übertragen werden. Pflegefachpersonen, die sich am Prinzip der evidenzbasierten Pflege orientieren, erfüllen ihren Auftrag, ihr Handeln an aktuellen wissenschaftlichen Erkenntnissen auszurichten und ihren Pflegeempfängern die derzeit beste Form von Pflege zukommen zu lassen.
Die beweisbasierte Pflegepraxis befindet sich dabei in einem Spannungsfeld verschiedener Einflüsse (▸ Abb. 6.16).
Das Vorgehen im Evidence-based Nursing verläuft in sechs Schritten:

1. **Auftragsklärung:** Klärung der Erwartungshaltung in einem dialogischen Prozess, orientiert am Prinzip des Shared Decision Making *(partizipative Entscheidungsfindung,* ▸ 4.1.3)
2. **Fragestellung:** Formulierung einer klaren Fragestellung (▸ Tab. 6.8)
3. **Literaturrecherche:** Identifikation relevanter Forschungsergebnisse (▸ 6.6.1)
4. **Kritische Beurteilung:** Begutachtung der Forschungsergebnisse anhand der Gütekriterien (▸ 6.3)
5. **Implementierung und Adaption:** Nutzung der externen Evidenz unter Berücksichtigung der internen Evidenz, Integration der Erkenntnisse in den Pflegeprozess (▸ 1.5)

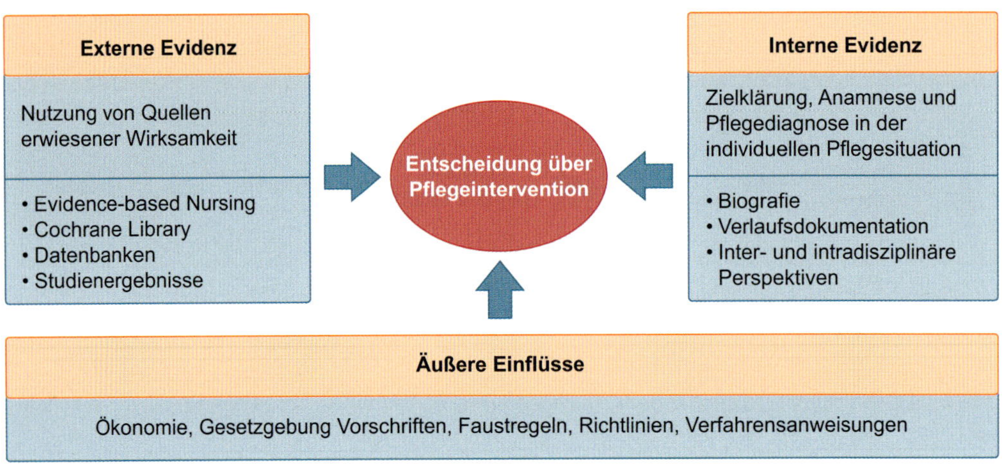

Abb. 6.16 Spannungsfeld im Evidence-based Nursing [L143/P554]

6. **Evaluation:** Durchführung einer prozessbegleitenden *(formativen)* und abschließenden *(summativen)* Evaluation

Durch die Orientierung am Prinzip des Evidence-based Nursing kann es gelingen, die Pflegepraxis nachhaltig zu verbessern, die Pflegequalität und Zufriedenheit der Pflegeempfänger zu steigern, den eigenen Wissensfundus zu erweitern und einen reichen Erfahrungsschatz zu sammeln.

Barrieren der Etablierung einer Evidenz-basierten Pflegepraxis können strategische, strukturelle, kulturelle oder technische Ursachen haben. Bei der Überwindung dieser Barrieren helfen eine Integration in die Leitlinie, die Benennung von Pflegeexperten sowie die Durchführung von Journal Clubs oder Fortbildungen (Meyer & Köpke 2012, ► 10.3).

6.6.4 Expertenstandards in der Pflege

Definition

Expertenstandard

Darstellung des aktuellen Wissens- und Forschungsstands zu einem bestimmten Thema. Instrument zur Sicherung und Weiterentwicklung der Qualität in der Pflege, das pflegewissenschaftliche Erkenntnisse sowie pflegepraktische Erfahrungen berücksichtigt.

Pflegestandard

Vorgabe zu Zielsetzung und Qualitätsniveau komplexer pflegerischer Aufgaben. Gibt Handlungsspielräume und alternative Maßnahmen vor, ist jedoch keine Handlungsrichtlinie mit genauen Beschreibungen von Abläufen oder technischen Anweisungen.

Bei den **Expertenstandards** handelt es sich um evidenzbasierte und pflegespezifische Instrumente, die den speziellen Beitrag der Pflege an der gesundheitlichen Versorgung von Pflegeempfängern und ihren Angehörigen zu Qualitätsrisiken und Verbesserungsmöglichkeiten aufzeigen (DNQP 2019c: 7). Expertenstandards zeigen auf, was aktuell gute Pflege ist.

Die Entwicklung der Expertenstandards wurde maßgeblich durch das Deutsche Netzwerk für Qualitätsentwicklung in der Pflege (DNQP) vorangetrieben. Das DNQP ist ein bundesweiter Zusammenschluss von Fachpraktikern, Pflegewissenschaftlern und -managern. Gemeinsam verfolgen sie das übergeordnete Ziel, die Pflegequalität zu fördern. Das Netzwerk wurde 1992 an der Hochschule Osnabrück aufgebaut.

Merke

Expertenstandards werden auf der gesetzlichen Grundlage von § 113a SGB XI „Expertenstandards zur Sicherung und Weiterentwicklung der Qualität in der Pflege" verfasst.

Struktur von Expertenstandards

Die Struktur ist bei allen Expertenstandards einheitlich. Der Aufbau folgt dabei einer Matrix (► Abb. 6.17):

- **Horizontale Ebene:** Struktur- Prozess- und Ergebniskriterien in Anlehnung an die Qualitätsdimensionen Struktur-, Prozess und Ergebnisqualität nach Avedis Donabedian

Horizontale Ebene
Qualitätskriterien (Qualitätsdimensionen nach Donabedian)

Vertikale Ebene Pflegeprozess

	Strukturkriterien	Prozesskriterien	Ergebniskriterien
Risikoeinschätzung	S1	P1	E1
Maßnahmenplanung	S2	P2	E2
Information, Schulung und Beratung	S3	P3	E3
Koordination	S4	P4	E4
Durchführung	S5	P5	E5
Evaluation	S6	P6	E6

Abb. 6.17 Matrix des Aufbaus von Expertenstandards [L143/P554]

- **Strukturkriterien:** Strukturelle Voraussetzungen und Bedingungen, die vorhanden sein müssen, um eine gute Pflege erbringen und den Expertenstandard umsetzen zu können, z. B. Kompetenzen, klare Zuständigkeiten, materielle und personelle Ressourcen
- **Prozesskriterien:** Konkrete Umsetzung des Expertenstandards
- **Ergebniskriterien:** Ergebnisse, an denen die korrekte Umsetzung erkennbar ist

• **Vertikale Ebene:** Schritte der Pflegeprozessmethode von der Informationssammlung bis zur Evaluation (► 1.5)

Inhaltliche Bestandteile sind:

- Bericht über die Entwicklung und Konsentierung oder Bericht über die Aktualisierung
- Expertenstandard mit Präambel *(Einleitung, Vorbemerkung)* und Kommentierung der Standardkriterien
- Literaturstudie mit detaillierten Ausführungen
- Bericht über die Implementierung und das Auditinstrument

Entwicklungsprozess von Expertenstandards

Der **Prozess der Entwicklung von Expertenstandards** umfasst vier Schritte (DNQP 2019c).

Entwicklung

Am Anfang steht die Themenfindung zu einem Themengebiet mit einer gewissen pflege- und gesundheitspolitischen Relevanz. Themen können z. B. durch eine Literaturrecherche oder als Vorschlag durch Angehörige der Berufsgruppe eingebracht werden. Mittels einer tiefergehenden Literaturrecherche wird der derzeitige Wissensstand zum Thema beleuchtet und eine unabhängige Expertengruppe gebildet. Diese ca. acht- bis zwölfköpfige Gruppe setzt sich zu gleichen Teilen aus Mitgliedern der Pflegewissenschaft und Pflegepraxis zusammen. Es erfolgen Ausschreibungen zur wissenschaftlichen Leitung der Expertengruppe und zur Gewinnung von Fachexperten. Ein Expertenstandard-Entwurf wird geschrieben und damit auch das Thema spezifiziert.

Konsentierung

Bei der **Konsentierung** *(Einverständnis, Übereinstimmung)* erfolgt eine Vorstellung des Entwurfs anhand eines strukturierten Fachdiskurses in der breiten Öffentlichkeit im Rahmen von Konsensuskonferenzen. Die Erkenntnisse und Ergebnisse dieses Diskurses zwischen Fachöffentlichkeit und Expertengruppe finden im Anschluss den Weg in die endgültige Fassung des Expertenstandards.

Implementierung

Bei der **Implementierung** *(Einführung)* wird der Expertenstandard modellhaft in ca. 25 unterschiedlichen Pflege- und Gesundheitseinrichtungen eingeführt. Damit sollen Akzeptanz und Praxistauglichkeit erprobt sowie weitere Erkenntnisse gewonnen werden. Einrichtungen können sich hierzu bewerben. Die Auswahl erfolgt anhand eines kriteriengeleiteten Bewerbungsverfahrens. Projektgruppen werden gebildet, und die Einrichtungen werden wissenschaftlich begleitet. Die Implementierung erfolgt anhand eines Vier-Phasen-Modells (► Abb. 6.18). Im Anschluss folgt die **Veröffentlichung des Expertenstandards.** Diese beinhaltet (DNQP 2019c: 23):

- Bericht über Entwicklung und Konsentierung des Expertenstandards
- Konsentierten Expertenstandard mit Präambel und Kommentierungen der Standardkriterien
- Literaturstudie
- Bericht über Verlauf und Ergebnisse der modellhaften Implementierung
- Auditinstrument zum Expertenstandard für den Einsatz im internen Qualitätsmanagement von Einrichtungen

Aktualisierung

Die **Aktualisierung** des Expertenstandards ist angesichts rasant anwachsender pflegewissenschaftlicher Erkenntnisse zur Aufrechterhaltung der Glaubwürdigkeit und Gültigkeit geboten. Sie unterscheidet sich in:

- Reguläre Aktualisierung spätestens fünf Jahre nach der abschließenden Veröffentlichung bzw. sieben Jahre nach der Veröffentlichung der ersten aktualisierten Fassung
- Vorzeitige Aktualisierung, z. B. bei veränderter Evidenz bezüglich des Nutzens und Schadens von Interventionen, Verfügbarkeit neuer Interventionen, Veränderung gesellschaftlicher Werte

Daneben findet ein jährliches **Monitoring** *(Überwachung)* bezüglich aktueller wissenschaftlicher Erkenntnisse statt.

Die Aktualisierung geht mit einer neuen Literaturrecherche, der Einberufung der Expertenarbeitsgruppe, der Überprüfung des Expertenstandards auf die Aktualität des Wissens und dem erneuten Einbezug der Fachöffentlichkeit einher.

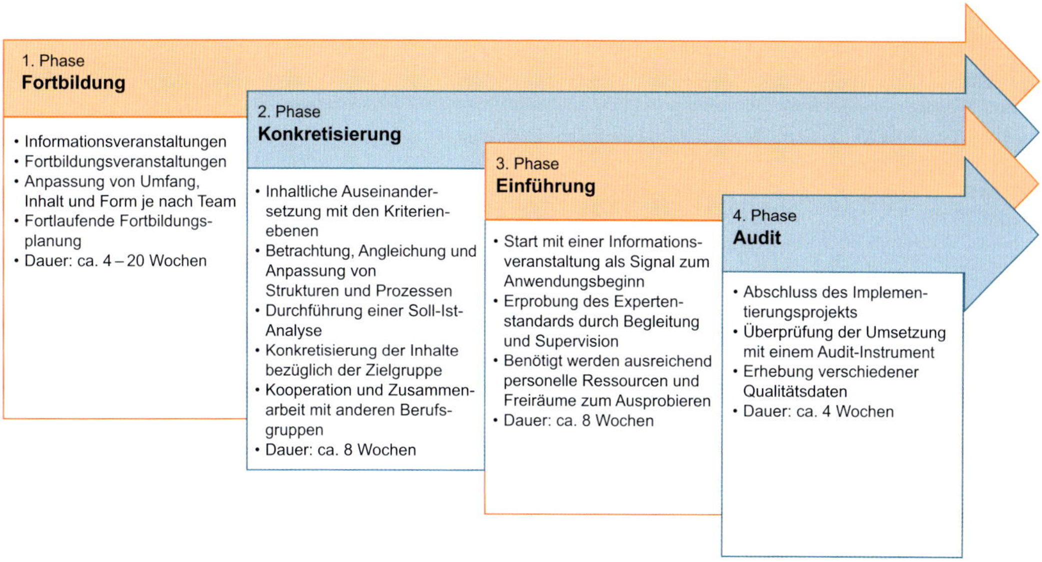

Abb. 6.18 Phasenmodell zur Implementierung von Expertenstandards [L143/W849]

Übersicht über bestehende Expertenstandards

Ende 2021 waren insgesamt elf Expertenstandards veröffentlicht (► Tab. 6.15). Pflegefachpersonen kennen deren Inhalt, denn sie sind verpflichtet, ihr Handeln an wissenschaftlichen Erkenntnissen auszurichten. Die verbindliche Grundlage hierfür stellen die Expertenstandards dar.

Kritischer Blick: Hat die Umsetzung der Expertenstandards nur positive Effekte?

Pro

- Expertenstandards bündeln den aktuellen Wissensstand. Dies ist zur Erhöhung der Versorgungsqualität aus professioneller Sicht und nach ethischen Gesichtspunkten geboten. Zudem ist es eine Erleichterung, alles zum Thema an einer Stelle zu finden.
- Die Umsetzung der gesicherten wissenschaftlichen Erkenntnisse wertet das professionelle Pflegehandeln auf, fördert das Prinzip der Klientenorientierung und die individuelle Pflege.
- Durch die kontinuierliche Hervorhebung der Pflegeberatung erhält diese zunehmend einen zentralen Stellenwert im pflegefachpraktischen Handel.
- Die Vorgehensweise in der Entwicklung der Expertenstandards hat als vorbildhafte Verzahnung von Wissenschaft und Praxis eine Vorbildfunktion.

Contra

- Die Expertenstandards stehen Pflegefachpersonen nicht kostenlos zur Verfügung. Möchten sie sich vertieft mit den interessanten Inhalten der Literaturstudie auseinandersetzen, müssen sie die Vollversionen der einzelnen Expertenstandards kaufen.
- Die Umsetzung der Expertenstandards ist mit Ressourceneinsatz, z. B. Zeit und Personal, verbunden. Diese Ressourcen stehen im Praxisalltag nur in begrenztem Maß zur Verfügung. Mit jedem Expertenstandard kann so bei Pflegefachpersonen der Druck steigen, sich mit den Themen auseinandersetzen und entsprechend fortbilden zu müssen.
- Die Einführung der Expertenstandards variiert je nach Versorgungsbereich.
- Expertenstandards müssen auch langfristig bezüglich ihres positiven Nutzens in der Pflegepraxis evaluiert werden, d. h., es muss untersucht werden, welche konkreten Verbesserungen in den jeweiligen Settings mit der Implementierung einhergehen.

Tab. 6.15 Übersicht über die Expertenstandards mit zentralen Definitionen und deren Zielsetzung (Stand 1.9.2021)

Expertenstandard	Zentrale Definition	Beispiele für Ziele
Dekubitusprophylaxe in der Pflege, 2. Aktualisierung (Juni 2017)	Dekubitus als lokal begrenzte Schädigung der Haut und/oder des darunter liegenden Gewebes, typischerweise über knöchernen Vorsprüngen, infolge von Druck oder Druck in Verbindung mit Scherkräften. Daneben stehen weitere Faktoren mit der Entstehung in Verbindung (DNQP 2017a: 11)	• Verhinderung eines Dekubitus • Nennung von Interventionen u. a. zur Druckentlastung und -verteilung
Entlassungsmanagement in der Pflege, 2. Aktualisierung (Juni 2019)	Ein bedarfsangemessenes und fachlich einwandfreies Entlassungsmanagement beinhaltet die bestmögliche Vorbereitung und Begleitung von Pflegeempfängern und Angehörigen bei der Entlassung (DNQP 2019a: 22).	• Gewährleistung einer kontinuierlichen Versorgung • Entgegenwirken von Versorgungsbrüchen bei der Entlassung
Schmerzmanagement in der Pflege, Aktualisierung 2020 (Juni 2020)	• Akuter Schmerz als plötzlich auftretender und über einen begrenzten Zeitraum andauernder Schmerz, durch eine Gewebeschädigung verursacht, ist eine lebenserhaltende Warn- und Schutzfunktion mit physiologischen Begleiterscheinungen wie z. B. Anstieg von Blutdruck, Puls und Atemfrequenz (DNQP 2020a: 23) • Chronischer Schmerz als dauerhafter oder wiederkehrender, mindestens drei Monate vorhandener Schmerz ohne akute Warnfunktion der physiologischen Schmerzwahrnehmung (DNQP 2020a: 23)	• Vorbeugung der Entstehung und Chronifizierung von Schmerzen und schmerzbedingten Krisen • Beseitigung von Schmerzen • Beitrag zu einer akzeptablen Schmerzsituation mit bestmöglicher Lebensqualität und Funktionsfähigkeit
Sturzprophylaxe in der Pflege, 1. Aktualisierung (Juni 2013)	• Sturz als ein Ereignis, bei dem der Betroffene unbeabsichtigt auf dem Boden oder einer anderen tieferen Ebene aufkommt. Dabei muss nicht der gesamte Körper aufkommen, auch Sitzen und Hocken sind als Endposition möglich (DNQP 2013: 20)	• Vorbeugung von Stürzen • Minimierung von Sturzfolgen • Keine Einschränkung der Bewegungsfreiheit, sondern Erhaltung und Förderung der Mobilität
Förderung der Harnkontinenz in der Pflege, 1. Aktualisierung (März 2019)	• Harninkontinenz als jeglicher unwillkürliche Harnabgang • Harnkontinenz als Fähigkeit, willkürlich und zu passender Zeit an einem geeigneten Ort die Blase zu entleeren, beinhaltet auch die Fähigkeit, Bedürfnisse zu kommunizieren, um Hilfestellungen zu erhalten (DNQP 2014: 10)	• Erkennung und Analyse von Kontinenzproblemen und Erhebungsmethoden zur Einschätzung von Kontinenzproblemen, Auswahl geeigneter Interventionen • Professionalisierung des Sprachgebrauchs, z. B. keine Nutzung von Begriffen wie „Pampern"
Pflege von Menschen mit chronischen Wunden, 1. Aktualisierung (September 2015)	Chronische Wunde als Wunde, die innerhalb von vier bis zwölf Wochen nach Wundentstehung unter fachgerechter Therapie keine Heilungstendenzen zeigt, z. B. Dekubitus, diabetisches Fußulkus oder gefäßbedingtes Ulcus cruris (DNQP 2015: 11).	• Förderung und Erhaltung des gesundheitsbezogenen Selbstmanagements und des Wohlbefindens • Beschreibung von Maßnahmen zur Übernahme und Begleitung der Wundversorgung sowie der Rezidivprophylaxe
Ernährungsmanagement zur Sicherung und Förderung der oralen Ernährung in der Pflege, 1. Aktualisierung (Januar 2017)	Mangelernährung als lang anhaltendes Defizit an Energie und/oder Nährstoffen, d. h. eine negative Bilanz zwischen Aufnahme und Bedarf mit der Konsequenz von Einbußen beim Ernährungs- und Gesundheitszustand sowie physiologischer Funktion (DNQP 2017b: 11)	• Sicherung und Förderung einer bedürfnis- und bedarfsgerechten oralen Ernährung kranker und pflegebedürftiger Menschen • Verhinderung von Mangelernährung • Bestehenden Ernährungsdefiziten entgegenwirken

Tab. 6.15 Übersicht über die Expertenstandards mit zentralen Definitionen und deren Zielsetzung (Stand 1.9.2021) *(Forts.)*

Expertenstandard	Zentrale Definition	Beispiele für Ziele
Förderung der physiologischen Geburt (Dezember 2014)	Physiologische Geburt als Geburt, bei der keine oder möglichst wenige, gut begründete Interventionen durchgeführt werden (DNQP, Verbund Hebammenforschung 2014: 10)	• Ermöglichung einer physiologischen Geburtserfahrung für Frauen • Reflexion des geburtshilflichen Handelns
Beziehungsgestaltung in der Pflege von Menschen mit Demenz (Mai 2019)	Personenzentrierte Pflege als solche, die mit der Haltung verbunden ist, den Menschen als einzigartiges Subjekt mit individuellen Beratungs- und Unterstützungsbedarf in den Mittelpunkt und nicht die medizinische Diagnose in den Vordergrund zu stellen (DNQP 2019b: 29).	• Aufrechterhaltung des Personseins • Menschen mit Demenz als gleichberechtigte Gegenüber begegnen • Förderung des Verstandenwerdens
Erhaltung und Förderung der Mobilität, Aktualisierung 2020 (Oktober 2020)	Mobilität als Eigenbewegung des Menschen mit dem Ziel, sich fortzubewegen oder eine Lageveränderung des Körpers vorzunehmen (DNQP 2020b: 14)	• Pflegerische Unterstützung zum Erhalt und zur Förderung der Mobilität als Beitrag zur Selbstbestimmung jedes pflegebedürftigen Menschen • Gesundheitsförderung und Prävention von immobilitätsbedingten Begleiterscheinungen
Förderung der Mundgesundheit in der Pflege (September 2021)	Mundpflege als allgemeine Pflege und Reinigung des Mundes, der Schleimhaut, der Zunge, der Zähne und des Zahnersatzes. Die Mundgesundheit zeigt sich in der Fähigkeit, ohne Einschränkungen zu kauen und zu essen, deutlich sprechen und lächeln zu können (DNQP 2021: 25)	• Bedarfs- und bedürfnisgerechte individuelle Unterstützung bei der Mundpflege • Erkrankungen, Verletzungen und Komplikationen vorbeugen • Verbesserung der Mundgesundheit

6.7 Konzepte, Modelle und Theorien in der Pflege

Definition

Phänomen

Sinnliche wahrnehmbare Erscheinung, die durch Erkenntnis bewusst gemacht werden kann. Handlungsanlässe, die sich aus Phänomenen ergeben, werden mit Pflegediagnosen beschrieben.

Konzept

Sprachliche Begriffe für wahrgenommene Phänomene. Kleinste Bausteine von Modellen und Theorien.

Modell

Vereinfachte und modifizierte Darstellung eines tatsächlichen Sachverhalts, Simplifizierung der Wirklichkeit (Neumann-Ponesch 2014: 60)

Theorie

Abstraktes Bild der Wirklichkeit oder von Bestandteilen dieser. Beschreibung von speziellen Phänomenen und deren Beziehung.

Metaparadigma

Grundsätzliche Denkweise, „Weltanschauung", einheitliche Sichtweise einer Disziplin wie Pflege auf die Welt. Kleinster gemeinsamer Nenner, beschreibt zentrale Schlüsselbegriffe für Theorie und Praxis.

Die **Theoriebildung** zählt neben der Forschung und der Lehre zu den Säulen der Wissenschaft. Die Bedeutung und der Vorteil theoretischen Handelns sind:
- Ordnung und Systematisierung pflegerischen Handelns durch Konzeptionalisierung sowie die Generierung von Theorien und Modellen.
- Erhöhung des Verständnisses für Pflege und deren Zusammenhänge, indem durch Perspek-

tivenwechsel bei modellhafter Betrachtung neue Erkenntnisse erschlossen werden.
- Es existiert keine Praxis ohne Theorie, da es nicht möglich ist zu handeln, ohne zu denken. Die Qualität der Gedanken hat Auswirkungen auf die Qualität in der Praxis und die Zufriedenheit der Pflegeempfänger.
- Wer theoretisch arbeitet, hat für seine Handlungen eine Hintergrundfolie, welche Orientierung schenkt, die Richtung vorgibt und die Grenzen absteckt. Wer ohne theoretischen Hintergrund arbeitet, „wurschtelt" vor sich hin. Theorie untermauert das eigene Handeln.
- Die Integration von Theorien in den pflegerischen Alltag ist ein elementarer Bestandteil der Ausprägung des beruflichen Selbstverständnisses. Sie dient als Bezugsrahmen auf dem Weg zur Profession (► 5.3).
- Die Theoriebildung sichert die Wissensbestände einer Disziplin, es wird ein „Body of Knowledge" gebildet, somit entwickelt sich auch die Pflegewissenschaft durch Theoriebildung weiter.
- Theorien machen Pflegeleistungen transparent und sichtbar, indem Definitionen gesetzt, Zusammenhänge aufgezeigt sowie kriteriengeleitet und damit nachvollziehbar vorgegangen wird.

Pflegefachpersonen nehmen durch ihre Sinne im pflegerischen Alltag **Pflegephänomene** wahr (► Abb. 6.19). So erfassen sie z.B. das Bedürfnis eines Pflegeempfängers nach Kommunikation. Der durch das Pflegephänomen hervorgerufene Handlungsanlass wird durch eine Pflegediagnose abgebildet. Die wahrgenommenen Pflegephänomene können nun in **Pflegekonzepten** gebündelt werden. So könnten die Annahmen der Pflegefachpersonen einer Einrichtung bezüglich der Interaktion mit den Pflegeempfängern in einem Handlungs-, Pflege- und/oder Betreuungskonzept festgehalten werden. Ein Konzept könnte sich aber auch andersrum aus einem Modell oder einer Theorie ableiten. Mit fortschreitender Theoriebildung werden **Modelle** erstellt, die durch ihre Vereinfachung und Veranschaulichung der Wirklichkeit u.a. helfen, das Verständnis von einem Sachverhalt weiterzuentwickeln. Merkmale von Modellen sind:
- Reduktion der Realität und Komplexität
- Hervorhebung bestimmter Perspektiven
- Generierung von Übersichtlichkeit

Um die komplizierten Kommunikations- und Interaktionsprozesse modellhaft besser nachvollziehen zu können, schuf z.B. Friedemann Schulz von Thun das Kommunikationsmodell zu den vier Seiten einer Nachricht. **Theorien** wiederum sind abstrakte Gedankenkonstrukte und Beschreibungen eines Ideal- oder Soll-Zustands der Pflege. Im Bereich der Kommunikation könnte Peplaus Theorie der psychodynamischen Pflege zum besseren Verständnis der Interaktionsprozesse herangeführt werden. Diese Theorie ist kein fertiger „Lösungsbaukasten" und gibt weniger konkretere Handlungsmöglichkeiten vor als ein Modell oder ein Konzept. Eine Theorie gibt aber einen Rahmen vor, der durch eigenverantwortliches und professionelles Pflegehandeln ausgefüllt werden kann.

Das **Metaparadigma** hat auf alle oben genannten Elemente Einfluss. Es ist die für die Pflege allumfassende Sicht auf die Dinge und besteht aus vier Schlüsselkonzepten (► Tab. 6.16).

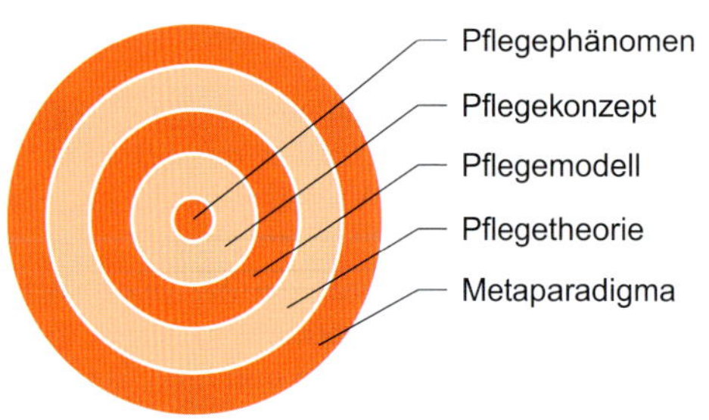

Abb. 6.19 Elemente der Theoriebildung in der Pflege

Merke

Jede Theorie muss – möchte sie eine Pflegetheorie sein – Aussagen zu den Schlüsselkonzepten des Metaparadigmas treffen. Damit können die Schlüsselkonzepte auch bei der persönlichen Orientierung innerhalb der Pflegetheorien behilflich sein.

6.7.1 Geschichte der Pflegetheorieentwicklung

Die **Geschichte der Pflegetheorienentwicklung** reicht bis in die Mitte des 20. Jahrhunderts zurück (► 5.1). Mit der Etablierung der Pflege als eigenständige Wissenschaftsdisziplin intensivierte sich die Arbeit in der Theoriebildung (Neumann-Ponesch 2014: 52). Während die Pioniere noch allgemeingültige Theorien formulieren wollten, entstanden später immer mehr konkurrierende Theorien. Dabei vollzog sich ein Wandel von der

Tab. 6.16 Die Schlüsselkonzepte des Metaparadigmas

Schlüsselkonzepte	Fragestellung	Beispiel
Person	• Wer ist der Nutzer? • Wer ist der Empfänger der pflegerischen Handlung?	• Pflegeempfänger • Angehörige • Pflegefachpersonen
Umwelt	• In welcher Umgebung/welchem Setting findet Pflege statt? • Was ist der Kontext? • Wer ist noch beteiligt?	• Gesellschaftliche Rahmenbedingungen • Politische Bedingungen • Versorgungsbereich • Bezugspersonen
Gesundheit	• Wie ist die gesundheitliche Situation? • Welchen Einflussfaktoren ist die gesundheitliche Situation ausgesetzt?	• Akute Gesundheitsstörungen wie Erkrankungen, Behinderungen • Potenzielle Pflegeprobleme wie Gefährdungen • Ressourcen • Wohlbefinden
Pflege	• Was ist/macht Pflege?	• Haltung und pflegeberufliches Selbstverständnis • Pflegerische Interventionen

Überprüfung bestehender hin zur Entwicklung neuer Theorien (deduktiv-rationalistisch hin zu induktiv-empirisch).

Meleis (1999) unterscheidet sechs **Stadien der Pflege- und Theorieentwicklung** für die US-amerikanische Entwicklung der Pflegetheorien:

1. **Stadium der Praxis:** Erste Ziele und damit erste Ansätze zur Abbildung eines theoretischen Pflegeprozesses in der Versorgung verwundeter Soldaten im 19. Jahrhundert.
2. **Stadium der Ausbildung und Administration:** Wandel von der dreijährigen hin zur universitären Ausbildung. Um Inhalte in Curricula abzubilden und in der Lehre vermitteln zu können, entstand zunehmend die Notwendigkeit einer vertieften theoretischen Auseinandersetzung mit begleitender Forschungsarbeit.
3. **Stadium der Forschung:** In den 1950er- und 1960er-Jahren verstärkte Forschungsaktivität zur Erkenntnisvermehrung in der Pflege.
4. **Stadium der Theorie:** Zunehmender Theoriepluralismus, um der Komplexität der Fachrichtung gerecht zu werden. Erkenntnis, dass es keine „One size fits all"-Lösung gibt.
5. **Stadium der Philosophie:** Beschäftigung mit den Grenzen von Theorien, ihren zugrunde liegenden Annahmen, den Werten und Folgen für die Zukunft der Pflege.
6. **Stadium der Integration:** Alltägliche Verwendung von Pflegetheorie im pflegerischen Alltag mit selbstverständlicher Analyse und Kritik.

In Deutschland wurden diese Phasen aufgrund der erst später anlaufenden Professionalisierungs- und Akademisierungsbestrebungen noch nicht vollständig vollzogen (▶ 5.3).

Die eigenständige Theoriebildung begann in den 1980er-Jahren. Diese wurde auch durch die Theorien europäischer Nachbarn wie den Arbeiten von Roper, Logan und Tierney geprägt. Daneben wurden US-amerikanische Arbeiten zunehmend ins Deutsche übersetzt.

Die eigenständige Theorieentwicklung in Deutschland ist mit Namen wie Liliane Juchli, Monika Krohwinkel und Karin Wittneben verbunden. Im deutschsprachigen Raum besteht jedoch noch immer ein Theoriedefizit.

6.7.2 Klassifikation von Theorien

Die **Klassifikation von Theorien** erfolgt anhand unterschiedlicher Einteilungskriterien. Dabei werden verschiedene Kategorien gebildet und diejenigen Theorien zusammengeführt, die ähnliche Merkmale aufweisen. Dies wird **Typologie** genannt, die grundsätzlich anhand folgender Merkmale erfolgen kann:

- Ordnung nach dem Abstraktionsgrad, z. B. Typologie nach Walker & Avant (1998), Typologie nach Fawcett (1998)
- Ordnung nach der verwendeten Denkschule, z. B. Typologie nach von Kampen (1998) oder Meleis (1985)

Dabei existieren jeweils unterschiedliche Formen der Typologien innerhalb der grundsätzlichen

Unterscheidung in Abstraktionsgrad oder Denkschule.

Vorsicht

Typologien können kontrovers diskutiert werden, da die Kategorien nicht immer eindeutig definiert und einzelne Theorien je nach Perspektive in der Fachwelt unterschiedlich eingeordnet werden.

Typologie nach Meleis

In der **Typologie nach Meleis** (1985) werden Pflegetheorien inhaltlich anhand verschiedener Denkschulen voneinander unterschieden. Die vierte Denkschule wurde von Meleis später ergänzt (Meleis 1997, ► Tab. 6.17). Daneben wurden auch andere Typologien eingebracht.

Typologie nach Walker & Avant

In der **Typologie nach Walker & Avant** (1998) werden Pflegetheorien anhand ihres Abstraktionsgrads voneinander unterschieden (► Abb. 6.20). Die Ebenen stehen in einer wechselseitigen Beziehung zueinander und beeinflussen sich gegenseitig:

- **Metatheorien:** „Theorien über Theorien", d. h. Auseinandersetzung mit generellen theoretischen Problemen, die empirisch nicht überprüfbar sind. Zentrale Fragestellungen sind u. a.: „Welche Aufgaben erfüllen Theorien?" „Welches methodische Vorgehen eignet sich zur Theoriebildung?" „Welche Kriterien sollten Theorien erfüllen?"
- **Globale Theorien** *(Grand Theories, Theorien großer Reichweite, konzeptuelle Modelle):* Abstrakte und umfassende Theorien mit allgemeingültigen Aussagen über den Gegenstandsbereich der Pflege, die empirisch nicht überprüfbar sind. Zentrale Fragestellungen sind u. a.: „Welche Bedürfnisse haben Pflegeempfänger?" „Was tun Pflegefachpersonen, und wie tun sie es?"
- **Theorien mittlerer Reichweite** *(Middle-Range Theories):* Spezifische und praxisnahe Theorien mit einem geringeren Abstraktionsgrad und damit empirisch überprüfbar. Die Fragestellungen sind deutlich konturierter, z. B.: „Welche Auswirkungen hat die Zeitorganisation auf die

Tab. 6.17 Typologie nach Meleis zur inhaltlichen Unterscheidung der Denkschulen und Vertretern aus der Pflegetheorie

Denkschule	Erläuterung			Vertreter
	Zentrales Element	Pflege	Zentrale Frage	
Denkschule der Bedürfnisse (► 6.7.3)	Betrachtung der Bedürfnisse der Pflegeempfänger steht im Vordergrund	Pflege dient der Erfüllung der Bedürfnisse und der Lösung von Pflegeproblemen	„Was ist Pflege?"	• Virginia Henderson • Nancy Roper, Winfried W. Logan & Alison J. Tierney • Dorothea Orem • Monika Krohwinkel
Denkschule der Interaktion (► 6.7.4)	Prozess pflegerischen Handelns steht im Vordergrund	Beziehung zwischen Pflege und Pflegeempfänger als entscheidender Faktor für die Qualität und den Erfolg von Pflege	„Wie wird Pflege gelebt?"	• Hildegard Peplau • Imogene King • Ida-Jean Orlando-Pelletier
Denkschule der Ergebnisse (► 6.7.5)	Ziele der pflegerischen Handlung stehen im Vordergrund	Pflege zur Regulation und Erreichung von Pflegeergebnissen	„Zu welchem Zweck soll gepflegt werden?"	• Dorothy Johnson • Martha Rogers • Callista Roy • Betty Neuman
Denkschule der Humanisten (► 6.7.6)	Dialog zwischen Pflegefachperson und -empfänger steht neben moralischen Aspekten im Vordergrund	Pflege als menschlicher Dialog und Akt der Fürsorge	„Wie ist Pflege zu gestalten?"	• Jean Watson • Madeleine Leininger

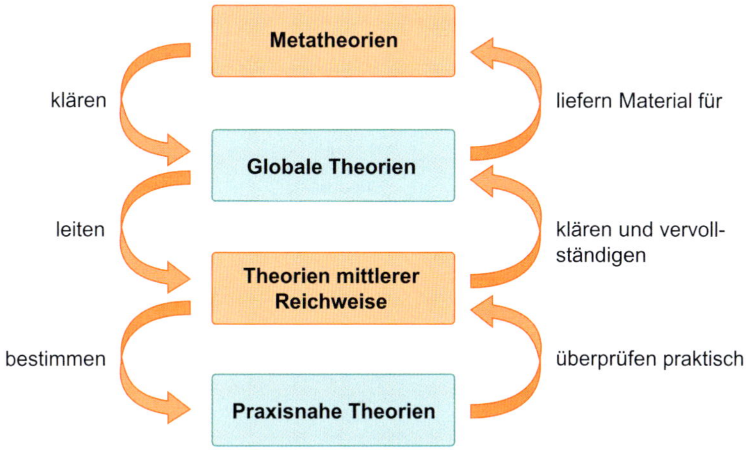

Abb. 6.20 Typologie nach Walker & Avant mit der Verknüpfung zwischen den Ebenen der Theoriebildung [L143/G1108]

Pflege?" „Welche Bedeutung hat die Sturzprophylaxe bei älteren Pflegeempfängern im akutstationären Bereich?"

- **Praxisnahe Theorien** *(Narrow-Scope Theories, Theorien geringer Reichweite, situations- oder gegenstandsbezogene Theorien):* Handlungsanweisungen zur Erreichung konkreter Ziele in spezifischen Pflegesituationen, direkt in der Praxis umsetzbar und empirisch überprüfbar. Die Fragestellungen beziehen sich auf konkrete Pflegephänomene, z. B. Juckreiz, Hoffnungslosigkeit oder Prozess des Bettlägerigwerdens.

6.7.3 Bedürfnistheorien

In diesem Buch werden die folgenden **Bedürfnistheorien** näher behandelt:

- Theorie der 14 Grundbedürfnisse nach Henderson
- Roper-Logan-Tierney-Modell
- Fördernde Prozesspflege nach Krohwinkel
- Pflegetheorie nach Orem

Theorie der 14 Grundbedürfnisse nach Henderson

Die **Theorie der 14 Grundbedürfnisse** geht auf die Pflegetheoretikerin Virginia Henderson (1897–1996) zurück. Die Theorie, die 1955 in ihrem Hauptwerk „Grundprinzipien der Krankenpflege" veröffentlicht wurde, gilt als erste Bedürfnistheorie. Von daher ist es nicht verwunderlich, dass sie auf der einen Seite einen maßgeblichen Beitrag zur Entwicklung der Pflege geleistet hat und auf der anderen Seite heute etwas in die Jahre gekommen scheint.

Virginia Henderson leitete 14 Grundbedürfnisse aus der von Abraham Maslow entwickelten Bedürfnispyramide ab (▸ Abb. 6.21). Pflegefachpersonen, so Henderson, sollen ihre Pflegehandlungen infolge einer systematischen Bedarfseinschätzung anhand eines Pflegeplans ausrichten. Das Denken entlang des Pflegeprozesses stellte damals ein Novum dar. Zudem benannte Henderson Einflussfaktoren aufseiten des Pflegeempfängers, die die Pflegesituation und das Pflegehandeln beeinflussen: Alter, Gemütszustand, soziokultureller Hintergrund, körperliche und geistige Fähigkeiten, vorhandene Erkrankung oder Behinderung.

Ein Kritikpunkt an Hendersons Theorie ist, dass sie von einem Unvermögen des Pflegeempfängers, seine Grundbedürfnisse selbst zu befriedigen, ausgeht, was wiederum den Grund für Pflegehandeln darstellt.

Das Roper-Logan-Tierney-Modell

Das **Roper-Logan-Tierney-Modell** *(RLT-Modell)* geht auf die gleichnamigen Verfasser Nancy Roper (1918–2004), Winifred W. Logan (1931–2010) und Alison Tierney (*1948) zurück (Roper et al. 2016). Sie bauten mit ihrer Theorie in den 1970er- und 1980er-Jahren an der Universität von Edinburgh auf der Bedürfnistheorie von Virginia Henderson

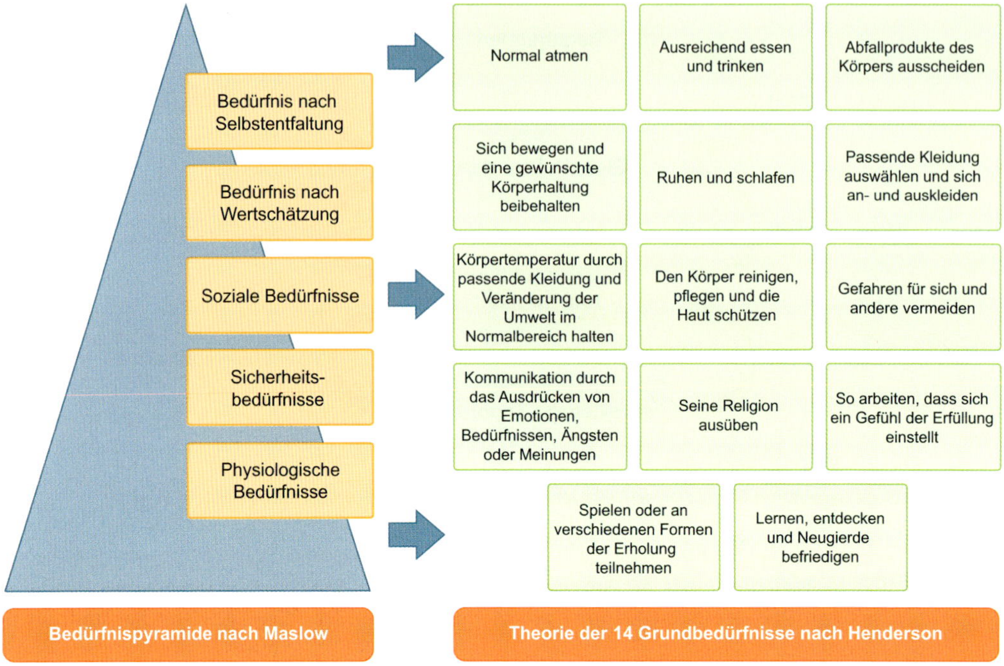

Abb. 6.21 Von der Bedürfnispyramide nach Abraham Maslow zu den 14 Grundbedürfnissen nach Virginia Henderson [L143/P554]

auf. Der Begriff der **Lebensaktivität** ersetzt den des Grundbedürfnisses. Dies soll auch verdeutlichen, dass der Pflegeempfänger aktiv einen Teil zur Pflegehandlung beiträgt (keine Defizitorientierung wie bei Henderson).

Der Grund für Pflegehandeln liegt hier in einer Einschränkung der Lebensaktivitäten mit einer defizitären Befriedigung der individuellen Bedürfnisse. Das beschriebene Menschenbild ist handlungsorientiert, d.h., der eingeschränkte Mensch möchte wieder seine Selbstständigkeit erlangen.

Im RLT-Modell (► Abb. 6.22) wird die gesamte **Lebensspanne** von der Empfängnis bis zum Tod betrachtet. Während des Lebens wirken **Einflussfaktoren** auf den Menschen ein:

- Biologische Einflussfaktoren, z.B. Krankheit durch Erreger, körperliche Funktionseinschränkung, Reduktion der physiologischen Leistungsfähigkeit infolge des Alterns
- Psychologische Einflussfaktoren, z.B. Stress, emotionale Erfahrungen, Lernen und Entwicklung von Intelligenz
- Soziokulturelle Einflussfaktoren, z.B. religiöse, spirituelle oder ethische Aspekte
- Umgebungsabhängige Einflussfaktoren, z.B. Klima, Vegetation, Wohnform, Geräuschkulisse
- Wirtschaftspolitische Einflussfaktoren, z.B. ökonomische Aspekte wie Wohlstand oder Armut, rechtliche Aspekte wie neue Hygieneverordnungen, politische Aspekte wie Sanktionierung oder Subventionierung

Diese Einflussfaktoren wirken sich auf die **Lebensaktivitäten** aus. Die Lebensaktivitäten werden von jedem Menschen gemäß seiner **Individualität** ausgeführt. Es gilt, dieser Individualität im Pflegeprozess zu begegnen. Sie bestimmt z.B.:

- Häufigkeit der Durchführung
- Art der Durchführung
- Motive für die Ausführung
- Wissen zu den Lebensaktivitäten

Daneben bewegt sich jeder Mensch in seinem Leben und in spezifischen Situationen in einem **Abhängigkeits-Unabhängigkeits-Kontinuum.** Der Grad der persönlichen Abhängigkeit oder Unabhängigkeit bezüglich pflegerischer Unterstützung verändert sich im Laufe der Lebensspanne und ist von den Einflussfaktoren und der individuellen Lebensführung abhängig.

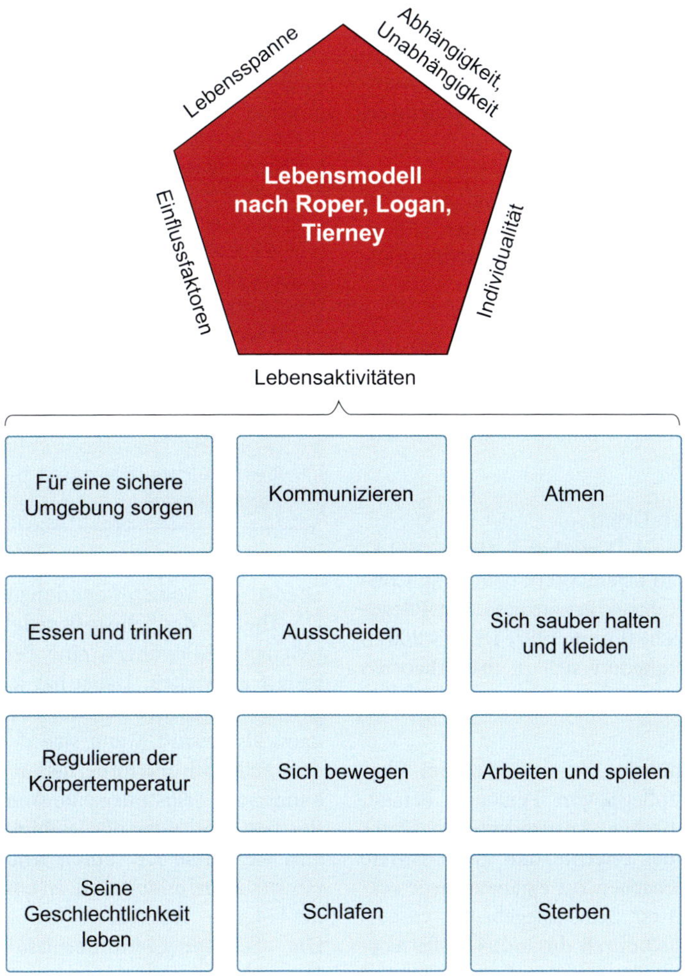
Lebensmodell nach Roper, Logan, Tierney
Lebensspanne
Abhängigkeit, Unabhängigkeit
Einflussfaktoren
Individualität
Lebensaktivitäten
Für eine sichere Umgebung sorgen
Kommunizieren
Atmen
Essen und trinken
Ausscheiden
Sich sauber halten und kleiden
Regulieren der Körpertemperatur
Sich bewegen
Arbeiten und spielen
Seine Geschlechtlichkeit leben
Schlafen
Sterben

Abb. 6.22 Lebensmodell nach Roper, Logan und Tierney [L143/G1100]

Das RLT-Modell hatte Einfluss auf den Stellenwert von Gesundheitsförderung und Prävention in der Pflege und legte den Fokus pflegerischen Handelns auf den Erhalt und die Förderung der Unabhängigkeit der Pflegeempfänger (► 7.1, ► 7.2).

Fördernde Prozesspflege als System nach Krohwinkel

Die Theorie der **Fördernden Prozesspflege als System** der deutschen Pflegewissenschaftlerin Monika Krohwinkel (*1941) wurde 1993 zum ersten Mal veröffentlicht (Krohwinkel 2007, Krohwinkel 2013). Das Modell basierte auf dem bereits zuvor vorgestellten **AEDL**® (Aktivitäten und existenzielle Erfahrungen des Lebens). Krohwinkel ergänzte die von Roper, Logan und Tierney formulierten zwölf Lebensaktivitäten um eine dreizehnte: Mit existenziellen Erfahrungen des Lebens umgehen. Die AEDL® zählen zu einem von fünf Bausteinen ihrer Theorie der Fördernden Prozesspflege als System:

1. **Rahmenmodell ganzheitlich fördernder Prozesspflege:** Der Pflegebedürftige steht im Mittelpunkt pflegerischen Interesses, Pflege wird durch verschiedene Faktoren, z. B. Umwelt, Lebensverhältnisse oder Gesundheits- und Krankheitsprozesse, beeinflusst.

2. **Pflegeprozessmodell als Beziehungs-, Problembearbeitungs- und Entwicklungsprozess:** Pflegeprozess als vierphasiger Problemlösungs- und Beziehungsprozess, die Pflegedokumentation nimmt darin einen bedeutenden Stellenwert ein (► 1.3).
3. **ABEDL®-Strukturierungsmodell**
4. **Managementmodell:** Beschreibung von notwendigen Rahmenbedingungen der Pflege (zeitliche, personelle, materielle und strukturelle Ressourcen) und Tätigkeitsfeldern
5. **Qualitätsmanagementmodell**

Später überarbeitete Krohwinkel ihr Modell und benannte dabei die AEDL® in ABEDL® um und entwickelte das **ABEDL®-Strukturierungsmodell: A**ktivitäten, **B**eziehungen und existenzielle **E**rfahrungen **d**es **L**ebens.

Pflegetheorie nach Orem

Die **Pflegetheorie nach Dorothea E. Orem** (1914–2007) wurde 1971 in ihrem Werk „Nursing: Concept of Practice" („Strukturkonzepte der Pflegepraxis") veröffentlicht (Orem 1997, Dennis 2001). Ihre Pflegetheorie gliedert sich in drei Theorien mittlerer Reichweite.

Selbstpflegetheorie

Die **Selbstpflegetheorie**, die sich mit dem Phänomen der Selbstpflege von Personen befasst, ist Orems theoretischer Ausgangspunkt. Unter Selbstpflege wird das erlernte und zielgerichtete Verhalten eines Menschen zur eigenen Pflege verstanden. Dem geht ein Selbstpflegebedarf voraus. Die Selbstpflege wird durch die individuelle Auseinandersetzung mit der sozialen Umwelt erlernt und durch folgende Faktoren beeinflusst:

- Alter
- Geschlecht
- Familie
- Soziokultureller Hintergrund
- Individueller Gesundheitszustand

Fallbeispiel

Herr Müller und die Pflegetheorie nach Orem

Herr Müller, 77 Jahre alt, ist verwitwet und lebt seit einem Jahr allein in einer kleinen Wohnung am Stadtrand. Zeitweise besucht ihn seine Tochter Lara, um ihm bei kleinen Besorgungen zu unterstützen oder seine Medikamente zu richten. Herr Müller verfügt nur noch über eine eingeschränkte Sehfähigkeit, leidet an einer Hypertonie und einem mit oralen Antidiabetika eingestellten Diabetes mellitus Typ 2.

Herr Müllers Selbstpflege hat sich über die Jahre hinweg stabil entwickelt. Allerdings hatte seine verstorbene Frau viele Haushaltsaufgaben wie das Kochen übernommen, sodass Herr Müller nicht das notwendige Wissen zur eigenen gesunden Nahrungszubereitung erworben hat. Seine Frau hatte ihn auch regelmäßig zu gewissen Gewohnten der Selbstpflege, z. B. Rasur, Friseurbesuch, Kleidungswechsel oder -kauf, motiviert. Nun kümmert sich Herr Müller selbst um seine Pflege.

Vor einer Woche ist Herr Müller bei Glatteis gestürzt und hat sich eine Radiusfraktur am linken Unterarm zugezogen, welche operativ behandelt wurde. Gestern wurde Herr Müller nach Hause entlassen.

- Welchen Einfluss hat dies nun auf seine Selbstpflege *(Theorie des Selbstpflegedefizits)?*
- Welche Art von Pflege wird benötigt *(Theorie der Pflegesysteme)?*

Theorie des Selbstpflegedefizits

Die **Theorie des Selbstpflegedefizits** erklärt, unter welchen Bedingungen eine Person einen Pflegebedarf entwickelt. Dabei hat jeder Mensch einen gewissen Pflegebedarf. Laut Orem gilt der Mensch dann als gesund, wenn sich der Pflegebedarf mit den Selbstpflegeerfordernissen anhand der vorhandenen Selbstpflegefähigkeiten decken lässt. Reichen die Selbstpflegefähigkeiten nicht mehr aus, weil diese z. B. durch Krankheit, Einschränkung o. Ä. behindert sind, ist ein Selbstpflegedefizit die Folge (► Abb. 6.23).

Die Selbstpflegeerfordernisse nach Dorothea Orem lassen sich in **universelle** und **situative** (► Tab. 6.18) **Selbstpflegeerfordernisse** unterscheiden.

Die universellen Selbstpflegeerfordernisse sind:

- Atmung
- Flüssigkeitsaufnahme
- Nahrungsaufnahme
- Ausscheidung
- Gleichgewicht zwischen Aktivität und Ruhe
- Vorbeugung von Gefahren
- Gleichgewicht zwischen Alleinsein und sozialer Interaktion
- Aktivität und Entwicklung innerhalb sozialer Gruppen

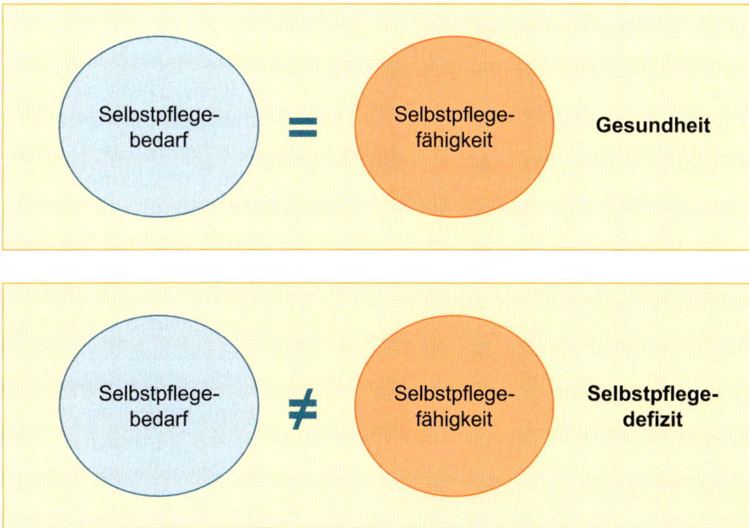

Abb. 6.23 Selbstpflegedefizit als Ungleichgewicht zwischen Selbstpflegeerfordernissen und Selbstpflegefähigkeiten [L143/P554]

Tab. 6.18 Situative Selbstpflegeerfordernisse nach Dorothea Orem (vgl. Lehmann 2019: 1474)

Entwicklungsbedingte Selbstpflegeerfordernisse		Gesundheitsbedingte Selbstpflegeerfordernisse
In den Lebensphasen	**Vermeidung, Milderung oder Überwindung von nachteiligen Bedingungen**	
• Ungeborenes • Säugling • Kleinkind • Kind • Jugendlicher • Erwachsener • Alter Mensch	• Eingeschränkte Möglichkeit des Bildungs- oder Erziehungserwerbs • Soziale Anpassungsprobleme • Verlust beruflicher Sicherheit mit der Existenzgrundlage • Eingeschränkte Gesundheit, körperliche oder geistige Funktionseinschränkung • Verlust von Bezugspersonen • Unheilbare Krankheit/unmittelbarer Tod	• Bestehende oder zu erwartende Gesundheitsstörung, Krankheit oder Funktionseinschränkung • Diagnostische oder therapeutische Maßnahmen • Beschwerden oder Nebenwirkungen • Notwendige Veränderungen im Verhalten oder der Lebensgewohnheiten

Erläuterung zum Fallbeispiel

Herr Müller und die Pflegetheorie nach Orem

Herr Müllers Selbstpflegefähigkeit wird durch seinen veränderten Gesundheitszustand negativ beeinflusst. Er erfährt ein Selbstpflegedefizit, wenn er nicht mehr dazu in der Lage ist, seine Selbstpflegeerfordernisse zu decken. So können z. B. die universellen Selbstpflegeerfordernisse der Nahrungsaufnahme und der Ausscheidung gestört sein, da er infolge der Radiusfraktur unter einer Funktionseinschränkung leidet. Unter den entwicklungsbedingten Selbstpflegeerfordernissen spielt vermutlich auch noch der Verlust seiner Frau als wichtige Bezugsperson eine Rolle.

Theorie der Pflegesysteme

Die **Theorie der Pflegesysteme** erläutert, welche Ausgleichsmaßnahmen bei einem bestehenden Selbstpflegedefizit genutzt werden können. Orem unterscheidet hierzu drei Pflegesysteme:

- **Vollständig kompensatorisches System:** Vollständige Unterstützung bei der Pflegehandlung notwendig, eine eigenständige Übernahme ist nicht mehr möglich. Keine Durchführung von Selbstpflegeaktivitäten durch den Pflegeempfänger, Pflegefachperson übernimmt die Pflegehandlung.
- **Teilweise kompensatorisches System:** Teilweise Übernahme bei der Pflegehandlung,

orientiert sich am Bedarf. Eine eigenständige Übernahme ist nur teilweise oder eingeschränkt möglich, vorhandene Selbstpflegeaktivitäten des Pflegeempfängers werden durch die Pflegefachperson ergänzt.
- **Anleitend-unterstützendes System:** Eigenständige Leistung der Pflegehandlung durch den Pflegeempfänger. Die vorhandene Selbstpflegefähigkeit des Pflegeempfängers wird durch die Pflegefachperson durch Maßnahmen der Patientenedukation (Motivieren, Informieren, Schulen, Instruieren, Beraten) unterstützt.

Erläuterung zum Fallbeispiel

Herr Müller und die Pflegetheorie nach Orem

Herr Müller benötigt vermutlich teilweise kompensatorische Pflege bei der Nahrungsaufnahme, beim Ankleiden und der Ausscheidung. Solange die Funktionseinschränkung besteht, kann dies durch einen ambulanten Pflegedienst sichergestellt werden. Daneben besteht vermutlich ein Bedarf nach anleitend-unterstützender Pflege, indem Herr Müller langfristig Beratung zum Thema Sturzprophylaxe und kurzfristig Anleitung zur Verwendung spezieller Hilfsmittel, z. B. eines Einhandschneidebretts, während der Zeit der Funktionseinschränkung erhält.

6.7.4 Interaktionstheorien

In diesem Buch werden die folgenden **Interaktionstheorien** näher behandelt:
- Theorie der psychodynamischen Pflege nach Peplau
- Theorie der mitmenschlichen Beziehung nach Travelbee

Beide hier vorgestellten Interaktionstheorien wurden durch die gesammelten Erfahrungen der Verfasserinnen in der psychiatrischen Pflege beeinflusst.

Theorie der psychodynamischen Pflege nach Peplau

Die 1952 veröffentlichte **Theorie der psychodynamischen Pflege** *(Interpersonal Relations in Nursing: a conceptual framework of reference for psychodynamic nursing)* von Hildegard E. Peplau (1909–1999) wird als die erste wirkliche Pflegetheorie angesehen (Peplau 2009). Pflege gilt als therapeutischer, zwischenmenschlicher Prozess. Nach Peplau lebt jeder Mensch in einem instabilen Gleichgewicht. Anleitend-unterstützende Pflege kann einen Beitrag zur Stabilisierung leisten und die persönliche Entwicklung fördern. Zentrales Element ist die Beziehung zwischen Pflegefachperson und -empfänger und das, was in der Beziehung zwischen ihnen passiert (► Tab. 6.19).

Die günstigste Entwicklung in der interpersonalen Beziehung verläuft in vier **Phasen:**
1. **Phase – Orientierungsphase:** Gemeinsame Einschätzung des Pflegeproblems mit der Anamnese bei der Aufnahme, Unterstützung bei der Identifikation von Problemstellungen, Grundlage für den weiteren Beziehungsaufbau.
2. **Phase – Identifikationsphase:** Identifikation des Pflegeempfängers mit der Pflegefachperson, zunehmender Vertrauensaufbau während der intensiven Behandlungsphase.
3. **Phase – Ausbeutungs- oder Nutzungsphase:** Pflegeempfänger zieht Nutzen aus der Beziehung zur Pflegefachperson, zunehmende Verantwortungsübernahme infolge des ansteigenden Sicherheitsgefühls mit einhergehender Rekonvaleszenz *(Genesung)* und Rehabilitation *(Wiederherstellung).*
4. **Phase – Ablösungsphase:** Pflegeempfänger ist zunehmend in der Lage, seine Fähigkeiten zur eigenständigen Versorgung zu nutzen, anschließend folgt in der Regel die Entlassung.

In den Phasen nehmen Pflegefachpersonen unterschiedliche **Rollen** ein (► Abb. 6.24).

Theorie der mitmenschlichen Beziehung nach Travelbee

Die **Theorie der mitmenschlichen Beziehung** *(Theory of interpersonal aspects of nursing)* geht auf Joyce Travelbee (1926–1973) zurück (Travelbee 1971). Pflege wird als interpersoneller Prozess angesehen. Dabei gilt es, die Individualität des Menschen zu berücksichtigen, da es nicht nur *den einen* Menschen gibt.

Kommunikation wird als therapeutisches Werkzeug gesehen, um einen Menschen, Familien oder Gruppen durch Krankheit und Leiden hindurch zu begleiten. Der interpersonale Prozess der Kommunikation besteht aus fünf Phasen (► Abb. 6.25):
1. **Phase – wahrhaftige Begegnung:** In dieser Phase werden die Grenzen der Kategorisierung und Stereotypisierung durchbrochen, um den Menschen im Pflegeempfänger wahrzunehmen. Dabei wird die Wahrnehmung der subjektiven von der objektiven Gesundheit getrennt:

Tab. 6.19 Beziehungsentwicklung nach der Theorie der psychodynamischen Pflege nach Peplau (vgl. Neumann-Ponesch 2014: 160)

Phase	Rolle Pflegefachperson	Fokus Pflegefachperson	Pflegeprozess
Orientierungsphase	• Fremder • Ressource • Berater	• Problemdefinition • Beziehungsaufbau	Assessment
Identifikationsphase	• Lehrer • Führungsperson	• Klinische Beobachtungen • Messungen	Planung
Ausbeutungs- oder Nutzungsphase	• Führungsperson • Ersatzperson • Lehrer	• Lösungsstrategien anwenden • Ggf. Formulierung neuer Ziele	Durchführung
Ablösungsphase	• Ressource • Lehrer	• Beenden der professionellen Beziehung • Eigene Abhängigkeitsbedürfnisse reflektieren	Evaluation

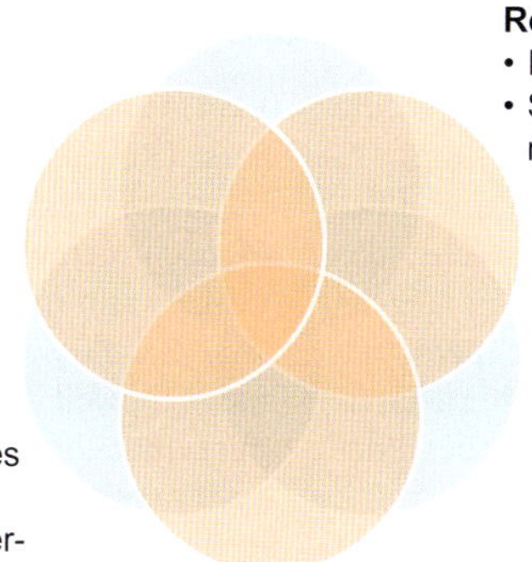

Abb. 6.24 Rollen von Pflegefachpersonen nach der Theorie der psychodynamischen Pflege nach Peplau [L143/P554]

- Subjektive Gesundheit als persönlich wahrgenommenes Wohlbefinden und die persönliche Einschätzung des physischen, psychischen und spirituellen Status.
- Objektive Gesundheit als die von außen wahrgenommene Abwesenheit von Krankheit oder Einschränkung jedweder Form.

2. **Phase – Identitätsbildung:** In dieser Phase erfolgt die Trennung der eigenen Erfahrungen von den Erfahrungen, die der Pflegeempfänger gesammelt hat. Pflegefachperson und -empfänger haben nicht die gleichen Identitäten, sondern haben im Laufe ihres Lebens ihre eigenen gebildet. Dies bedarf eines gewissen emotionalen Engagements, dem Interesse für das Gegenüber und die Fähigkeit, über den eigenen Schatten zu springen.
3. **Phase – Empathie:** In dieser Phase teilen sich Pflegefachpersonen und -empfänger ihr psychisches Befinden mit, teilen dabei aber nicht

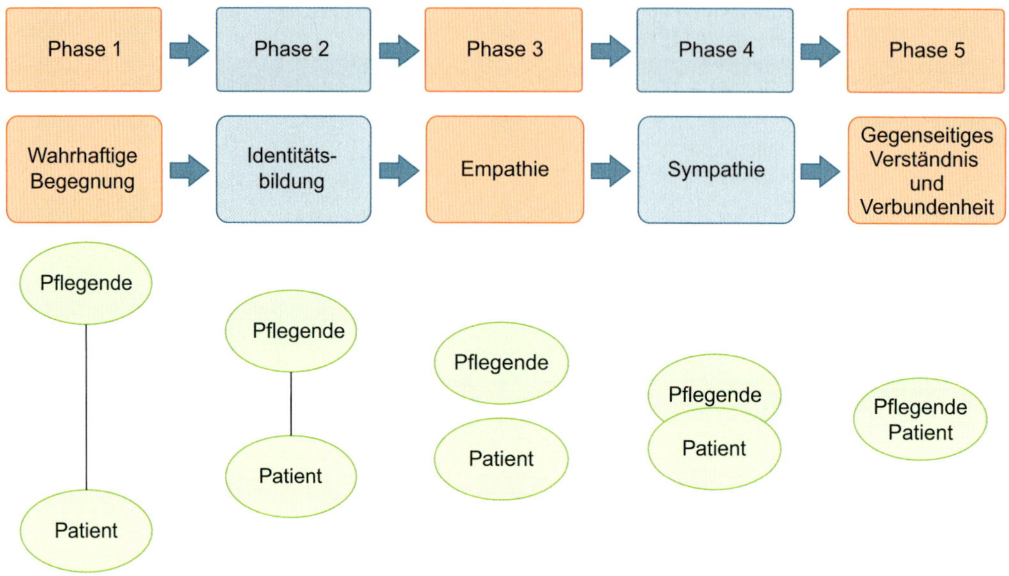

Abb. 6.25 Die fünf interaktionalen Phasen der mitmenschlichen Beziehung nach Travelbee [L143/P554]

ihre Gefühle. Sie erwerben die Fähigkeit, die Handlungen des Gegenübers vorherzusagen.

4. **Phase – Sympathie:** In dieser Phase haben Pflegefachpersonen und -empfänger erreicht, das wahrzunehmen und zu fühlen, was ihr Gegenüber wahrnimmt und fühlt. Pflegefachpersonen haben nun die Aufgabe, ihre Sympathie zu kanalisieren und die Ursachen des Leidens des Pflegeempfängers zu reduzieren.
5. **Phase – gegenseitiges Verständnis und Verbundenheit:** In dieser Phase werden Pflegehandlungen durchgeführt, die das Leiden des Pflegeempfängers wirklich lindern. Der Pflegeempfänger vertraut der Pflegefachperson. Beide begegnen sich von Mensch zu Mensch.

6.7.5 Ergebnistheorien

In diesem Buch werden die folgenden **Ergebnistheorien** behandelt:

- Pflegetheorie nach Rogers
- Adaptionsmodell nach Roy
- Systemmodell nach Neuman

Pflegemodell des einheitlichen Menschen nach Rogers

Das **Pflegemodell des einheitlichen Menschen** wurde erstmals 1952 von Martha Rogers (1936–1994) veröffentlicht und später immer weiter angepasst (Rogers 1992). Ein zentrales Element ist das holistische *(ganzheitliche)* Menschenbild. So ist der Mensch mehr als die Summe seiner Teile, und das Ganze kann nicht durch Untersuchung der Einzelteile erschlossen werden. Dies ist deswegen nicht möglich, weil der Mensch in ständiger Verbindung mit seiner Umwelt steht. Laut Rogers ist der Mensch ein Energiefeld, das erst mit der Umwelt ein dynamisches Ganzes bildet. Der Prozess des Lebens ist auf den Prinzipien der **Homöodynamik** aufgebaut:

- **Prinzip der Resonanz:** Ständige Veränderung von Menschen und Umwelt mit gegenseitigem Austausch.
- **Prinzip der Spiritualität/Helizität:** Stetig wachsende Vielfalt mit unvorhersehbarem Wandel; Helizität meint, dass das Leben nicht linear, sondern in verschiedenen Phasen in unterschiedlich Richtungen verläuft.
- **Prinzip der Integralität:** Gemeinsamkeit der Energiefelder aus der Umwelt und des Energiefelds des Menschen.

Das Ziel pflegerischer Leistungen ist es, das Energiefeld des **Pflegeempfängers** zu stärken. Dazu werden z. B. die vorhandenen persönlichen und sozialen Ressourcen mobilisiert und gestärkt und die Beziehung zwischen Umwelt und Mensch gefördert.

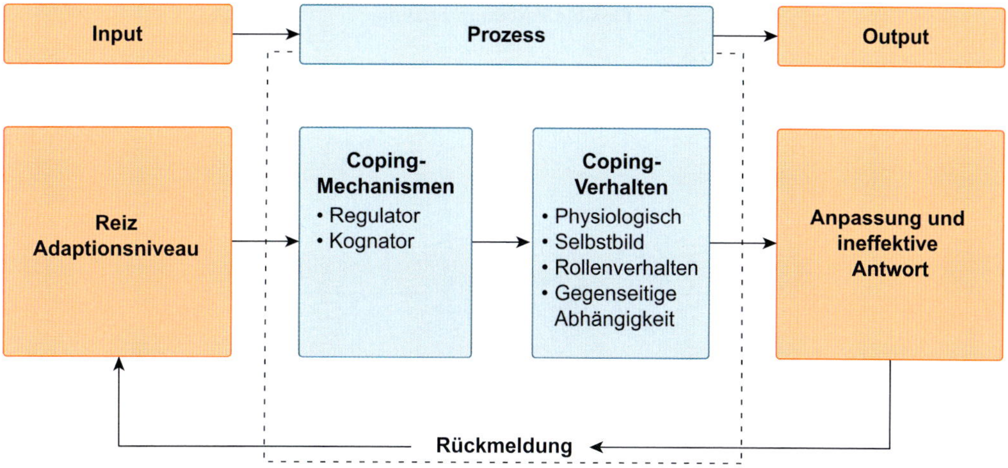

Abb. 6.26 Pflegemodell nach Roy [L143/H246-001]

Adaptionsmodell nach Roy

Das **Adaptionsmodell** *(Anpassungsmodell,* ▸ Abb. 6.26*)* wurde in den 1970er-Jahren von Callista Roy (*1939) veröffentlicht (Roy 2008). In ihrem Modell überträgt sie ihre Wahrnehmung der Anpassungsvorgänge, die Roy als Kinderkrankenschwester bei Kindern beobachtet hatte, auf Erwachsene. Der Mensch ist laut Roy ein lebendes, offenes System, das mit seiner Umwelt Materie und Energie austauscht. Dieses System ist wie ein Regelkreis aufgebaut.

Im **Input** *(Eingang)* treffen Reize oder Stimuli auf den Menschen. Diese sollen von Pflegefachpersonen im Rahmen eines Assessments betrachtet werden:

- **Fokale Stimuli:** Reize, die eine unmittelbare Reaktion des Körpers erfordern, z. B. eine Infektion mit der Reaktion Fieber
- **Textuale Stimuli:** Reize, die aus der Umwelt auf den Körper treffen, z. B. Lärm oder starke Hitze
- **Residuale Stimuli:** Reize, die den Menschen aufgrund früherer Erfahrungen berühren

Dadurch wird ein **Prozess** in Gang gebracht, welcher die Adaptionsleistung des Menschen beschreibt. Dieser Prozess setzt sich aus Coping-Mechanismen und Coping-Verhalten zusammen. Zu den **Coping-Mechanismen** zählen:

- **Regulator:** Verarbeitung des Reizes durch das Nerven- und Stoffwechselsystem, z. B. Ausschüttung von Kortisol
- **Kognator:** Verarbeitung der Informationen und Erlebnisse durch neurophysiologische Umbauprozesse

Das **Coping-Verhalten** lässt sich anhand vier Modi voneinander unterscheiden, die es von Pflegefachpersonen im Rahmen eines Assessments zur Identifikation ineffizienter Coping-Strategien zu erheben gilt:

1. **Physiologischer Modus:** Coping-Verhalten, das sich in physiologischen Prozessen ausdrückt, z. B. sich ernähren, ruhen und entspannen, sich aktivieren
2. **Selbstbild:** Coping-Verhalten, das sich z. B. in der Reflexion des Selbstbilds und der persönlichen Erwartungen zeigt
3. **Rollenverhalten:** Coping-Verhalten, das sich in der Reflexion des persönlichen Rollenverständnisses und der Beziehung der Rollen im Leben zeigt
4. **Gegenseitige Abhängigkeit** *(Interdependenz):* Coping-Verhalten, das sich im Kontinuum von Nähe und Distanz zu anderen Menschen in der Umgebung zeigt, z. B. Entscheidungen treffen lassen oder sich isolieren

Der **Output** *(Ausgang)* ist das Ergebnis der Adaptionsleistung. Somit kann es zu einer Anpassung oder zu einer ineffektiven Antwort kommen, d. h., der Anpassungsprozess wurde nicht in dem gewünschten Maße vollzogen. Unabhängig von der Qualität der Anpassungsleistung erfolgt eine Rückmeldung (Feedback), was wiederum das persönliche Adaptionsniveau beeinflusst.

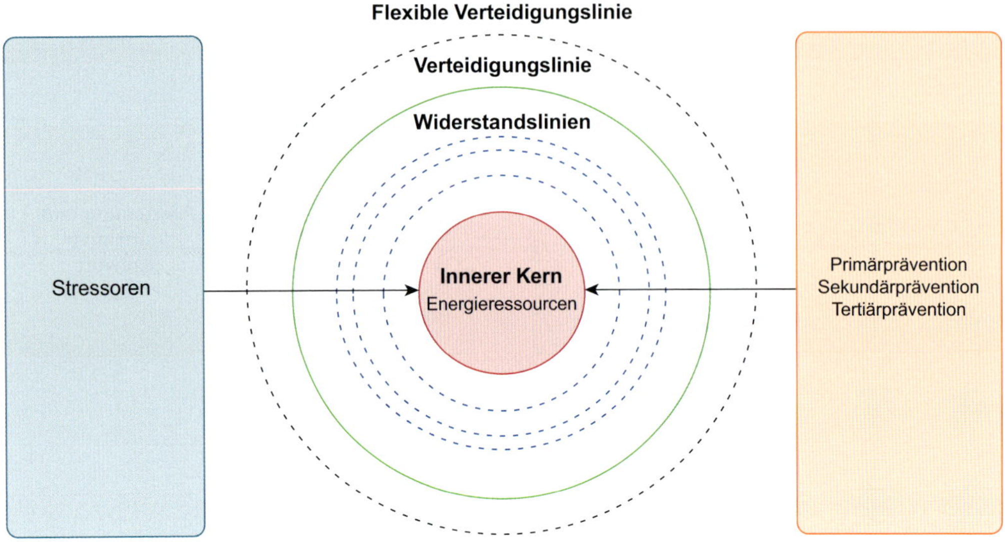

Abb. 6.27 Elemente des Systemmodells nach Neumann [L143/G1101]

Systemmodell nach Neuman

Das **Systemmodell** wurde 1972 von Betty Neuman (*1924) veröffentlicht (Neuman 1995). Neuman spricht in ihrem Modell von Klienten, was für einzelne Personen, Gemeinschaften oder Organisationen stehen kann. Jeder Klient ist ein System mit einem zentralen Kern, der von verschiedenen Widerstands- und Verteidigungslinien umgeben ist. Die Aufgabe dieser Linien besteht darin, Stressoren fernzuhalten und das Wohlbefinden zu schützen. Der innere Kern speist sich aus den vorhandenen Energieressourcen, z. B. Genetik, physiologischen Strukturen oder Persönlichkeitsstruktur.

Strömen Stressoren auf den Menschen ein, ist es Aufgabe der Verrteidigungslinien, die Stressoren abzufangen. Gelingt dies nicht, ist eine Destabilisierung des Systems, d. h. beim Individuum Krankheit, die Folge (▶ Abb. 6.27).

Das **Klientensystem** wird durch fünf Variablen gestützt:

- Physiologische Variablen, d. h. körperliche Strukturen und Funktionen
- Psychische Variablen, d. h. geistige Prozesse und Beziehungen
- Soziokulturelle Variablen, d. h. Muster sozialer und kultureller Bindung
- Entwicklungsgeschichtliche Variablen, d. h. Biografie eines Menschen
- Spirituelle Variablen, d. h. Religion und Spiritualität

Die Aufgabe der Pflegefachpersonen besteht in der Primär-, Sekundär- und Tertiärprävention (▶ 7.1). Dabei sollen sie sich an einem Pflegeprozess (▶ 1.5) orientieren, der aus den nachfolgenden Schritten besteht:

- **Pflegediagnose:** Stabilität des Klienten analysieren mit Verteidigungslinien, Widerstandslinien, Variablen und Energieressourcen des inneren Kerns
- **Pflegeziele:** Orientierung an den drei Formen der Prävention zur Stabilisierung
- **Pflegergebnisse:** Stabilität des Klientensystems erreichen, u. a. durch Motivation, Koordination, Sensibilisierung, Unterstützung

6.7.6 Humanistische Theorien

In diesem Buch werden die folgenden **humanistischen Theorien** behandelt:

- Sunrise-Modell nach Leininger
- Theorie der menschlichen Zuwendung nach Watson

Sunrise-Modell nach Leininger

Das **Sunrise-Modell** geht auf Madeleine Leininger (1925–2012) zurück, die sich bereits früh mit der Komplexität des Kulturbegriffs auseinandersetzte

(McFarland, Wehbe-Alamah 2018). Leininger erarbeitete ihre Theorie der kulturspezifischen Fürsorgevielfalten und -gemeinsamkeiten u.a. basierend auf ihrer Erfahrung, dass die Pflege von Menschen ohne Berücksichtigung ihrer kulturell geprägten Lebensweise wenig erfolgreich ist. Basierend auf ihren theoretischen Überlegungen entwickelte sie schließlich das Sunrise-Modell als grafische Aufbereitung ihrer Theorie. Das Modell gibt einen Überblick über die eng zusammenhängenden Dimensionen kultureller Pflege, die sich auf mehrere Ebenen verteilen:

- Individuelle Pflegehandlung basierend auf dem Pflegewissen in der Pflegepraxis
- Berücksichtigung von Einflussfaktoren wie technischen Faktoren, religiösen und ethischen Faktoren, der Bedeutung von Familie und sozialer Umwelt, kulturellen Werten und Lebensvorstellungen, politischen und rechtlichen Faktoren, wirtschaftlichen Faktoren, Bedeutung von Erziehung und Bildung
- Ausprägung eines kulturellen Weltverständnisses

Die Berücksichtigung kultureller Besonderheiten trägt einen bedeutenden Anteil an der ganzheitlichen Gesundheit des Menschen. Transkulturelle Pflege findet bei Individuen, Familien, Gruppen, Institutionen und Organisationen Anwendung.

Theorie der menschlichen Zuwendung nach Watson

Die **Theorie der menschlichen Zuwendung** geht auf Margret Jean Watson (*1940) zurück, die sie 1979 veröffentlichte. Zentrales Element ihrer Theorie ist das Phänomen des Carings *(Zuwendung)*, die durch Kunst und Wissenschaft in der Pflege vereint werden. Durch die Zuwendung gelingt es Pflegefachpersonen, bei ihren Pflegeempfängern Wachstumsprozesse anzustoßen. Dies gelingt u.a. durch die folgenden **Caring-Faktoren:**

- Kultivierung einer Haltung der liebenden Güte und Gleichmut gegenüber anderen und sich selbst
- Authentische Präsenz
- Förderung, Aufrechterhaltung und Respektierung des Vertrauens, der Hoffnung und des Glaubens
- Über seinen Schatten springen und eine eigene spirituelle Praxis kultivieren
- Entwicklung und Aufrechterhaltung einer vertrauensvollen und zugewandten Beziehung
- Beim emotionalen Ausdruck des Gegenübers präsent und unterstützend auftreten
- Sich selbst und alle Wege des Wissens im Pflegeprozess kreativ nutzen
- Die Kunst der Pflege kultivieren
- Lehr-Lern-Erfahrungen sammeln, die dabei behilflich sind, die Ganzheitlichkeit und die Subjektivität des Seins besser zu verstehen
- Eine heilsame Umgebung auf allen Ebenen schaffen
- Heilige Pflegeerfahrungen schenken
- Offenheit und Aufmerksamkeit gegenüber dem Spirituellen, Mysteriösen und Unbekannten

Wiederholungsaufgaben

1. Nennen Sie die fünf unstrukturierten Wissensquellen. Beschreiben Sie zwei bezüglich ihrer Grenzen genauer.
2. Unterscheiden Sie das induktiv- und deduktiv-logische Vorgehen voneinander.
3. Unterscheiden Sie das Alltagswissen und das wissenschaftliche Wissen anhand zweier Merkmale voneinander.
4. Nennen Sie fünf Ziele der Pflegeforschung.
5. Erläutern Sie den Gegenstand der Pflegeforschung auf der Makro-, Meso- und Mikroebene.
6. Nennen und beschreiben Sie die drei Grundsätze der Forschungsethik.
7. Nennen Sie die Gütekriterien der qualitativen und quantitativen Forschung.
8. Erläutern Sie, warum sich die Gütekriterien der qualitativen und quantitativen Forschung unterscheiden.
9. Skizzieren Sie den Aufbau einer randomisiert-kontrollierten Studie.
10. Erläutern Sie den Unterschied zwischen einer Korrelation und einer Kausalität.
11. Beschreiben Sie die fünf Phasen den Forschungsprozesses.
12. Nennen Sie fünf Aspekte, die den Zweck der Zitation in wissenschaftlichen Arbeiten hervorheben.
13. Nennen Sie je fünf inhaltliche und formale Kriterien einer wissenschaftlichen Arbeit.
14. Definieren Sie den Begriff Evidence-based Nursing.
15. Beschreiben Sie die grundsätzliche Struktur von Expertenstandards auf horizontaler und vertikaler Ebene.
16. Nennen Sie die drei Merkmale von Modellen.

17. Erläutern Sie, was sich hinter dem Begriff Metaparadigma verbirgt. Nennen Sie die Schlüsselkonzepte des Metaparadigmas.
18. Beschreiben Sie die vier Ebenen der Typologie nach Walker & Avant und setzen Sie diese in Beziehung zueinander.
19. Nennen Sie fünf Einflussfaktoren, die laut dem RLT-Modell auf den Menschen in seiner Lebensspanne einwirken.
20. Beschreiben und erklären Sie die drei Pflegesysteme nach Dorothea Orem.
21. Nennen Sie die vier Phasen der interpersonalen Beziehung nach Hildegard Peplau.
22. Nennen Sie die fünf Variablen, die das Klientensystem im Systemmodell nach Betty Neuman stützen.

LITERATUR

Aiken LH, Sloane D, Griffiths P, et al. Nursing skill mix in European hospitals: cross-sectional study of the association with mortality, patient ratings, and quality of care. BMJ Qual Saf. 2017; 26(7): 559–568.

Atteslander P. Methoden der empirischen Sozialforschung 13. A. Berlin: Erich Schmidt, 2010.

Baumann MC, Nänny M. Gute Manieren I: Bibliografieren und zitieren. In: Panfil EM (Hrsg.). Wissenschaftliches Arbeiten in der Pflege. Lehr- und Arbeitsbuch für Pflegende. 3. A. Bern: Hogrefe, 2017. S. 271–283.

Behrens J, Langer G. Evidence-based Nursing and Caring. Methoden und Ethik der Pflegepraxis und Versorgungsforschung. 3. A. Bern: Hans Huber, 2010.

Canevelli M, Valletta M, Trebbastoni A, et al. Sundowning in dementia: clinical relevance, pathophysiological determinants, and therapeutic approaches. Front Med. 2016; 3: 73.

Cheng ST. Cognitive reserve and the prevention of dementia: the role of physical and cognitive activities. Curr Psychiatry Rep. 2016; 18(9): 85.

Creswell JW, Klassen AC, Plano Clark VL, et al. Best practices for mixed methods research in health sciences. 2011. Aus: www.csun.edu/sites/default/files/best_prac_mixed_methods.pdf (letzter Zugriff: 4.6.2021).

Dennis CM. Dorthea Orem. Selbstpflege und Selbstpflegedefizit-Theorie. Bern: Hans Huber, 2001.

DGP Deutsche Gesellschaft für Pflegewissenschaft (DGP) (Hrsg.). Ethikkodex Pflegeforschung der Deutschen Gesellschaft für Pflegewissenschaft. 2016. Aus: dg-pflegewissenschaft.de/wp-content/uploads/2017/05/Ethikkodex-Pflegeforschung-FINAL1.pdf (letzter Zugriff: 4.6.2021).

DNQP Deutsches Netzwerk für Qualitätsentwicklung in der Pflege (Hrsg.). Expertenstandards und Auditinstrumente. O. J. Aus: www.dnqp.de/expertenstandards-und-audit instrumente/#c28967 (letzter Zugriff: 4.6.2021).

DNQP Deutsches Netzwerk für Qualitätsentwicklung in der Pflege (Hrsg.). Expertenstandard Sturzprophylaxe in der Pflege. 1. Aktualisierung. Osnabrück: 2013.

DNQP Deutsches Netzwerk für Qualitätsentwicklung in der Pflege (Hrsg.). Expertenstandard Förderung der Harnkontinenz in der Pflege. 1. Aktualisierung. Osnabrück: 2014.

DNQP Deutsches Netzwerk für Qualitätsentwicklung in der Pflege (Hrsg.). Expertenstandard Pflege von Menschen mit chronischen Wunden. 1. Aktualisierung. Osnabrück: 2015.

DNQP Deutsches Netzwerk für Qualitätsentwicklung in der Pflege (Hrsg.). Expertenstandard Dekubitusprophylaxe in der Pflege. 2. Aktualisierung. Osnabrück: 2017a.

DNQP Deutsches Netzwerk für Qualitätsentwicklung in der Pflege (Hrsg.). Expertenstandard Ernährungsmanagement zur Sicherung und Förderung der oralen Ernährung in der Pflege. 1. Aktualisierung. Osnabrück: 2017b.

DNQP Deutsches Netzwerk für Qualitätsentwicklung in der Pflege (Hrsg.). Expertenstandard Entlassungsmanagement in der Pflege. 2. Aktualisierung. Osnabrück: 2019a.

DNQP Deutsches Netzwerk für Qualitätsentwicklung in der Pflege (Hrsg.). Expertenstandard Beziehungsgestaltung in der Pflege von Menschen mit Demenz. Osnabrück: 2019b.

DNQP Deutsches Netzwerk für Qualitätsentwicklung in der Pflege (Hrsg.). Methodisches Vorgehen zur Entwicklung, Einführung und Aktualisierung von Expertenstandards in der Pflege und zur Entwicklung von Indikatoren zur Pflegequalität auf Basis von Expertenstandards. Osnabrück: 2019c. Aus: www.dnqp.de/fileadmin/HSOS/Homepages/DNQP/Dateien/Weitere/DNQP-Methodenpapier2019.pdf (letzter Zugriff: 4.6.2021).

DNQP Deutsches Netzwerk für Qualitätsentwicklung in der Pflege (Hrsg.). Expertenstandard Schmerzmanagement in der Pflege. Aktualisierung 2020. Osnabrück: 2020a.

DNQP Deutsches Netzwerk für Qualitätsentwicklung in der Pflege (Hrsg.). Expertenstandard nach § 113a SGB XI „Erhaltung und Förderung der Mobilität in der Pflege". Aktualisierung 2020. Abschlussbericht. Osnabrück: 2020b. Aus: www.gs-qsa-pflege.de/wp-content/uploads/2020/12/Expertenstandard-„Erhaltung-und-Förderung-der-Mobilität-in-der-Pflege"-Aktualisierung-2020.pdf (letzter Zugriff: 4.6.2021).

DNQP Deutsches Netzwerk für Qualitätsentwicklung in der Pflege, Verbund Hebammenforschung (Hrsg.). Expertinnenstandard Förderung der physiologischen Geburt. Osnabrück: 2014.

DNQP Deutsches Netzwerk für Qualitätsentwicklung in der Pflege (Hrsg.). Expertenstandard Förderung der Mundgesundheit in der Pflege. Osnabrück: 2021. Aus: www.dnqp.de/fileadmin/HSOS/Homepages/DNQP/Dateien/Expertenstandards/Mundgesundheit/Mund_SD_Auszug.pdf (letzter Zugriff: 24.11.2021).

Doll R, Peto R, Boreham J, et al. Mortality in relation to smoking: 50 years' observations on male British doctors. BMJ. 2004; 328: 1519.

Fawcett J. Konzeptuelle Modelle der Pflege im Überblick. Bern: Hans Huber, 1998.
Hartwig M. Die Anpassungsfähigkeit nützen. Callista Roys Pflegemodell der Adaption in der Praxis. Pro Care. 2009; 11: 6–11.
Kabisch M, Ruckes C, Seibert-Grafe M, et al. Randomized controlled trials: part 17 of a series on evaluation of scientific publications. Dtsch Arztebl Int. 2011; 108(39): 663–668.
von Kampen N. Theoriebildung in der Pflege. Frankfurt am Main: Mabuse, 1998.
Klösch M, Dieplinger AM. Das Journal-Club-Booklet. Berlin, Heidelberg: Springer, 2020.
Krohwinkel M. Rehabilitierende Prozesspflege am Beispiel von Apoplexiekranken. Fördernde Prozesspflege als System. 3. A. Bern: Hans Huber, 2007.
Krohwinkel M. Fördernde Prozesspflege mit integrierten ABEDLs: Forschung, Theorie und Praxis. Bern: Hans Huber, 2013.
Lehmann Y. Pflegetheorien und Pflegemodelle. In: Pflege heute. 7. A. München: Elsevier, 2019. S. 1466–1479.
Mayer H. Pflegeforschung kennenlernen. 6. A. Wien: Facultas, 2014.
Mayring P. Einführung in die qualitative Sozialforschung. Eine Anleitung zu qualitativem Denken. Weinheim: Beltz, 2016.
McFarland MR, Wehbe-Alamah HB. Leiningers's transcultural nursing. Concepts, theories, research and practice. 4. A. New York: McGraw-Hill, 2018.
Meleis A. Theoretical nursing – development and progress. Philadelphia: Lippincott, 1985.
Meleis A. Pflegetheorie. Gegenstand, Entwicklung und Perspektiven des theoretischen Denkens in der Pflege. Bern: Hans Huber, 1999.
Meleis A. Die Theorieentwicklung in den USA. In: Schaeffer D, Moers M, Steppe H (Hrsg.). Pflegetheorien – Beispiele aus den USA. Bern: Hans Huber, 2008. S 17–37.
Meyer G, Köpke S. Wie kann der beste pflegewissenschaftliche Kenntnisstand in die Pflegepraxis gelangen? Pflege & Gesellschaft. 2012; 17(1): 36–44.
Moher D, Liberati A, Tetzlaff J, et al. Preferred reporting items for systematic reviews and meta-analyses: the PRISMA statement. PLOS Medicine. 2009; 6(7): e1000097.
Neuman BM. The Neuman System Model. Norwalk: Appleton & Lange, 1995.
Neumann-Ponesch S. Modell und Theorien in der Pflege. 3. A. Wien: Facultas, 2014.
Orem DE. Strukturkonzepte der Pflegepraxis. Berlin: Ullstein Mosby, 1997.
Panfil EM. Publikationsarten richtig verwenden und einschätzen. In: Panfil EM (Hrsg.). Wissenschaftliches Arbeiten in der Pflege. Lehr- und Arbeitsbuch für Pflegende. 3. A. Bern: Hogrefe, 2017. S. 51–70.
Peplau HE. Zwischenmenschliche Beziehungen in der Pflege. Ausgewählte Werke. Bern: Hans Huber, 2009.
RatSWD Rat für Sozial- und Wirtschaftsdaten (Hrsg.). Forschungsethische Grundsätze und Prüfverfahren in den Sozial- und Wirtschaftswissenschaften. 2017. Aus: www.dgfe.de/fileadmin/OrdnerRedakteure/Satzung_etc/2017_RatSWD_Output9_Forschungsethik.pdf (letzter Zugriff: 4.6.2021).
Rogers M. The Science of Unitary Human Beings. New York: Sage, 1992.
Rohde KS. Pflege an wissenschaftlichen Kriterien ausrichten. In: Vogler C (Hrsg.). Pflegias. Grundlagen der beruflichen Pflege. Berlin: Cornelsen, 2020. S. 848–897.
Roy C. The Roy Adaption Model. 3. A. London: Pearson, 2008.
Roper N, Logan WW, Tierney AJ. Das Roper-Logan-Tierney-Modell: Basierend auf den Lebensaktivitäten (LA). Hogrefe: Bern, 2016.
Schmidt S. Expertenstandards in der Pflege – eine Gebrauchsanleitung. 4. A. Berlin, Heidelberg: Springer, 2020.
Schnell MW, Dunger C. Über Wahrheit und Ethik in der Pflegeforschung. Pflege & Gesellschaft. 2017; 22(4): 293–307.
Schulte BA. Scientific writing and the scientific method: parallel „hourglass" structure in form and content. The American Biology Teacher. 2003; 65(8): 591–594.
Sharifzadeh F, Kashanian M, Koohpayehzadeh J, et al. A comparison between the effects of ginger, pyridoxine (vitamin B6) and placebo for the treatment oft the first trimester nausea and vomiting of pregnancy (NVP). J Matern Fetal Neonatal Med. 2018; 31(19): 2509–2514.
Simon M. Dazu gibt es nichts!? Die Kunst der Literaturrecherche. In: Panfil EM (Hrsg.). Wissenschaftliches Arbeiten in der Pflege. Lehr- und Arbeitsbuch für Pflegende. 3. A. Bern: Hogrefe, 2017. S. 171–198.
Simon M. Gesundheitspolitik und Pflege. Pflege & Gesellschaft. 2019; 24(1): 31–46.
Tetens H. Wissenschaftstheorie. Eine Einführung. München: Beck, 2013.
Teubner C, Suhr R. Stand der Pflegeforschung in Deutschland – ein Überblick. In: Simon H (Hrsg.). Akademisch ausgebildetes Pflegepersonal. Berlin, Heidelberg: Springer, 2018. S. 101–111.
Travelbee J. Interpersonal aspects of nursing. 2. A. Philadelphia: Davis Company, 1971.
Walker L, Avant K. Theoriebildung in der Pflege. Wiesbaden: Ullstein Medical, 1998.
Wilkinson JM. Das Pflegeprozess-Lehrbuch. Bern: Hans Huber, 2012.

KONTAKTADRESSEN

Cochrane Deutschland, www.cochrane.de.
Deutsche Gesellschaft für Pflegewissenschaft e.V., Bürgerstr. 47, 47057 Duisburg, dg-pflegewissenschaft.de.
Deutsches Netzwerk für Qualitätsentwicklung in der Pflege (DNQP) an der Hochschule Osnabrück, Albrechtstr. 30, 49076 Osnabrück, www.dnqp.de.
Pflegestudium.de. Dein Wegweiser zu deinem Studium, www.pflegestudium.de.
PubMed®, pubmed.ncbi.nlm.nih.gov.

07 Prävention und Gesundheitsförderung

Überblick

Pflegefachpersonen erleben in ihrem Berufsalltag vielfältige berufliche Belastungssituationen. Diese können sich negativ auf Körper, Psyche und/oder das soziale Umfeld und damit auf die eigene Gesundheit auswirken. In diesem Kapitel werden die Grundlagen aus Prävention und Gesundheitsförderung erläutert:

- Was unterscheidet Prävention (▸ 7.1) von Gesundheitsförderung (▸ 7.2)?
- Was bedeuten Resilienz (▸ 7.3.1) und Selbstwirksamkeit (▸ 7.3.2)?
- Welche Theorien und Modelle können zur gesundheitswissenschaftlichen und -psychologischen Begründung herangezogen werden (▸ 7.3.3, ▸ 7.3.4, ▸ 7.3.5, ▸ 7.3.6, ▸ 7.3.7)?
- Inwiefern kann das Haus der Arbeitsfähigkeit dabei behilflich sein, Belastungsfaktoren, Strategien und Situationen im Pflegealltag besser zu verstehen (▸ 7.3.8)?

Die Begriffe der **Gesundheitsförderung** und **Prävention** werden im pflegerischen Alltag häufig synonym verwendet. Dabei unterscheiden sich die Ansätze in wesentlichen Aspekten (▸ Abb. 7.1). Dennoch sind Gesundheitsförderung und Prävention sich gegenseitig ergänzende Ansätze (Hurrelmann et al. 2014: 17). Pflegefachpersonen berücksichtigen daher bei der Gestaltung und Organisation des Pflegeprozesses gesundheitsförderliche und präventive Aspekte, um Gesundheit herzustellen. Die differenzierte Betrachtung der Begrifflichkeiten hilft, das eigene Gesundheitsverhalten positiv zu beeinflussen (▸ Kap. 8).

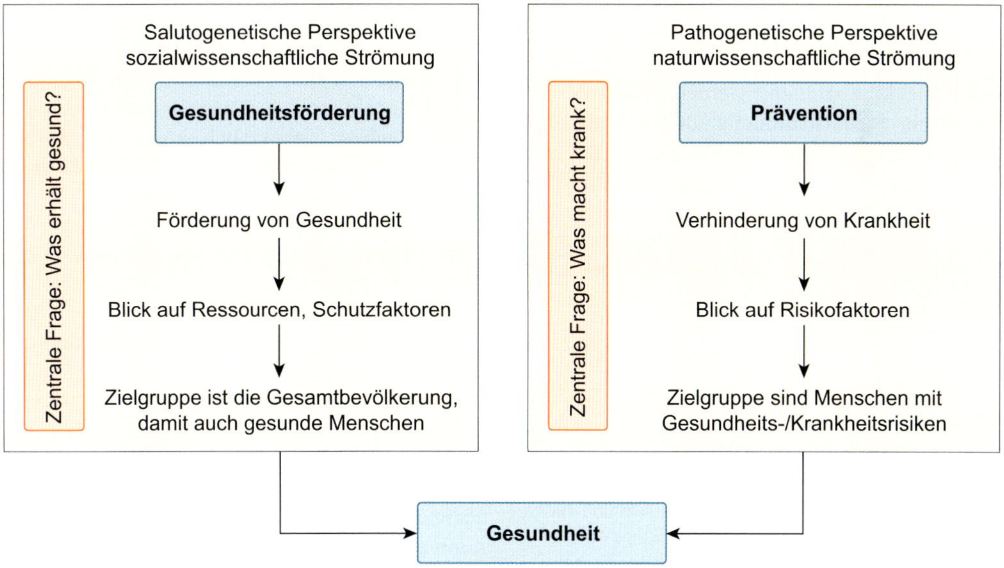

Abb. 7.1 Unterscheidung und Vergleich von Gesundheitsförderung und Prävention [L143/P554]

7.1 Prävention

Definition

Prävention

Interventionen, die zur Vermeidung oder Verringerung des Auftretens, der Ausbreitung und der negativen Auswirkungen von Krankheit oder Gesundheitsstörungen dienen. Einnahme einer pathogenetischen Perspektive mit der zentralen Frage: *„Was macht Menschen krank?"* (Franzkowiak 2018).

Damit Pflegefachpersonen Krankheiten bei ihren Pflegeempfängern und sich selbst vorbeugen können, benötigen sie grundlegende Kenntnisse über pathogene Dynamiken:

- Welche Individuen, Personengruppen oder Populationen sind gefährdet, bestimmte Gesundheitsstörungen oder Krankheiten zu erwerben?
- Mit welchen Interventionen kann die Krankheitslast reduziert werden, um eine Entstehung, Ausbreitung, Verschlechterung oder Vermeidung von Folgestörungen zu verhindern, zu verlangsamen (zeitliche Verschiebung) oder zu begleiten?

7.1.1 Zeitliche Dimension

Präventive Maßnahmen werden anhand des **triadischen Strukturmodells der Krankheitsprävention** bezüglich des **Zeitpunkts,** d. h. nach ihrer Abfolge von Entwicklungsstufen kategorisiert (▸ Tab. 7.1). So werden Interventionen der Primär-, Sekundär- und Tertiärprävention voneinander unterschieden. Die zentrale Frage lautet: *„Wann erfolgen präventive Maßnahmen?"*

Merke

Rehabilitation = Tertiärprävention?

Maßnahmen der **Rehabilitation** und **tertiären Prävention** weisen eine gewisse Schnittmenge auf. Dennoch sind Maßnahmen der Tertiärprävention rein krankheitsorientiert. Rehabilitative Maßnahmen zielen hingegen auf die Befähigung zum weitestgehend selbstbestimmten Leben ab. Diese Sicherung und Erhöhung sozialer Teilhabe beinhaltet neben medizinisch-therapeutischen auch psychosoziale und schulisch-berufliche Maßnahmen.

7.1.2 Präventionsformen und -zugänge

Präventive Maßnahmen werden anhand des **triadischen Spezifitätsmodells der Krankheitsprävention** bezüglich der **Präventionsformen und -zugänge** beschrieben (▸ Tab. 7.2). So werden Formen der universellen, selektiven und indizierten Prävention voneinander unterschieden. Die zentrale Frage lautet: *„Wer ist die Zielgruppe der präventiven Maßnahmen?"*

7.1.3 Präventive Methodik

Die **präventive Methodik** stellt dar, welche präventiven Maßnahmen ergriffen werden können (Rosenbrock & Michel 2007). Die zentrale Frage lautet: *„Wie werden die präventiven Maßnahmen durchgeführt?"*

- **Medizinische Prävention:** Einsatz von medizinischen Mitteln der Diagnostik und (Früh-) Behandlung, z. B. Mammografie-Screenings zur Identifikation einer potenziellen Brustkrebserkrankung, Schutzimpfungen.
- **Verhaltensprävention:** Verhaltensänderungen bei Einzelpersonen oder Gruppen, z. B. Raucherentwöhnungskurse, Rückenschule.
- **Verhältnisprävention:** Veränderungen der Verhältnisse, z. B. durch strukturelle oder politische Eingriffe. Maßnahmen der Verhältnisprävention zielen auf eine Veränderung der Umwelt ab, z. B. Rauchverbot in Gaststätten zur Reduktion des Risikos, Tabakrauch ausgesetzt zu sein, Fahrverbot in Innenstädten zur Reduktion der Schadstoffbelastung in der Atemluft.
- **Kontextorientierte *(verhältnisgestützte)* Verhaltensprävention:** Integration von Verhältnis- und Verhaltensprävention durch Kampagnen und Gestaltung der Lebenswelten oder verhaltenspräventive Ansätze für eine genau definierte Zielgruppe mit dem Setting als Zugangsweg, z. B. gesundheitsförderlich/präventive Maßnahmen am Setting Schule mittels einer Kampagne zur Drogenaufklärung oder zur Resilienzsteigerung (▸ 7.3.1).

Maßnahmen der Verhältnisprävention und der kontextorientierten Verhaltensprävention gehen fließend in die Ansätze der Gesundheitsförderung über.

Tab. 7.1 Das triadische Strukturmodell der Krankheitsprävention nimmt eine Unterscheidung in Primär-, Sekundär- und Tertiärprävention vor (modifiziert nach Franzkowiak 2018)

Klassifikation	Ziele		Zeitliche Dimension	Umsetzung
	Person	Bevölkerung/Gesundheitspolitik		
Primärprävention	• Vermeidung von Krankheit • Senkung des Krankheitsrisikos • Eliminierung von Krankheitsrisiken	• Senkung der Häufigkeit von Neuerkrankungen *(Inzidenzrate)* • Reduktion der Wahrscheinlichkeit des Krankheitseintritts in einer Population	Vor Krankheitsbeginn, d. h. keine fassbaren biologischen Schäden	• Beseitigung eines oder mehrerer Faktoren, z. B. Verbot von gesundheitsschädigenden Substanzen • Verhinderung und Verminderung verhaltensbedingter Risikofaktoren, z. B. Gesundheitserziehung zur Raucherentwöhnung • Veränderung von Umweltfaktoren, z. B. Gesundheitsschutzmaßnahmen wie Bereitstellung von Positionierungshilfsmitteln zur rückenschonenden Arbeitsweise
Sekundärprävention	Früherkennung von Krankheit	Senkung der Neuerkrankungen von manifesten oder fortgeschrittenen Krankheiten durch frühzeitige Identifikation	Eingetretene Krankheit ohne Beschwerden oder Symptome	• Früherkennung, Früherfassung und frühzeitige Beratung, z. B. Blutdruckscreenings zur Identifikation einer unbemerkten Hypertonie • Empfehlungen für Lebensstilveränderungen, z. B. Diät- und Trainingsempfehlungen bei beginnendem Übergewicht
Tertiärprävention	• Vermeidung von Krankheitsverschlimmerungen • Vermeidung von bleibenden Funktionsverlusten, eingeschränkten Aktivitäten oder reduzierter Teilhabe am gesellschaftlichen Leben *(Partizipation)*	• Leistungsfähigkeit wiederherstellen oder erhalten • Senkung der Häufigkeit bleibender Beeinträchtigungen	Manifeste, sich in Behandlung befindliche Krankheit	Heil- und Folgebehandlungen frühzeitig einleiten, z. B. mittels: • Durchführung von Prophylaxen • Einleitung von Rehabilitationsmaßnahmen

7.2 Gesundheitsförderung

Definition

Gesundheitsförderung

Interventionen, die der Stärkung von Gesundheitsressourcen und -potenzialen der Lebensbewältigung beim Individuum und in der Gesellschaft dienen. Einnahme einer salutogenetischen Perspektive mit der zentralen Frage: *„Was hält Menschen gesund?"*

Gesundheitsförderliche Maßnahmen zielen auch auf eine Erhöhung der (gesundheitsbezogenen) **Lebensqualität** ab.

Definition

Lebensqualität

Subjektive Wahrnehmung eines Menschen über die Qualität seines Lebens im Kontext der vorherrschenden Lebensbedingungen, u. a. beeinflusst durch physische und psychische Gesundheit, soziale Beziehungen, persönliche Überzeugungen und die Stellung in der Umwelt (Renneberg & Lippke 2006: 29).

Tab. 7.2 Das triadische Spezifitätsmodell der Krankheitsprävention nimmt eine Unterscheidung in universelle, selektive und indizierte Prävention vor (modifiziert nach Franzkowiak 2018)

Klassifikation	Zielgruppe	Beispiele für die Umsetzung
Universelle Prävention	Gesamtbevölkerung oder große Teilpopulationen	• Impfempfehlungen für Säuglinge und Kinder • Drogenaufklärung bei Kindern und Jugendlichen im Setting Schule • Gesetzgebungen zum Gesundheits-, Arbeits- und Jugendschutz
Selektive Prävention	Risikoträger, d. h. umrissene Zielgruppen mit überdurchschnittlichem Risiko	• Unterstützungsgruppen für Kinder alkoholabhängiger Eltern • Mammografie-Untersuchungen bei Frauen mit familiärer Krebsbelastung • Grippeschutzimpfungen für Berufsgruppen mit erhöhtem Risiko oder ältere Menschen
Indizierte Prävention	Personen und Gruppen mit gesicherten Risikofaktoren oder manifesten Störungen	• Elterntrainings für erstauffällige Jugendliche • Förderung des Kondomgebrauchs bei sexuell aktiven HIV-infizierten Personen • Regelmäßige Blutdruckkontrollen bei Menschen mit bestehender Hypertonie

7.2.1 Maßnahmen zur Gesundheitsförderung

Maßnahmen zur Gesundheitsförderung werden im **Mehrebenen-Ansatz** in fünf Handlungsbereiche unterteilt (Kaba-Schönstein 2018). Die zentrale Frage lautet: *„Welche gesundheitsförderlichen Maßnahmen sollen wo umgesetzt werden?"*

1. **Gesundheitsfördernde Gesamtpolitik:** Entwicklung einer gesundheitsförderlichen Perspektive auf allen politischen Ebenen, Berücksichtigung des Themas Gesundheit in jedem politischen Bereich und bei allen politischen Entscheidungen
2. **Gesundheitsförderliche Lebenswelten:** Schaffung von gesundheitsförderlichen Arbeits- und Lebensbedingungen, Schutz und Erhalt der natürlichen und sozialen Umwelt
3. **Gesundheitsbezogene Gemeinschaftsaktionen:** Unterstützung von sozialen Netzwerken wie Nachbarschaft, Gemeinschaften und Selbsthilfegruppen
4. **Persönliche Kompetenzen:** Entwicklung persönlicher Gesundheitskompetenzen durch Information, Bildung, Verbesserung sozialer Kompetenzen und praktischer Fertigkeiten
5. **Gesundheitsdienste:** Neuorientierung weg von rein medizinisch-kurativen Leistungen hin zu gesundheitsförderlichen Angeboten

Die Handlungsbereiche können nicht strikt voneinander getrennt werden. Sie interagieren miteinander und beeinflussen sich gegenseitig. Der Mehrebenen-Ansatz verdeutlicht, dass Gesundheitsförderung in verschiedenen Bereichen stattfindet.

7.2.2 Strategien zur Gesundheitsförderung

Die **Strategien zur Gesundheitsförderung** lassen sich in drei Bereiche unterscheiden (Kaba-Schönstein 2018; ► Tab. 7.3). Die zentrale Frage lautet: *„Wie können gesundheitsförderliche Maßnahmen umgesetzt werden?"*

Tab. 7.3 Strategien zur Gesundheitsförderung

Strategien	Erläuterung
Anwaltschaft für Gesundheit *(Advocacy)*	Aktives Eintreten für Gesundheit durch Beeinflussung von Politik, Wirtschaft, Kultur, Umwelt, sozialen, biologischen und Verhaltensfaktoren
Befähigung und Ermöglichung *(enable)*	Förderung der individuellen Gesundheitskompetenz (Empowerment)
Vermittlung und Vernetzung *(mediate)*	Aktive und dauerhafte Kooperation aller Akteure innerhalb und außerhalb des Gesundheitswesens

Empowerment

> **Definition**
>
> **Empowerment**
>
> *(Befähigung, Ermächtigung)*
> Maßnahmen und Prozesse zur Förderung der individuellen Gesundheitskompetenz. Zielt darauf ab, die Fähigkeiten von Menschen zu entwickeln und zu verbessern, die soziale Lebenswelt und das Leben selbst zu gestalten (Brandes & Stark 2021).

Der **Empowerment-Ansatz** verfolgt das Ziel, Personen oder Gruppen zu ermutigen, sowohl die Fähigkeit zur **Partizipation** *(Beteiligung)* als auch eigene personale und soziale Ressourcen zu nutzen, um die Kontrolle über sich und seine Lebenswelt zu erhalten. Das Gefühl der Ohnmacht und Fremdbestimmung bezüglich der Zustände und Bedingungen soll dem Gefühl von Kontrolle und Selbstbestimmung weichen, wodurch ein positiver Effekt auf die Einschätzung der persönlichen Handlungsfähigkeit, auch mit einer Steigerung des Selbstbewusstseins, erzielt wird.

Kompetenzen zur Umsetzung des Empowerment-Ansatzes

Pflegefachpersonen benötigen grundlegende **Kompetenzen,** um dem Empowerment-Ansatz gerecht werden zu können (Brandes & Stark 2021):

- Zielgruppen-, Ressourcen-, Prozess-, Ziel- und Kompetenzorientierung
- Kommunikations- und Moderationsfähigkeiten
- Bereitschaft, gleichberechtigte Arbeitsbeziehungen mit Respekt und Vertrauen einzugehen (Arbeiten auf Augenhöhe) und Verantwortung zu teilen
- Optimismus

Strategien des Empowerment-Ansatzes

Zu den **Strategien des Empowerment-Ansatzes** zählen (Brandes & Stark 2021):

- Förderung der Partizipationsfähigkeit, d.h. Erhöhung der Teilhabemöglichkeiten im sozialen Umfeld und in der Gesellschaft
- Förderung der Strukturbildung *(Capacity Building;* Nickel & Trojan 2020) beinhaltet den Aufbau von Wissen und Fähigkeiten, die Erweiterung von Unterstützungsangeboten und Infrastrukturen der Gesundheitsförderung in Organisationen und die Entwicklung des Zusammenhalts und der Kooperation zur Gesundheit in der Gemeinschaft
- Förderung der Mitarbeit in Entscheidungsstrukturen, z.B. Vertretung durch Betroffenengruppen

Methodisches Vorgehen des Empowerment-Ansatzes

Das **methodische Vorgehen des Empowerment-Ansatzes** enthält folgende Aspekte (Brandes & Stark 2021):

- Definition und Eingrenzung der Zielgruppe
- Berücksichtigung der Bedürfnisse und Interessen während des gesamten Prozesses
- Gelegenheit zur Reflexion von Problemen und Ressourcen schaffen
- Gemeinsame Erarbeitung von Lösungswegen und Zielsetzungen
- Unterstützung bei der Entscheidungsfindung, Einholung von Informationen und Weiterbildungsmöglichkeiten
- Aufzeigen der Möglichkeiten zur Selbstorganisation, Hinweis auf bestehende Varianten zur persönlichen Interessenvertretung
- Orientierungshilfen geben, Handlungsspielräume aufzeigen, ggf. Mediationen zur Lösungsfindung nutzen (▸ 8.2.6)

Wirkung des Empowerment-Ansatzes

Der Empowerment-Ansatz führt im Gegensatz zur Fremdbestimmung zu einer **Kompetenz- und Ressourcenerweiterung** (▸ Abb. 7.2). Fremdbestimmung kehrt die positiven Effekte des Empowerment-Ansatzes um. Dem Leitbegriff der **Adhärenz** folgend werden bei der Organisation und Steuerung des Pflegeprozesses gemeinsam mit dem Pflegeempfänger Ziele und Interventionen formuliert, die es zu verfolgen gilt (▸ 1.5).

7.2.3 Salutogenese-Konzept nach Antonovsky

Das **Salutogenese-Konzept** *(lat. salus: Wohlbefinden, Zufriedenheit; griech. genesis: Entstehung, Herkunft)* geht auf den amerikanisch-israelischen Medizinsoziologen Aaron Antonovsky zurück. Inhalt des Konzepts sind die Entstehung von Gesundheit und die Beantwortung der Frage, was Menschen gesund erhält. Antonovsky stellte vergleichende Untersuchungen bei Frauen im Klimakterium *(Wechseljahre)* an, die zur Zeit

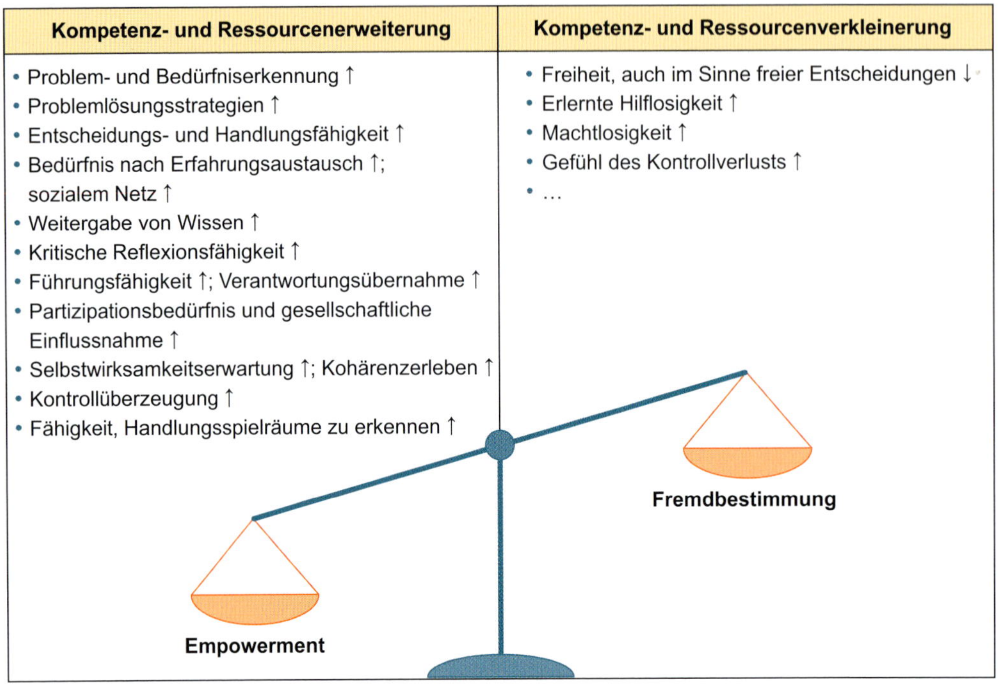

Abb. 7.2 Wirkung des Empowerment-Ansatzes. Empowerment führt zu einer Kompetenz- und Ressourcenerweiterung, Fremdbestimmung zu einer Kompetenz- und Ressourcenverkleinerung [L143/P554]

des Zweiten Weltkriegs den Holocaust in Konzentrationslagern überlebt hatten. Zu seinem Erstaunen waren 29 % der von ihm untersuchten Frauen, welche die menschlich vorstellbar größte Pein von u. a. Demütigung, Gewalt, Hunger und Folter überlebt hatten, bei guter psychischer Gesundheit. Begeistert von dieser Tatsache beschloss er, diese Frauen intensiver zu befragen. Die Ergebnisse dieser Befragungen und der Forschung der darauffolgenden Jahre wurden zum zentralen Bestandteil der heutigen Gesundheitswissenschaften.

Antonovsky geht davon aus, dass die Gesundheit durch bestimmte Schutzfaktoren vor schädigenden Einflüssen bewahrt werden kann. Das Konzept folgt einer anderen Denktradition als pathogenetische Ansätze. Um seine Perspektive besser verstehen zu können, nutzt er einen Vergleich, der auch als **Public-Health-Parabel** bekannt ist.

> **Fallbeispiel**
>
> **Der Fluss des Lebens (Public-Health-Parabel)**
>
> Ein Arzt steht am Ufer eines Flusses. Plötzlich hört er einen Mann im Fluss um Hilfe schreien. Der Arzt springt ohne zu zögern in den Fluss und rettet den Mann vor dem Ertrinken. Als er sich am Flussufer ausruhen möchte, hört er erneut jemanden um Hilfe rufen. Eine Frau droht in der Strömung unterzugehen. Erneut springt der Arzt in den Fluss und rettet die Frau. Erschöpft und klatschnass setzt er sich ans Ufer. Da ertönt wieder eine Stimme: „Hilfe! Ich ertrinke …!" So könnte diese Geschichte endlos weitergehen …
>
> Wie lässt sich die Public-Health-Parabel auf die Begriffe Gesundheitsförderung und Prävention übertragen?

Antonovskys Konzept basiert auf einem wechselwirksamen **bio-psycho-sozialen Gesundheits- und Krankheitsverständnis.** Pflegeempfänger besitzen gleichzeitig sowohl gesunde als auch kranke Anteile. Das Gesundheits-Krankheits-Verständnis ist dichotom. Von Dichotomie spricht man dann, wenn zwei Dinge jeweils den Gegensatz des an-

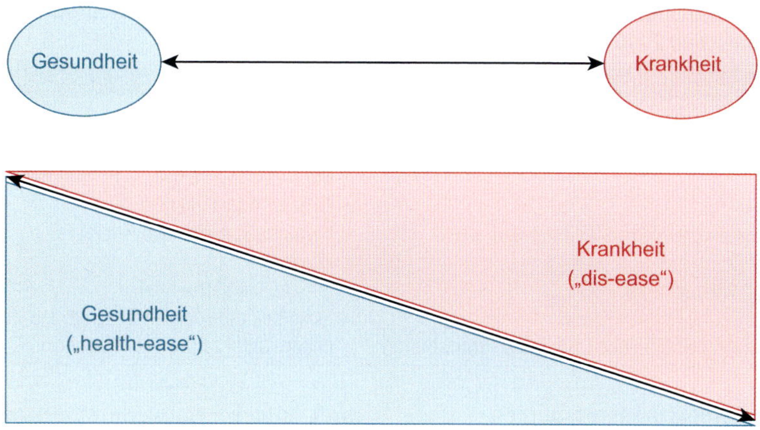

Abb. 7.3 HEDE-Kontinuum. Beim dichotomen Ansatz ist der Mensch entweder krank oder gesund, Schattierungen zwischen den konträren Punkten (Schwarz-Weiß-Sicht) existieren nicht (oben). Dem Ansatz des Gesundheits-Krankheits-Kontinuums folgend sind Übergänge zwischen Gesundheit und Krankheit fließend, sie treten parallel und nuanciert auf (unten) [L143/P554]

deren darstellen, z. B. gesund und krank, hell und dunkel, groß und klein. Nun ist ein Mensch aber nie vollständig krank oder gesund. Jeder bewegt sich in seinem Gesundheits-Krankheits-Zustand zwischen den theoretischen Extrempunkten – vollständige Gesundheit und totale Krankheit – auf einem Kontinuum (▸ Abb. 7.3). Statt der Frage „*Bin ich krank oder gesund?*" stellt sich vielmehr die Frage „*Was sind gesunde, was sind kranke Anteile, und wie stark sind diese ausgeprägt?*"

Dieses Gesundheits-Krankheits-Kontinuum wird auch als **HEDE-Kontinuum** bezeichnet. Der Begriff leitet sich von der englischsprachigen Bezeichnung der Endpunkte **H**ealth-**e**ase *(Wortneuschöpfung für Gesundheit)* und **D**is-**e**ase *(Krankheit)* ab. Der Unterschied zwischen beiden Modellen wurde von Antonovsky ebenfalls anhand einer Metapher veranschaulicht:

„[…] meine fundamentale philosophische Annahme ist, daß der Fluss der Strom des Lebens ist. Niemand geht sicher am Ufer entlang. Darüber hinaus ist für mich klar, daß ein Großteil des Flusses sowohl im wörtlichen wie auch im übertragenen Sinn verschmutzt ist. Es gibt Gabelungen im Fluß, die zu leichten Strömungen oder zu gefährlichen Stromschnellen und Strudel führen. Meine Arbeit ist der Auseinandersetzung mit folgender Frage gewidmet: ‚Wie wird man, wo immer man sich in dem Fluß befindet, dessen Natur von historischen, soziokulturellen und physikalischen Umweltbedingungen bestimmt wird, ein guter Schwimmer?'" (Antonovsky 1997: 92)

Erläuterungen zum Fallbeispiel

Der Fluss des Lebens (Public-Health Parabel)

Der Arzt in der Parabel steht sinnbildlich für die bis dato vorherrschende Denk- und Handlungsprämisse der Medizin. „Die pathogenetische Herangehensweise möchte Menschen mit hohem Aufwand aus einem reißenden Fluss retten, ohne sich darüber Gedanken zu machen, wie sie da hineingeraten sind und warum sie nicht besser schwimmen können" (BzgA 2001: 24–25). Gemäß dem salutogenetischen Ansatz geht es also darum, die Menschen zu befähigen (Empowerment) und ihre Kompetenzen zu stärken. Man muss verhindern, dass Menschen in den Fluss fallen, anstatt sie permanent vor dem Ertrinken zu retten, z. B. durch die Analyse, weshalb Menschen in den Fluss fallen, und dann die Ursache beseitigen, z. B. die Brücke instand setzen. Noch besser ist es, die Menschen zu befähigen, sich selbst aus dieser Notlage zu retten, indem man ihnen das Schwimmen beibringt.

Um sich der Frage anzunähern, wie man ein guter Schwimmer wird, d. h., wie man seine individuelle Gesundheit fördert und was nötig ist, um bei Belastungen den Kopf über Wasser zu halten, kommt den generalisierten Widerstandsressourcen große Bedeutung zu.

Tab. 7.4 Unterscheidung interner und externer generalisierter Widerstandsressourcen (Reimann & Hammelstein 2006: 15, Franke 2015)

Interne generalisierte Widerstandsressourcen	Externe generalisierte Widerstandsressourcen
• Kognitive Ressourcen wie Wissen, Intelligenz und Problemlösungsfähigkeiten • Optimismus • Selbstvertrauen • Gesundheitswissen und Vertrautheit mit dem Versorgungssystem • Empfinden von Entspannung • Ich-Stärke • Introspektionsfähigkeit (Fähigkeit zur Selbstbeobachtung)	• Soziale Unterstützung, z. B. Unterstützung bei Krankheit oder Leid • Materielle Ressourcen, z. B. finanzielle Mittel • Sicherer Arbeitsplatz • Verfügbarkeit über Dienstleistungen • Frieden • Intakte Sozialstrukturen • Sicherheit der sozialen Systeme, z. B. funktionierende Pflege- und Krankenversicherung

Generalisierte Widerstandsressourcen

Definition

Generalisierte Widerstandsressourcen

(General Resistance Resources; GRR)
Faktoren, die eine erfolgreiche Spannungsbewältigung erleichtern, haben Einfluss auf Erhalt oder Verbesserung der Gesundheitssituation, werden in Situationen aller Art wirksam (generalisiert) und erhöhen die Widerstandsfähigkeit der Person.

Generalisierte Widerstandsressourcen können in zwei Bereiche unterschieden werden (► Tab. 7.4) und haben zwei Funktionen:
- Kontinuierliche Prägung der Lebenserfahrung mit Ausprägung des Kohärenzgefühls
- Bewältigung von Spannungszuständen durch Aktivierung

Widerstandsressourcen sind demnach der Gegenpol zu den **Stressoren,** die auf ein Individuum einströmen.

Stressoren

Definition

Stressoren

Reize oder Stimuli, die Stress erzeugen. Nicht jeder Reiz ist ein Stressor; ob er ein solcher ist, lässt sich erst an der Wirkung erkennen.

Es können physikalische, biochemische und psychosoziale **Stressoren** voneinander unterschieden werden (► 8.3.2). Stressoren stören laut Antonovsky das innere Gleichgewicht. Dreh- und Angelpunkt dieser Waage mit den beiden Schalen Stressoren und generalisierte Widerstandsressourcen ist das Kohärenzgefühl.

Kohärenzgefühl

Definition

Kohärenzgefühl

(Sense of Coherence, SOC, Kohärenzsinn, -empfinden)
Gefühl von Zusammenhang und Stimmigkeit. Grundüberzeugung, dass das Leben sinnvoll ist. Setzt sich aus drei Teilkomponenten zusammen: Gefühl der Verstehbarkeit *(Comprehensibility)*, Gefühl der Handhabbarkeit *(Manageability)* sowie Gefühl der Bedeutsamkeit und Sinnhaftigkeit *(Meaningfulness)*.

Das **Kohärenzgefühl** ist im Lauf des Lebens unterschiedlich stark ausgeprägt. Lebenserfahrungen und Schicksalsschläge haben Einfluss auf die persönliche Weltanschauung und können Grundüberzeugungen ins Wanken bringen oder das Individuum stärken. Erstere formen das Kohärenzgefühl mit seinen drei Teilkomponenten (► Tab. 7.5, ► Abb. 7.4).

Fallbeispiel

Das Kohärenzgefühl und ich

Jette Kugler hat in ihrer Ausbildung viel über den positiven Einfluss von Bewegung auf die persönliche lebenslange Gesundheit gelernt. Nun beschließt sie, mehr Bewegung in ihren Alltag zu integrieren. Ihr Vorhaben auch langfristig in die Tat umzusetzen steht vermutlich dann unter einem günstigeren Stern, wenn sie über ein ausgeprägtes Kohärenzgefühl verfügt und/oder die Teilkomponenten des Kohärenzgefühls näher unter die Lupe nimmt.
Wie können die Teilkomponenten des Kohärenzgefühls auf die Situation von Frau Kugler übertragen werden?

Tab. 7.5 Teilkomponenten des Kohärenzgefühls nach Antonovsky mit ergänzenden Erläuterungen (vgl. Antonovsky 1997: 36)

Teilkomponenten des Kohärenzgefühls	Begriffsdefinition nach Antonovsky	Erläuterungen
Verstehbarkeit	Stimuli, die sich im Verlauf des Lebens aus der inneren und äußeren Umgebung ergeben sind strukturiert, vorhersehbar und erklärbar	• Umwelt wird als kognitiv verstehbar eingeschätzt • Umwelt kann für sich geordnet und strukturiert werden • Umwelt wird als konsistent und erklärbar eingeschätzt • Menschen mit einem hohen Maß an Verstehbarkeit schätzen überraschende Ereignisse in der Zukunft als erklärbar ein und können diese in ein für sie bestehendes Lebens- und Weltbild einfügen • Anteilige Antwort auf die Fragen: *„Was ist hier los?" „Wie passt das ins Bild?"*
Handhabbarkeit	Zur Verfügung stehende Ressourcen, um den Anforderungen, die diese Stimuli stellen, zu begegnen	• Persönliche Einschätzung, inwieweit die eigenen Ressourcen ausreichen, um Anforderungen aus der Umwelt oder durch Reize zu bewältigen • Gefühl, die Dinge in der Hand zu haben oder diese in die Hand nehmen zu können • Traumatische Ereignisse als Chance, an ihnen zu wachsen und nicht in Selbstmitleid (Opferrolle) zu versinken • Anteilige Antwort auf die Fragen: *„Reicht es was ich habe?" „Wie komme ich dahin?"*
Sinnhaftigkeit	Ansicht, dass die Anforderungen Herausforderungen sind, die Anstrengung und Engagement lohnen	• Motivationale Komponente im Kohärenzgefühl • Entscheidend für die Stärke des Kohärenzgefühls • Bereiche im Leben, für die es sich lohnt, emotional zu investieren • Anteilige Antwort auf die Frage: *„Warum lohnt es sich?"*

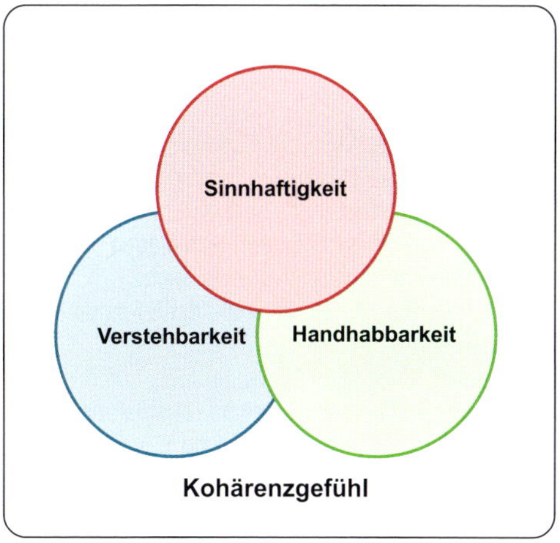

Abb. 7.4 Die drei Teilkomponenten des Kohärenzgefühls [L143/P554]

Antonovsky geht davon aus, dass sich das Kohärenzgefühl im Lauf von Kindheit und Jugend durch Erfahrungen und Erlebnisse ausbildet. Es ist somit die Summe von Erlebnissen und Erfahrungen. Ab dem 30. Lebensjahr gilt das Kohärenzgefühl als ausgebildet und stabil. Dann können es nur noch radikale Veränderungen beeinflussen, z. B. soziale und kulturelle Einflüsse oder massive Veränderung der persönlichen Lebensbedingungen.

Merke

Dynamik des Kohärenzgefühls

Das Kohärenzgefühl ist im Lebensverlauf dynamisch. Lebenserfahrungen und Schicksalsschläge haben Einfluss auf die persönliche Weltanschauung und können Grundüberzeugungen ins Wanken bringen.

Das Kohärenzgefühl hat folgende **Effekte auf die Gesundheit** (BzgA 2001: 37–38):

- Direkte Beeinflussung verschiedener Organsysteme, z. B. ZNS, Immunsystem. Das Kohärenzgefühl nimmt bei kognitiven Funktionen eine Art Filterfunktion ein, indem es bei der Entscheidung mitwirkt, ob eine Situation gefährlich oder ungefährlich ist. Mit einem entsprechend hohem Kohärenzgefühl erfolgt so z. B. eine den eigenen Widerstandsressourcen gerechte Einschätzung der Situation. Dies reduziert Spannung.
- Mobilisierung von Ressourcen und dadurch Spannungsreduktion.
- Beeinflussung des Gesundheitsverhaltens. Menschen mit hohem Kohärenzgefühl treffen z. B. gezielt die Entscheidung für eine gesundheitsförderliche Lebensweise.
- Flexiblere Reaktion auf Anforderungen statt Festhalten an starren, situativ unangemessenen Strategien.

Die Hauptthese des salutogenetischen Modells ist, daß ein starkes SOC entscheidend für erfolgreiches Coping mit den allgegenwärtigen Stressoren des Lebens und damit für den Erhalt der Gesundheit ist […] und daß es das SOC ist, das dieses Schlachtfeld von Kräften dirigiert und Ordnung oder Unordnung fördert“ (Antonovsky 1997: 150).

Erläuterung zum Fallbeispiel

Das Kohärenzgefühl und ich

Die Teilkomponenten des Kohärenzgefühls können wie folgt auf die Situation von Frau Kugler übertragen werden

- **Verstehbarkeit:** Wissen um die Zusammenhänge und Effekte von Bewegung auf Gesundheit. So hat Frau Kugler z. B. im Unterricht gelernt, dass körperliche Bewegung das Wohlbefinden steigert und Krankheiten vorbeugt. Daneben hat sie während ihrer praktischen Einsätze bereits mehrere Pflegeempfänger betreut, die über eine reduzierte körperliche Mobilität verfügen und daher über eine reduzierte Lebensqualität klagen.
- **Handhabbarkeit:** Betrachtung der persönlichen Ressourcen, z. B. Unterstützung, aktuelle persönliche körperliche Fitness, Planung von konkreten Schritten zur Umsetzung des Vorhabens. Frau Kugler war als Kind sportlich aktiv und erinnert sich, dass ihr das Sporttreiben Freude bereitet hat. Sie sucht sich in ihrem Kurs eine Mitschülerin, die ein ähnliches Vorhaben verfolgt. Gemeinsam erstellen sie einen Trainingsplan.
- **Sinnhaftigkeit:** Motivation zur Umsetzung. Während ihre Mutter bereits früh verstarb, erinnert sich Frau Kugler, dass ihre Großmutter 89 Jahre alt wurde. Sie weiß um die Trauer, die eigene Mutter zu verlieren, und die Einsamkeit nach deren Tod. Daneben hat Frau Kugler ein Bild ihrer Großmutter vor ihrem inneren Auge, bei dem diese glücklich auf der Veranda sitzt und ihre Enkel vor ihr spielen. Diese Vision eines glücklichen Alterns treibt Frau Kugler an.

Merke

Das Kohärenzgefühl als Dirigent

Das Kohärenzgefühl kann mit einem Dirigenten verglichen werden, der Coping-Strategien in Abhängigkeit von Anforderungen anregt. Es ist die Schnittstelle zwischen generalisierten Widerstandsressourcen und Stressoren.

Kritischer Blick: Sollten bestimmte präventive Maßnahmen verpflichtend sein?

Pro

- Eine von außen verpflichtend eingeführte Maßnahme wirkt flächendeckend und zeigt unmittelbar eine starke Auswirkung. Die Umsetzung verhältnispräventiver Maßnahmen wird in Gesetzen abgebildet, z. B. Verpflichtung zum Anlegen des Sicherheitsgurts im Auto.
- Natürlich besitzt jeder Mensch die Freiheit, sich für oder gegen Maßnahmen zu entscheiden. Gesamtgesellschaftlich kommt diese Freiheit aber an gewisse Grenzen, da Menschen nun mal mit anderen Menschen zusammenleben. Beschließt z. B. ein Mensch, außerhalb von festgelegten Raucherzonen rauchen zu wollen, ist dies nicht mehr allein seine eigene Entscheidung, da sein Verhalten mit dem Passivrauch negative Auswirkungen auf sein Umfeld hat.

Contra

- Die Freiheit des Menschen ist ein hohes Gut. Jeder Mensch hat die Freiheit, sich für oder gegen einen gesundheitsförderlichen Lebensstil zu entscheiden.
- Zwang und Pflicht können Unbehagen auslösen, eine freie Entscheidung für eine Sache wirkt besser als ein Verbot. An dieser Stelle bedarf es der Information und Beratung.
- Es bedarf einer sorgfältigen Prüfung durch ein unabhängiges Gremium, welche Maßnahmen denn überhaupt präventiv verpflichtend ergriffen werden könnten, dürften und sollten.
- In der Diskussion, welche präventiven Maßnahmen ergriffen werden könnten und sollten, rückt die Möglichkeit zur Ergreifung von gesundheitsförderlichen, ressourcenstärkenden Maßnahmen in den Hintergrund. Es sollte auch debattiert werden, inwiefern Staat und Regierung Anreize zur Gesundheitsförderung schaffen.

7.3 Theorien und Modelle

Definition

Gesundheitspsychologie

Wissenschaft vom Gesundheitserleben und -verhalten des Menschen. Zentrale Fragen sind: *„Wer wird warum krank?" „Wer erholt sich warum von Krankheit?" „Wie kann man Krankheiten verhüten?"* (Lippke & Renneberg 2006a: 3, Schwarzer 2004: 1)

7.3.1 Resilienz

Definition

Resilienz

(ugs. Widerstandsfähigkeit)
Prozesse und Phänomene der positiven Anpassung eines Menschen trotz vorhandener, widriger Umstände (Risikofaktoren; Hammelstein 2006: 18).

Der Begriff der **Resilienz** dient als Bezeichnung zweier Fähigkeiten (▸ Tab. 7.6).
Der Begriff der Resilienz beschreibt Prozesse und Phänomene. Somit beinhaltet Resilienz sowohl den **Vorgang,** mit den widrigen Umständen umzugehen, als auch das **Ergebnis** nach erfolgreicher Bewältigung. Bezogen auf die Beispiele beschreibt Resilienz demnach den Vorgang der Bewältigung der traumatisierenden Erfahrung als auch den erreichten Zustand, hier der Aufbau des neuen Lebens oder den erreichten Schulabschluss.

Fallbeispiel

Der goldene Käfig

Thorsten und Maria de Choulle wünschten sich sehr lange Kinder. Leider viele Jahre vergebens, und die Schwangerschaft, die sich nach erfolglosen Zeugungsversuchen endlich einstellte, endete mit einer Fehlgeburt. Unglücklich, voller Trauer und sich mit dem Gedanken abfindend, dass sie niemals eigene Kinder haben würden, fielen die beiden überglücklich aus allen Wolken, als Maria doch wieder schwanger wurde. Das Glück wurde aber von der Angst vor einer erneuten Fehlgeburt überschattet. Doch alles ging glatt und nach neun Monaten konnten sie ihr gesundes und munteres Wunschkind Lena auf der Welt begrüßen.
Lena wuchs allerdings anders als die Kinder in der Nachbarschaft auf. Noch immer getragen von Ängsten und Sorgen beschlossen die Thorsten und Maria, sie vor allen Gefahren und Risiken der Welt abzuschirmen. So durfte Lena nicht wie die anderen Kinder aufs Klettergerüst, Konflikte trugen die Eltern stellvertretend für sie aus, ihre Wünsche wurden stets im Vorhinein erfüllt. Kurzum: Lena wuchs im goldenen Käfig auf.
Welchen Einfluss könnte das Leben im goldenen Käfig, fernab von jeglichen Risikofaktoren, auf die Resilienzentwicklung von Lena haben?

Ob ein Mensch resilient wird oder ist, hängt von den Resilienzfaktoren ab (▸ Abb. 7.5).

Erläuterung zum Fallbeispiel

Der goldene Käfig

Vermutlich ist die Resilienz von Lena nur schwach ausgeprägt. Das Vorhandensein von Risikofaktoren ist ein zentraler Bestandteil der Definition von Resilienz. Ohne Risikofaktoren also auch keine Resilienz. Da Lena nie gelernt hat, auf negative Einflüsse, egal welcher Ausprägung, zu reagieren, wird sie, sobald sie sich im Lauf ihres Lebens Gefahren und Risiken ausgesetzt sieht, ein vulnerables Verhaltensmuster zeigen. Der Begriff der **Vulnerabilität** *(Verletzlichkeit)* kann als Gegenpol zur Resilienz verstanden werden. Menschen mit einer erhöhten Vulnerabilität reagieren empfindlicher auf unvorhergesehene Ereignisse und sind anfälliger für die Entwicklung psychischer Störungen und Belastungen.

Tab. 7.6 Fähigkeiten der Resilienz

Fähigkeit	Beispiel
Sich trotz negativer Einflüsse normal entwickeln	Ein Kind erlebt familiäre Misshandlung, ist aber imstande, sich bezüglich der Emotionsregulation normal zu entwickeln und sich ein zufriedenes Leben aufzubauen
Nach negativen Ereignissen einen ausgeglichenen Zustand wiederherstellen	Ein Schulkind verliert bei einem Autounfall seine Eltern. Es gelingt ihm aber nach einiger Zeit, sein zuvor vorhandenes Leistungsniveau wiederherzustellen und einen zufriedenstellenden Schulabschluss zu erreichen

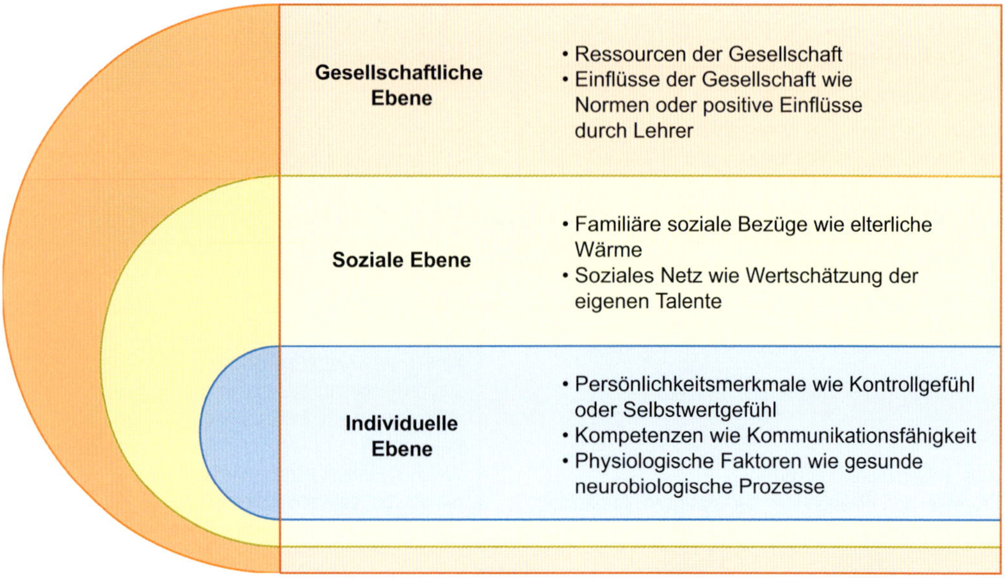

Abb. 7.5 Resilienzfaktoren werden auf individueller, sozialer und gesellschaftlicher Ebene voneinander unterschieden [L143/H247-001]

7.3.2 Selbstwirksamkeitserwartung

Definition

Selbstwirksamkeitserwartung

(subjektive Kompetenzerwartung)

Subjektive Gewissheit, neue oder schwierige Anforderungssituationen aufgrund der eigenen Kompetenzen bewältigen zu können (Schwarzer 2004: 12).

Das Konzept der Selbstwirksamkeitserwartung ist zentraler Bestandteil der **sozial-kognitiven Theorie nach Bandura.**

Fallbeispiel

Ohne Rauch geht es auch

Der 21-jährige Auszubildende Dominik Prang raucht seit vier Jahren Zigaretten. In der Schule hat er viel über die negativen Auswirkungen des Rauchens gelernt und zudem in seinem Einsatzbereich in der akutstationären Versorgung einen an Lungenkrebs erkrankten Patienten während des Sterbeprozesses begleitet. Er möchte nicht länger abhängig sein und seiner Freundin beweisen, dass er stark genug ist, um mit dem Rauchen aufzuhören. Er möchte sich wieder gesünder fühlen und seine Kondition verbessern. Herr Prang ist sich sicher, dass er es schaffen wird.

Wie lassen sich die Komponenten der sozial-kognitiven Theorie nach Bandura auf die Situation von Herrn Prang übertragen?

Die **Selbstwirksamkeitserwartung** hat einen direkten Einfluss auf das Verhalten. Wer auf seine Kompetenzen vertraut, handelt demnach anders, als jemand, der sich seiner persönlichen Kompetenzen nicht gewiss ist. Die Selbstwirksamkeitserwartung wirkt sich auch indirekt über die Intention (Ziele) auf das Verhalten aus. Wer sich angemessene Ziele setzt, wird sein Verhalten ebenfalls beeinflussen. Selbstwirksamkeit wirkt sich auch über die Ergebniserwartungen, die soziokulturellen Faktoren und die behindernden und unterstützenden Faktoren auf die Intention und damit indirekt auf das Verhalten aus.

Ergebniserwartungen sind Erwartungen, die man bei einer persönlichen Zielformulierung und der damit verbundenen Verhaltensänderung an das Ergebnis hat *(„Was verspreche ich mir von meinem Tun?")*. Diese lassen sich unterscheiden in:

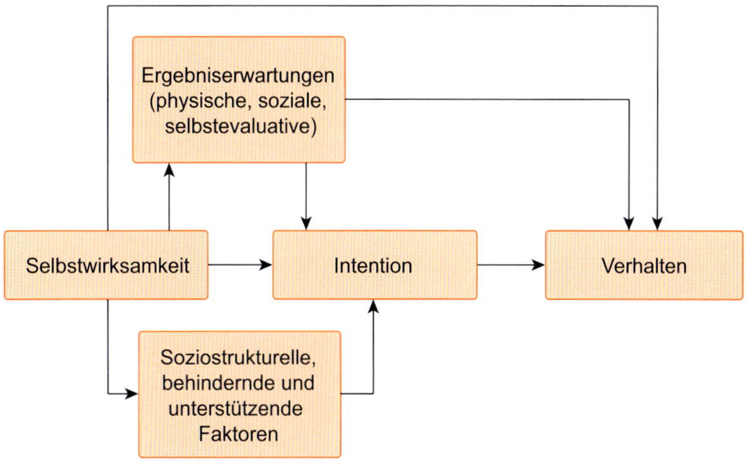

Abb. 7.6 Sozial-kognitive Theorie nach Bandura [L143/H248-001]

- Physische Ergebniserwartungen, z. B. gesteigertes Wohlbefinden, verbesserte Gesundheit, erhöhte Leistungsfähigkeit
- Soziale Ergebniserwartungen, z. B. Lob/Anerkennung durch das persönliche Umfeld, eine größere Lebensqualität bezogen auf Familie und Freunde
- Selbstevaluative Ergebniserwartungen, z. B. Stolz, Gefühl von Kontrolle

Zu den **soziokulturellen, behindernden und unterstützenden Faktoren** zählen z. B. Vorhandensein einer intakten Infrastruktur von Gesundheitsdiensten, Möglichkeit, auf soziale Unterstützung zurückgreifen zu können, persönlicher sozioökonomischer Status (Beruf, Bildung, Finanzen).

Erläuterung zum Fallbeispiel

Ohne Rauch geht es auch

Die Komponenten der sozial-kognitiven Theorie nach Bandura lassen sich wie folgt auf Herrn Prangs Vorhaben, mit dem Rauchen aufzuhören, anwenden:

- **Selbstwirksamkeitserwartung:** Er vertraut auf seine Kompetenzen und seine Selbstwirksamkeit. Er ist sich sicher, dass er es schaffen wird.
- **Intention/Ziel:** Er hat sich vorgenommen, das Rauchen komplett aufzugeben. Er hätte eine größere Chance, sein Vorhaben in die Tat umzusetzen, wenn er sein Ziel detaillierter definieren würde, z. B. anhand des SMART-Schemas *(**S**pezifität, **M**essbarkeit, **A**ttraktivität, **R**ealistik, **T**erminierung)*. Es wurde keine Unterscheidung in kurz- und langfristige Ziele vorgenommen.
- **Verhalten:** Das zukünftige Verhalten ist schwer vorherzusagen. Das Risiko, rückfällig zu werden, wird geringer, umso länger er es schafft, nicht zu rauchen. Die Verhaltensänderung führt zu einem Anstieg der Selbstwirksamkeit.
- **Ergebniserwartungen:** Zu seinen physischen Ergebniserwartungen zählt die Vorstellung, sich ohne das Rauchen gesünder zu fühlen und die Kondition zu verbessern. Zu den sozialen Ergebniserwartungen zählt die Vorstellung, seiner Freundin etwas beweisen zu können und soziale Anerkennung widergespiegelt zu bekommen. Zu den selbstevaluativen Ergebniserwartungen zählt das Streben, aus der Abhängigkeit heraus hin zur Kontrolle über sich und seine Bedürfnisse zu gelangen.
- **Soziokulturelle, behindernde und unterstützende Faktoren:** Er erfährt motivierende Unterstützung durch seine Freundin. Zudem bewegt er sich in der Pflege in einem Arbeitsumfeld, welches ihm die Intention seiner Verhaltensänderung immer wieder vor Augen halten kann. Unterschiedliche berufliche Belastungen in der Pflege könnten sich allerdings auch negativ auf die Situation auswirken.

Reflexion

Meine Selbstwirksamkeitserwartung

Reflektieren Sie sich anhand der unten aufgeführten Aussagen (Schwarzer 2004: 27):

- Bei Widerständen finde ich Mittel und Wege, um mich durchzusetzen.

- In unerwarteten Situationen weiß ich stets, was ich zu tun habe.
- Ich kann für jedes Problem eine Lösung finden.
- Selbst in einer überraschenden Situation glaube ich, dass ich mit ihr klarkommen werde.
- Ich blicke Schwierigkeiten gelassen entgegen, weil ich meinen Fähigkeiten stets vertrauen kann.

7.3.3 Theorie der Schutzmotivation

Die **Theorie der Schutzmotivation** (Rogers 1975) zählt gesundheitspsychologisch zu den **Furchtappelltheorien** (Lippke & Renneberg 2006b: 36, ▶ Abb. 7.7). Diese gehen davon aus, dass Menschen mit ihrem Risiko konfrontiert werden müssen, um ihr Verhalten zu ändern. Diese Appelle *(„Aufforderung an die Furcht")* wirken u. a. durch ihre Emotionalität und können einen Einfluss auf das Gesundheitsverhalten nehmen.

Ein prominentes Beispiel für einen solchen Furchtappell stellen die Warnhinweise mit Bebilderung auf den Zigarettenverpackungen dar. Diese sollen emotional ansprechen und mit der Furcht vor den Folgen des Rauchens die Menschen davon abhalten. Die Warnhinweise vermitteln verkürzt die Verhaltensempfehlung: „Hör mit dem Rauchen auf oder du stirbst an Lungenkrebs (oder an anderen Krebsarten und deren Folgen)!"

Die Theorie der Schutzmotivation besagt, dass wir uns aus Gründen des eigenen Schutzes vor einer Bedrohung motivieren, gesundheitsförderliche oder präventive Verhaltensänderungen vorzunehmen.

Inwieweit die furchterregende Botschaft mit dem anschließenden Schutzverhalten einhergeht, ist von vier Faktoren abhängig, die wiederum in zwei kognitiven Prozessen ablaufen:

1. Dem kognitiven Prozess der **Bedrohungseinschätzung:**
   - Einschätzung des Schweregrads der Bedrohung, z. B. „Ist Lungenkrebs eine schwere gesundheitliche Bedrohung?"
   - Einschätzung der persönlichen Vulnerabilität *(Verletzlichkeit)*, z. B. „Wie groß ist mein Risiko, an Lungenkrebs zu erkranken und zu sterben?"
2. Dem kognitiven Prozess der **Bewältigungseinschätzung:**
   - Einschätzung der Fähigkeit zur Verhaltensveränderung (Selbstwirksamkeitserwartung), z. B. „Bin ich überzeugt, dass ich es schaffe, mit dem Rauchen aufzuhören?"
   - Einschätzung der Überzeugung, dass die Verhaltensänderung zu einer Reduktion der

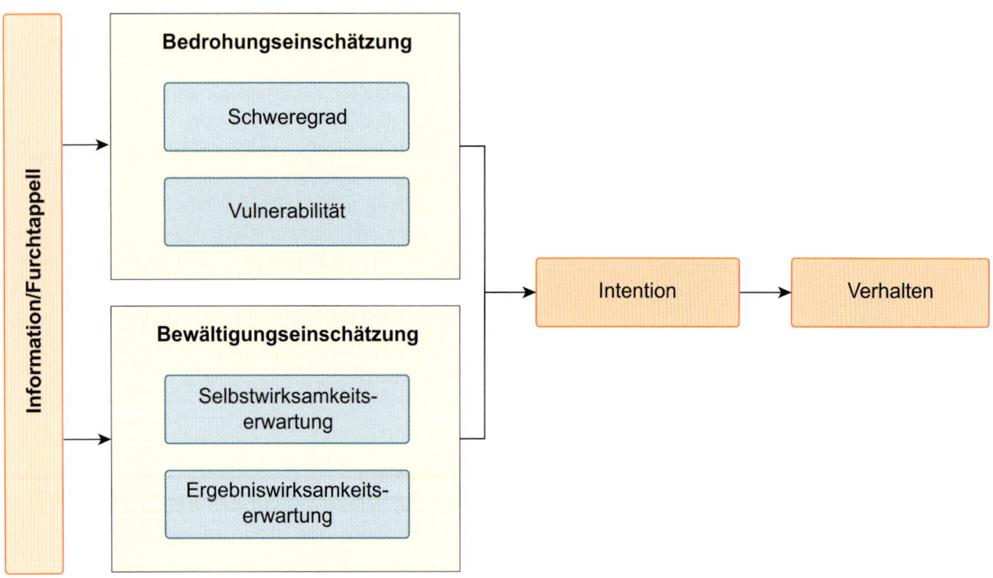

Abb. 7.7 Theorie der Schutzmotivation [L143/P554]

Bedrohung führt (Ergebniswirksamkeitserwartung), z. B. „Wie überzeugt bin ich, dass ein Rauchstopp zu einer Reduktion meines Risikos, an Lungenkrebs zu erkranken, führt?"

Merke

Die Ausprägung der Schutzmotivation ist vom Abgleich der Bedrohungs- und Bewältigungseinschätzung abhängig. Bei einer stark ausgeprägten Schutzmotivation kommt es zu einer Verhaltensänderung, bei einer schwachen nicht.

7.3.4 Systemisches Anforderungs-Ressourcen-Modell

Im **systemischen Anforderungs-Ressourcen-Modell** werden Gesundheit und Krankheit als das Produkt von internen und externen Anforderungen und Ressourcen beschrieben (► Abb. 7.8). ► Tab. 7.7 zeigt Beispiele für Anforderungen und Ressourcen.

Beim systemischen Anforderungs-Ressourcen-Modell wird die aktuelle von der habituellen Gesundheit unterschieden:

- **Aktuelle Gesundheit** ist der Gesundheitszustand, in dem sich ein Mensch im Moment befindet *(„Ist ein Mensch jetzt gerade gesund oder krank?")*. Die aktuelle Gesundheit ist natur-

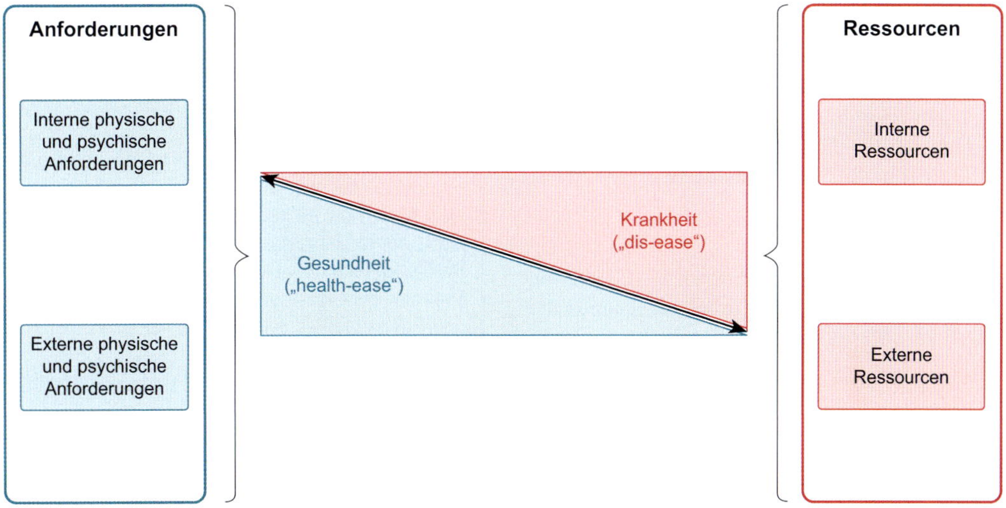

Abb. 7.8 Systemisches Anforderungs-Ressourcen-Modell [L143/P554]

Tab. 7.7 Beispiele für Anforderungen und Ressourcen im systemischen Anforderungs-Ressourcen-Modell

Anforderungen		Ressourcen	
Interne physische und psychische Anforderungen	**Externe physische und psychische Anforderungen**	**Interne Ressourcen**	**Externe Ressourcen**
• Missbrauch von Substanzen, z. B. Alkohol • Bewegungsmangel • Ungünstiges Ernährungsverhalten	• Stress am Arbeitsplatz • Finanzielle Schieflage • Baustellenlärm zu Hause	• Konfliktlösefähigkeiten • Überdurchschnittliche körperliche Fitness • Entspannungsfähigkeit	• Funktionierender und gesundheitsförderlicher Arbeitsplatz • Soziale Integration und soziale Unterstützung • Zufriedenstellendes Einkommen

gemäß Schwankungen unterworfen, z. B. eine saisonale Erkältungskrankheit oder eine Verletzung des Bewegungs- und Stützapparats infolge eines Sturzes.

- **Habituelle Gesundheit** ist das durchschnittliche Gesundheitsniveau eines Menschen über einen Zeitraum von mehreren Jahren *(„Ist ein Mensch – betrachtet man die vergangene Zeit – durchschnittlich eher krank oder gesund?“)*. Hat er z. B. chronische Krankheiten wie einen Diabetes mellitus oder eine reduzierte Immunabwehr in Kombination mit einem ungesunden Lebensstil?

Reflexion

Aktuelle und habituelle Gesundheit

- Wie schätzen Sie Ihre aktuelle persönliche Gesundheit ein? Wie schätzen Sie Ihr durchschnittliches Gesundheitsniveau in den vergangenen zwei Jahren ein? Nutzen Sie hierzu eine numerische Rangskala: 0 = sehr krank, 10 = sehr gesund.
- Hat sich Ihre habituelle Gesundheit mit dem Eintritt in die Pflegeausbildung verändert?

7.3.5 Rubikonmodell

Das **Rubikonmodell** (Heckhausen et al. 1987) beschreibt den Prozess vom Vorhaben, gesundheitsförderliche und präventive Maßnahmen zu ergreifen, bis zu tatsächlichen Verhaltensänderungen mit Umsetzung der Maßnahmen.

Der Name des Modells geht auf die Überquerung des Rubikons durch Gaius Julius Caesar zurück. Caesar überschritt 49 v. Chr. den Fluss Rubikon, um in den Bürgerkrieg gegen Gnaeus Pompeius Magnus zu ziehen. Mit der Querung des Flusses wurde der Bürgerkrieg gegen den römischen Senat erklärt. Diese Flussüberquerung stellte einen „Point of no Return“ dar: Ab diesem Moment gab es kein Zurück mehr. Das Rubikonmodell bedient sich des historischen Ereignisses, um den Prozess vom Abwägen hin zur Handlung zu beschreiben. Es besteht aus vier Phasen (► Abb. 7.9).

Fallbeispiel

Gute Vorsätze zum neuen Jahr

Die drei Auszubildenden Frau Frohwein, Frau Sommer und Frau Horstert feiern gemeinsam Silvester. Alle drei sind mit ihrem Körperbild und ihrem Bewegungsverhalten unzufrieden. Mit Beginn des neuen Jahres wollen sie mehr Sport treiben.

Eine Woche später treffen sie sich wieder und berichten, wie sie die erste Woche erlebt haben. Frau Frohwein ist, obwohl sie keine anfänglich keine Lust hatte, direkt am Neujahrstag eine Runde joggen gegangen. Da sie sich dadurch vitalisiert gefühlt hat, hat sie einen Sportplan erstellt, ist seitdem jeden zweiten Tag joggen oder Fahrrad fahren gewesen und hat einen Sportkurs

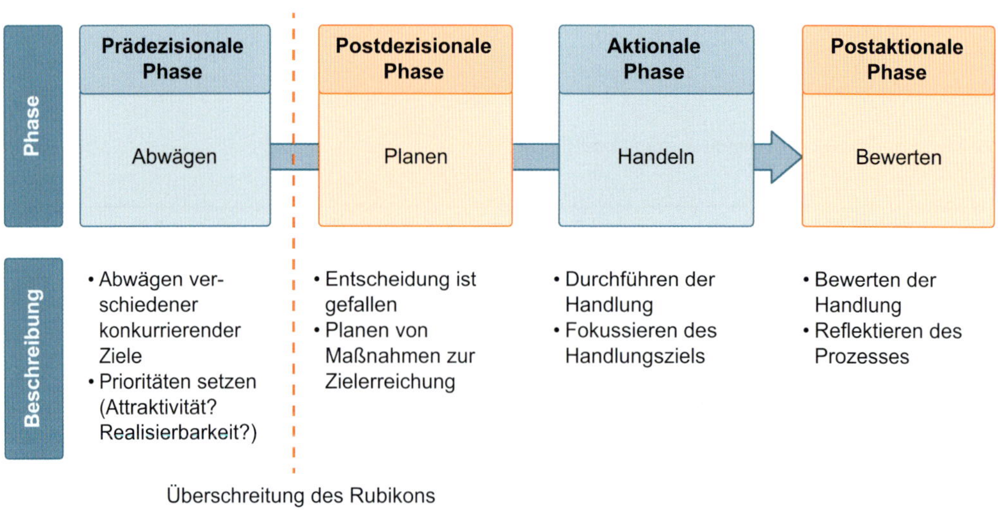

Abb. 7.9 Phasen des Rubikonmodells nach Heckhausen et al. (1987) mit ergänzenden Beschreibungen

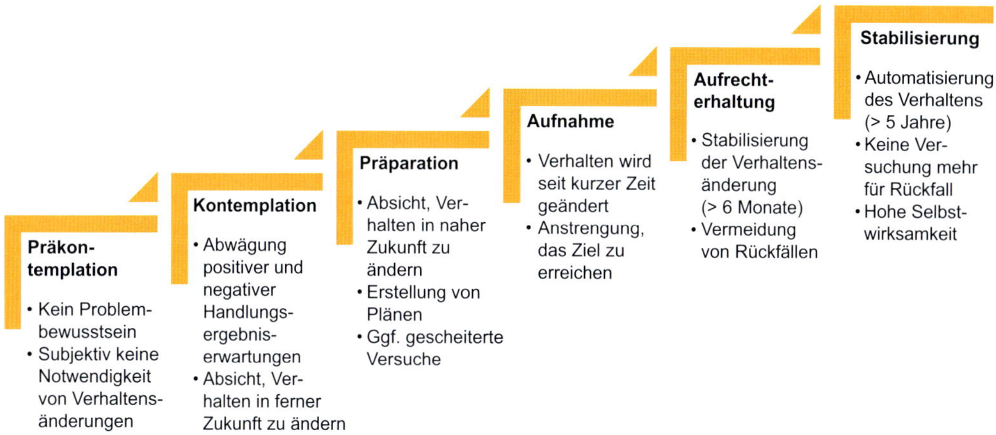

Abb. 7.10 Stadien des transtheoretischen Modells der Verhaltensänderung [L143/G1102]

gebucht. Frau Sommer war noch nicht körperlich aktiv. Sie überlegt und plant derzeit, wie sie es am besten anstellt. Auch Frau Horstert hat noch keinen Sport getrieben. Sie schämt sich nun und sagt, sie habe in der vergangenen Woche keine Zeit gehabt. Außerdem sei es kalt und regnerisch gewesen.

- In welchen Phasen befanden sich die drei Frauen zu Beginn?
- In welcher Phase befinden sie sich zum Ende der ersten Woche?

Die individuelle **Zielsetzung** ist ein wichtiger Faktor zur Motivationssteigerung. Desto passgenauer das Ziel ist, umso motivierender wirkt sich dieses auf das Vorhaben zur Zielerreichung aus. Fremdgesetzte Ziele sind schwerer zu erreichen als selbst gesetzte.

Handlungspläne haben einen entscheidenden Einfluss auf das Gelingen eines gesundheitsförderlichen Vorhabens. Desto konkreter die Fragen nach dem „Wann?", „Wo?" und „Wie?" beantwortet werden, umso realistischer ist die Überführung von Intentionen in das tatsächliche Verhalten. Daneben ist es sinnvoll, Barrieren, welche die Umsetzung der Ziele verhindern könnten, vorherzuahnen. So können geeignete Strategien als Gegenmaßnahmen entwickelt und ergriffen werden.

Erläuterung zum Fallbeispiel

Gute Vorsätze zum neuen Jahr

Die drei Auszubildenden befanden sich zu Beginn gemeinsam in der postdezisionalen Phase. Jede hatte für sich eine Entscheidung für ein Ziel getroffen.

- Frau Frohwein ist in der aktionalen Phase, sie hat den Rubikon überschritten und einen Handlungsplan erstellt.
- Frau Sommer ist in der postdezisionalen Phase, sie plant ihr Vorhaben, eine Beratung zur konkreten Planung könnte ihr weiterhelfen.
- Frau Horstert ist in der prädezisionalen Phase, sie befindet sich wieder im Abwägungsprozess, Unterstützung und Motivation zur Reflexion wären hilfreich.

7.3.6 Transtheoretisches Modell der Verhaltensänderung

Das **transtheoretische Modell der Verhaltensänderung** (Prochaska & Velicer 1997) beschreibt sechs Stadien der Verhaltensänderung. Die Verhaltensänderung wird durch kognitiv-affektive und verhaltensorientierte Prozesse begleitet (Schwarzer 2004: 88). In jedem Stadium denken, fühlen und verhalten sich Menschen anders (▸ Abb. 7.10). Diese werden in ▸ Tab. 7.8 anhand des Fallbeispiels „Ohne Rauch geht es auch" (▸ 7.3.2) erläutert.

Tab. 7.8 Kognitiv-affektive und verhaltensorientierte Prozesse verknüpft mit einem Beispiel

Kognitiv-affektive Prozesse		Verhaltensorientierte Prozesse	
Aspekt	**Beispiel**	**Aspekt**	**Beispiel**
Bewusstseinserhöhung, d. h. verbesserte Wahrnehmung von Ursachen, Konsequenzen und Lösungswegen für das Problemverhalten	Herr Prang kann zunehmend besser reflektieren, warum er in welchen Situationen zur Zigarette greift. Zudem versteht er immer besser, was dies für ihn und seine Gesundheit bedeutet. Er kann gezielt Lösungswege für sich erkennen	Kontingenzmanagement, d. h. Selbstbelohnung und -bestrafung	Herr Prang belohnt sich, wenn er es geschafft hat, in der Pause bei der Arbeit oder in der Schule nicht zu rauchen, indem er das durch den Verzicht gesparte Geld in einen persönlichen Wunsch investiert
Neubewertung der eigenen Person mit Selbstbild und Problemverhalten	Herr Prang erkennt, dass er keine Zigaretten benötigt, um sich frei und gelassen zu fühlen. Er weiß zunehmend um die schädigende Wirkung des Zigarettenrauchens und bewertet das Rauchen nicht mehr positiv	Hilfreiche Beziehungen zur Unterstützung des Vorhabens	Herr Prang holt einen Freund ins Boot, mit dem er gemeinsam das Rauchen aufgibt. Er tauscht sich mit seiner Freundin über seine Probleme und Gefühle aus
Neubewertung der Umwelt, indem der Einfluss des Problemverhaltens auf die Umwelt erkannt wird	Herr Prang erkennt die schädigenden Einflüsse des Rauchens auf seine Umwelt. Er erkennt, dass er so nicht die Vorbildfunktion einnimmt, die er in Zukunft haben möchte. Er möchte seine Mitmenschen nicht durch Passivrauchen gefährden	Gegenkonditionierung mit alternativen Verhaltensweisen	Jedes Mal, wenn Herr Prang das Verlangen zu rauchen verspürt, kaut er einen Kaugummi oder nutzt einen Zahnstocher
Emotionale Relevanz durch negative Gefühle zum Problemverhalten	Herr Prang verachtet zunehmend den Akt des Rauchens. Er schätzt den Griff zur Zigarette nicht mehr als Freiheit, sondern als Schwäche ein	Selbstbefreiung durch Schaffung neuer Alternativen und Erhöhung der Verpflichtung zur Handlung	Herr Prang treibt nun mehr Sport als früher und beschäftigt sich mit dem Thema Meditation. Er identifiziert einen tieferliegenden Sinn darin, mit dem Rauchen aufzuhören, z. B. Vorbild zu sein für nachfolgende Generationen. Diesem Ziel verpflichtet er sich
Soziale Befreiung durch Alternativen für ein Nicht-Problemverhalten	Herr Prang schätzt andere Methoden wie Sport zur Spannungsregulation als hilfreicher ein als das Rauchen	Reizkontrolle durch Vermeidung von negativ erlebten Triggern	Herr Prang meidet Raucherkneipen, damit er nicht der Versuchung zu rauchen, insbesondere in der Kombination mit Alkohol, erliegt

7.3.7 Sozial-kognitives Prozessmodell gesundheitlichen Handelns

Im **sozial-kognitiven Prozessmodell gesundheitlichen Handelns** *(Health Action Process Approach, HAPA)* (Schwarzer 2004: 90–100) werden präintentionale Motivationsprozesse *(„vor der Handlungsabsicht bestehende Beweggründe zur Verhaltensänderung“)* und postintentionale Volitionsprozesse *(„nach Formulierung der Handlungsabsicht aufgenommene Handlungen“)* voneinander unterschieden.

Fallbeispiel

„Ich habe Rücken …"

Die Auszubildende Britta Rand absolviert derzeit ihren Pflichteinsatz in der stationären Langzeitpflege in einem Altenpflegeheim. Mit ihrer Praxisanleiterin Lea Laub ist sie insbesondere bei der Körperpflege und

Mobilisation bewegungseingeschränkter, älterer Menschen tätig. Manchmal arbeitet Frau Rand auch mit anderen Pflegefachpersonen auf der Station zusammen. So auch mit Rubia Rokziz. Diese achtet im Gegensatz zu Frau Laub nicht auf eine rückenschonende Arbeitsweise, da es schnell gehen muss. Frau Rokziz gibt bei den Pflegeinterventionen in ihrem Beisein öfters an, unter belastenden Rückenschmerzen im Bereich der Lendenwirbelsäule zu leiden. Scherzhaft fügt sie an: „Ich habe Rücken – eine typische Pflegekrankheit!" Frau Rand hat in ihrer Ausbildung bereits einen Kinästhetik-Grundkurs absolviert und neben Hilfsmitteln weitere Techniken zur rückenschonenden Arbeitsweise kennengelernt (▸ 8.2.4). Gemeinsam mit ihrer Praxisanleiterin reflektiert Frau Rand die Situation und die Äußerungen der Pflegefachpersonen auf der Station.

Zu den Elementen des Modells zählen (▸ Abb. 7.11):

- **Risikowahrnehmung:** Subjektive Einschätzung des Schweregrads der Bedrohung und Einsicht in den Zusammenhang zwischen Verhalten und Gesundheit
- **Handlungsergebniserwartung:** Gegenüberstellung von Verhaltensalternativen zu bestehendem Problemverhalten, Abwägung von Vor- und Nachteilen sowie Barrieren
- **Selbstwirksamkeitserwartung:** Subjektive Überzeugungen, spezifische Verhaltensweisen mit den eigenen Kompetenzen zeigen zu können (▸ 7.3.2)
- **Zielsetzung:** Persönliche Bindung an ein selbst gestecktes Ziel
- **Planung:** Erstellung von Handlungsplänen mit der Konkretisierung des Vorhabens (wann, wo und wie)
- **Handlung** durch initiatives Ergreifen der Maßnahme mit Ausführung des Gesundheits- und Vermeidung des Risikoverhaltens, Aufrechterhaltung mittels Abschirmung, Belohnungsaufschub, Aufmerksamkeits- und Emotionsregulation und Wiederherstellung, d. h. erneutes Ergreifen der Handlung nach Rückfall oder Versäumnis
- **Situative Barrieren und Gelegenheiten:** Barrieren = Schwierigkeiten, die während der Ausführung des Vorhabens auftreten können, Gelegenheiten = Ressourcen, auf die zurückgegriffen werden kann, um eine Handlung weiter aufrechtzuerhalten
- **Disengagement:** Mögliche Phase mit Zielentbindung und Abbrechen des Gesundheitsverhaltens, oft in Kombination mit mangelndem Willen und Defiziten in der Selbstregulation auftretend

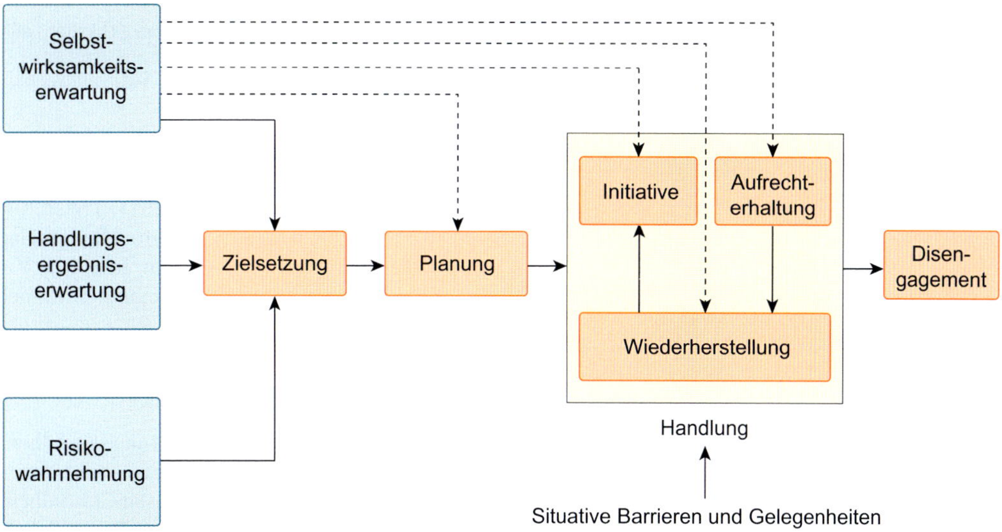

Abb. 7.11 Sozial-kognitives Prozessmodell gesundheitlichen Handelns nach Schwarzer [L143/G1102]

Erläuterung zum Fallbeispiel

„Ich habe Rücken …"

Frau Rand erkennt ihr persönliches Risiko, bei entsprechend gesundheitsschädigendem Verhalten selbst Probleme mit ihrem Rücken zu bekommen *(Risikowahrnehmung)*, und stellt sich die Frage: „Wie schwer schätze ich das Risiko, durch nicht rückengerechte Arbeitsweisen langfristige Probleme im Bewegungs- und Stützapparat zu erleiden, ein?" Frau Rand stellt die Techniken rückenschonender Arbeitsweisen und die Vernachlässigung solcher Maßnahmen im Pflegealltag gegenüber. Sie realisiert, dass das Ignorieren rückenschonender Arbeitsweisen ihre Situation verschlechtert. Frau Rand möchte sich fit, beweglich und agil fühlen und stellt die Zeit, die sie mit rückenschonenden Arbeitsweisen aufwendet, der potenziell verlorenen Lebenszeit infolge einer chronischen Beeinträchtigung gegenüber *(Handlungsergebniserwartung)*. Sie traut sich zu, auch in einem stressigen Arbeitsumfeld und bei abwertenden Erlebnissen gegenüber der von ihr konsequent durchgeführten rückenschonenden Arbeitsweise ihr Vorhaben, Techniken zur Entlastung des Bewegungs- und Stützapparats einzusetzen, weiterzuverfolgen *(Selbstwirksamkeitserwartung)*. Ihr Ziel ist, stets rückenschonend zu arbeiten, d. h. Betten für pflegerische Interventionen immer auf Hüfthöhe einzustellen, Hilfsmittel zu verwenden und bei absehbar beschwerlichen Aufgaben eine zweite Pflegefachperson hinzuzuziehen *(Zielsetzung)*. Frau Rand erstellt mit ihrer Praxisanleiterin einen konkreten Plan zur Realisierung ihres Ziels. So identifizieren sie gemeinsam Situationen, in denen besonders auf eine rückengerechte Arbeitsweise geachtet werden muss *(wann und wo)* und legen Maßnahmen fest, die es in diesen Situationen zu ergreifen gilt *(wie)*.

Frau Rand arbeitet einen konkreten Übungsplan *(Planung)* aus. Sie ergreift Maßnahmen zur rückenschonenden Arbeitsweise, schirmt sich gegenüber belächelnden Äußerungen ab und lenkt ihre Aufmerksamkeit auf ihr Körperbewusstsein und Menschen, die ihr Vorhaben unterstützen. Zudem reflektiert sie in regelmäßigen Abständen ihre *Handlungen*. Mit ihrer Praxisanleiterin diskutiert Frau Rand mögliche Schwierigkeiten wie z. B. unzureichende Hilfsmittelversorgung oder Zeitnot *(situative Barrieren)*. Indem sie diese Hürden antizipieren (vorwegnehmen), können sie geeignete Handlungsstrategien ergreifen. Daneben beleuchten sie, wie Ressourcen, z. B. Techniken zur Selbstregulation oder Koalitionsbildung mit anderen Pflegefachpersonen, identifiziert und genutzt werden können *(situative Gelegenheiten)*. Frau Rand bewegt sich bestenfalls stets im Bereich der aufrechterhaltenden Handlung. Indem sie Barrieren antizipiert, kann das Risiko des *Disengagements* reduziert werden. Daneben wird sich Frau Rand immer wieder neu motivieren und ihren Handlungsplan anpassen müssen.

7.3.8 Haus der Arbeitsfähigkeit

Definition

Arbeitsfähigkeit

Summe von Faktoren, die einen Menschen in einer bestimmten beruflichen Situation in die Lage versetzt, gestellte Aufgaben erfolgreich zu bewältigen. Grundlage, um arbeiten zu können und zu wollen.

Pflegefachpersonen verfügen zur Bewältigung von Anforderungen über individuelle Potenziale. Aus gesundheitsförderlicher Sicht sind die Anforderungen und Potenziale auszubalancieren, um ein langes Erwerbsleben führen zu können.

Checkliste

Was ist gute Arbeit?

Die **Humankriterien** *(Kriterien zu menschengerecht gestalteten Arbeitsbedingungen)* sind Merkmale einer gut gestalteten Arbeit (Wittig-Goetz 2006):

- Arbeitsaufgaben berücksichtigen die Fähigkeiten der Beschäftigten.
- Der Beruf ist vielseitig.
- Die Arbeit ist ganzheitlich.
- Die Arbeit enthält Handlungs- und Entscheidungsspielräume.
- Die betrieblichen Strukturen sind transparent.
- Die Aufgaben können gemeinsam bewältigt werden.
- Die Arbeit bringt Entwicklungsmöglichkeiten mit sich.

Die Arbeitsfähigkeit kann laut Juhani Ilmarinen mit einem Haus mit vier Stockwerken verglichen werden (► Abb. 7.12; Ilmarinen 2011, Treier 2015: 13–26, Hornung 2013: 15). Das Modell vom Haus der Arbeitsfähigkeit dient einem besseren Verständnis zur Arbeitssituation in einem Unternehmen.

Erstes Stockwerk: Gesundheit und Leistungsfähigkeit

Im ersten Stockwerk brechen gerne Gesundheitsdiebe wie Bewegungsarmut, Übergewicht, Suchtmittelkonsum oder Stress ein. Diesen Gesundheitsdieben kann verhältnis- oder verhaltenspräventiv begegnet werden (► 7.1.3). Damit man nicht friert, bedarf es einer Beheizung in Form von Ressourcen wie z. B. Erholungsfähigkeit oder Selbstwirksam-

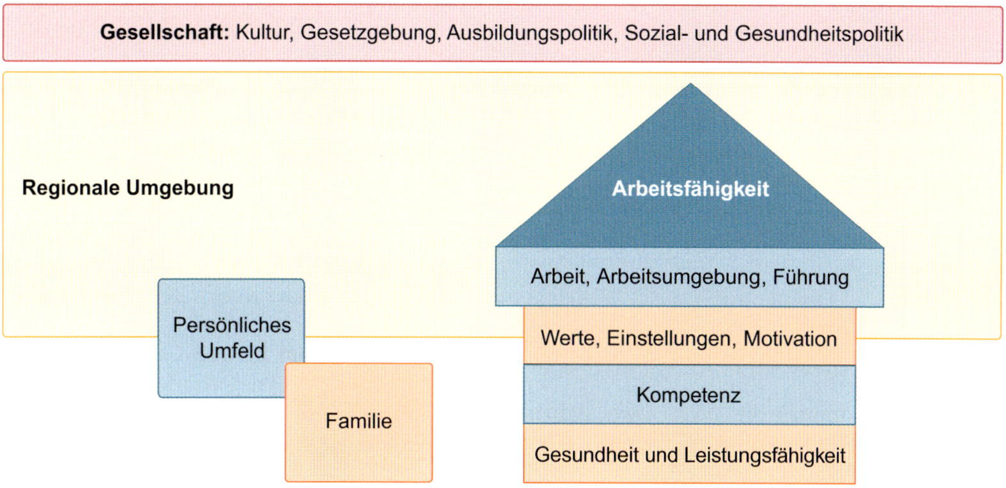

Abb. 7.12 Haus der Arbeitsfähigkeit [L143/G1103]

keit. Im ersten Stockwerk gilt es, entlang des Gesundheits-Krankheits-Kontinuums persönliche Risiken zu reduzieren und Ressourcen zu stärken (► 7.2.3). Maßnahmen des betrieblichen Gesundheitsmanagements können Pflegefachpersonen im Setting der Arbeitswelt dabei unterstützen (► 8.2.6). Die physische und psychische Gesundheit stellt das Fundament des Hauses dar.

Reflexion

Gesundheit und Leistungsfähigkeit

- Wie würden Sie Ihre körperliche Verfassung beschreiben?
- Existieren gesundheitliche Einschränkungen, die sich auf Ihre Arbeit auswirken?
- Wie kompensieren Sie und Ihr Team belastende berufliche Situationen? Sind diese Kompensationstechniken ausreichend?

Zweites Stockwerk: Kompetenz

Die Räumlichkeiten im zweiten Stockwerk sind riesig und komplex gewunden, Schränke mit Fächern oder Schubladen gibt es nicht. Deshalb ist es zur Orientierung im zweiten Stockwerk hilfreich, einen Lerncoach an seiner Seite zu haben.

Das Wissen und Können eines Menschen basiert auf seiner Qualifikation und seinen Schlüsselkompetenzen. Professionelle Handlungskompetenz ist ein wesentlicher Baustein, um selbstorganisiert neue und herausfordernde Anforderungen im Arbeitsleben bewältigen zu können. Damit das zweite Stockwerk in Schuss bleibt, bedarf es regelmäßiger Sanierungs- und Aufräumarbeiten in Form von Lernarrangements wie Fort- und Weiterbildungen (► Kap. 10). Der Arbeitgeber kann z. B. durch Maßnahmen des altersgerechten Lernens, der Stärkung der Gesundheitskompetenz oder dem Empowerment (► 7.2.2) zur Pflege des zweiten Stockwerks beitragen.

Reflexion

Kompetenz

- Erfüllen Sie alle fachlichen Anforderungen für Ihre Position und Ihre Arbeitsaufgaben?
- Welche Kompetenzen zeichnen Sie im Gegensatz zu anderen besonders aus? Welche fehlen Ihnen bzw. sind Ihrer Ansicht nach noch nicht ausreichend ausgeprägt?
- Welchen Stellenwert messen Sie Fort- und Weiterbildungsmaßnahmen bei?

Drittes Stockwerk: Werte, Einstellungen, Motivationen

Das dritte Stockwerk ist bis auf Banner an den Wänden leer. Auf diesen stehen Slogans oder einzelne kraftvolle Wörter, welche die individuellen Werte widerspiegeln. Einstellungen prägen das Verhalten und beeinflussen die Motivation. Werte bilden die Arbeitspersönlichkeit eines Menschen. So kann z. B. die Ethik dabei behilflich sein, einen eigenen Wertekanon auszuprägen (► Kap. 4). Der Arbeitgeber kann durch werteorientiertes Personal- und Unternehmensmanagement das dritte Stockwerk pflegen. Dazu zählen u. a. transformationale Führung (Führungsstil u. a. zur Entwicklung intrinsischer Motivation, ► 8.2.1), Konturierung der Zuständigkeitsbereiche der Pflege oder die Förderung zur verbesserten Vereinbarkeit zwischen Beruf und Familie.

Reflexion

Werte

- Welche Grundhaltungen prägen Ihr berufliches Handeln?
- Wie stark stimmen die Werte Ihres Arbeitgebers und Ihre persönlichen überein?
- Was motiviert Sie zu arbeiten?

Viertes Stockwerk: Arbeit, Arbeitsumgebung, Führung

Das vierte Stockwerk ist das größte von allen und drückt mit seinem Volumen auf die unteren Stockwerke. Daher gilt es hier, die Humankriterien zu berücksichtigen. Verhältnispräventiv ist die Arbeit so zu gestalten, dass das Gewicht des vierten Stockwerks leichter wird, um die Last auf die unten liegenden Stockwerke zu reduzieren. Hierzu ist die Arbeitsumgebung, die Arbeit selbst, die Organisation inklusive der Führung und das soziale Umfeld (Betriebsklima) zu betrachten. Maßnahmen zur Reduktion des Gewichts des Stockwerks sind z. B. Arbeits- und Gefährdungsanalysen, Optimierung der Arbeits(zeit)organisation (► 8.2.2) oder Umsetzung von ergonomischen Verbesserungen.

Reflexion

Arbeit

- Vervollständigen Sie den Satz: „Meine Arbeit ist …"
- Wie unterstützt Ihre Arbeitsumgebung Ihre Arbeit? Welche Defizite nehmen Sie wahr?
- Fühlen Sie sich bei der Arbeit allgemein über- oder unterfordert (► 3.2.4)? Bei welchen Tätigkeiten speziell?
- Welche Gelegenheiten zum fachlichen und emotionalen Austausch stehen Ihnen bei der Arbeit zur Verfügung?
- Wie unterstützt Sie Ihr Vorgesetzter? Was vermissen Sie im Führungsverhalten?

Umgebung

Die Umgebung steht in wechselseitiger Beziehung zum Haus der Arbeitsfähigkeit:

- Familie und persönliches Umfeld: Zum Beispiel Rollenkonflikte wie Stationsleitung vs. Mutter, reduzierte Work-Life-Balance durch Schichtarbeit, kleine Kinder im Haushalt
- Regionale Umgebung: Zum Beispiel Angebote zur Gesunderhaltung in der Nähe, Infrastruktur, um den Arbeitsweg auch am Wochenende und zu späten oder frühen Zeiten bewältigen zu können
- Gesellschaft: Zum Beispiel Gesetzgebungen wie Reformierung des Pflegeberufegesetzes oder Verschärfung im Arbeitsschutzrecht, gesellschaftliche Wertschätzung des Berufs etc.

Reflexion

Umgebung

- Wie würden Sie Ihre persönliche Work-Life-Balance beschreiben?
- Welche Unterstützungen erfahren Sie durch Ihre Familie und Ihr persönliches Umfeld?
- Welchen Stellenwert messen Sie berufspolitischem Interesse und Engagement bei?

Wiederholungsaufgaben

1. Unterscheiden Sie die Begriffe der Primär-, Sekundär- und Tertiärprävention anhand der zeitlichen Dimension voneinander.
2. Nennen Sie je zwei Beispiele für die universelle, selektive und induzierte Prävention.
3. Erläutern Sie die Ansätze der Verhaltens- und Verhältnisprävention.
4. Nennen Sie die fünf Handlungsbereiche der Maßnahmen zur Gesundheitsförderung
5. Beschreiben Sie die drei Strategien des Empowerment-Ansatzes.
6. Nennen Sie je vier Beispiele für interne und externe generalisierte Widerstandsressourcen.
7. Definieren und erläutern Sie die drei Teilkomponenten des Kohärenzgefühls.
8. Nennen Sie die beiden Fähigkeiten, die mit der Resilienz einhergehen.
9. Beschreiben Sie die zwei kognitiven Prozesse, die für die Ausprägung des Schutzverhaltens laut der Theorie der Schutzmotivation bedeutsam sind.
10. Unterscheiden Sie im systemischen Anforderung-Ressourcen-Modell die aktuelle von der habituellen Gesundheit.

11. Erläutern Sie die Bedeutsamkeit von Handlungsplänen zur gesundheitspsychologischen Motivationssteigerung.
12. Nennen Sie fünf Humankriterien für die Gestaltung guter Arbeit.

LITERATUR

Antonovsky A. Salutogenese. Zur Entmystifizierung der Gesundheit. Tübingen: DGVT, 1997.

Bandura A. Health Promotion by Social Cognitive Means. Health Educ Behav. 2004; 31(2): 143–164.

Brandes S, Stark W. Empowerment/Befähigung. 2021. Aus: www.leitbegriffe.bzga.de/alphabetisches-verzeichnis/empowermentbefaehigung (letzter Zugriff: 15.8.2021).

BzgA Bundeszentrale für gesundheitliche Aufklärung (Hrsg.). Was erhält Menschen gesund? Antonovskys Modell der Salutogenese – Diskussionsstand und Stellenwert. Köln: 2001.

Franke A. Salutogenetische Perspektive. 2015. Aus: www.leitbegriffe.bzga.de/alphabetisches-verzeichnis/salutogenetische-perspektive (letzter Aufruf: 4.7.2020).

Franzkowiak P. Prävention und Krankheitsprävention. 2018. Aus: www.leitbegriffe.bzga.de/alphabetisches-verzeichnis/praevention-und-krankheitspraevention (letzter Aufruf: 9.6.2021).

Hammelstein P. Resilienz. In: Renneberg B, Hammelstein P. (Hrsg.). Gesundheitspsychologie. Berlin, Heidelberg: Springer, 2006. S. 18–23.

Heckhausen H, Gollwitzer PM, Weinert FE (Hrsg.). Jenseits des Rubikon. Der Wille in den Humanwissenschaften. Berlin: Springer, 1987.

Hornung J. Nachhaltiges Personalmanagement in der Pflege – Das 5-Säulen Konzept. Berlin, Heidelberg: Springer, 2013.

Hurrelmann K, Klotz T, Haisch J (Hrsg.). Lehrbuch Prävention und Gesundheitsförderung. 4. A. Bern: Huber, 2014.

Ilmarinen J. Arbeitsfähig in die Zukunft. In: Giesert M (Hrsg.). Arbeitsfähig in die Zukunft. Willkommen im Haus der Arbeitsfähigkeit! Hamburg: VSA-Verlag, 2011. S. 20–29.

Kaba-Schönstein L. Gesundheitsförderung 1: Grundlagen. 2018. Aus: www.leitbegriffe.bzga.de/alphabetisches-verzeichnis/gesundheitsfoerderung-1-grundlagen (letzter Zugriff: 9.6.2021).

Kaluza G. Stressbewältigung. Trainingsmanual zur psychologischen Gesundheitsförderung 4. A. Berlin, Heidelberg: Springer, 2018.

Lippke S, Renneberg B. Inhalte der Gesundheitspsychologie, Definition und Abgrenzung von Nachbarfächern. In: Renneberg B, Hammelstein P. (Hrsg.). Gesundheitspsychologie. Berlin, Heidelberg: Springer, 2006a. S. 4–5.

Lippke S, Renneberg B. Theorien und Modelle des Gesundheitsverhaltens. In: Renneberg B, Hammelstein P. (Hrsg.). Gesundheitspsychologie. Berlin, Heidelberg: Springer, 2006b. S. 35–60.

Nickel S, Trojan A. Capacity Building/Kapazitätsentwicklung. 2020. Aus: www.leitbegriffe.bzga.de/alphabetisches-verzeichnis/capacity-building-kapazitaetsentwicklung (letzter Zugriff: 15.8.2021).

Olsson CA, Bond L, Burns JM et al. Adolescent resilience: a concept analysis. J Adolesc. 2003; 26(1): 1–11.

Prochaska JO, Velicer WF. The transtheoretical model of health behavior change. Am J Health Promot. 1997; 12(1): 38–48.

Renneberg B, Lippke S. Lebensqualität. In: Renneberg B, Hammelstein P. (Hrsg.). Gesundheitspsychologie. Berlin, Heidelberg: Springer, 2006. S. 29–33.

Reimann S, Hammelstein P. Ressourcenorientierte Ansätze. In: Renneberg B, Hammelstein P. (Hrsg.). Gesundheitspsychologie. Berlin, Heidelberg: Springer, 2006. S. 13–28.

Rogers RW. A protection motivation theory of fear appeals and attitude change. J Psychol. 1975; 91(1): 93–114.

Rosenbrock R, Michel C. Primäre Prävention. Bausteine für eine systematische Gesundheitssicherung. Berlin: MWV, 2006.

Schwarzer R. Psychologie des Gesundheitsverhaltens. Einführung in die Gesundheitspsychologie. 3. A. Bern: Hogrefe, 2004.

Treier M. Betriebliches Arbeitsfähigkeitsmanagement. Mehr als nur Gesundheitsförderung. Wiesbaden: Springer, 2015.

Wittig-Goetz U. Menschengerechte Arbeitsgestaltung oder Merkmale guter Arbeit. 2006. Aus: www.boeckler.de/pdf/mbf_as_arbeitsgestaltung_2006.pdf (letzter Zugriff: 9.6.2021).

08 Bewältigung beruflicher Belastungssituationen

Überblick

Pflegefachpersonen erleben in ihrem Alltag unterschiedliche Belastungsfaktoren und -situationen. Ziel dieses Kapitels ist es, Pflegefachpersonen bei der Bewältigung beruflicher Belastungssituationen, die auf verschiedenen Ebenen entstehen, zu unterstützen. Unter anderem werden folgende Fragen beantwortet:

Auf der Makroebene:
- Inwiefern wirkt sich eine Gratifikationskrise negativ auf die Gesundheit aus (▶ 8.1.1)?
- Welchen Einfluss haben Bürokratisierung (▶ 8.1.2) und Ökonomisierung (▶ 8.1.3) auf die Gesundheit?

Auf der Mesoebene:
- Welchen belastenden Einfluss kann eine dysfunktionale Führung haben (▶ 8.2.1)?
- Wie können Pflegefachpersonen körperlichen Anforderungen begegnen ▶ 8.2.4)?
- Welche Strukturen des betrieblichen Gesundheitsmanagements (▶ 8.2.5) und welche Unterstützungssysteme (▶ 8.2.6) können Pflegefachpersonen zur Bewältigung von Belastungen nutzen?

Auf der Mikroebene:
- Wie können belastende Gefühle bewältigt werden (▶ 8.3.1)?
- Wie entsteht Stress und welche Maßnahmen können zum erfolgreichen Stressmanagement ergriffen werden (▶ 8.3.2)?
- Was unterscheidet ein Burn-out (▶ 8.3.3) von einem Cool-out (▶ 8.3.4)?
- Welche Strategien können Pflegefachpersonen zur Lösung von Konflikten ergreifen (▶ 8.3.5)?
- Was kann man bei Mobbing tun (▶ 8.3.6)?
- Wie können Pflegefachpersonen Aggression und Gewalt in der Pflege begegnen (▶ 8.3.7)?
- Welche Handlungsmöglichkeiten haben Pflegefachpersonen bei sexueller Belästigung (▶ 8.3.8)?

In Deutschland denken 18,4 % der Pflegefachpersonen oft über einen Berufsausstieg nach; Männer und Pflegefachpersonen mit einer höheren Qualifikation häufiger. Dabei wird zwischen motivierten (jung und gut ausgebildeten) und resignierten (schlechte Gesundheit, niedrige Arbeitsfähigkeit, Erschöpfung) Aussteigern unterschieden (Hasselhorn, Tackenberg et al. 2005). Erschreckenderweise ist dieser Wunsch bereits beim Einstieg in den Beruf vorhanden. Laut einer Umfrage des DBfK erwägen 40,4 % der Pflegefachpersonen mehrmals im Jahr, ihren Arbeitgeber zu wechseln, und 35,2 % überlegen sich, den Pflegeberuf aufzugeben (DBfK 2019). In ▶ Tab. 8.1 werden typische Belastungsfaktoren und -situationen dargestellt.

8.1 Belastungssituationen und Strategien auf Makroebene

Belastungssituationen auf der Makroebene finden im soziokulturellen, politischen und gesellschaftlichen Bereich statt.

8.1.1 Gratifikationskrise

Definition

Gratifikationskrise

(Effort Reward Imbalance)
Stress- und Krankheitspotenzial, das aus dem Ungleichgewicht von persönlichen Aufwendungen und Erträgen resultiert. Gratifikationen sind Geld, Wertschätzung, Anerkennung, Aufstiegsmöglichkeiten und die Sicherheit des Arbeitsplatzes.

Das **Modell der Gratifikationskrise** wurde im Jahr 1996 vom Medizinsoziologen Johannes Siegrist entwickelt (Siegrist 1996). Demnach führt eine Dysbalance zwischen beruflichen Anforderungen *(Effort)* und den damit einhergehenden Belohnungen *(Reward)* zu psychischen Belastungen, z. B. Burn-out (▶ 8.3.3), und körperlichen Krankheitszuständen, z. B. Herz-Kreislauf-Erkrankungen (Siegrist 2005).

Tab. 8.1 Belastungsfaktoren und -situationen im Pflegeberuf (modifiziert nach Höhmann et al. 2016: 74–75)

Ebene		Belastungsfaktoren, -situationen
Makroebene (► 8.1)	Soziokulturelle, politische und gesellschaftliche Ebene	• Gratifikationskrise/mangelnde gesellschaftliche Anerkennung • Bürokratisierung der Pflege • Ökonomisierung der Pflege
Mesoebene (► 8.2)	Organisationsbezogene Ebene	• Führungsstil und Führungsqualität • Arbeits(zeit)organisation
	Materiell-technische Ebene	• Arbeits- und Gesundheitsschutz, z. B. Lärm, Infektionsgefahr • Körperliche Anforderungen
Mikroebene (► 8.3)	Interpersonale Ebene	• Konflikte • Mobbing
	Personal-soziopsychische Ebene	• Belastende Gefühle und Emotionen • Stress • Burn-out • Cool-out • Gewalt • Sexuelle Belästigung

In der Pflege wirkt sich die mangelnde gesellschaftliche Anerkennung des Berufs negativ auf die Entstehung einer Gratifikationskrise aus. Insbesondere eine unzureichende Wert- und Bedeutungszuschreibung der pflegerischen Tätigkeit sowie die Unzufriedenheit mit der monetären Vergütung befördern die Entstehung beruflicher Unzufriedenheit (Höhmann et al. 2016: 74). Ca. ¾ der Pflegefachpersonen ist der Meinung, dass ihre Arbeit nicht angemessen entlohnt wird (Schmucker 2020: 58). Daneben beeinflussen physische, psychosoziale und quantitative Arbeitsbelastungen die Pflege. Diese von außen geforderten Verausgabungen wirken sich mit zeitlicher Dauer stärker aus.

Ein weiteres im Pflegeberuf beobachtbares Phänomen ist die persönliche Neigung zahlreicher Pflegefachpersonen, sich überstark zu verausgaben (*Overcommitment, berufliche Verausgabungsneigung;* Hasselhorn, Widerszal-Bazyl et al. 2005). Das Modell der Gratifikationskrise ist somit nicht nur der Makroebene zuzuordnen. Auch auf der Mesoebene wird die Entstehung durch z. B. geringe Qualifikationsgelegenheit begünstigt. Eine reduzierte Verfügbarkeit von attraktiven Arbeitsplatzalternativen kann das Gefühl verstärken, an seinen Arbeitsplatz gefesselt zu sein.

8.1.2 Bürokratisierung

Definition

Bürokratie

(frz. bureaucratie; bureau = Büro; kratein = herrschen; Schreibtischherrschaft)
Organisationsstruktur mit Regeln und festgelegten Verfahren zu Verwaltungstätigkeiten in festgelegten Hierarchien.

Bürokratisierung

(Bürokratiewachstum)
Starke Zunahme an Regeln und Verfahren mit Überlagerung des eigentlichen Sinns der Verwaltungstätigkeit. Eine zunehmend überzogene Handlungsorientierung ohne Sinn wird auch als Bürokratismus bezeichnet.

Entbürokratisierung

(Bürokratieabbau)
Reduktion der bürokratischen Überregulierung, z. B. durch Stellenabbau, neue Regelungen und Gesetze, Steigerung der Transparenz oder Abbau von Hierarchien.

In einer **Bürokratie** ist „alles geregelt". So sind z. B. Behörden bürokratisch aufgebaut. Es existieren klare Zuständigkeiten, klare Verfahrensanweisungen und ein dezidiertes Formularwesen. Dieses hohe Maß an Festlegung soll den Beteiligten Sicherheit, Kontinuität und Willkürfreiheit schenken, stößt aber an einigen Punkten an seine Grenzen:

- Ein bürokratisierter Apparat ist starr und unbeweglich, bei Anfragen außerhalb der Norm stößt er an seine Grenzen.
- Eine bestehende Formularflut führt zur Unübersichtlichkeit und schafft Frust.
- Ein starrer Regelapparat kann einengend wirken.

Pflegefachpersonen erfüllen in ihrem Tätigkeitsfeld ebenfalls bürokratische Aufgaben wie die **Dokumentation.**

Fallbeispiel

Immer dieser Papierkram

Pflegefachperson Ronja Reuter arbeitet auf der internistischen Station des örtlichen Krankenhauses. Gleich ist Schichtende, und die Kollegen warten auf ihre Übergabe. Für die Pflegedokumentation hat Frau Reuter bisher keine Zeit gefunden. Während der Übergabe sind sich die Kollegen einig: „Immer dieser Papierkram!" Nach der Übergabe dokumentiert Frau Reuter noch eine Stunde ihre Pflege. Als die Stationsleitung sie fragt, warum sie noch bei der Arbeit sei, entgegnet Frau Reuter: „Ich muss doch alles ganz genau dokumentieren, denn was nicht dokumentiert wurde, wurde nicht erbracht, oder?"

In den vergangenen Jahren wurde von zahlreichen Seiten eine zunehmende Bürokratisierung in der Pflege beanstandet. Kern der Beschwerden war die Tatsache, dass eine Fülle an Dokumentationsnotwendigkeiten vorherrschte, die Zeit zur Versorgung der Pflegeempfänger aber zunehmend geringer wurde. Pflegefachpersonen wendeten ca. 13 % ihrer Arbeitszeit für die Dokumentation auf.
In der stationären Langzeitversorgung kam es mit dem Pflegestärkungsgesetz II zu einer Entbürokratisierung der Pflegedokumentation. Mit der Einführung des Strukturmodells und der Strukturierten Informationssammlung (SIS® [▸ 1.5.2]; BAGFW o. J.) sollte überflüssiger Dokumentationsaufwand reduziert, Kosten gesenkt, Pflegefachpersonen entlastet und mehr Zeit für Pflegeaufwendungen zur Verfügung gestellt werden (BGM 2016).

Erläuterung zum Fallbeispiel

Immer dieser Papierkram

Die Dokumentation von Ronja Reuter muss vor allem eines sein: vollständig. Sind pflegerische Prozesse aber an einer anderen Stelle bereits hinterlegt, bedarf es keiner erneuten Beschreibung des Sachverhalts. Es sind nur noch wesentliche Aspekte des Pflegeprozesses und Veränderungen zu dokumentieren.
Bei der Aussage „Was nicht dokumentiert wurde, wurde nicht erbracht!" handelt es sich um einen tradierten Glaubenssatz in der Pflege. Dieser Irrglaube ist mitverantwortlich für einen ausufernden Dokumentationswahn. Die Aussage gilt nur bezüglich der Dokumentation von Maßnahmen zur Dekubitusprophylaxe – nur hier verlangt bislang die haftungsrechtliche Rechtsprechung die Dokumentation sämtlicher Maßnahmen (Siefarth 2018: 12).

Merke

Sinn und Funktion der Dokumentation

Bei der Dokumentation steht der Pflegeempfänger im Mittelpunkt. Erstrangiges Ziel der Pflegedokumentation ist es, eine gute Versorgung zu leisten. Dokumentation
- ist Kommunikationshilfsmittel,
- erfüllt eine Kontrollfunktion und ist elementar für die Evaluation,
- fungiert als Leistungs- und Finanzierungnachweis in der ambulanten Pflege,
- ist ein Beweismittel im Haftungs- und Strafrecht.

8.1.3 Ökonomisierung

Definition

Ökonomie

(griech. oikos = Haus; nomos = Gesetz; Wirtschaft)
Generierung und Regulierung von Angebot und Nachfrage durch Personen, Einrichtungen und Maschinen.

Ökonomisierung

Ausbreitung ökonomischer Prinzipien wie Gewinnmaximierung auf Bereiche, in denen wirtschaftliche Überlegungen traditionell eine geringere Rolle spielten.

Der Begriff der **Ökonomisierung** wird häufig pauschal kritisiert. Ökonomisches Handeln ist jedoch per se nichts Schlechtes. Mit seinen Einkommen zu wirtschaften und seine Ausgaben zu regulieren ist in jedem Privathaushalt ein vollständig normaler Prozess.
Es existieren fünf Stufen der Ökonomisierung (▸ Tab. 8.2). Auf der zweiten und dritten Stufe ist diese sinnvoll und ethisch geboten, möchte man mit den begrenzt zur Verfügung stehenden Ressourcen möglichst viele Menschen an guter Pflege teilhaben lassen (▸ 4.1.3).

„Die Ökonomisierungsdebatte im Gesundheitssystem im allgemeinen und im Pflegesystem im speziellen geht davon aus, dass nicht mehr die gute

Tab. 8.2 Die fünf Stufen der Ökonomisierung nach Schimank und Volkmann (2008)

Stufe	Beschreibung	Beispiel
1	• Kein Kostenbewusstsein der Akteure erforderlich • Notwendige Finanzmittel sind vorhanden • Autonomes Handeln der Akteure	Frida kann vollständig frei handeln. Geld spielt bei ihren Entscheidungen keine Rolle – es ist genug da
2	• Verlustvermeidung durch systemexterne Soll-Erwartungen • Autonomes Handeln der Akteure	Frida wird aufgefordert, mit ihrem Geld zu wirtschaften. Dabei kann sie noch frei handeln
3	• Verlustvermeidung durch systeminterne Muss-Erwartung • Autonomie wird durch Rationierung der Ressourcen eingeschränkt	Frida achtet von selbst auf ihr Geld. Sie teilt sich ihr Taschengeld ein
4	• Verlustvermeidung durch systeminterne Muss-Erwartung • Gewinnerzielung als Soll-Erwartung • Akteure passen Handlungen an den Markt an	Frida vergleicht ihren Haushalt mit anderen. Sie achtet von selbst auf ihr Geld. Sie möchte ihr Vermögen vergrößern
5	• Gewinnerzielung wird zum einzigen Ziel des Systems und der Akteure	Frida möchte ihr Vermögen vergrößern. Alle Entscheidungen ihres Tuns sind darauf ausgerichtet

Qualität der pflegerischen Versorgung als Zielgröße das Handeln der Akteure im Pflegesystem bestimmt, sondern die Kosten der pflegerischen Versorgung oder gar der Gewinn, der mit dieser Versorgung erzielt werden kann" (Sauerland 2016: 67).

Somit werden Entscheidungen der Pflege im ambulanten und stationären Bereich nicht mehr autonom am realen, komplexen Pflegbedarf herbeigeführt, sondern durch die institutionellen Interessen der Versorgungsanbieter limitiert (Slotala 2011: 202).

Die zunehmende Ökonomisierung und die Einführung der DRG-Fallpauschalen führten in der Krankenhauspflege zu einem massiven Stellenabbau bei gleichzeitigem Anstieg der Fallzahlen. Grund dafür waren die gleichzeitige Verkürzung der Verweildauer und eine Zunahme der Patientenzahlen (Hofmann 2012). Zur Verlustvermeidung und Gewinnmaximierung wurden Pflegestellen gestrichen; Arztstellen wurden paradoxerweise aufgestockt.

Merke

Gute Pflegequalität als Maßstab

Das ökonomische Prinzip der Kostenregulation ist auf einem begrenzten Markt wie der Pflege mit Sicherheit sinnvoll. Dies darf aber nicht um jeden Preis geschehen. Die Partizipation der Pflegefachpersonen bei der Diskussion und Entscheidung, was gute Pflegequalität ist und welche Mittel zur Erreichung dieses Standards erforderlich sind, stellt hierbei einen wichtigen Einflussfaktor dar. Durch ökonomisches Verständnis und berufspolitisches Engagement (▸ 9.1), können gemeinsame Vorstellungen und Ziele realisiert werden.

Kritischer Blick: Sollen die Belastungen im Pflegealltag öffentlich gemacht werden?

Pro

- Ein aktiver und offener Umgang mit Belastungen sorgt dafür, dass Missstände sichtbar werden und daraufhin auch behoben werden können. Belastungen müssen demnach klar nach außen kommuniziert werden, da sie sonst von Arbeitgebern und Politik nicht wahrgenommen werden.
- Pflegefachpersonen leisten mit ihrer Arbeit einen gesamtgesellschaftlich systemrelevanten Auftrag zur Gesundheitsversorgung der Bevölkerung. Diese Öffentlichkeit hat auch das Recht, über Missstände informiert zu werden, die zu Belastungssituationen führen können. Die (zukünftig) pflegebedürftigen Menschen und ihre Angehörigen können sich dann selbst ein Bild machen und Entscheidungen darüber treffen, unter welchen Bedingungen, in welchem System und in welcher Einrichtung sie gepflegt oder nicht gepflegt werden möchten.
- Das Reden über Belastungen ist neben der Sensibilisierung für und die Wahrnehmung von Belastungs-

erlebnissen ein wichtiger Schritt zur Bewältigung. Damit erhält z. B. das persönliche Umfeld die Chance, Unterstützung zu leisten.

Contra

- Das Image der Pflege kann unter dem fortwährenden Strom der Belastungsbekundungen beschädigt werden. Dies kann sich negativ auf die Nachwuchsgewinnung und den Verbleib in den Pflegeberufen auswirken.
- Es gilt, nicht nur Belastungen zu benennen, sondern auch sachlich förderliche Strategien zur Problemlösung vorzuschlagen.
- Neben dem Öffentlichmachen von Belastungen und Problemstellungen können auch interne Strukturen involviert werden. Greifen diese nicht, ist der Schritt an die Öffentlichkeit noch immer möglich.
- Es existieren keine zentralen und offiziellen Whistle-Blowing-Stellen speziell für die Pflege, um geschützt und anonym Hinweise auf Missstände geben zu können. Pflegende könnten sich scheuen, über ihr Belastungserleben zu reden, wenn sie Sorge haben, im Beruf benachteiligt zu werden.

8.2 Belastungssituationen und Strategien auf Mesoebene

Belastungssituationen auf der Mesoebene finden im organisationsbezogenen und materiell-technischen Bereich statt.

8.2.1 Führungsstile und Führungsqualität

Definition

Führungsstil

Art und Verhaltensweisen von Führungskräften, mit Führungsaufgaben umzugehen und gegenüber den Mitarbeitern aufzutreten.

Führungsqualität

(Führungskompetenz, Leadership)
Fähigkeit, andere Menschen zu führen, um identifizierte Ziele in Resultate umzusetzen.

Führungsqualität, Arbeitszufriedenheit und Bindung sind eng miteinander verwoben (▸ Abb. 8.1). Somit hat Führungsqualität einen Einfluss auf die Fluktuation (Wechsel des Arbeitsplatzes). Pflegefachpersonen, die häufig über das Verlassen des Berufs nachdenken, schätzen dabei laut der NEXT-Studie die Führungsqualität ihrer Vorgesetzten als gering ein (Stordeur et al. 2005: 35). Umso höher qualifiziert Pflegefachpersonen sind, umso geringer wird die Führungsqualität ihrer Vorgesetzten eingeschätzt. Mit einer höheren Qualifikation steigen die Erwartungen an Führung und das Arbeitsumfeld.

In der Pflege sind u. a. diese Herausforderungen durch Führungskräfte zu bewältigen (Stordeur et al. 2005: 31):

- Entwicklung langfristiger Visionen
- Stärkung der Bindung zum Beruf, zur Arbeit und zum Team
- Aufbau von Teams und Strukturen zur erfolgreichen Bewältigung organisatorischer Veränderungen
- Motivation, Inspiration und Stärkung der Mitarbeiter

Reflexion

Führungsstil und Führungsqualität

Denken Sie nach und beantworten Sie für sich die nachfolgenden Fragen:

- Was macht aus Ihrer Sicht eine gute Führungskraft aus?
- Was benötigen Sie, um gut geführt zu werden?

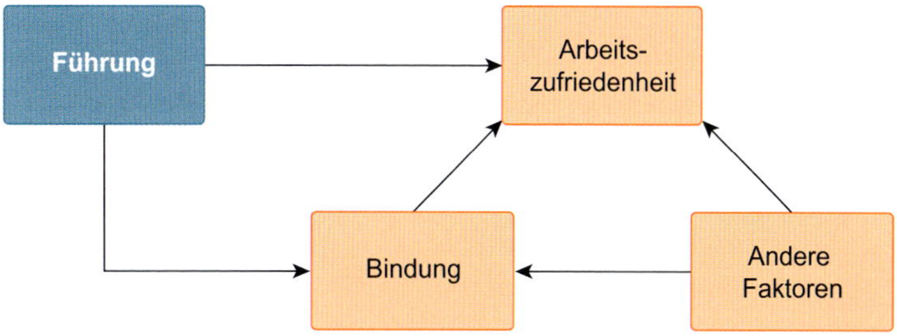

Abb. 8.1 Modell der Beziehung zwischen Führung, Bindung und Arbeitszufriedenheit [L143/P554]

- Welcher Führungsstil sagt Ihnen persönlich zu und weshalb?
- Was sind Aspekte, die Sie bei einer Führungskraft nicht erleben wollen?
- Können Sie sich vorstellen, einmal selbst eine Führungskraft zu sein? Warum?

Führungsstile nach Lewin

Kurt Lewin erforschte den Einfluss von Führungsverhalten auf Gruppenstruktur und -verhalten. Laut Lewin werden drei **Führungsstile** voneinander unterschieden, die mittlerweile als Klassiker angesehen werden: der autokratische, der demokratische und der Laissez-faire-Führungsstil (▶ Tab. 8.3).

Situativer Führungsstil nach Hersey & Blanchard

Bei einem **situativen Führungsstil** nach Paul Hersey und Kenneth H. Blanchard geht man davon aus, dass Mitarbeiter basierend auf ihrem persönlichen Reifegrad unterschiedliche Führungsstile benötigen. Es werden vier Entwicklungsstufen unterschieden, denen verschiede Führungsstile zugewiesen werden können (▶ Tab. 8.4; Blanchard et al. 2012; Glöckler & Maul 2010: 35–45):

- **Dirigieren:** Der Vorgesetzte strukturiert, kontrolliert und supervidiert die Arbeit. Die zuvor portionierte Arbeit wird dem Mitarbeiter zugeteilt und durch den Vorgesetzten überwacht und begleitet.

Tab. 8.3 Führungsstile nach Kurt Lewin (vgl. Glöckler & Maul 2010: 28–32)

Merkmale	Autokratischer Führungsstil	Demokratischer Führungsstil	Laissez-faire-Führungsstil
Ansatz	**Direktiv**	**Teamorientiert**	**Liberal**
Entscheidungsfindung	Alle Entscheidungen liegen beim Vorgesetzten, keine Eigenverantwortung der Mitarbeiter	Entscheidungen werden unter Anregung und Betreuung des Vorgesetzten von der Gruppe gefällt, Aufgaben und Entscheidungen werden delegiert	Aufgaben und Entscheidungen werden mit voller Freiheit an Mitarbeiter übertragen, ohne Kontrolle durch den Vorgesetzten
Gruppenzusammensetzung	Wird durch den Vorgesetzten bestimmt	Lässt sich durch die Gruppe selbst herbeiführen	Gruppe als Team existiert nicht, Initiative geht von Einzelpersonen aus
Kommunikationsform	Monolog und Anweisung ohne die Möglichkeit einer Diskussion	Dialog mit fortlaufendem Feedback	Selbstgespräch mit der Gruppe, kein Dialog mit dem Vorgesetzten
Führungsverhalten zur Gruppe	Der Vorgesetzte ist distanziert zur Gruppe, das Verhalten ist unpersönlich	Der Vorgesetzte versucht, ein Gruppenmitglied zu sein	Der Vorgesetzte hält sich aus dem Gruppengeschehen vollständig heraus, steht bei Anfrage mit Rat zur Seite
Lob und Kritik	Erfolgt ohne Benennung der Gründe	Erfolgt objektiv	Erfolgt nicht
Vorteile	• Klarheit • Kontrolle über Geschehen • Sicherheit für Mitarbeiter • Hohe Produktivität bei Routinetätigkeiten	• Führung hat guten Überblick • Vertrauensvolle Zusammenarbeit • Sinkendes Fehlentscheidungsrisiko • Selbstständigkeit der Mitarbeiter • Kreativität • Hohe Motivation und Zufriedenheit	• Kaum Zeit für Führung von Vorgesetzten nötig

Tab. 8.3 Führungsstile nach Kurt Lewin (vgl. Glöckler & Maul 2010: 28–32) *(Forts.)*

Merkmale	Autokratischer Führungsstil	Demokratischer Führungsstil	Laissez-faire-Führungsstil
Ansatz	**Direktiv**	**Teamorientiert**	**Liberal**
Nachteile	• Distanziertes Verhältnis zwischen Vorgesetztem und Mitarbeiter • Risiko der Fehlentscheidung • Kreativität ↓ • Zunehmende Unselbstständigkeit der Mitarbeiter mit sinkender Motivation	• Langsamere Entscheidungsprozesse • Sinkende Produktivität bei Routinetätigkeiten • Bei Mitarbeitern ohne Selbstdisziplin führt die fehlende Kontrolle zu langsameren Arbeiten • Gefahr von Zielverfehlung, da Arbeitsschritte sich in andere Richtungen bewegen können	• Kein Überblick und keine Kontrolle durch Vorgesetzten • Unpersönliches Verhältnis zwischen Vorgesetztem und Mitarbeitern • Hohes Risiko von Fehlentscheidungen, da nur Führungskraft Strategien und Ziele kennt • Frage nach Verantwortung und Entscheidungsspielräumen ungeklärt • Kein „Wir-Gefühl" in der Gruppe mit Machtkämpfen und Bildung von Untergruppen • Geringe Motivation, Ideen einzubringen, aufgrund fehlenden Feedbacks

Tab. 8.4 Die vier Entwicklungsstufen des situativen Führungsstils (Blanchard et al. 2012: 52–58)

Entwicklungsstufe	Merkmale	Führungsstil
1	• Wenig Kompetenz • Hohes Engagement	Dirigieren
2	• Einige Kompetenzen • Wenig Engagement	Trainieren
3	• Hohe Kompetenz • Schwankendes Engagement	Sekundieren
4	• Hohe Kompetenz • Hohes Engagement	Delegieren

- **Trainieren:** Der Vorgesetzte dirigiert und unterstützt. Er weist die Arbeit zu, geht aber bezüglich Details in die Diskussion und liefert Hintergrundwissen. Der Vorgesetzte lenkt und überwacht den Prozess. Die Beziehungsorientierung ist größer als beim Dirigieren.
- **Sekundieren** *(unterstützen):* Der Vorgesetzte erkennt die Arbeit an, hört zu und fördert den Mitarbeiter. Die Verantwortung für Routineaufgaben kann delegiert werden. Damit der Mitarbeiter Vertrauen in sich und seine Arbeit entwickelt, werden ihm neuartige Aufgaben, die kreative Lösungen verlangen, zugetragen. Durch Unterstützung bei der Verantwortungsübernahme und positives Feedback wird das Selbstvertrauen gestärkt.
- **Delegieren:** Der Vorgesetzte überträgt dem Mitarbeiter die Verantwortung für Routineentscheidungen. Dabei entscheidet der Mitarbeiter, wann die Führungskraft wie involviert wird. Der Vorgesetzte steht weiter als Ansprechperson zur Verfügung und stellt die notwendigen Ressourcen.

Full-Range-Leadership-Modell nach Bass

Das **Full-Range-Leadership-Modell** *(FRL-Modell)* nach Bernard M. Bass setzt sich aus drei zentralen Dimensionen des Führungsverhaltens zusammen: transformationale, transaktionale und Laissez-faire-Führung (▸ Abb. 8.2).

Die **Laissez-faire-Führung** wird in diesem Modell als passiv und ineffektiv eingestuft. Sie wird auch als Nonleadership, also das Fehlen von Führung, bezeichnet.

Die **transaktionale Führung** bezieht sich auf die Austauschbeziehung des wechselseitigen Gebens und Nehmens *(Transaktionen)* zwischen Vorgesetztem und Mitarbeiter. Mitarbeiter und Vorgesetzte formulieren Ziele, die es zu erreichen gilt. Mit dem Erreichen der Ziele kommt es zu einer positiven Verstärkung in Form von monetärer oder immaterieller Belohnung wie z. B. Lob. Wird

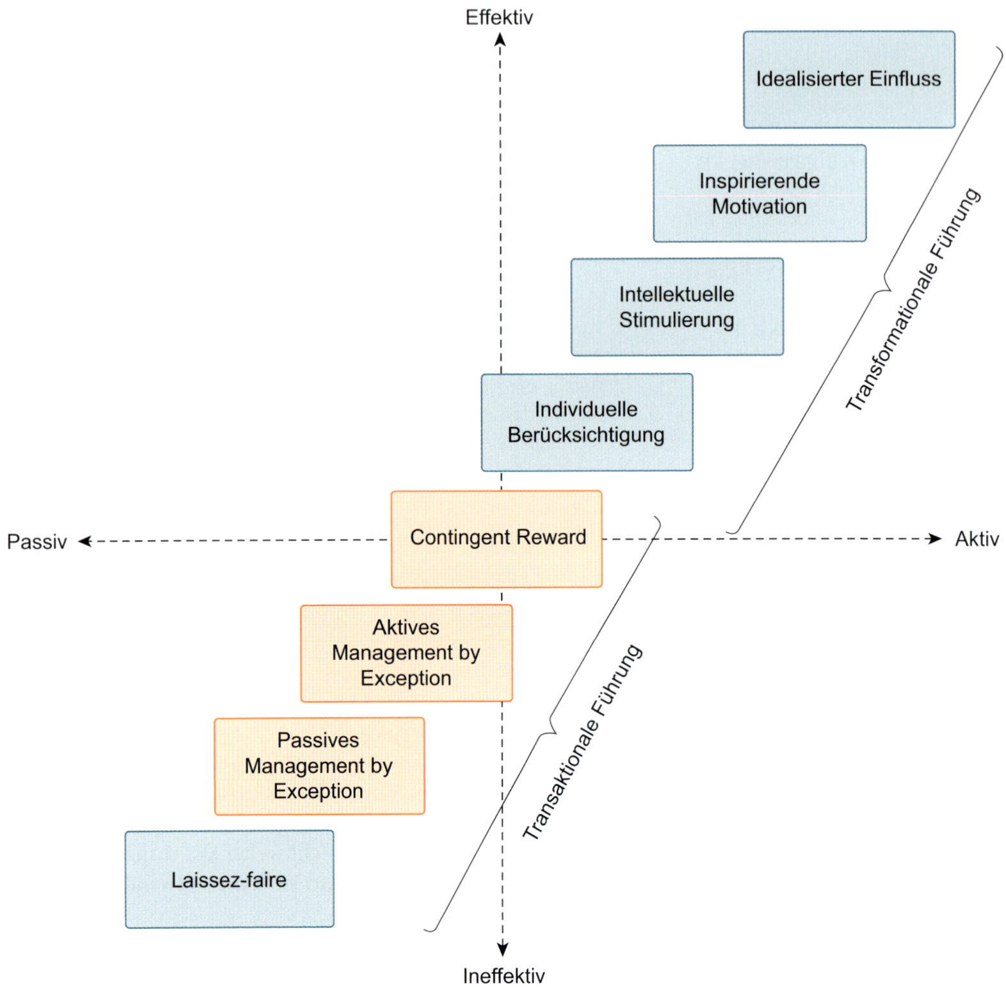

Abb. 8.2 Das Full-Range-Leadership-Modell nach Bernard M. Bass [L143/G1104]

das Ziel verfehlt, ist eine negative Verstärkung die Folge. So können z. B. Bonuszahlungen ausbleiben, Versetzungen oder Kündigungen die Folge sein. Transaktionale Führung setzt sich zusammen aus:

- Passives Management by Exception: Einschreiten des Vorgesetzten bei Fehlern
- Aktives Management by Exception: Überwachung der Aufgabenerfüllung und Eingreifen bei möglichen Fehlern
- Contingent Reward: Belohnung bei Zielerreichung

Die **transformationale Führung** verfolgt das Ziel, die Werte und Einstellungen der Mitarbeiter weg von egoistischen hin zu übergeordneten Zielen zu führen. Mitarbeiter sollen intrinsische Motivation erfahren, was zu einer Leistungssteigerung führen soll. Im transformationalen Führungsstil werden die **Techniken der 4 Is** angewendet (Hieber 2016):

1. **Individuelle Berücksichtigung:** Der Vorgesetzte berücksichtigt die individuellen Bedürfnisse und Fähigkeiten seiner Mitarbeiter. Er tritt als Vorbild auf, zollt Anerkennung für die geleistete Arbeit und formuliert konstruktive Kritik.
2. **Intellektuelle Stimulierung:** Der Vorgesetzte regt die Mitarbeiter an, die Probleme der Organisation zu erkennen, und unterstützt sie bei

der Lösung. Die Führungskraft verfügt über Erfahrung und Intelligenz und kann somit bei den Mitarbeitern Visionen aktivieren.
3. **Inspirierende Motivation:** Motivation erfolgt auf einer emotionalen Ebene. Dabei kann der Vorgesetzte mit einem Sporttrainer verglichen werden, der seine Mannschaft anspornt, ein Spiel zu gewinnen. Es wird Stolz auf die Organisation erzeugt.
4. **Idealisierter Einfluss:** Vorgesetzte weisen Charisma auf und fungieren somit als positives Rollenmodell. Den idealen Einfluss erreichen sie dadurch, dass sie ihre wichtigsten Werte und Überzeugungen kommunizieren, die Bedeutung des gegenseitigen Vertrauens hervorheben, Zielstrebigkeit aufweisen, die moralisch-ethischen Konsequenzen der eigenen Entscheidung berücksichtigen und die positive Bedeutung der Teamarbeit leben und benennen.

8.2.2 Arbeits(zeit)organisation

Zahlreiche Studien betonen immer wieder den Zusammenhang von arbeitsorganisatorischen Defiziten und gesundheitlichen Beeinträchtigungen bei Pflegefachpersonen. Eine gute Arbeitsorganisation führt zu besseren Arbeitsbedingungen, größerer Freude und Arbeitszufriedenheit im Berufsalltag, verbesserter Gesundheit und reduzierten Fehlzeiten, gesteigerter Produktivität, verbesserter Pflegequalität sowie verbesserter Vereinbarkeit von Beruf und Familie (BAuA 2016: 47).
Eine Verbesserung der Arbeits(zeit)organisation kann folgende Aspekte beinhalten:

- Reflexion und Weiterentwicklung des vorhandenen Pflegesystems (▶ 1.3.1)
- Etablierung einer gesundheitsförderlichen Dienstplangestaltung (▶ 1.3.2)
- Strukturierung der Schichtabläufe (▶ 1.3.3)
- Verbesserung der Informationsflussgestaltung (▶ 1.3.4)
- Verbesserung der Zusammenarbeit in der Pflege (▶ 1.4)
- Förderung von Qualifikationsmaßnahmen (▶ Kap. 10)

8.2.3 Arbeits- und Gesundheitsschutz

Definition

Arbeitsschutz

Maßnahmen zum Schutz und zur Sicherheit der Beschäftigten bei der Arbeit und am Arbeitsplatz zur Verhütung von Arbeitsunfällen und arbeitsbedingten Gefahren.

Gesundheitsschutz

Maßnahmen zur Prävention arbeitsbedingter Gesundheitsstörungen oder Berufskrankheiten.

Der Arbeitgeber ist zur Durchführung von Maßnahmen zum **Arbeitsschutz** verpflichtet:

Merke

§ 3 Abs. 1 ArbSchG

Der Arbeitgeber ist verpflichtet, die erforderlichen Maßnahmen des Arbeitsschutzes unter Berücksichtigung der Umstände zu treffen, um die Sicherheit und Gesundheit der Beschäftigten bei der Arbeit zu beeinflussen. Er hat die Maßnahmen auf ihre Wirksamkeit zu überprüfen und erforderlichenfalls sich ändernden Gegebenheiten anzupassen. Dabei muss er eine Verbesserung von Sicherheit und Gesundheitsschutz der Beschäftigten anstreben.

Der Arbeitgeber hat die Arbeit so zu gestalten, dass eine Gefährdung für das Leben sowie die psychische und physische Gesundheit möglichst vermieden und eine verbleibende Gefährdung möglichst gering gehalten wird. Dazu sind Gefahren an ihrer Quelle zu bekämpfen. Um diese Quellen zu identifizieren, ist der Arbeitgeber laut § 5 ArbSchG zur Gefährdungsbeurteilung verpflichtet.

Definition

Gefährdungsbeurteilung

Gesetzlich verpflichtende, systematische Beurteilung der für die Beschäftigten mit ihrer Arbeit einhergehenden Gefährdungen und Belastungen. Stellt eine wesentliche Grundlage für die Etablierung zielgerichteter Schutzmaßnahmen dar.

Die **Gefährdungsbeurteilung** erfolgt in sieben Schritten (▶ Tab. 8.5). Diese ist zu dokumentieren. Der Arbeitgeber hat seine Beschäftigten zu unterweisen. Dies bedeutet zum einen, dass der Beschäf-

Tab. 8.5 Die Gefährdungsbeurteilung in sieben Schritten (BGW 2006: 9)

Schritt	Erläuterung
1. Arbeitsbereiche und Tätigkeiten festlegen	Drei Vorgehensweisen: • Arbeitsbereichsbezogen (Zusammenfassung eines Arbeitsplatzes, gleichartiger Tätigkeiten oder Arbeiten mit gleichen Arbeitsmitteln) • Tätigkeitsbezogen (Erfassung aller einzelnen Tätigkeiten) • Personenbezogen (Beurteilung der Gefahren für bestimme Personengruppen, z. B. Schwangere)
2. Gefährdungen ermitteln	Eine Gefährdung ergibt sich z. B. aus: • Gestaltung und Einrichtung des Arbeitsplatzes, z. B. Stolperfallen • Physikalischen, chemischen oder biologischen Einwirkungen, z. B. Infektionsgefahr • Arbeitsabläufen und Arbeitszeiten, z. B. wiederkehrenden Stresssituationen
3. Gefährdungen beurteilen	Beurteilung der Gefahr durch unterschiedliche Methoden und Einschätzung der Gefährdungen: • Niedrige oder akzeptable allgemeine Lebensrisiken • Mittel oder langfristig nicht tolerable Risiken • Hohe oder nicht akzeptable Risiken durch Klärung folgender Fragen: • Wie wahrscheinlich ist es, dass die Gefahr eintritt? • Wie groß ist der mögliche Gesundheitsschaden, wenn die Gefahr eintritt?
4. Maßnahmen festlegen	• Gefahrenquelle beseitigen, z. B. Verwendung von Nitrilhandschuhen zur Vorbeugung von Latexallergien • Technische Maßnahmen, z. B. Verwendung sicherer Injektionssysteme • Organisatorische Maßnahmen, z. B. Vermerk, bei welchen Bewohnern aufgrund des hohen Körpergewichts Mobilisationsmaßnahmen stets zu zweit durchgeführt werden • Personenbezogene Maßnahmen, z. B. Bereitstellung von Schutzausrüstung, wenn sich eine Gefahrenquelle nicht beseitigen lässt
5. Maßnahmen durchführen	• Umsetzung benötigt Zeit und Ressourcen • Steuerung des Prozesses notwendig
6. Wirksamkeit überprüfen	• Termingerechte Umsetzung? • Zielerreichung mit den formulierten Maßnahmen? • Neue Belastungen und Gefährdungen durch die Maßnahmen?
7. Gefährdungsbeurteilung	• Aktualisierung der Gefährdungsbeurteilung • Unentdeckte Gefährdungen und Belastungen identifizieren • Fortschreibung der Gefährdungsbeurteilung bei betrieblichen Veränderungen

tigte die Gesundheitsgefährdung erkennen und zum anderen sachgerecht auf die Gefahr reagieren können muss.

Fallbeispiel

Klimawandel auf der Isolationsstation

Der Auszubildende Simon Schwab absolviert im Sommer seinen Einsatz im akutstationären Bereich auf der Isolationsstation des örtlichen Klinikums. Dort werden Pflegeempfänger mit ansteckenden Erkrankungen der Atemwege behandelt. Zum Infektionsschutz müssen während der Pflege eine Atemschutzmaske, eine Kopfhaube, ein Schutzkittel und Handschuhe getragen werden.

Die Außentemperatur beträgt 35 °C. Auf der Station ist es nicht wesentlich kühler; die Raumtemperatur liegt bei 27,5 °C. Simon schwitzt in seiner Schutzausrüstung stark.
Welche Rolle spielt der Arbeitsschutz in der Situation?

Checkliste

Gefahren und Belastungen

Zu den Gefahren und Belastungen in der stationären und ambulanten Pflege zählen:

- Brandgefahr, z. B. unsachgemäßer Umgang mit Kerzen

- Gefahr durch elektrischen Strom, z. B. durch schadhafte Isolierung elektrischer Anschlüsse
- Stolper-, Rutsch- und Sturzunfälle, z. B. durch ungeeignetes Schuhwerk oder nasse Böden
- Psychische Belastungen, z. B. durch Zeitdruck oder häufige Störungen der Arbeitsabläufe
- Gewaltvorfälle, z. B. Beleidigungen oder tätliche Angriffe (▸ 8.3.7)
- Belastungen des Rückens, z. B. aufgrund fehlender ergonomischer Ausgestaltung des Arbeitsplatzes, fehlender Prüfung, Wartung und Austausch der Hilfsmittel (▸ 8.2.4)
- Infektionsgefahr, z. B. durch Kontakt mit infektiöser Wäsche, Nadelstichverletzungen oder unzureichende Händehygiene
- Umgang mit Gefahrenstoffen, z. B. Reinigungs- und Desinfektionsmitteln
- Unfallgefahr bei Touren, z. B. durch nicht den Witterungsbedingungen angepasster Bereifung oder fehlende Fahrsicherheitstrainings

In der Arbeitswelt existieren Regelungen, die für den Arbeitsschutz unerlässlich sind. Dazu zählen z. B.

- **Lastenhandhabungsverordnung (LasthandhabV):** Regelt Sicherheit und Gesundheitsschutz bei der manuellen Handhabung von Lasten bei der Arbeit, z. B. durch Bereitstellung technischer Hilfsmittel wie Lifter, Unterweisung in richtigem Tragen und Heben, Bereitstellung ausreichender Zeit- und Personalressourcen
- **Biostoffverordnung (BioStoffV):** Regelt Sicherheit und Gesundheitsschutz beim Umgang mit biologischen Arbeitsstoffen, z. B. durch Maßnahmen zum Infektionsschutz wie Schutzimpfungen oder Schutzausrüstung
- **Gefahrstoffverordnung (GefStoffV):** Regelt Sicherheit und Gesundheitsschutz für Mensch und Umwelt im Umgang mit Gefahrstoffen, z. B. durch Erstellung eines Hautschutzplans, Unterweisung im Umgang mit Sauerstoff zur Vermeidung einer Explosion

Erläuterung zum Fallbeispiel

Klimawandel auf der Isolationsstation

Laut der Arbeitsstättenrichtlinie zur Temperatur (ASR 3.5; ASTA 2010) hat der Arbeitgeber bereits beim Errichten der Arbeitsstätte bauliche Voraussetzungen an den sommerlichen Wärmeschutz zu erfüllen. Bei Außentemperaturen über 26 °C ist über Maßnahmen einer angepassten Gefährdungsbeurteilung zu entscheiden. Dies gilt insbesondere dann, wenn eine schwere Arbeit verrichtet wird oder Schutzbekleidung getragen werden muss, welche die Wärmeabgabe behindert. Zu den Maßnahmen zählen u. a.:

- Technische Maßnahmen wie effektive Steuerung der Sonnenschutzsysteme, z. B. der Jalousien
- Organisatorische Maßnahmen wie Verteilung der Arbeitslast, Bereitstellung geeigneter Getränke
- Personenbezogene Maßnahmen wie modifizierter Einsatz gesundheitlich stärker belasteter Personen, z. B. Zuteilung anderer Aufgaben an ältere Arbeitnehmer

Bei Raumtemperaturen > 30 °C müssen Maßnahmen erfolgen; bei > 35 °C sind die Räumlichkeiten während der Zeit der Temperaturüberschreitung nicht als Arbeitsräume geeignet.

Gefährdungsanzeige

Definition

Gefährdungsanzeige

(Überlastungsanzeige, Gefahrenanzeige)

Instrument, um auf potenzielle Gefährdungen durch Personalmangel und Arbeitsüberlastung mit daraus resultierenden Gesundheitsgefahren für die Pflegeempfänger aufmerksam zu machen.

Der Begriff der **Gefährdungsanzeige** ist nicht gesetzlich definiert, aber ein im Arbeitsrecht entwickelter Begriff (Ernst 2018).

Merke

§ 15 Abs. 1 ArbSchG

Die Beschäftigten sind verpflichtet, nach ihren Möglichkeiten sowie gemäß der Unterweisung und Weisung des Arbeitgebers für ihre Sicherheit und Gesundheit bei der Arbeit Sorge zu tragen. Entsprechend Satz 1 haben die Beschäftigten auch für die Sicherheit und Gesundheit der Personen zu sorgen, die von ihren Handlungen oder Unterlassungen bei der Arbeit betroffen sind.

Den Arbeitgeber auf eine Gefährdung hinzuweisen zählt laut § 16 ArbSchG zu den Pflichten des Arbeitnehmers. So haben Pflegefachpersonen jede von ihnen festgestellte unmittelbare Gefahr für die Sicherheit und Gesundheit zu melden. Die Gefähr-

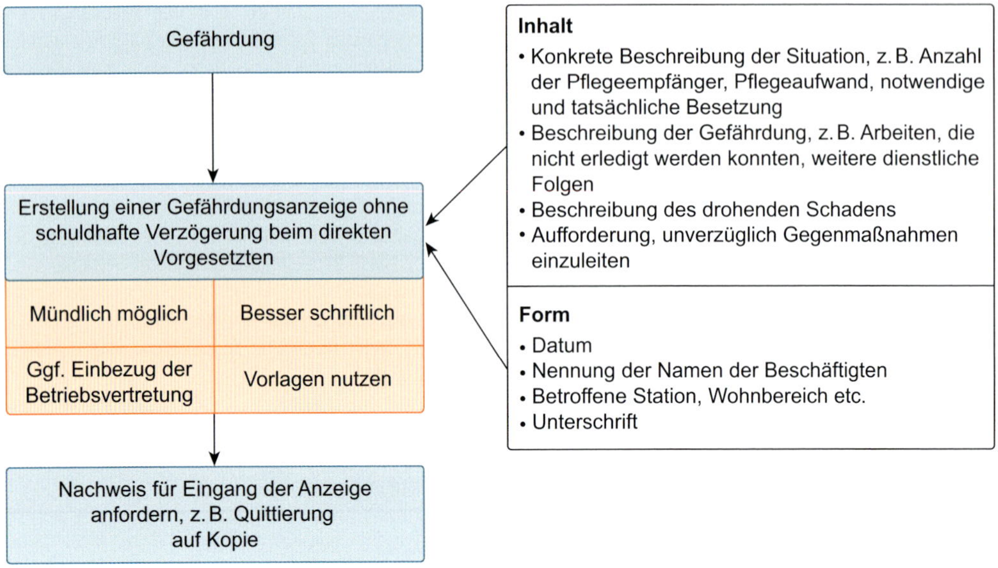

Abb. 8.3 Ablauf, Inhalt und Form einer Gefährdungsanzeige [L143/P554]

dungsanzeige hat ohne schuldhaftes Verzögern zu erfolgen. Dies dient auch der persönlichen rechtlichen Absicherung und Entlastung von haftungs- und arbeitsrechtlichen Konsequenzen, wenn es z. B. durch organisatorische Defizite zu Fehlerhäufungen kommt. Denn Pflegefachpersonen sind verpflichtet, eine fachlich korrekte Arbeit zu leisten. Ist dies nicht möglich, sind sie dazu aufgefordert, dies anzuzeigen und ihre Arbeit nach bestem Wissen und Gewissen, ggf. unter Priorisierung der Aufgaben, durchzuführen.

Der Arbeitgeber trägt mit dem Erhalt der Gefährdungsanzeige die Verantwortung, die Gefährdung durch geeignete Maßnahmen abzuwehren (§ 3–5 ArbSchG).

Die Gefährdungsanzeige sollte standardisiert aufgebaut sein und einem festgelegten Prozess folgen (► Abb. 8.3); ggf. existieren auf betrieblicher Ebene Standards oder Vereinbarungen.

8.2.4 Körperliche Anforderungen und Bewegung

Der Pflegeberuf ist durch schwere körperliche oder einseitige körperliche Beanspruchung gekennzeichnet (Drupp & Meyer 2020: 39). Hohe **körperliche Anforderungen** wirken sich belastend auf den Bewegungsapparat aus und führen zu Fehlzeiten. Pflegefachpersonen leiden deutlich häufiger als Angehörige anderer Berufsgruppen an Rückenschmerzen (Schmucker 2020: 65).

Zu den körperlich belastenden Tätigkeiten zählen Anheben, Positionierungsmaßnahmen, Mobilisierungen, Stützen und Transportieren. Fehlbelastungen durch Heben und Tragen in ungünstigen Oberkörperhaltungen und das Schieben und Ziehen von Lasten gelten als Risikofaktoren (Brütting et al. 2017).

Die BGW hat zehn Maßnahmen formuliert, die im Pflegeberuf helfen, die **Rückengesundheit** zu erhalten (BGW 2019):

1. **Grenzen kennen:** Pflegefachpersonen kennen ihre persönliche Belastbarkeit. Dies hilft dabei, Grenzen zu setzen und Hilfe in Anspruch zu nehmen.
2. **Umgebung gestalten:** Pflegefachpersonen schaffen sich bei körperlich belastenden Tätigkeiten ausreichend Platz, damit sie sich rückengerecht bewegen können.
3. **Fähigkeiten erschließen und nutzen:** Pflegefachpersonen erheben in der Anamnese die Probleme und Ressourcen des Pflegeempfängers. So können sie bedarfsgerechte Interventionen durchführen und die Selbstpflegekompetenzen des Pflegeempfängers erhalten. Sie informieren

über die Schritte der Intervention, damit der Pflegeempfänger sie dabei unterstützen kann.

4. **Hilfsmittel nutzen:** Pflegefachpersonen wenden Hilfsmittel an, sobald diese erforderlich sind. Unternehmensleitungen sind verpflichtet, die notwendigen Hilfsmittel bereitzustellen und diese regelmäßig überprüfen und warten zu lassen (BGW 2017: 9). Hilfsmittel sind u. a.:
   - Elektrisch höhenverstellbare Pflegebetten
   - Gleitmatten für Positionswechsel und Transfers
   - Antirutschmatten, z. B. für den Transfer Richtung Kopfende
   - Bettzügel am Fußende des Betts, um dem Pflegeempfänger das eigenständige Aufrichten und den nachfolgenden Positionswechsel an die Bettkante zu erleichtern
   - Haltegürtel zum Aufstehen, Hinsetzen oder Umsetzen
   - Rutschbretter, um bei kurzen Distanzen mit geringem Höhenunterschied, z. B. zwischen Bett und Rollstuhl, den Transfer zu erleichtern
5. **Liften statt heben:** Pflegefachpersonen vermeiden weitestgehend das Heben und Tragen von Pflegeempfängern. Sie nutzen einen Wand-, Decken- oder mobilen Lifter für das Anheben oder den Transfer von Pflegeempfängern.
6. **Auf Arbeitshöhe achten:** Pflegefachpersonen stellen das Pflegebett bei sämtlichen Pflegehandlungen auf eine angemessene Arbeitshöhe. Wenn sich das Bett auf Leistenhöhe befindet, fällt das Arbeiten in aufrechter Körperposition leichter. Sitzt der Pflegeempfänger in einem Rollstuhl o. Ä., verwenden Pflegefachpersonen einen Hocker, damit sie nicht in gebeugter Körperhaltung agieren.
7. **Sicher auftreten:** Pflegefachpersonen nutzen geschlossene Schuhe mit fester Fersenkappe und rutschfesten Sohlen, damit sie einen sicheren Stand haben.
8. **Auf dem Laufenden bleiben:** Pflegefachpersonen nutzen Übungsmöglichkeiten und Fortbildungen, um ihre Körperhaltung bei pflegerischen Interventionen zu reflektieren und ihr Wissen aufzufrischen und zu erweitern.
9. **Für Ausgleich sorgen:** Pflegefachpersonen führen regelmäßig Belastungswechsel durch. Phasen körperlicher Belastung, z. B. aufgrund einseitiger Haltungen oder Bewegungen, sind zeitnah auszugleichen. Pausen werden zur Regeneration genutzt.
10. **Alltag aktiv gestalten:** Pflegefachpersonen sorgen für einen angemessenen körperlichen Ausgleich zum Pflegealltag. Gymnastik, Bewegung und Entspannung sind der Bewegungsfähigkeit zuträglich.

Merke

Schieben und Ziehen

Wird ein Bett oder Rollstuhl schiebend oder ziehend bewegt, treten in der Startphase große Kräfte im Bereich der Lendenwirbelsäule auf. Auch das Manövrieren wirkt sich belastend aus. Rückwärtsziehen belastet den Lumbalbereich stärker als das Schieben (Brütting et al. 2017).

Pflegefachpersonen bewegen Betten daher zu zweit und achten bei Beginn der Handlung auf eine aufrechte Körperhaltung und einen sicheren Stand. Sie nutzen die vorhandenen Spurrillen bei geraden Strecken oder Bedmover (Hubwagen, die am Bett angebracht werden).

Pflegefachpersonen führen Positionierungs-, Mobilisations- und Transfertechniken körpernah durch, da hierdurch die Hebelwirkung reduziert wird. Es ist hilfreich, die Bewegung über eine Gewichtsverlagerung in den Beinen zu begleiten und in einem ruhigen, angemessenen Tempo durchzuführen (kein „Hauruck").

Pflegekonzepte wie das Bobath-Konzept oder Kinästhetik helfen nicht nur, die Ressourcen der Pflegeempfänger zu aktivieren, sondern auch die persönlichen physischen Belastungen zu reduzieren. Verhaltenspräventive Ansätze der betrieblichen Gesundheitsförderung wie Rückenschulen, Massagen, Nutzung von Fitnessstudios und betriebliche Sportgruppen können ebenfalls dazu beitragen.

8.2.5 Betriebliches Gesundheitsmanagement und betriebliche Gesundheitsförderung

Definition

Betriebliches Gesundheitsmanagement

(BGM)

Organisation aller gesundheitsbezogener Aktivitäten eines Unternehmens durch systematische und strukturierte Entwicklung, Planung und Steuerung betrieblicher Strukturen und Prozesse mit dem Ziel, die Gesundheit der Beschäftigten zu fördern und zu erhalten.

Betriebliche Gesundheitsförderung
(BGF)
Baustein des betrieblichen Gesundheitsmanagements mit systematischen Interventionen zur Senkung gesundheitlicher Belastungen und Stärkung der Ressourcen, die Beschäftigten wirken bei der Gestaltung mit.

Betriebliches Gesundheitsmanagement geht über **betriebliche Gesundheitsförderung** hinaus. Die Unternehmensleitung und die betrieblichen Interessenvertreter schaffen im BGM zunächst die Strukturen für die Beteiligung von allen Experten zum Thema Gesundheit. Gesundheit wird als betriebliches Ziel im Unternehmen verankert. BGM ist eine Managementaufgabe, bezieht aber bestenfalls alle Ebenen und Bereiche des Unternehmens mit ein.

Zu den drei Säulen des betrieblichen Gesundheitsmanagements zählen (INQA 2019: 11):

- Arbeitsschutz zur Vermeidung von Arbeitsunfällen und Berufskrankheiten (► 8.2.3)
- Betriebliches Eingliederungsmanagement (BEM) zum Überwinden von Arbeitsunfähigkeit, Vermeidung von Fehlzeiten und Reintegration von kranken Mitarbeitenden
- Betriebliche Gesundheitsförderung zur Durchführung von Maßnahmen zur Gesundheitsförderung

Während Arbeitsschutz und BEM in Deutschland gesetzlich verpflichtet sind, ist die betriebliche Gesundheitsförderung nur Kür. Sie erreicht die Verbesserung der Gesundheit und des Wohlbefindens am Arbeitsplatz durch eine Verknüpfung der folgenden Maßnahmen (ENWHP 2007):

- Verbesserung der Arbeitsorganisation und der Arbeitsbedingungen, z. B. Veränderung der Dienstzeiten oder Schaffung eines neuen Pausenraums als Rückzugsort
- Förderung einer aktiven Mitarbeiterbeteiligung, z. B. in Form einer Open-Space-Veranstaltung, bei der Ideen der Mitarbeiter frei und kreativ formuliert werden können
- Stärkung persönlicher Kompetenzen, z. B. Entspannungs- und Resilienzprogramme, Raucherentwöhnungskurse

BGF kann durch gezielte Nutzung von Maßnahmen der Verhältnis- und Verhaltensprävention einen Beitrag zur Gesundheitsförderung der Pflegefachpersonen leisten (Mojtahedzadeh et al. 2021).

8.2.6 Unterstützungssysteme

Pflegefachpersonen nutzen in ihrem Berufsalltag unterschiedliche **Unterstützungssysteme** zur Bewältigung beruflicher Belastungssituationen.

Moderation

Definition

Moderation
Zielorientierte Steuerung von Personen mit Diskussions-, Bearbeitungs- und Lösungsanlässen zu bestimmten Themen.

Moderation bietet viele Vorteile, da hiermit in Gruppendiskussionen befriedigendere Ergebnisse als in unmoderierten Sitzungen erreicht werden, die Effektivität der Gruppe steigt und der Partizipationsgrad erhöht wird. Moderation bietet sich u. a. an bei:

- Unsystematischen und unproduktiven Kommunikationsprozessen, z. B. Teamsitzungen ohne roten Faden und Ergebnis
- Schleppender und frustrierender Bearbeitung von Themen, z. B. Maßnahmen zur Qualitätsverbesserung wie die Implementierung eines neuen Standards
- Ungünstigen Entscheidungsprozessen, weil sich nicht alle Teilnehmenden gleich intensiv beteiligen (können)

Der Moderator hat während der Gruppendiskussion die Zeit, das Thema und die Gruppendynamik im Blick. Er unterstützt die Gruppe beim Prozess zur Zielerreichung.

Coaching

Definition

Coaching
Professionelles Beratungsverfahren im beruflichen Kontext.

Im **Coaching** wird das Spannungsfeld, das sich zwischen den verschiedenen Rollen einer Person in einer Organisation aufbaut, betrachtet. Dabei definiert der Kunde das Anliegen, das dann nachfolgend behandelt wird. Der Coach berät den Kunden – er fungiert als Reisebegleiter, d. h., der Kunde gibt die Richtung vor, während der Coach Fragen stellt, zuhört und als Gesprächspartner dient. Während des Prozesses werden häufig psychotherapeutische Techniken verwendet. Die Zielgruppe des Coachings umfasst zumeist Führungskräfte und solche mit Managementaufgaben.

Mediation

Definition

Mediation

(Vermittlung)
Verfahren zur Konfliktlösung (▶ 8.3.5) durch eine unparteiische dritte Person.

Mediation kommt dann zum Einsatz, wenn andere Maßnahmen des Konfliktmanagements nicht ausreichen oder ein neutraler Standpunkt benötigt wird. Mediation verläuft in **Phasen** (▶ Tab. 8.6). Die Merkmale von Mediation sind (Proksch 2018: 2):

- Selbstverantwortung der Konfliktparteien: Die Parteien stehen in der Verantwortung zur Konfliktbearbeitung, diese wird nicht an den Mediator abgegeben.
- Allparteilichkeit des Mediators: Der Mediator versucht, beide Seiten zu verstehen, und unterstützt sie bei der Darlegung der jeweiligen Interessen. Die subjektiven Sichtweisen werden akzeptiert.
- Zielorientierung des Verfahrens: Das Ziel ist es, eine Lösung für den Konflikt herbeizuführen.
- Bereitschaft zur Verhandlung: Die Parteien verpflichten sich, sich aktiv und produktiv zu beteiligen.
- Vertraulichkeit des Verfahrens: Der Mediator zeigt sich gegenüber Dritten verschwiegen. Ob Informationen weitergegeben werden, entscheiden die Parteien.

Vorsicht

Grenzen der Mediation

Mediation ist kein Allheilmittel für Konflikte. Können die o. g. Merkmale nicht umgesetzt werden, ist keine Mediation möglich. Außerdem bietet sich Mediation nicht bei einem starken Machtgefälle oder Zeitdruck an.

Supervision

Definition

Supervision

(lat. supervidere = überblicken)
Unterstützungsinstrument und arbeitsweltbezogene Reflexionsform für Einzelne und Gruppen in Bezug auf berufliche Aufgaben, Rollen und Funktionen.

In der Pflege existieren verschiedene Anlässe für **Supervisionen.** Diese sind von der jeweiligen Form abhängig (▶ Tab. 8.7).

Tab. 8.6 Phasen der Mediation (Proksch 2018: 8–14)

Phase	Erläuterung
1. Vorbereitung	• Methode und Mediatoren kennenlernen • Mediatoren Überblick über die Situation geben
2. Rahmenphase	• Gemeinsam Arbeitsbedingungen definieren • Gemeinsam Zielsetzung erarbeiten
3. Strukturierung	• Konfliktthemen und Streitpunkte sammeln • Mit einem Thema beginnen
4. Interessensphase	• Konflikt wird ausführlich von jeder Partei vorgestellt • Mediator unterstützt die Parteien dabei, die anderen Sichtweisen zu verstehen
5. Lösungsphase	• Brainstorming zur Ideensammlung • Lösungen filtern und Festlegung auf eine Strategie
6. Abschlussphase	• Schriftliche Fixierung der Zielvereinbarung • Wege der Kommunikation nach außen diskutieren
7. Nachbereitung	• Abschluss und ggf. weitere Informationen durch den Mediator • Umsetzung der Lösungsstrategie

Tab. 8.7 Formen und Themen von Supervision (Schwarz 2007: 135)

	Teamsupervision	Leitungssupervision	Einzelsupervision	Gruppensupervision
Fokus	• Zusammenarbeit im Team • Reflexion der Arbeit • Strukturelle Rahmenbedingungen	• Führen • Leiten • Management	Berufs- und personenspezifische Fragen	Aufgreifen kollegialer Erfahrung
Themenbeispiele	• Arbeitsorganisation • Konflikte • Belastungen • Konzeptentwicklung	• Rollengestaltung • Führungsstile • Zeitmanagement • Vision	• Belastungen • Nähe und Distanz • Umgang mit Leid, Krankheit und Tod • Stellung im Team	• Berufliche Situationen • Erfahrungsaustausch • Konflikte • Feedback

Alle Formen der Supervision haben eine Gemeinsamkeit: Sie dienen nicht nur der Reflexion, sondern auch dazu, Veränderungen im beruflichen Kontext herbeizuführen und zu begleiten. Es werden verschiedene Themen diskutiert und Ziele vereinbart.

Kollegiale Beratung

Definition

Kollegiale Beratung

Systematische Methode zur gegenseitigen Unterstützung im Berufsalltag, dient der professionellen Bewältigung beruflicher Probleme auf kollegialer Ebene (Kocks et al. 2012: 3).

Bei der **kollegialen Beratung** treffen sich Pflegefachpersonen gleichberechtigt und gleichrangig, ohne Steuerung oder Führung von außen, um sich gegenseitig ergebnisorientiert zu beraten. Es werden Praxisfragen und -probleme reflektiert, und gemeinsam werden Lösungen gesucht.

Die Gruppe besteht aus fünf bis zehn festen Teilnehmenden, die im Verlauf unterschiedliche Rollen einnehmen und gemeinsam die Phasen der kollegialen Beratung bearbeiten (▸ Tab. 8.8):

- Fallerzähler bringt ein Thema oder eine Schlüsselfrage ein.
- Moderator strukturiert und leitet durch die Phasen der kollegialen Beratung, z. B. Blick auf Zeit und Thema.
- Berater bringen ihre Erfahrungen, Ideen, Gedanken, Wissen und Fragen ein, um den Fallerzähler bei der Lösungsfindung zu unterstützen.
- Protokollant fasst die wesentlichen Inhalte für den Fallerzähler zusammen.

Tab. 8.8 Phasen der kollegialen Beratung (Kocks et al. 2012: 8–9)

Phase		Erläuterung
1	Casting (5 Min.)	• Ein Kollege äußert Beratungsbedarf • Rollen werden festgelegt
2	Spontanbericht (10 Min.)	• Darstellung der Situation durch den Fallerzähler • Ggf. Verständnisfragen aus der Gruppe
3	Schlüsselfrage (5 Min.)	• Formulierung der zentralen Fragestellung • Schlüsselfrage bestimmt den Verlauf und die Zielsetzung
4	Methodenwahl (5 Min.)	• Methode zur Beantwortung der Fragestellung wird gewählt • Methode richtet sich nach der Art der Fragestellung
5	Beratung (10 Min.)	• Berater agieren nach der gewünschten Methode • Fallerzähler hört nur zu
6	Abschluss und Ausblick (5 Min.)	• Fallerzähler bewertet die Vorschläge • Reflexion der kollegialen Beratung

Praxistipp

Methoden der kollegialen Beratung

Beispiele für **Methoden der kollegialen Beratung** sind (Kocks et al. 2012: 9):

- **Brainstorming** zur Sammlung von Lösungsideen mit der Leitfrage: *„Was könnte man in einer solchen Situation alles tun?"*
- **Kopfstandmethode** zur Sammlung von Lösungsideen in die Gegenrichtung mit der Leitfrage: *„Wie könnte der Fallerzähler die Situation noch verschlimmern?"*
- Sammlung von **Ratschlägen/Tipps** mit der Leitfrage: *„Welche guten Ratschläge kann ich dem Fallerzähler geben?"*
- **Resonanzrunde** als Feedback auf die Fallerzählung mit der Leitfrage: *„Welche Reaktion löst der Fall in mir aus?"*
- **Sharing** mit dem Ziel, Bezug zu ähnlichen Erlebnissen herzustellen, mit der Leitfrage: *„An welche Erfahrungen erinnert mich die Fallerzählung?"*

8.3 Belastungssituationen und Strategien auf Mikroebene

Belastungssituationen auf der Mikroebene finden im interpersonellen und personal-soziopsychischen Bereich statt.

8.3.1 Belastende Gefühle, Emotionen und Emotionsregulation

Definition

Gefühle

Psychisch komplexe Erfahrung, die durch kognitive Verarbeitungsprozesse *(Gedanken und Bewertung)* einer Situation charakterisiert ist. Synonym oder als Oberbegriff für Emotion und Stimmung gebraucht.

Stimmung

Lang anhaltender Gefühlszustand nicht immer klarer Ursache.

Emotionen

(franz. émouvoir = erregen)
Schnell einschießende Gefühlszustände, z. B. Trauer, Ärger, Angst oder Ekel. Diese Gefühlszustände können positiv oder negativ, schwach oder stark, kurz oder lang anhaltend sein.

Emotionsregulation

Beeinflussung der eigenen Gefühle durch bestimmte Prozesse, um einerseits unerwünschte Emotionen weitestmöglich zu reduzieren und andererseits erwünschte Emotionen entstehen zu lassen oder zu verstärken.

Pflegefachpersonen erleben in ihrem Berufsfeld und in der Arbeit mit Menschen ein Bombardement an **Gefühlen** und **Emotionen.** Diese erlebten Emotionen können vielfältiger und widersprüchlicher Natur sein. So kann ein wahres Chaos entstehen mit der Gefahr, sich im Gefühlswirrwarr zu verheddern. Daher ist es für Pflegefachpersonen wichtig, ihre Gefühle zu ordnen, indem sie sich ihrer bewusst werden, sich darüber auszutauschen, sie zu reflektieren und Techniken zur **Emotionsregulation** zu ergreifen.

Merke

Die eigene Gefühlswelt

Pflegefachpersonen, die sich ihrer eigenen Gefühle bewusst sind und darüber reden können, sind in der Lage, wirkliche Emotionsarbeit im Kontakt mit ihren Pflegeempfängern zu leisten. Wer die eigene Gefühlswelt versteht, kann auf andere zugehen und empathisch interagieren.

Reflexion

Situation, Emotion und Reflexion

Erinnern und reflektieren Sie eine markante, als belastend empfundene Pflegesituation:

- Wo spielt die Situation? In welchen Räumen?
- Wann hat sich die Situation zugetragen?
- Wer war bei der Situation dabei?
- Was ist in der Situation geschehen (Intention, Kommunikation, Handlung)?
- Wie haben Sie sich gefühlt?

Laut Paul Ekman lassen sich sieben **Basisemotionen** benennen, die sich kulturübergreifend weitestgehend gleich in der Mimik der Menschen ausdrücken (Ekman 2010): Wut, Ekel, Verachtung, Freude, Trauer, Angst und Überraschung. Natürlich existieren daneben vielfältige andere Gefühle wie Liebe oder Scham. Emotionen erfüllen wichtige **Funktionen:**

- Schutzfunktion, z. B. Ekel als Schutzmechanismus vor verdorbenen Lebensmitteln.

- Regulierungsfunktion, z. B. bei Unzufriedenheit und die Suche nach dem Ungleichgewicht im Leben.
- Bewertungsfunktion, z. B. erlebte Reaktion auf Situationen unterstützt den Lernprozess, einen ähnlichen Fehler nicht erneut zu begehen.
- Motivationsfunktion durch Zielbindung und Antrieb.
- Soziale Funktion, d. h., Emotionen regulieren Interaktionsprozesse und spielen im zwischenmenschlichen Bereich eine tragende Rolle.
- Kognitive Funktion, z. B. Aufmerksamkeitssteigerung oder Fokussierung auf Details.

Über Gefühle reden

Fallbeispiel

Das fällt mir schwer …

Der Auszubildende Lars Reiter absolviert derzeit seinen Pflichteinsatz in der stationären Langzeitpflege in einem Pflegeheim. Er wurde vom Team und den Bewohnern herzlich aufgenommen. Seit Beginn des Einsatzes betreut er Frau Wegner, 87 Jahre alt. Sie haben einen guten Draht zueinander. Kurz vor dem Ende seines Einsatzes erfährt er im Frühdienst, dass Frau Wegner vergangene Nacht gestorben ist. Es ist Herrn Reiters erster Sterbefall in der Pflegeausbildung. Seine Praxisanleiterin Elena Mohaupt sucht mit ihm das Gespräch, doch er blockt ab. Es fällt ihm schwer, über seine Gefühle zu reden.

Pflegefachpersonen erleben in ihrem Berufsalltag viele emotionale Belastungen:

- Die Konfrontation mit Tod, Krankheit und Leid kann zu Trauer führen.
- Der Umgang mit Ausscheidungen kann auf der Seite des bettlägerigen, eingestuhlten Pflegeempfängers zu Scham, auf der Seite der Pflegefachperson bei Anblick und Geruch des Kots zu Ekel führen.
- Der erste Kontakt mit psychisch erkrankten Menschen, die lauthals schreien, kann Angst hervorrufen.
- Der demenziell erkrankte Pflegeempfänger, der immer wieder wüste Beschimpfungen ausstößt und scheinbar mit Absicht auf den Boden uriniert, kann Wut auslösen.

Diese allesamt menschlichen Empfindungen gilt es zu thematisieren und nicht zu tabuisieren, möchte man lange gesund in der Pflege arbeiten.

Checkliste

Gefühle thematisieren

Die Checkliste kann dabei behilflich sein, über die eigenen Gefühle zu sprechen (Barnow et al. 2016: 60).

Bevor Sie Gefühle thematisieren

- Welches Gefühl empfinde ich, und über welches will ich reden?
- Wie würde jemand anderes meine Gefühle äußern?
- Mit welchen Worten kann ich mein Gefühl am besten beschreiben?
- Wie kann ich mir selber Mut machen, um über das Gefühl zu reden? Was verspreche ich mir davon?

Während Sie Gefühle thematisieren

- Ich-Sätze verwenden
- Beim Gefühl bleiben
- Ruhig und angemessen sprechen
- Perspektive und Gefühle des Gegenübers beachten
- Zielvorstellungen äußern

Nachdem Sie Gefühle thematisiert haben

- Selbstbelohnung
- Reflexion aus neutraler Position: Was lief gut? Warum? Wie fühle ich mich jetzt?

Erläuterung zum Fallbeispiel

Das fällt mit schwer …

Frau Mohaupt könnte Herrn Reiter auf die Checkliste zur Thematisierung von Gefühlen aufmerksam machen und ihm von folgenden Techniken berichten:

- **Therapeutisches Schreiben** zur emotionalen Selbstoffenbarung, der als belastend empfundenen Situation. Hierbei wird das Geschehene in eine logische Reihenfolge gebracht, die Gefühle dazu werden erläutert und Begründungszusammenhänge gesucht. Durch die Strukturierung, die Reflexion und die Suche nach der Erklärung ist das Geschehene weniger mental präsent und dadurch auch weniger belastend.
- **Dankesbrief** zur Verstärkung positiver Emotionen. Durch das Schreiben eines Briefs an eine andere Person oder an sich selbst, der all das zum Inhalt hat, wofür man dankbar ist, wird Wertschätzung als positiv empfundene Empfindung geteilt.

Emotionsregulationsstrategien

Emotionsregulationsstrategien sind dann hilfreich, wenn eine Emotion so intensiv wird, dass eine angemessene Handlung nicht mehr möglich ist. Dies ist dann der Fall, wenn z. B. eine Pflegefachperson bei der Versorgung eines Enterostomas

einen solchen Ekel empfindet, dass sie die Pflegeintervention nicht mehr professionell durchführen kann und der eigene Ekel seh- und spürbar wird.
Welche Strategie geeignet ist, kann nicht pauschal gesagt werden. Der Einsatz der Strategie muss flexibel, abhängig von der Situation und den beeinflussenden Faktoren ausgewählt werden (Brandstätter et al. 2018). Laut dem **Prozessmodell der Emotionsregulation** von James Gross (1998) werden die Strategien im zeitlichen Verlauf der Emotionsentstehung verortet (▸ Abb. 8.4). Demnach besteht eine Situation aus mehreren Aspekten, denen eine Bedeutung zugeschrieben wird. Diese Bedeutung ruft wiederum eine Reaktion hervor.
Die Emotionsregulationsstrategien nach Gross lassen sich in antezedenzfokussierte *(vorausgehende)* und reaktionsfokussierte Strategien unterscheiden.

Antezedenzfokussierte Strategien

Antezedenzfokussierte Strategien zählen zu den frühen Techniken. Sie kommen vor der vollständigen Emotionsentfaltung mit der dazugehörigen Reaktion zum Tragen:

- **Situationsauswahl:** Die Strategie zielt auf die Vermeidung einer Situation, den Kontakt zu einer Person oder der Konfrontation mit einer zu erwartenden Emotion ab. Die Strategie ist nur bedingt zielführend, kann aber eine kurzzeitige Entlastung bedeuten, z. B. Vermeidung der Tätigkeit der Enterostomaversorgung.
- **Situationsmodifikation:** Die Strategie zielt auf eine aktive Beeinflussung der Situation ab, um die damit verbundenen Emotionen zu regulieren, z. B. aktive Aufforderung zur Unterstützung bei der Enterostomapflege.
- **Aufmerksamkeitslenkung:** Die Strategie zielt auf Ablenkung von den emotionsauslösenden Aspekten ab, z. B. Tragen eines Mund-Nasen-Schutzes mit wohlriechenden ätherischen Ölen bei der Enterostomapflege.
- **Kognitive Veränderung:** Die Strategie zielt auf eine Neubewertung der Situation ab. Dazu kann ein Perspektivenwechsel *(„Wie fühlt sich mein Gegenüber in der Situation?“)* oder eine lohnenswerte Zukunftsperspektive eingenommen werden, z. B. Hineinfühlen in die Situation des Enterostomaträgers.

Reaktionsfokussierte Strategien

Reaktionsfokussierte Strategien
zählen zu den späten Techniken. Dabei wird das Ziel verfolgt, die Reaktion auf die Emotion zu beeinflussen. Die Strategie zielt auf die Regulation der drei Bereiche ab:

- **Physiologische Erregung,** z. B. durch Sport und Bewegung, Entspannungsverfahren, Atemtech-

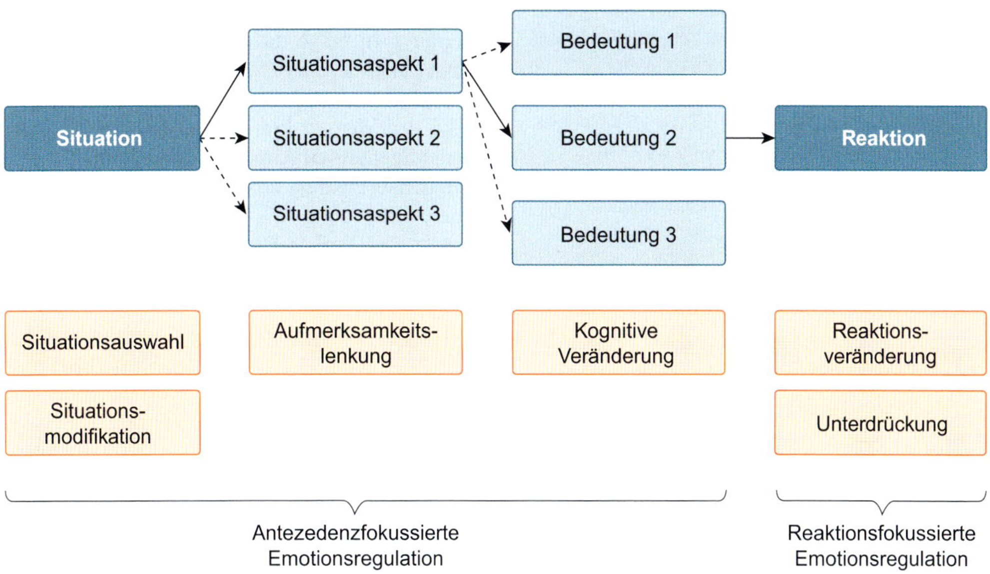

Abb. 8.4 Emotionsregulationsstrategien nach Gross [L143/H249-001]

niken oder ungünstiger durch Konsummittel wie Kaffee, Zigaretten, Alkohol
- **Gefühl,** z. B. durch Unterdrückung oder wiederholtes Fokussieren zur Sinnfindung
- **Emotionales Ausdrucksverhalten** durch Kontrolle von Mimik, Gestik und Körperhaltung, z. B. bei mit Ekel assoziierten Pflegehandlungen wie der Enterostomapflege die Mimik bei flacher Atmung erstarren lassen

Werden reaktionsfokussierte Strategien mit der Zielsetzung der **Unterdrückung** *(Suppression)* angewendet, werden die Reaktionen abgeschwächt, aber das eigentliche Gefühl bleibt vorhanden. Dies ist, wenn überhaupt, nur kurzfristig sinnvoll. Durch die Kontrolle der Mimik entsteht sogar eine weitere Situation, die es zu lösen gilt: Das Umfeld nimmt die Emotion nicht mehr wahr und schätzt die Situation daher falsch ein. Daneben kostet die Unterdrückung viel Kraft, was Interaktionsprozesse im beruflichen und privaten Kontext negativ beeinflusst.

Praxistipp

Tipps gegen Grübeln im Gedankenkarussell

Grübeln ist keine gute Strategie zur Emotionsregulation. Grübeln als übermäßiges Nachdenken über ein Problem und mögliche Verbesserungen hat zumeist negative Gefühle, Erlebnisse oder Selbstkritik als Inhalt. Daher gilt es, das Grübeln zu begrenzen (Barnow et al. 2016: 82:
- Grübelzeiten festlegen, und das Grübeln damit auch örtlich begrenzen; z. B. nicht im Bett, sondern besser auf dem „Grübelstuhl" Gedanken wälzen
- Gedankliche Distraktion *(Abwenden),* z. B. durch Kreuzworträtsel, Sudoku oder schöne Erinnerungen
- Positive Aktivitäten suchen und durchführen
- Power-Posing durchführen, d. h. zwei Minuten lang eine dominante Körperhaltung einnehmen
- Distanzierung, z. B. durch Perspektivenwechsel
- Problemlösung
- Akzeptanz

8.3.2 Stress, Stressentstehung und Stressbewältigung

Definition

Stress

(engl. stress = Druck, Belastung)
Reaktion des Körpers auf eine physische, psychische oder soziale Belastung.

Pflegefachpersonen leiden häufig unter **Stress.** Die Anforderung, verschiedene Arbeiten gleichzeitig zu erledigen, häufige Unterbrechungen der Arbeit, Termin- und Leistungsdruck sind nur einige Gründe, weshalb Pflegefachpersonen ihren Berufsalltag als stressig empfinden (BAuA 2014). So wird z. B. die stationäre Langzeitversorgung älterer Menschen als psychisch hochbelastend erlebt (INQA 2017: 14).

Stressentstehung

Fallbeispiel

„Ich bin so gestresst!"

Der Auszubildende Lukas Kollweit absolviert seinen Pflichteinsatz in der ambulanten Pflege. Er ist mit der Pflegefachfrau Sybille Sprang auf Tour. Diese berichtet vom stressigen Berufsalltag. Bei der Fahrt ist jede Ampel rot. Sie seufzt: „Ich bin so gestresst!" Nach Feierabend sieht Herr Kollweit im Fernsehen einen Bericht mit dem Titel: „Stress als Entwicklungsmotor". Ja was denn nun? Ist Stress gut oder schlecht?

Hans Selye prägte die Begriffe Eustress und Disstress (Selye 1978):
- **Eustress:** „guter" Stress; beflügelt und vitalisiert zur Bewältigung einer Herausforderung
- **Disstress:** „schlechter Stress"; schädlicher, krank machender Stress

Ferner geht Selye davon aus, dass unser Körper länger andauerndem Stress nicht standhält. Wenn die notwendigen Regenerationsphasen fehlen, wird der Mensch krank. Hier spricht Selye auch vom **allgemeinen Anpassungssyndrom.**

Wo genau Eustress aufhört und Disstress beginnt, interessiert auch die Forschung. Bereits 1908 wurde das **Yerkes-Dodson-Gesetz** bekannt und der Zusammenhang von Aktivierungsniveau und Leistung untersucht (Yerkes & Dodson 1908). Mit steigender Aktivierung steigt zunächst auch die Leistungsfähigkeit. Bei mittlerer Aktivierung ist das Leistungsniveau am höchsten, droht aber bei Überforderung wieder abzufallen. Bei maximaler Aktivierung zeigt sich das schlechteste Leistungsniveau. Der Zusammenhang zwischen Aktivierungsniveau und Leistung ist umgekehrt u-förmig (► Abb. 8.5).

In der aktuellen Stressforschung werden in der Stressentstehung die **Stressformen** aktiver und passiver Stress unterschieden (► Tab. 8.9, ► Abb. 8.6, ► 3.2.4).

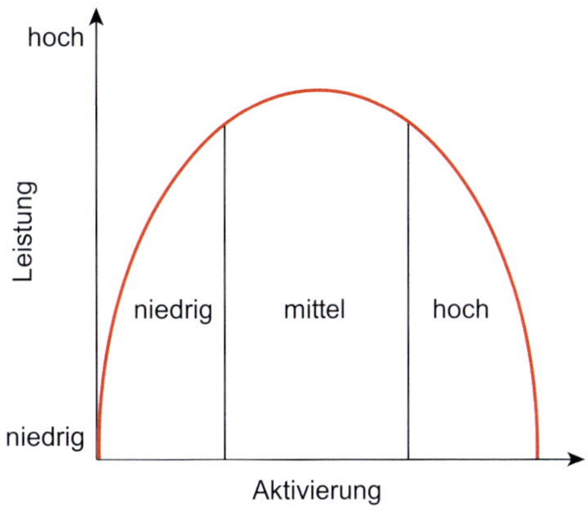

Abb. 8.5 Yerkes-Dodson-Gesetz: Bei mittlerer Aktivierung liegt das größte Leistungsniveau [L143/P554]

Tab. 8.9 Unterscheidung zwischen aktivem und passivem Stress

Aktiver Stress	Passiver Stress
• Nervensystem beteiligt • „Fight or flight"-Stress/ SNA-Stress *(kämpfen oder flüchten; Sympathikus-Nebennierenmark-Achse)* • Kurzer Stressreiz • Gefühle der Motivation, Aufregung, Erregung	• Hormonsystem beteiligt • HPA-Stress *(Hypothalamus-Hypophysen-Nebennierenrinden-Achse)* • Dauerhafter Stressreiz • Gefühle der Niederlage, Hilflosigkeit, Depression

Allostase

Definition

Allostase

(griech. allo = variabel, stase = stehend; Stabilität durch Änderung)
Stabilisierungsprozess des Körpers bei Stress durch physiologische und psychologische Verhaltensänderungen. Zunächst adaptiver Anpassungsvorgang, später mit körperlicher Herausforderung und Verschleiß einhergehend.

Der Begriff der **Allostase** wurde maßgeblich von Peter Sterling geprägt (Sterling 2012). Das menschliche Gehirn ist das Stressorgan Nummer eins, und da das menschliche Gehirn auch ein soziales Gehirn ist, ist es wenig verwunderlich, dass insbesondere sozialer Stress als belastend erlebt wird.

Merke

Exklusion *(Ausgrenzung)* und Subordination *(Herabwürdigung)* wirken sich besonders belastend aus. Beim Mobbing werden diese als Mobbinghandlungen vom Täter aufgegriffen, um das Opfer zu verletzen (▸ 8.3.6).

Zu Beginn der **Allostase** steht eine Anforderung oder Herausforderung (▸ Abb. 8.7). Entscheidend ist, welchen Grad die Anforderung hat:

• Eine geringe Anforderung führt zu einer körperlichen Aktivierung (z. B. Tachykardie, Schwit-

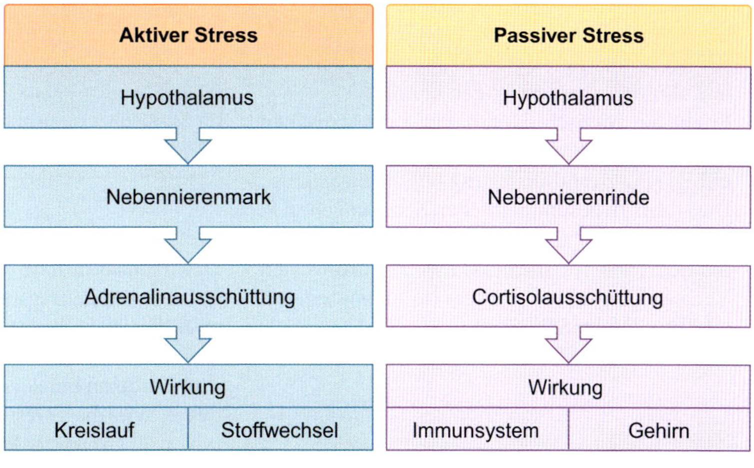

Abb. 8.6 Prozesse im Körper bei der Entstehung von aktivem und passivem Stress. Es ist ersichtlich, dass das Stressgefühl sowohl beim aktiven als auch beim passiven Stress im Gehirn und nicht in einer anderen Körperregion entsteht. Ein zentraler Aspekt des Allostase-Modells ist es daher, dass Techniken zur Stressreduktion im Gehirn ansetzen [L143/P554]

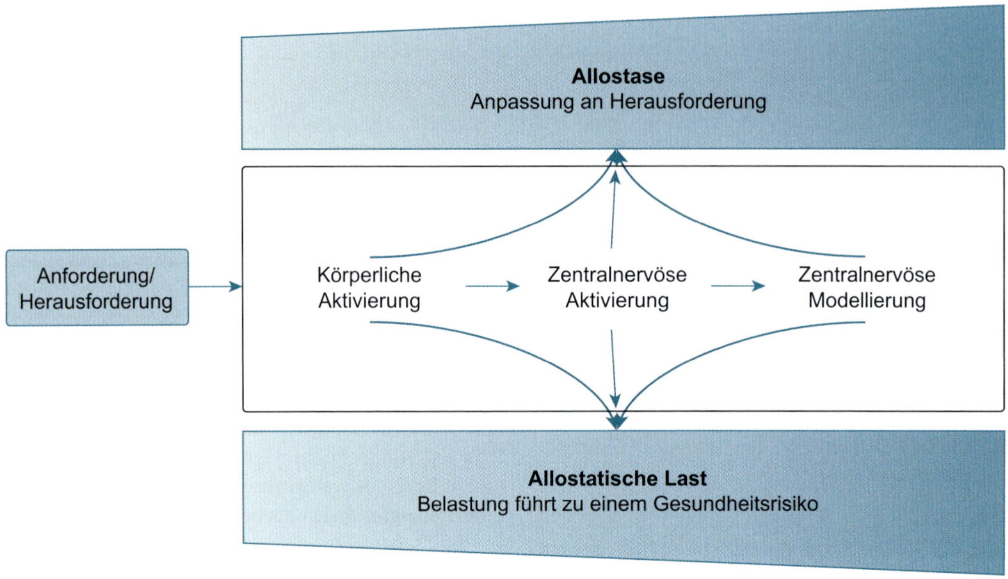

Abb. 8.7 Allostase-Modell. Anforderungen können zu einer Anpassung oder zur allostatischen Last führen [L143/P554]

zen), nachfolgend zu einer zentralnervösen Aktivierung (z. B. Grübeln).
- Eine starke Belastung führt zu einer zentralnervösen Modellierung *(Umbauprozessen)*, mit wachsender Anforderung steigt der Anpassungsbedarfs des Körpers.

Diese Anpassung kann nun zwei Wege einschlagen:
- Wird eine Situation als kontrollierbar und bewältigbar erlebt, erfolgt eine **Stabilisierung** *(Allostase)*. Daher liegt in der Bewältigung die Chance, persönlich zu wachsen. Menschen, die stressige Situationen erlebt haben, werden diese in Zukunft besser bewältigen können.
- Erlebt ein Mensch dauerhaften oder extremen Stress bzw. hat er das Gefühl, daran zu scheitern, erfolgt eine **Destabilisierung** *(allostatische Last)*. Dies führt zu gesundheitlichen Belastungen, z. B. Depression, Abhängigkeitserkrankungen, Herzinfarkt, Diabetes mellitus Typ 2, chronischen Verspannungen, reduziertem Immunsystem mit erhöhter Infektanfälligkeit.

Erläuterung zum Fallbeispiel

„Ich bin so gestresst!"

Neben der Unterscheidung in Eu- und Disstress erfahren die positiven Aspekte, die mit Stress einhergehen, im Allostase-Modell eine gewisse Wiederbelebung. Stress wird nicht als pauschal negativ angesehen, sondern vielmehr als Entwicklungsmotor. Veränderungen und damit verbundene Herausforderungen sind wichtig. Außerdem verdeutlicht das Modell die herausragende Stellung des Gehirns bei der Stressentstehung. Stress entsteht im Gehirn, also sollte bei der Bewältigung auch an dieser Stelle angesetzt werden, indem man z. B. neuen Herausforderungen optimistisch entgegenblickt. Das Allostase-Modell erklärt aber nicht, weshalb Frau Sprang so gestresst ist, jemand anderes in der gleichen Situation aber nicht.

Transaktionales Stressmodell nach Lazarus

Das **transaktionale Stressmodell nach Lazarus** leistet einen Beitrag auf die Frage: *„Wieso reagieren zwei Personen unterschiedlich auf den scheinbar gleichen Stressor?"* Demnach spielen **Kognition** und **Emotion** bei der Bewertung des Stressors und dabei, wie die Stressreaktion ausfällt, eine Rolle (vgl. u. a. Lazarus & Folkman 1984; ▸ Abb. 8.8).

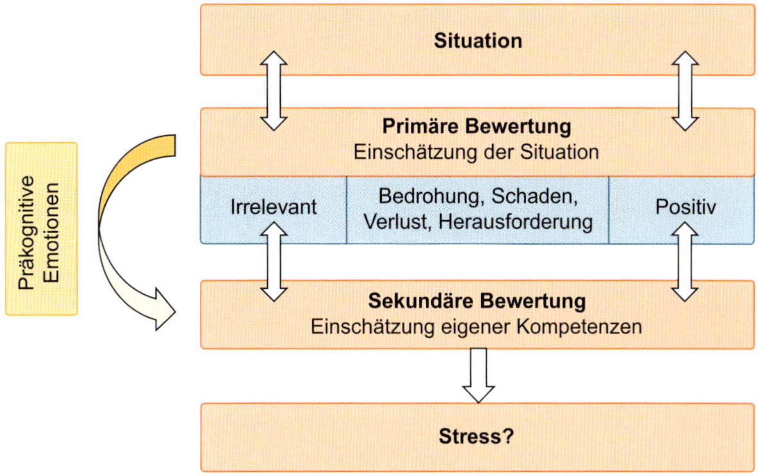

Abb. 8.8 Das transaktionale Stressmodell nach Lazarus [L143/G1105]

Jede Situation erfährt zunächst eine **primäre Bewertung:** Ist die Situation positiv, bedrohlich oder irrelevant? Anschließend erfolgt eine **sekundäre Bewertung,** bei der die eigenen Kompetenzen zur Bewältigung der Herausforderung unter die Lupe genommen werden. Bei deren Bewertung spielen präkognitive Emotionen *(Gefühle, die unserem Denken vorauseilen)* eine Rolle. Die Betrachtung der eigenen Kompetenzen erfolgt stets in Begleitung von Gefühlen. Dabei können die Emotionen den Blick trüben, wenn man „nicht so gut drauf ist". Seine eigenen Kompetenzen wird man in diesem Fall immer geringer einschätzen, als diese in Wirklichkeit sind (► 8.3.1).

Merke

Die Stressreaktion ist im transaktionalen Stressmodell nach Lazarus das Ergebnis von Bewertungsprozessen.

Stressampel

Die **Stressampel** nach Gert Kaluza stellt ein einfaches Rahmenkonzept vor, das hilft, Stressentstehung zu verstehen und geeignete Maßnahmen zur Stressbewältigung zu ergreifen (Kaluza 2018: 15–18; ► Tab. 8.10). Stress ist dabei zunächst abhängig von **Stressoren,** also Situationen, die Stress auslösen. Neben den äußeren Anteilen wirken auch innere Anteile bei der Stressentstehung mit: die persönlichen **Stressverstärker.** Die eigenen Motive, Einstellungen und Bewertungen können dazu führen, eine Situation als stressig zu empfinden oder diese in ihrem Stresspotenzial zu dramatisieren. Letztendlich zeigen Menschen unterschiedliche **Stressreaktionen,** die bei längerem Vorhandensein zu Erschöpfung und Krankheit führen können.

Reflexion

Mein Stress und ich

- In welchen Situationen erlebe ich Stress?
- Was verstärkt meinen Stress? Wodurch setze ich mich selber unter Druck?

Tab. 8.10 Elemente der Stressampel nach Kaluza (Kaluza 2018: 16)

Trias	Aussage	Beispiele
Stressoren	Ich gerate in Stress, wenn …	• Leistungsanforderungen • Soziale Konflikte • Zeitdruck
→ Instrumentelles Stressmanagement		
Stressverstärker	Ich setze mich selbst unter Druck, indem …	• Ungeduld • Perfektionismus • Selbstüberforderung
→ Mentales Stressmanagement		
Stressreaktion	Wenn ich im Stress bin, dann …	• Körperliche Aktivierung • Emotionale Aktivierung • Mentale Aktivierung • Verhaltensaktivierung
→ Regeneratives Stressmanagement		

- Wie reagiere ich auf Stress? Woran merke ich, dass ich gestresst bin?
- Welche Maßnahmen ergreife ich zur Stressbewältigung?

Stressbewältigung

Definition

Stressbewältigung

(Coping)
Beinhaltet alle Maßnahmen, um externe oder interne Anforderungen zu meistern, zu tolerieren, zu mildern oder zu vermeiden.

Bei der **Stressbewältigung** lassen sich drei **Hauptwege** voneinander unterscheiden:
- Instrumentelles Stressmanagement zielt auf die Stressoren ab.
- Mentales Stressmanagement zielt auf die Stressverstärker ab.
- Regeneratives Stressmanagement zielt auf die Stressreaktion ab.

Merke

Der Weg ist das Ziel

Maßnahmen zur Stressbewältigung zielen (entgegen der zumeist vorherrschenden Meinung) nicht darauf ab, einen Erfolg zu erzielen, sondern Anstrengung und Mühe zu investieren, um mit Stress umgehen zu können. Der Weg ist somit das Ziel.

Instrumentelle Stressbewältigung

Maßnahmen zur **instrumentellen Stressbewältigung** umfassen z. B.:
- Sich informieren, um Verständnis, Wissen und Fähigkeiten zu erhöhen
- Delegation von Arbeitsaufgaben oder Nein sagen
- Die Organisation durch Zeitmanagement, Prioritätensetzen, Strukturierung von Aufgaben optimieren
- Das soziale Netz ausbauen und soziale Unterstützung suchen

Tab. 8.11 Das Eisenhower-Prinzip. Es hilft dabei, wichtige und dringende Aufgaben zu identifizieren

		Dringlichkeit	
		Dringend	**Nicht dringend**
Wichtigkeit	**Wichtig**	Sofort erledigen	Zeit festlegen und selbst erledigen
	Nicht wichtig	Delegieren	Nicht bearbeiten

Praxistipp

Zeitmanagement

Maßnahmen zum **Zeitmanagement** sind u. a. (► 3.1.4):
- Schriftliche und systematische Planung, z. B. mit einer To-do-Liste
- Prioritäten setzen, z. B. mithilfe des Eisenhower-Prinzips (► Tab. 8.11)
- Die eigene Leistungskurve berücksichtigen, z. B. „Zu welcher Tageszeit lerne ich am effektivsten?"
- Pausen und Erholung einplanen
- Achtsamer Umgang mit der Zeit gemäß dem Sprichwort „Zeit hat man nicht, Zeit nimmt man sich!"

Mentale Stressbewältigung

Maßnahmen zur **mentalen Stressbewältigung** umfassen z. B.:
- Leistungsgrenzen akzeptieren, persönliche Leistungsansprüche reflektieren und beeinflussen
- Einen Perspektivenwechsel herbeiführen, d. h. Anforderungen als Herausforderungen sehen
- Fokus auf das Positive *(„Was habe ich? Was kann ich?")* statt auf das Negative *(„Was fehlt mir? Wozu bin ich nicht in der Lage?")*
- Akzeptanz und Annahme der Realität, z. B. durch Achtsamkeitsmeditation

Praxistipp

Perspektivenwechsel

Pflegefachpersonen können in ihrem Berufsalltag einen **Perspektivenwechsel** herbeiführen, weg von stressverschärfenden hin zu förderlichen Denkmustern:
- Statt einer Verleugnung der Realität *(„Das darf doch wohl nicht wahr sein!")* Annahme der Realität *(„Es ist, wie es ist!")*.
- Dankesbrief schreiben. Schreiben Sie am Ende eines Tages auf, wofür Sie heute dankbar waren, und lenken Sie so den Blick von Negativem hin zu Positivem.

- An positive Konsequenzen denken. Führen Sie sich in einer schwierigen Situation vor Augen, welche positive Veränderung mit der Bewältigung einhergehen kann. So kann eine mündliche Prüfung Stress verursachen, wenn man sich das Scheitern vor Augen führt. Mit der Einstellung, die Prüfung erfolgreich zu absolvieren und als Gewinner hervorzugehen, wird nicht nur eine bessere Leistung erbracht *(selbsterfüllende Prophezeiung)*, sondern auch der Geist gestärkt.
- Sich seine Stärken bewusst machen. Schreiben Sie Ihre persönlichen Stärken auf und sagen Sie sich diese jeden Morgen vor dem Spiegel auf. Fällt es Ihnen schwer, die eigenen Stärken zu benennen? Dann befragen Sie Menschen in Ihrem sozialen Netz.

Regenerative Stressbewältigung

Maßnahmen zur **regenerativen Stressbewältigung** umfassen z. B.:
- Ablenkung
- Atemtechniken
- Hobbys
- Bewegung und Sport
- Freundschaften pflegen
- Entspannungsverfahren erlernen und durchführen, z. B. progressive Muskelrelaxation nach Jacobson oder Achtsamkeitsmeditation

Praxistipp

Erholung und Entspannung

Pflegefachpersonen können auf vielfältige Maßnahmen zur Erholung und Entspannung zurückgreifen. Probieren Sie Folgendes aus:
- Sorgen Sie für ausreichend Schlaf. Lassen Sie abends Smartphone, Laptop und Fernseher beiseite, schnappen Sie sich ein Buch und gehen Sie früh ins Bett.
- Planen Sie einen erholsamen Kurztrip oder Urlaub.
- Suchen Sie sich einen Lieblingsplatz in der Natur, den Sie ganz allein in Ruhe genießen können.
- Haben Sie ein Hobby, bei dem Sie vollständig im Moment aufgehen und die Zeit vergessen (Flow-Gefühl)? Wunderbar! Pflegen Sie Ihr Hobby oder suchen Sie sich ein solches!
- Verabreden Sie sich mit Freunden zu einem entspannten und gemütlichen Beisammensein.
- Informieren Sie sich, wo in Ihrer Nähe Entspannungskurse angeboten werden, und nehmen Sie an einem teil, der Ihnen zusagt.

8.3.3 Burn-out

Definition

Burn-out

(engl. to burn out = ausbrennen; Burn-out-Syndrom)
Erschöpfungs- und Müdigkeitszustand durch berufliche Fehl- oder Überlastung, gekennzeichnet durch Depersonalisation, Leistungsunzufriedenheit und emotionale Erschöpfung.

Burn-out tritt im Gesundheitswesen überproportional häufig auf. Pflegefachpersonen zählen hier zu einer Risikogruppe. Dabei entsteht ein Burn-out nicht plötzlich, sondern verläuft beinahe schleichend über einen längeren Zeitraum und in verschiedenen Phasen.

Burnout-Phasen

Es existieren verschiedene Modelle zum Verlauf von Burn-out, z. B. die sieben **Burn-out-Phasen nach Burisch** (Burisch 2014: 25–35). Es müssen nicht alle Phasen durchlaufen werden und alle Symptome nacheinander auftreten; psychosomatische Reaktionen und Symptome einer späteren Phase können sich bereits in der Anfangsphase einstellen.

Merke

Dynamik statt Statik

Burn-out ist ein dynamisches Geschehen. Bei einer kurzen Draufsicht kann man den Umfang des Syndroms nicht vollständig erkennen. So kann auch fälschlicherweise eine Depression vermutet werden, wenn man sich niedergestimmt fühlt. Das Sprichwort *„Man sieht den Wald vor lauter Bäumen nicht!"* trifft dann zu, und es ist ratsam, mehrere Schritte zurückzutreten und die persönliche Vorgeschichte in den Fokus zu nehmen.

Phase 1: Anfangsphase

Am Anfang des Burn-outs steht ein überhöhter Energieeinsatz bei parallel fehlender Möglichkeit, nach getaner Arbeit abzuschalten. Dazu kann z. B. der Vorsatz, eine „perfekte" Pflege leisten zu wollen, oder aber das Grübeln über ein unlösbares Dilemma beitragen. Biografische Ereignisse können zudem die Entstehung begünstigen, z. B. ein neuer Vorgesetzter, das Erleben einer „Kompetenzkrise" oder das erstmalige Erleben, dass Theorie und Praxis in der Pflege weit auseinanderklaffen können (*Praxisschock*; ▸ 8.3.4).

Während man früher davon ausging, dass zu Beginn des Burn-outs ein starkes Überengagement oder Idealismus stand, wird diese Ansicht heute nicht mehr vollständig geteilt. Vielmehr werden zu Beginn unrealistische Ansprüche bezüglich der Arbeits- und Berufswelt gesehen.
Warnsymptome in der Anfangsphase sind z. B. freiwillig unbezahlte Mehrarbeit, Gefühl der Unentbehrlichkeit, Nicht-abschalten-Können, Verleugnung eigener Bedürfnisse, Energiemangel und Unausgeschlafenheit.

Phase 2: reduziertes Engagement

In der zweiten Phase kommt es zu einem emotionalen und kognitiven Rückzug, der sich auch in einem veränderten Verhalten widerspiegelt. Wer sich für sein Engagement nicht gewürdigt sieht und seine Ziele nicht realisiert, möchte seinem Umfeld auch nichts mehr geben. Dies kann zu einer **inneren Kündigung** führen. Pflegefachpersonen distanzieren sich so z. B. von ihren Pflegeempfängern, indem sie diese dehumanisieren *(entmenschlichen)*. So ist nicht mehr von Frau Müller, sondern von der Schenkelhalsfraktur in Zimmer 312 die Rede. Das reduzierte Engagement wird aber nicht nur den Pflegeempfängern entgegengebracht (▸ Tab. 8.12), es leidet auch die Familie, wenn zu Hause das Ruhebedürfnis steigt und die Motivation, Zeit mit Partner und Kindern zu verbringen, sinkt.

Tab. 8.12 Bereiche und Formen des reduzierten Engagements

Bereich	Beispiele und Erläuterungen
Pflegeempfänger	• Verlust positiver Gefühle für Pflegeempfänger • Innere Distanz zu Pflegeempfängern • Von Hilfeleistung hin zur Beaufsichtigung • Meidung des Kontakts • Stereotypisierung („*Demenzkranke sind doch alle gleich!*“)
Freunde, Familie, Bekannte	• Unfähigkeit zu geben • Verlust von Empathie, Kälte • Verständnislosigkeit und Schwierigkeit, anderen zuzuhören • Zynismus
Arbeit	• Negative Einstellung zur Arbeit • Fluchtfantasien • Widerwillen und Desillusionierung • Verkürzung der Arbeitszeit, z. B. zu später Beginn, längere Pausen • Gesteigertes Investieren von Energie in Freizeitaktivitäten

Phase 3: emotionale Reaktion

In der dritten Phase zeigen Betroffene eine emotionale Reaktion auf die akzeptierte Desillusionierung oder in Anbetracht des unerreichbar scheinenden Ziels. Dabei geben sie sich selbst oder anderen die Schuld (▸ Abb. 8.9).

Phase 4: Abbau

In der vierten Phase zeigt sich ein Leistungsabbau:
- Abbau der kognitiven Leistungsfähigkeit
- Abbau der Motivation
- Abbau der Kreativität
- Abbau des Differenzierungsvermögens

Betroffene wenden immer mehr Energie auf, um ihre Ergebnisse zu erreichen. Parallel mehren sich Flüchtigkeitsfehler, z. B. beim Richten von Medikamenten, oder Termine und Tätigkeiten werden vergessen. Um den persönlichen Energiehaushalt zu schonen, erfolgt, wo möglich, Dienst nach Vorschrift und der Abbau von Kreativität. Die Aussage *„Das haben wir schon immer so gemacht!“* fällt gern in dieser Phase.

Phase 5: Verflachung

In der fünften Phase kommt es zu einer zunehmenden Verflachung des emotionalen, geistigen und sozialen Lebens. Betroffene zeigen sich gleichgültig, meiden Kontakte und Gespräche und driften so immer mehr in die Einsamkeit ab. Sie erleben Desinteresse, Langeweile und geben ihre Hobbys auf.

Phase 6: psychosomatische Reaktionen

Obwohl sich psychosomatische Reaktionen bereits zu Beginn zeigen können, nehmen sie in der sechsten Phase mehr Raum ein. Die Reaktionen sind vielfältig z. B.:
- Herabgesetzte Immunreaktion mit erhöhter Infektanfälligkeit
- Schlafstörungen
- Sexuelle Probleme
- Herz-Kreislauf-Symptomatiken wie Tachykardie, Hypertonie, Herzklopfen, Engegefühl in der Brust
- Magen-Darm-Beschwerden wie Übelkeit, Verdauungsstörungen, Gastritis
- Beschwerden des Bewegungsapparats wie Rückenschmerzen, Muskelverspannungen

Betroffene verändern zudem ihre Gewohnheiten. So essen sie z. B. unregelmäßiger, neigen zu Suchtmittelkonsum oder entwickeln Tics wie z. B. ge-

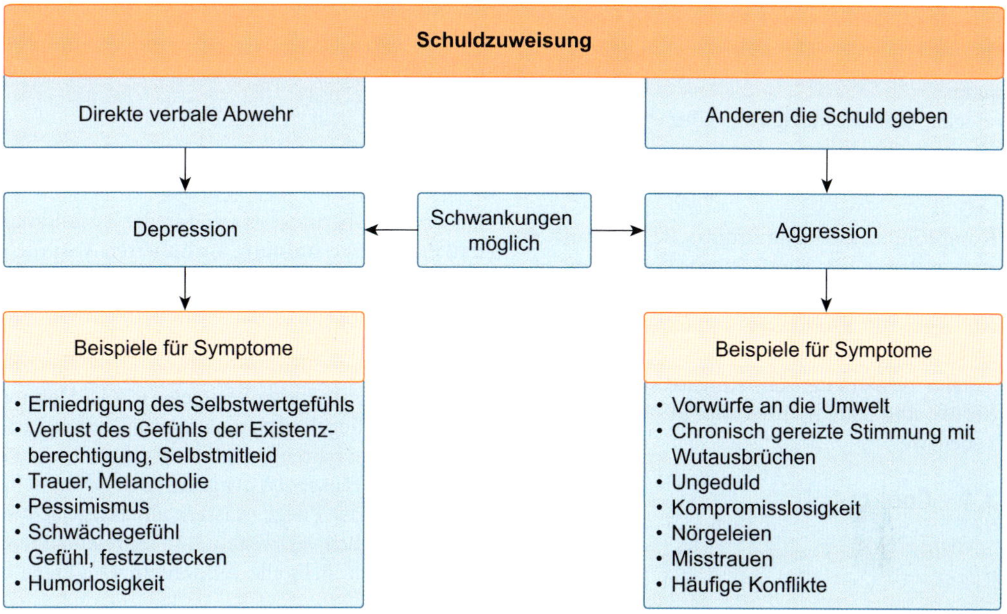

Abb. 8.9 Formen der Schuldzuweisung mit den Folgen Depression und Aggression [L143/P554]

häuftes Augenblinzeln oder sich wiederholendes Räuspern.

Phase 7: Verzweiflung

In der siebten Phase dominiert ein chronisches Gefühl der Hoffnungslosigkeit. Mit dem schwindenden Lebenssinn und einer durchdringenden negativen Einstellung zum Leben gehen auch Suizidgedanken einher.

Burn-out-Prävention

Maßnahmen zur **Burn-out-Prävention** überschneiden sich mit den Maßnahmen zur Stressprävention und -bewältigung (▸ 8.3.2):

- Etablierung gesundheitsförderlicher Lebensweisen, z. B. gesunde Ernährung, Sport, Bewegung, Schlaf
- Erhöhung der Selbstaufmerksamkeit, z. B. Führen eines Stresstagebuchs als Frühwarnsystem oder Nutzung von Fragebögen zur Gefährdungseinschätzung
- Erlernen von Entspannungsverfahren, z. B. progressive Muskelrelaxation nach Jacobson, Achtsamkeitsmeditation
- Kompetenzentwicklung im Bereich des Zeitmanagements
- Reflexion der persönlichen Erwartungen, Formulierung bescheidener und Aufgabe unrealistischer Ziele
- Nähe und Resonanz zu Menschen, Umwelt, Spiritualität
- Selbsthilfe, kollegiale Beratung, Coaching und Supervision (▸ 8.2.6)
- Verbesserung der Arbeits(zeit)organisation (▸ 1.3, ▸ 8.2.2)

Merke

Selbstpflege statt Aufopferung

Eine gute Pflegefachperson zeichnet sich nicht dadurch aus, dass sie durchhält, die Zähne zusammenbeißt und sich bedingungslos für Pflegeempfänger, Betrieb und Gesellschaft aufopfert. Eine gute Pflegefachperson geht **selbstfürsorglich** mit sich um, ist mit ihren Schwächen im Reinen, kann fröhlich sein und in sich ruhen. Verfügt sie über ausreichend dieser „Lebenskraft", kann eine Pflegefachperson ihren Pflegeempfängern davon etwas „abgeben".

Burn-out-Bewältigung

Wer an einem Burn-out leidet, bedarf der Hilfe von außen. Hierzu stehen neben niedrigschwelligen

Ansätzen wie Ratgebern und Selbsthilfegruppen auch professionelle Dienstleister wie Psychotherapeuten oder Rehabilitationsmaßnahmen zur Verfügung.
Strategien zur **Bewältigung** können sein (Burisch 2014: 200–201):

- Kurze Pause, z. B. unbezahlter Urlaub oder Sabbatical
- Kompromiss, z. B. neue realistische Ziele suchen
- Innere Reise, z. B. durch Psychotherapie zu Erkenntnissen über sich und das Leben gelangen
- Neustart, z. B. Kündigung und Suche eines neuen Jobs
- Totaler Neuanfang, z. B. Aufgabe des erlernten Berufs und Neuorientierung in Arbeits- und Lebenswelt

8.3.4 Cool-out

Definition

Cool-out

Beschreibt und erklärt den Prozess einer moralischen Desensibilisierung in der Pflege. Zentrales Thema ist der unauflösliche Widerspruch zwischen Anforderungen an die Pflege und der Berufsrealität (Kersting 2016: 1).

Die **Theorie des Cool-outs** von Karin Kersting bezieht sich auf die Metapher der „bürgerlichen Kälte", die der Kritischen Theorie entstammt. Die „bürgerliche Kälte" steht für eine Haltung, die Menschen nutzen, um sich gegen erlebte Erfahrungen von unauflösbar gesellschaftlichen Widersprüchen immun zu machen. Auch in der Pflege existieren diese Widersprüche. So klaffen Berufsideal und Berufsrealität auseinander. Dies erzeugt Spannung.

Fallbeispiel

„Ich möchte es aber richtig machen!"

Niklas Heuberger absolviert seinen Pflichteinsatz in der akutstationären Versorgung. Derzeit ist er auf einer internistischen Station eingesetzt. Die Station ist voll belegt, Entlassungen und Aufnahmen stehen an, es gibt viele Pflegeempfänger mit hohem Pflegebedarf, und eine Kollegin hat sich zum Frühdienst krankgemeldet. Herr Heuberger ist der Pflegefachfrau Karina Cirs zugeteilt – seine Praxisanleiterin hat er nur beim Erstgespräch gesehen. Er soll sich um Frau Heider kümmern. Die 87-jährige Frau leidet an einer Demenz und an einer COPD. „Du weißt schon, dass du dich heute beeilen musst!", drängt Frau Cirs. „Frau Heider braucht doch aber Zeit! Wenn ich schnell mache, tut ihr das nicht gut!", entgegnet Herr Heuberger. Frau Cirs brummt: „Immer diese Schüler! Das hier zeigen die euch in der Schule nicht, oder?"

Die im Pflegeberufegesetz und in der Ausbildungs- und Prüfungsverordnung formulierten Ansprüche, z. B. der klientenorientierten Pflege unter Nutzung des Pflegeprozesses, scheitern an den Bedingungen in der Pflege. Ökonomische Zwänge, Bürokratisierung, personelle Unterbesetzung oder Zeitdruck sind hierfür nur einige Beispiele (► 8.1). Dennoch versuchen Pflegefachpersonen häufig, „den Laden am Laufen zu halten", unabhängig davon, wie viel Personal im Einsatz ist. Angesichts der drastischen Situation in der Pflege müssten alle Pflegefachpersonen eigentlich verzweifeln und schreiend davonrennen. Doch nicht alle verzweifeln. Die Frage ist: Warum?
Durch die **Metapher der Kälte** lässt sich erklären, wie Pflegefachpersonen diesen Spannungszustand aus Anforderungen und der Realität aushalten. Indem man sich kalt macht, schützt man sich vor Verletzungen. Der Begriff der Kälte kann doppeldeutig interpretiert werden:

- Kälte als Produkt der äußeren Bedingungen und Strukturen
- Kälte als Reaktionsform auf den Spannungszustand

Zum Aushalten der Spannungszustände nutzen Pflegefachpersonen verschiedene **Reaktionsmuster,** die Kersting anhand der **Kälteellipse** darstellt und die mit einem ansteigenden Reflexionsniveau einhergehen (► Tab. 8.13).
Der Übergang vom Reaktionsmuster des naiven Zugangs zu nachfolgenden Mustern wird durch eine **Widerspruchserfahrung** herbeigeführt. Eine Widerspruchserfahrung klärt auf und ist irreversibel *(unumkehrbar)*. Naive Reaktionsmuster sind danach nicht mehr möglich. Die Parallelität von Anforderungen und der Realität ist nun klar.
Die Theorie des Cool-outs hilft dabei, die Situation in der Pflege zu reflektieren. Mit dem Wissen um die Reaktionsmuster schützt man sich davor, sich selbst die Schuld an einem globaleren Problem zuzuschreiben. Mit dem Wissen um die Kälte kann man dazu das Gespräch suchen.

Tab. 8.13 Reaktionsmuster nach der Theorie des Coolout (Kersting 2016)

Reaktionsmuster		Erläuterung
Naiver Zugang	*Fraglose Übernahme objektiv kälteverursachender Strukturen*	• Widerspruch wird nicht erkannt • Bedingungen des Alltags werden als legitim empfunden, weil z. B. die eigene Norm herabgesetzt ist oder der Praxisalltag als Norm angesehen wird
	Ahnung von Kälte	• Wahrnehmung widersprechender Anforderungen • Der Konflikt wird als Normalität des Alltags betrachtet
Praktische Hinnahme des Widerspruchs	*Opfer sein*	• Hervorheben der eigenen Ohnmacht • Aussagen wie „Das kann ich sowieso nicht ändern!"
	Täter werden	• Versuch, für sich möglichst vorteilhaft den Praxisalltag zu bewältigen • Anforderungen werden abgewogen, Handlungen werden mit dem Blick auf die eigenen Vorteile ausgeführt (Selbsterhaltungstrieb)
Praktische Negation (Auflösung) des Widerspruchs	*Idealisierung falscher Praxis*	• Versuch, Verbesserungen vorzunehmen, Anforderungen und real vorherrschende Zwänge unter einen Hut zu bringen, z. B. Kompromisse eingehen, Prioritäten setzen, Teamarbeit optimieren, Arbeitsorganisation verbessern • Das Gelingen der Maßnahmen wird vehement vertreten
	Kompensation falscher Praxis	• Suche nach Schlupflöchern, um zumindest zeitweise die Ideale umsetzen zu können • Pflegeempfänger wird in den Fokus gerückt
	Individuelle Auflösung	• Einhaltung der Norm, um diese reklamieren zu können und diese Reklamation zur Verwirklichung des eigenen Anspruchs zu nutzen, z. B. trotz Zeitdrucks die nötige Zeit für einen Pflegeempfänger aufbringen • Lösung kann nur für das Individuum funktionieren
Einsicht in Kälte	*Reflektierte Hinnahme von Kälte*	• Erfahrung der Unauflösbarkeit der strukturell verankerten, defizitären Situation • Situationsabhängige Reaktionsmuster • Bewusstes Arrangement mit der falschen Praxis

8.3.5 Konflikte und Konfliktmanagement

Definition

Konflikt

Unvereinbarkeit oder Gegensatz im Denken, Fühlen und/oder Wollen. Geht mit widerstreitendem Verhalten der Konfliktparteien und mit als unvereinbar empfundenen Zielen und Vorstellungen einher: Zumindest eine Partei empfindet die Interaktion als emotional belastend oder sachlich inakzeptabel.

Konfliktmanagement

Systematische Auseinandersetzung mit Konflikten und Maßnahmen zur Lösung. Beinhaltet die Feststellung, Steuerung und Regelung von Konflikten, Ziel ist die produktive und konstruktive Konfliktlösung.

Konflikte sind etwas vollständig Normales. Überall dort, wo Menschen aufeinandertreffen, kommt es zwangsläufig dazu, dass unterschiedliche Positionen vorherrschen und vertreten werden.

Kritischer Blick: Sind Konflikte positiv zu bewerten?

Pro

- Die gegensätzliche Auseinandersetzung zu Inhalten kann einen Wandel begleiten und als Antrieb fungieren. Daher sollten Konflikte nicht vermieden, sondern ausgetragen werden, um Veränderungsprozesse nicht zu behindern.
- Mit der Lösung des Konflikts erfahren die Parteien etwas über ihre Persönlichkeit und haben die Chance, sich als Gruppe durch den Diskussionsprozess

und die daraus gewonnene Lösung zu festigen. Zudem kann ein Konflikt als reinigendes Gewitter heilsam sein.

Contra

- Einige Konflikte entwickeln eine destruktive und zerstörerische Dynamik. Diese dicke Luft behindert laufende Prozesse, sodass die Qualität der Arbeit reduziert wird.
- Gelingt es nicht, einen Konflikt zu steuern und zu regeln, droht eine **Eskalation.** In diesem Fall hinterlässt ein Konflikt Gewinner und Verlierer. Gegenseitige Schuldzuweisungen führen zu Emotionen wie Angst, Ärger, Frust, fördern Stress und Unzufriedenheit.

Konfliktarten

Konfliktarten lassen sich bezüglich der Ebene und des Konfliktgegenstands voneinander unterscheiden. Weiter können Konflikte unterschiedlich ausgetragen werden:

- Verborgener vs. offener Konflikt, d. h. sichtbarer oder unter der Oberfläche schwelender Konflikt
- Formgebundener vs. formloser Konflikt, d. h., die Konfliktlösung bedient sich institutioneller Mittel und Wege oder ufert wild aus
- Heißer vs. kalter Konflikt, d. h. sichtbarer, produktiver oder alles einfrierender, destruktiver Konflikt
- Verschobener vs. echter Konflikt, d. h. Ausweichen auf Nebenthemen oder Behandlung des ursprünglichen Themas

Konfliktarten in Bezug auf die Ebene

Konflikte können in verschiedenen Konstellationen und auf unterschiedlichen **Ebenen** stattfinden.

Konflikte auf der Ebene der Einzelperson

Die Konflikte auf der **Ebene der Einzelperson** sind Bestandteil der eigenen Persönlichkeitsentwicklung. Die innerlich ausgetragenen Konflikte sind darüber hinaus maßgeblich für unsere Entscheidungen (► Tab. 8.14, ► 4.1.1).

Konflikte auf der Ebene der Interaktion

Bei Konflikten auf der **Ebene der Interaktion** kommt mindestens eine weitere Person dazu:

- **Paarkonflikte:** Es stehen sich zwei Konfliktparteien gegenüber. Bei einem *Identitätskonflikt* möchte sich jemand lösen und eine neue Identität schaffen. Bei *Entwicklungskonflikten* entwickeln sich zwei Parteien unterschiedlich weiter und vertreten mit der Entwicklung neue Positionen.
- **Dreieckskonflikt:** Es sind drei Konfliktparteien vertreten. Sie können in unterschiedlichen Formen auftreten. Beim *Koalitionskonflikt* verbünden sich zwei gegen einen Dritten. Bei einem *Eifersuchtskonflikt* sehnt sich jemand zu anderen hinzu, erfährt aber nicht den Grad der Annahme, den er sich wünscht. Bei einem *Rivalitätskonflikt* buhlen zwei um die Gunst des Dritten. Bei *Delegationskonflikten* wird die direkte Kommunikation zwischen zwei Personen unterbrochen, sie läuft über eine dritte Person.
- **Gruppenkonflikt:** *Führungskonflikt* mit der Frage, wer die Gruppe eigentlich leitet, oder

Tab. 8.14 Konflikte auf der Ebene der Einzelperson

Konfliktart	Erläuterung
Appetenzkonflikt	Uneinigkeit bezüglich mehrerer verlockender Angebote, z. B. Vorhandensein von zwei Stellenangeboten nach dem Examen, die beide attraktive Arbeitsbedingungen und Entwicklungsmöglichkeiten bieten
Aversionskonflikt	Uneinigkeit bezüglich der Entscheidung zwischen zwei „Übeln", z. B. ausstehende Entscheidung, ob die Freizeit nach Dienstschluss oder am Wochenende zum Lernen aufgewendet werden soll
Appetenz-Aversions-Konflikt	Uneinigkeit bezüglich der Qualität der vorliegenden Situation, die zugleich verlockend und abstoßend erscheint, z. B. Angebot des Arbeitgebers zur finanziellen Unterstützung des Studiums, was als spannend und einengend zugleich empfunden wird
Konflikt im inneren Team	Uneinigkeit der verschiedenen Stimmen in einem selbst bezüglich eines Sachverhalts („mehrere Seelen in der Brust haben"), z. B. infolge der Reflexion eines Praxiseinsatzes und der Frage, ob man dort zukünftig arbeiten wolle

der *Rangkonflikt* mit der Frage nach der hierarchischen Ordnung.

Konflikte auf der Ebene der Organisation und Institution

Bei Konflikten auf der **Ebene der Organisation und Institution** kommt es entweder zwischen einzelnen Untergruppen *(Subgruppen)*, z. B. Pflegepersonal und Ärzteschaft, zu Meinungsverschiedenheiten. Oder es stehen periphere und zentrale Gruppierungen im Konflikt zueinander, z. B. freiberuflich arbeitende und festangestellte Pflegende.

Rollenkonflikt

Definition

Rollenkonflikt

Konflikt, der aus dem Ineinandergreifen verschiedener Rollen und Rollenerwartungen in oder an die eigene Person entsteht.

Jeder Mensch nimmt in seinem Leben verschiedene Rollen ein, z. B. Vater oder Mutter, Bruder oder Schwester, Freund oder Freundin, Arbeitnehmer oder Arbeitgeber, Privatperson oder Person gesellschaftlichen Interesses. Mit jeder Rolle gehen verschiedene Erwartungen einher. **Rollenkonflikte** treten dann auf, wenn sich die Interessen und Einstellungen der unterschiedlichen Rollen unterscheiden oder nicht vereinbaren lassen. In der Pflege entsteht ein solcher Rollenkonflikt auch durch die reduzierte Rollenbeschreibung und damit die unbefriedigende Antwort auf die Frage: *„Was ist Pflege und was nicht?"* (▶ Kap. 1). Der Rollenkonflikt lässt sich nicht klar einer Ebene zuordnen:

- **Intrarollenkonflikt:** Verschiedene Erwartungen *an eine* Rolle lassen sich nicht vereinbaren, z. B. Pflegefachpersonen sollen Zeit für Pflegeempfänger aufwenden, aber auch ökonomisch agieren.
- **Interrollenkonflikt:** Verschiedene Erwartungen *verschiedener* Rollen lassen sich nicht vereinbaren, z. B. als Mutter am Wochenende Zeit mit der Familie verbringen wollen und als Angestellte am Wochenende arbeiten müssen.

Rollenkonflikte können sich auf der Ebene der Einzelperson und mit dem Partner auf der Ebene der Interaktion abspielen. Rollenkonflikte können auch durch das vorherrschende Bild der Pflege in der Gesellschaft hervorgerufen werden. Das in den Medien z. T. über- oder unterzeichnete Bild kann sich so von den eigenen Lebensvorstellungen und dem Selbstbild unterscheiden.

Pflegefachpersonen erleben **moralische Konfliktsituationen.** Diese sind durch den Widerspruch gekennzeichnet, dass sie wissen, was professionell und ethisch geboten ist, sich aber aufgrund von äußeren Einflüssen daran gehindert fühlen, ihr Vorhaben zu realisieren. Die eigenen ethischen Werte (▶ Kap. 4) stehen im Konflikt mit den Werten anderer Personen oder den zur Verfügung stehenden Handlungsmitteln (▶ 8.3.4). Zu den äußeren Einflüssen zählt z. B. die Ökonomisierung (▶ 8.1.3). Die Konflikte verursachen moralischen Stress (▶ 8.3.2; Kleinknecht-Dolf 2015).

Praxistipp

Rollenkonflikten begegnen

- Erwartungen an die Rollen klar kommunizieren
- Rollenerwartungen mit sich oder dem Gegenüber aushandeln
- Distanz zu gewissen Rollenerwartungen herstellen
- Kompromisse zwischen den Rollenerwartungen schließen
- Ambiguitätstoleranz entwickeln, d. h. Aushalten gleichzeitiger gegensätzlicher Erwartungen
- Rollenabweichungen ausprobieren und Rollenentwicklungen vorantreiben

Konfliktarten in Bezug auf den Konfliktgegenstand

Konflikte können sich auf einen **Konfliktgegenstand** mit Themen, Fragen oder Anliegen beziehen (▶ Tab. 8.15).

Eskalationsstufen

Jeder Konflikt hat einen Anfang und seine eigene Geschichte. Bei fehlendem oder insuffizientem Konfliktmanagement kommt es zur **Eskalation** *(Verschärfung des Konfliktverlaufs)*. Das von Friedrich Glasl entwickelte **Stufenmodell der Konflikteskalation** veranschaulicht den Verlauf eines Konflikts in drei Phasen mit neun Stufen (▶ Abb. 8.10).

Phase 1: Win-win-Phase

In der **ersten Phase** handelt es sich noch um eine sachliche und konstruktive Auseinandersetzung. Beide Konfliktparteien können noch als Gewinner aus dem Konflikt hervorgehen:

- **Verhärtung:** Gegensätzliche Meinungen prallen aufeinander, dabei hat jede Partei schon eine festgefahrene Position.

Tab. 8.15 Konflikte in Bezug auf den Konfliktgegenstand (Lippmann 2013: 325–327)

Konfliktgegenstand	Erläuterung
Zielkonflikt	• Uneinigkeit bezüglich der Ziele • Durch Diskussion und Konsens zu lösen • *Beispiel:* A führt die ressourcenfördernde Pflege durch, weil er darin einen langfristigen Gewinn für die Pflegeempfänger sieht. B möchte selbst wenig arbeiten und verkauft dies als ressourcenorientiert
Wertekonflikt (▸ Kap. 4)	• Uneinigkeit bezüglich ethischer Überzeugungen, Glaubensfragen und Werte • Tiefer verwurzelt und komplexer zu lösen • *Beispiel:* A ist der Ansicht, dass das Leben von Wachkomapatienten nicht mehr lebenswert ist und man die Menschen doch von ihrem Leiden erlösen müsse. B hält jedes Leben für lebenswert und solche Aussagen für unangemessen
Verteilungskonflikt	• Uneinigkeit bezüglich der gerechten Verteilung von Ressourcen • *Beispiel:* A möchte an Weihnachten frei haben. Sein Argument, er habe kleine Kinder, stößt bei B auf Unverständnis. B möchte ebenfalls frei haben, weil B es als ungerecht empfindet, als Kinderloser immer an Weihnachten arbeiten zu müssen
Beziehungskonflikt	• Uneinigkeit bezüglich der Akzeptanz und Anerkennung der eigenen Grundbedürfnisse vom anderen, Beziehungsebene steht im Vordergrund • *Beispiel:* A ist langjährig berufszugehörig und fühlt sich von dem jungen und unerfahrenen B mit Bachelor-Abschluss allein durch seine Anwesenheit und die Tatsache, das dieser über ein absolviertes Studium verfügt, herabgewürdigt

- **Polarisierung und Debatte:** Die Meinungen werden gegenübergestellt und in der Debatte auch akzeptiert. Das Denken ist schwarz-weiß geprägt.
- **Taten statt Worte:** Die Kommunikation tritt in den Hintergrund, und der Gegner wird vor vollendete Tatsachen gestellt. Eine Debatte ist für die Beteiligten nicht mehr zielführend.

Phase 2: Win-lose-Phase

In der **zweiten Phase** wächst die Überzeugung, dass nur noch eine Partei gewinnen kann. Die Bemühungen konzentrieren sich auf den Sieg:

- **Sorge um Image und Koalition:** Die Sachfrage tritt in den Hintergrund, und die Beziehungsebene nimmt mehr Raum ein. Die Sorge um das eigene Ansehen dominiert, und es werden Verbündete für die eigene Sache gesucht. Dazu wird der Gegner auch schlecht gemacht.
- **Gesichtsverlust:** Der Gegner wird mutwillig zu einem Gesichtsverlust gedrängt, z. B. durch Unterstellungen. Eine Auseinandersetzung auf Sachebene ist nicht mehr möglich.
- **Drohstrategien:** Dem Gegner wird Schaden zugeführt. Ausgesprochene Drohungen erhöhen den Handlungsdruck und führen zu einer weiteren Eskalation.

Phase 3: Lose-lose-Phase

In der **dritten Phase** gibt es keinen Gewinner mehr. Da dies allen klar ist, stehen Bemühungen im Vordergrund, den Schaden des Gegners hoch und den eigenen gering zu halten:

- **Begrenzte Vernichtung:** Der Gegner wird nicht mehr als Mensch wahrgenommen. Die erfolgten Drohungen werden in die Tat umgesetzt.
- **Zersplitterung des Gegners:** Es werden Taktiken eingesetzt, um den Gegner und sein Unterstützungssystem zu zerstören.
- **Gemeinsam in den Abgrund:** Der Gegner wird mit allen Mitteln bekämpft, dabei wird auch die eigene Vernichtung in Kauf genommen.

Konfliktlösung

Es existieren verschiedene Muster von **Konfliktlösungen** (▸ Tab. 8.16).

Konfliktmanagement folgt keinem strengen Ablaufschema. Bei einem **Lösungsprozess** werden folgende Phasen häufig durchlaufen (Schwarz 2014: 334):

1. **Überprüfung der Konfliktökonomie:** Welche Lösungen gibt es und welchen Nutzen haben diese?
2. **Konfliktakzeptanz:** Einsicht, dass sich die Konfliktbearbeitung lohnt und dadurch eine Verbesserung resultiert.

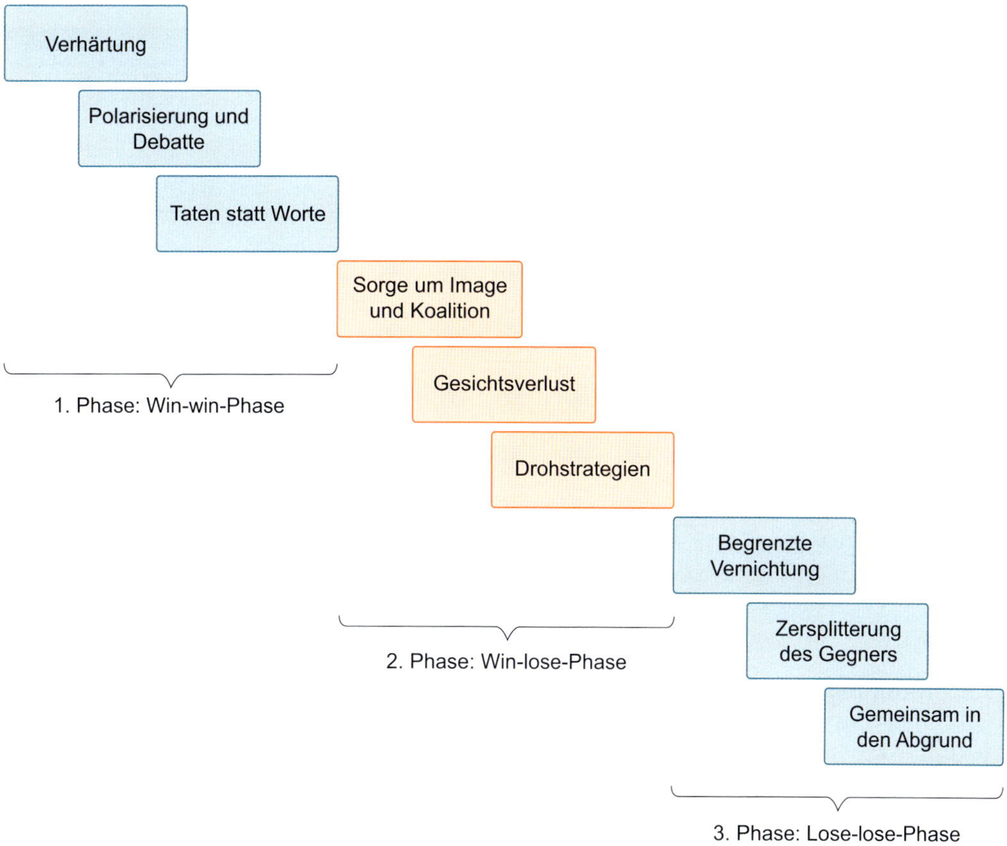

Abb. 8.10 Stufenmodell der Konflikteskalation nach Glasl [L143/G1107]

3. **Ansprechen des Konflikts:** Sachliche Beschreibung des Konflikts.
4. **Analyse des Konflikts:** Gemeinsame Diagnose der Ursache und des bisherigen Verlaufs.
5. **Suche nach Konfliktlösungen:** Es werden Lösungsvorschläge gesammelt und bewertet. Man einigt sich auf eine Strategie.
6. **Probezeit der Strategie:** Die Strategie wird für einen fest definierten Zeitraum umgesetzt.
7. **Beibehaltung oder Modifikation:** Die Probezeit wird evaluiert und die Strategie weiterverfolgt, angepasst oder eine neue Lösung entwickelt.

Praxistipp

Harvard-Konzept

Das **Harvard-Konzept** liefert vier Grundprinzipien zur Konfliktlösung (Lippmann 2013: 342–353):

1. Menschen und Problem getrennt voneinander behandeln
2. Auf Interessen konzentrieren, nicht auf Positionen
3. Verschiedene Wahlmöglichkeiten vor der Entscheidung entwickeln
4. Neutrale Beurteilungskriterien anwenden

Tab. 8.16 Muster von Konfliktlösungen (vgl. Schwarz 2014: 281–320)

Muster	Erläuterung
Flucht	• Rückzug aus dem Konflikt • Es lockern sich zwar aktive Anspannungen, der Konflikt kann aber weiterschwelen und erneut ausbrechen
Vernichtung	• Beseitigung oder Zerstörung des Gegners • Sofortige Regulierung, aber mit weitreichenden negativen Konsequenzen für folgende Konflikte und den Gegner
Unterordnung	• Aufgabe, Nachgeben oder Anpassung an den Gegner • Führt zu einer starken Hierarchisierung und einer Einschränkung der Selbstbestimmung und Freiheit des Untergebenen
Delegation	• Schaffung neuer Funktion mit der Aufgabe der Regelung • Kann zur Entstehung einer gemeinsamen Verbindlichkeit führen, aber auch die persönliche Identifikation mit dem Ergebnis schmälern
Kompromiss	• Verzicht auf Teile der eigenen Ansätze und Einigung auf eine gemeinsame Schnittmenge • Rasche Lösungsfindung mit der Gefahr „fauler" Kompromisse, sodass der Konflikt wieder auftritt
Konsens	• Verhandlung zu einem Ergebnis, das allen Gegensätzlichkeiten gerecht wird, eine für alle Beteiligten optimale Lösung wird erreicht • Hoher Zeit- und Energiebedarf, nachhaltig und förderlich für weitere Konfliktereignisse

8.3.6 Mobbing

Definition

Mobbing

(engl. to mob = über jmd. herfallen, jmd. attackieren, anpöbeln)

Geplante Schikanen, Drangsalierungen, Benachteiligungen, Ausgrenzung oder Anfeindungen gegen eine Person mit dem Ziel des Ausstoßens aus dem Arbeitsverhältnis (Köllner 2017: 121).

Mobbing stellt eine besondere Form dar, um Konflikte auszutragen (► 8.3.5). Während bei einem Konflikt aber das Grundproblem im Vordergrund steht, tritt beim Mobbing die Person als Problem in den Vordergrund. Das Mobbingrisiko ist in den Pflegeberufen hoch, Frauen sind gefährdeter als Männer. Junge Menschen unter 25 Jahren haben ein besonders hohes Risiko (Litzcke & Schuh 2010: 125).

Mobbinghandlungen

Mobbinghandlungen zielen auf das soziale Gefüge einer Person. Es lassen sich verschiedene **Formen des Mobbings** unterscheiden:

- **Bossing:** Mobbinghandlungen von einem Vorgesetzen gegen einen Mitarbeiter
- **Staffing:** Mobbinghandlungen von Untergebenen gegenüber einem Vorgesetzten
- **Strategisches Mobbing:** Mobbing-Handlungen mit dem Ziel des Personalabbaus
- **Cyber-Mobbing:** Mobbing-Handlungen unter Zuhilfenahme von Internet- und Mobiltelefondiensten

Laut Esser & Wolmerath (2020) werden Mobbinghandlungen in zehn Kategorien aufgeteilt (► Tab. 8.17).

Fünf-Phasen-Modell des Mobbings

Nachfolgend wird das **Fünf-Phasen-Modell des Mobbings** nach Leymann (1993) vorgestellt:

Phase 1: ungelöster Konflikt

Am Anfang steht ein ungelöster Konflikt, der unterschwellig wirkt. Dadurch entwickelt sich eine gereizte und aggressive Stimmung in der Belegschaft. Es gibt noch Bemühungen, um eine rationale Lösung für den Konflikt. Zumeist wird der Standpunkt der später mobbenden Person bereits einseitig nach außen hin vertreten.

Phase 2: Mobbingattacken und gezielte Konflikteskalation

In der zweiten Phase ist die Sachauseinandersetzung in den Hintergrund gerückt, der Konflikt ist

Tab. 8.17 Mobbinghandlungen (nach Esser & Wolmerath 2020)

Mobbinghandlung	Beispiele
Angriffe gegen die Arbeitsleistung und das Leistungsvermögen	• Vorenthalten von Informationen • Erzeugung von Störungen • Anordnung systematisch unterfordernder oder überfordernder Arbeit • Verweigerung von Unterstützung
Angriffe gegen den Bestand des Beschäftigungsverhältnisses	• Behauptung von Fehlverhalten • Fort- und Weiterbildungen willkürlich verhindern • Willkürliche Abmahnung • Willkürliche Versetzung
Destruktive Kritik	• Demütigende, überzogene, gnadenlose Kritik • Generalisierung von Fehlern • Ausbremsen der Motivation • Dauerkontrolle mit dem Ziel der Zermürbung
Angriffe gegen die soziale Integration am Arbeitsplatz	• Gespräche hinter dem Rücken, z. B. Tuscheln • Anspielungen, zweideutige Bemerkungen • Ausschluss aus der Alltagskommunikation, dem Beisammensein • Ignorieren von Fragen, Schweigen bei Anwesenheit
Angriffe gegen das soziale Ansehen im Beruf	• Gerüchte verbreiten oder gezielt setzen • Beleidigung oder Demütigung im Beisein Dritter • Unglaubwürdig machen, bloßstellen • Lächerlich machen, z. B. durch Nachäffen, Mimik, Gestik
Angriffe gegen das Selbstwertgefühl	• Ruppige Kommunikation • Persönliche Schwächen publik machen • Unterstellung böser Absichten, Dummheit • Demütigung, Häme, Blamage, Abwertung
Angst, Schreck und Ekel erzeugen	• Angst und Schrecken ausnutzen, z. B. Phobie • Ekel erzeugen, z. B. stinkende Gegenstände verstecken • Einschüchtern, Bedrohen, Nötigen • Anordnung, einen Arzt zur Überprüfung der psychischen Gesundheit aufzusuchen
Angriffe gegen die Privatsphäre	• (Nächtlicher) Telefonterror • Bedrängende Aufforderungen, aus dem Urlaub/Frei zurückzukommen • Gezielte Zuweisung unbeliebter Urlaubstermine • Ständiges Abwerten privater Vorlieben
Angriffe gegen die Gesundheit und körperliche Unversehrtheit	• Körperliche Übergriffe, Gewaltanwendungen • Sabotage von Sicherheits- und Schutzmaterialien, z. B. diese verschwinden lassen • Ausnutzung von persönlichen Handicaps • Sexuelle Belästigung
Versagen von Hilfe	• Ignorieren von Mobbingsituationen (Wegsehen, Weghören) • Verharmlosen von Beschwerden • Duldung von Mobbingvorgängen • Unterlassene Hilfeleistung

nun personifiziert. Beim Betroffenen kommt es zu ersten Stresssymptomen, weil der Gesichtsverlust zunehmend provoziert wird. Die Konfliktaustragung nimmt in der Arbeitszeit mehr Raum ein. Es wird systematisch Psychoterror ausgeübt.

Phase 3: Eskalation

Die dritte Phase ist dadurch gekennzeichnet, dass die gemobbte Person zunehmend ausgegrenzt wird. Die Akzeptanz und der Respekt für die Person tendieren gegen null. Die gemobbte Person macht nun immer mehr Fehler, die für die Mobber als Bestätigung für ihre Ansichten gegenüber der Person angesehen werden. Der gesundheitliche Zustand des Mobbingopfers verschlechtert sich drastisch. Da die Arbeitsabläufe gestört sind, schalten sich Vorgesetzte in den Prozess ein. Die vermeintliche Lösung ist aber meist auf das Mobbingopfer begrenzt, eine konstruktive Lösung aller Beteiligten fehlt und führt dazu, dass das Ohnmachtsgefühl wächst.

Phase 4: ärztliche und psychologische Fehldiagnosen

Das Mobbingopfer nimmt spätestens jetzt aufgrund eines drastisch reduzierten Gesundheitszustands Kontakt zu Ärzten oder Psychologen auf. Dabei werden personenzentrierte Diagnosen nicht der Komplexität der Situation in der Arbeitswelt gerecht. Somit versagt die Hilfe von außen.

Phase 5: Endstation

In der fünften Phase erfolgt ein Ausschluss aus der betrieblichen Gemeinschaft. Dies muss nicht zwingend eine Versetzung sein, sondern kann auch mit Zuweisung unterfordernder oder sinnloser Arbeiten am gleichen Arbeitsplatz einhergehen. Die Mobbingopfer werden aus der Arbeitswelt ausgeschlossen, indem sie langfristig krankgeschrieben sind, in Frührente gehen oder Suizid begehen.

Mobbingursachen

Bei der Frage nach den **Mobbingursachen** gilt es den Mobbingtäter, das Mobbingopfer und das Arbeitsumfeld bzw. -organisation zu betrachten.

Bei **Mobbingtäter** können vier Motivgruppen voneinander unterschieden werden (Zapf 1999):

- Mikropolitisches Mobbing *(inoffizielle Personalarbeit)*, d.h. Mitarbeiter an den Rand oder aus dem Unternehmen drängen.
- Mobbing als Strategie zur Selbstwertstabilisierung geht mit Angst vor Autoritäts- und Machtverlust einher.
- Mobbing als Strategie zur Statussicherung geht mit hohem Bedürfnis nach Anerkennung, Bewunderung und Machtausübung sowie Hang zum Perfektionismus bei gleichzeitig geringer Delegationsfähigkeit einher.
- Nichtbewusstes Mobbing, d.h., der Täter führt kränkende und schädigende Äußerungen und Verhaltensweisen durch, ohne sich der Wirkung bewusst zu sein.

Das Mobbing kann durch Merkmale eines potenziellen **Mobbingopfers** ausgelöst werden (Litzcke & Schuh 2010: 140–141):

- Leistungsprobleme, z.B. geringe Kenntnisse oder Fertigkeiten, hohe Fehlerquoten
- In der Persönlichkeit begründete Probleme, z.B. geringe Sozialkompetenz, Unsicherheiten, niedriges Selbstwertgefühl, Stimmungsschwankungen, Hang zur Depressivität
- Soziale Anpassungsprobleme, z.B. arrogantes Auftreten, in Kompetenzbereiche anderer eingreifen, starre und rigide Haltungen oder Absonderung
- Auffälligkeiten der äußeren Erscheinung, z.B. Über- oder Untergewicht, sehr große oder sehr kleine Statur, auffällige Kleidung
- Behinderungen oder Krankheiten, z.B. Tics, Alkoholabhängigkeit, auffälliges Gangbild, Körper- oder Mundgeruch
- Individuelle Stressverarbeitungsstrategien wie starkes Schwitzen oder Persönlichkeitsmerkmale wie schnelle Erregbarkeit

Merke

Es gibt nicht DIE Mobbingpersönlichkeit

Betrachtet man die Mobbingopfer, muss man sich dessen bewusst sein, dass weder das Opfer an dem Mobbing schuld ist, noch dass eine typische Mobbing-Persönlichkeit existiert.

Arbeitsumfeld und **Arbeitsorganisation** können als Nährboden für Mobbing dienen (Köllner 2017: 124):

- Arbeitsverdichtung (mehr Arbeit in weniger Zeit), z.B. bei Unterbesetzung
- Erfolgsdruck aufgrund von verschärftem Wettbewerb
- Unklare Arbeitsorganisation, z.B. Zuständigkeiten oder Kompetenzbereiche
- Schlechtes oder feindseliges Betriebsklima, eine Mobbing verharmlosende Unternehmenskultur

- Innerbetriebliche Veränderungen, z. B. neue Leitung
- Defizitäre Führungsqualität und mangelhafte Personalpolitik in starren Hierarchien
- Intransparenz bzgl. Entscheidungen auch durch mangelhafte Kommunikation
- Fehlende Feedbackgelegenheiten

Folgen von Mobbing

Mobbing hat für das Opfer, die Organisation und die Gesellschaft drastische **Folgen** (▸ Tab. 8.18). Sie sind von der Intensität und Dauer des Mobbings sowie den Bewältigungsressourcen des Opfers abhängig.

Maßnahmen gegen Mobbing

Die **Maßnahmen gegen Mobbing** können in individuelle, organisatorische und gesellschaftliche unterschieden werden.

Praxistipp

Mobbingtagebuch

Das Führen eines **Mobbingtagebuchs** dient der Beweissicherung, trägt dazu bei, Zusammenhänge aufzudecken, und erleichtert Außenstehenden – von Familienangehörigen bis hin zu Richtern – beim Einleiten rechtlicher Schritte, das Geschehene nachvollziehen zu können. Als Mobbingtagebuch eignen sich Kalender im Taschenbuchformat. Folgendes ist festzuhalten:

- Datum und Uhrzeit
- Beschreibung der Mobbinghandlung
- Namentliche Nennung des Täters
- Namentliche Nennung anwesender Zeugen oder Beteiligter
- Beschreibung der gesundheitlichen Folgen durch die Mobbinghandlung mit Anfang und ggf. Ende
- Keine Mobbinghandlungen durch Fernbleiben von der Arbeit, z. B. wegen Krankheit o. Ä., oder die Abwesenheit des Täters, z. B. wegen Urlaub

Maßnahmen auf Individualebene

Auf der **Individualebene** sollten Betroffene frühzeitig Grenzen setzen und sich konsequent aus dem Mobbingprozess ausklinken. Der offensive Umgang unter Zuhilfenahme von Außenstehenden ist dem defensiven Rückzug vorzuziehen:

- Gerüchte sofort richtigstellen
- Anfeindungen sachlich und entschieden zurückweisen
- Personen gezielt zur Rede stellen
- Vertrauenspersonen oder den Betriebsrat hinzuziehen

Tab. 8.18 Individuelle, organisatorische und gesellschaftliche Folgen von Mobbing

Ebene	Beispiele
Individuelle Folgen	• Leistungsabfall mit Demotivation, Konzentrationsstörungen, Denkblockaden und Selbstzweifeln • Hoher Energieverbrauch, um sich im sozialen Gefüge zu behaupten und seinen sozialen Status zu erhalten • Soziale Isolation • Ziel- und Orientierungslosigkeit, reduzierte Handlungsfähigkeit durch fehlende positive und geballte negative Rückmeldungen sowie Vorenthalten von Informationen • Zunehmende Unsicherheit mit Zweifeln, Ängsten und Verletzungen der Würde • Destabilisierung des Selbstbilds • Psychosomatische Stresssymptome mit der Gefahr der Chronifizierung, z. B. Migräne, Schlaflosigkeit, Magen-Darm-Erkrankungen, Herz-Kreislauf-Erkrankungen Nasennebenhöhlenerkrankungen, Krebs • Arbeitsplatzverlust • Negative Auswirkungen auf Familienleben und Freizeitaktivitäten
Organisatorische Folgen	• Wirtschaftliche Einbußen durch verminderte Produktivität bei Tätern und Opfern, höhere Fehlzeiten wegen Krankheit, höhere Fluktuation und Kündigung, arbeitsrechtliche Verfahren • Zerstörung des innerbetrieblichen Klimas, z. B. durch ungenügende Informationsweitergabe oder Verweigerungshaltungen
Gesellschaftliche Folgen	• Gefährdung der Rentabilität *(Wirtschaftlichkeit)* und Produktivität einer Region/eines Lands • Steigende Kosten im Gesundheits- und Sozialsystem → steigende Belastung der Beitragszahler

Hierbei gilt es, eine Eskalation zu vermeiden und mit dem Mobbingtäter in die direkte Aussprache zu gehen. Daneben sollten Mobbingopfer Maßnahmen zur persönlichen Stärkung durchführen, z. B. sich selbst etwas Gutes zu tun. Der Blick in die Zukunft kann motivieren, denn wenn Mobbingprozesse durchgestanden und aufgelöst werden, wird die persönliche Konfliktkompetenz gestärkt (▸ 7.3.1).

Tab. 8.19 Maßnahmen bei Mobbing in Abhängigkeit von der Phase

Frühe Phase	Mittlere Phase	Späte Phase
• Mobbingtagebuch führen • Vertrauensperson hinzuziehen • Direkte Ansprache des Täters • Vorgesetzten einschalten	• Schlichtung auf persönlicher Ebene unwahrscheinlich • Beschwerde beim Betriebsrat • Einschalten der Personalabteilung	• Rechtsberatung einholen • Psychologische/ärztliche Hilfe hinzuziehen • Selbsthilfegruppen besuchen • Rehabilitation • Neue Lebensplanung

Fallbeispiel

Einen Konflikt moderieren

Die Stationsleitung Linda Gutewohl wird von ihrer Mitarbeiterin Carola Zimmer angesprochen. Frau Zimmer hat das Gefühl, von einem männlichen Kollegen gemobbt zu werden. Sie bittet Frau Gutewohl als ihre Vertrauensperson zum Gespräch hinzu. Für Letztere ist dies eine verzwickte Lage, denn sie pflegt zu beiden ein gutes Verhältnis und hat Sorge, die Situation falsch zu bewerten.

Da es sich bei Mobbing um einen komplexen multikausalen Prozess handelt, sollte diesem auch prozesshaft begegnet werden (► Tab. 8.19).

Erläuterung zum Fallbeispiel

Einen Konflikt moderieren

Frau Gutewohl sollte sich zunächst fragen, ob sie sich imstande fühlt, das Gespräch neutral und unvoreingenommen zu führen. Bei Zweifeln kann gemeinsam nach einer alternativen Vertrauensperson gesucht oder der Betriebsrat eingeschaltet werden. Im Gespräch sollte Frau Gutewohl beide Parteien zu Wort kommen lassen, da Situationen zumeist komplexer sind, als sie auf den ersten Blick scheinen.

Eine gründliche Analyse der Geschehnisse und Bedenkzeit vor der Handlung sind hilfreich, langfristig tragfähige Lösungen zu finden.

Frau Gutewohl sollte keine Handlungen für ihre Mitarbeiterin übernehmen, sondern bei der Gestaltung von Lösungswegen behilflich sein, die zunächst von den unmittelbar Beteiligten eigenmächtig durchgeführt werden können.

Präventive Maßnahmen auf organisatorischer Ebene

Präventive Maßnahmen auf organisatorischer Ebene sind:

- **Primärprävention:** Verbesserung der Arbeitsorganisation (z. B. klare Zuständigkeiten, Informationsflussgestaltung), Aufklärung und Fortbildung zum Thema Mobbing, Einrichtung eines Konflikt- oder Mobbingbeauftragten, Erstellung von Betriebsvereinbarungen zur Mobbingprävention und zum Umgang mit Mobbing, Diversity-Management *(Förderung von Vielfalt)*
- **Sekundärprävention:** Schärfung des Bewusstseins zum Erkennen von Mobbinghandlungen, rasche Handlungen in frühen Phasen zur Klärung des Konflikts, frühe Gespräche, Einbindung aller notwendiger Instanzen
- **Tertiärprävention:** Rückblickende Besprechung des Lösungsverlaufs, Monitoring der Entwicklung der Situation durch Mitarbeitergespräche

Maßnahmen auf gesellschaftlicher Ebene

Auf **gesellschaftlicher Ebene** kann die Einrichtung von Mobbingberatungsstellen und speziellen Mobbingkliniken, die Durchführung von Anti-Mobbing-Kampagnen und die Verabschiedung eines Anti-Mobbing-Gesetzes erfolgen.

8.3.7 Gewalt und Aggression in der Pflege

Definition

Gewalt

Absichtlicher Gebrauch von angedrohtem oder tatsächlichem körperlichem Zwang oder physische Macht gegen sich selbst, andere Personen, Gruppen oder Gemeinschaften. Geht konkret oder sehr wahrscheinlich mit einer physischen, psychischen Verletzung, dem Tod, Fehlentwicklungen oder Deprivation *(Entbehrung, Entzug, Verlust)* einher (WHO 2003: 6).

Aggression

Verhalten, das subjektiv als Bedrohung erlebt wird und objektiv eine Schädigung verursacht. Beinhaltet jegliche Form verbalen, nonverbalen oder körperlichen Verhaltens mit Bedrohung oder Schädigung von Eigentum oder der Person (Schirmer et al. 2009: 11).

Tab. 8.20 Formen der Gewalt (Staudhammer 2018: 7–14)

Formen	Erläuterung
Direkte Gewalt	Täter und Opfer stehen sich direkt gegenüber, z. B. beleidigende Äußerungen oder tätlicher Angriff
Indirekte Gewalt	Auswirkungen der unterschiedlichen Formen von Gewalt, die häufig gemeinsam und in wechselseitiger Beziehung auftreten; ein Täter ist nicht unmittelbar auszumachen
Körperliche Gewalt	Handlungen, die dem Opfer Schmerzen zufügen, z. B. Schlagen, Treten
Psychische Gewalt	Handlungen, die das Opfer psychisch belasten, Angriff auf das Sein, Denken und Fühlen, z. B. durch Ignorieren von Bedürfnissen, Drohen, Missachtung der Intimsphäre, Ausgrenzen
Einschränkung des freien Willens	Handlungen, die u. a. Werte wie Autonomie und das Recht auf Selbstbestimmung beschneiden, z. B. Fremdbestimmung des Wohnorts, (Androhung) freiheitsbeschränkende(r) Maßnahmen
Vernachlässigung	Handlungen, die entweder aktiv *(willentlich)* oder passiv *(Falscheinschätzung der Bedürfnisse)* ausgelassen werden, z. B. Verweigerung des Toilettengangs mit der Aufforderung, in die Inkontinenzvorlage zu urinieren, Verweigerung von Hilfe und Hilfsmitteln, Gesprächen oder Zuwendung, lange Wartezeiten, Vergessen und Übersehen von Bedürfnissen oder Pflegeempfängern
Strukturelle Gewalt	Handlungen, die durch festgelegte Strukturen ausgelöst werden, die keine Alternativen vorsehen, z. B. feste Essenszeiten, personelle Unterbesetzung, rigide Badepläne, enge Tagesstrukturen, verpflichtende oder fehlende Beschäftigungsangebote
Kulturelle Gewalt	Handlungen, die durch (scheinbar) festgelegte kulturelle und gesellschaftliche Grundannahmen ausgelöst werden, die ein anderes Verhalten nicht erlauben, z. B. Aufrechterhaltung des aufopfernden Bilds der Pflege in der Öffentlichkeit mit dem Effekt, dass Emanzipationsbestrebungen der Pflege erschwert werden, oder Einstellung gegenüber dem Alter oder der Religion anderer Personen
Finanzielle Ausbeutung	Handlungen, die zu einer wirtschaftlichen Benachteiligung und Destabilisierung führen, z. B. Veräußerung von Vermögensanteilen gegen den Willen eines Pflegebedürftigen durch Angehörige oder unangemessenes Einteilen der zur Verfügung stehenden Finanzen

Gewalt und **Aggression** wirken sich nicht nur negativ auf die Gesundheit und das Wohlbefinden der Beteiligten aus, sondern stören auch den Behandlungs-, Betreuungs- und Pflegeprozess.

Im Pflegeberuf kann Gewalt in mehrere Richtungen ausgeübt werden:

- Pflegeempfänger → Pflegefachperson
- Pflegefachperson → Pflegeempfänger
- Pflegeempfänger → Pflegeempfänger
- Pflegefachperson → Pflegefachperson

Formen der Gewalt

Gewalt kann verschiedene **Formen** annehmen bzw. sich in diesen präsentieren (▸ Tab. 8.20).

Formen der Aggression

Anhand der POPAS-Skala *(Perception of Prevalence of Aggression Scale, Aggressionswahrnehmungsskala)* können die unterschiedlichen **Formen von Aggression** beschrieben werden:

1. Verbale Übergriffe ohne klare Drohung, z. B. lärmen, brüllen oder fluchen
2. Verbale Übergriffe mit klarer Drohung, z. B. als bedrohlich und Angst machend empfundene Äußerungen auch im Rahmen von Wutanfällen
3. Demütigendes aggressives Verhalten, z. B. eindeutige persönliche Beleidigung oder Belästigung
4. Herausforderndes aggressives Verhalten, z. B. Provokation, einen Streit anzetteln wollen
5. Passiv aggressives Verhalten, z. B. unterschwellige Verhaltensweisen, die irritieren, stören oder blockieren
6. Aggressiv spaltendes Verhalten, z. B. Manipulation von oder Ausspielen mehrerer Personen
7. Bedrohlich körperliches Verhalten, z. B. als bedrohlich und Angst machend empfundene

Verhaltensweisen wie Gegenstände werfen, Türen schlagen
8. Zerstörerisch-aggressives Verhalten, z. B. Zerstören oder Zerschlagen von Gegenständen
9. Mäßige körperliche Gewalt (mit kleinen Verletzungen einhergehend), z. B. schlagen, treten, an den Haaren ziehen, kratzen
10. Schwere körperliche Gewalt (zwingend ärztlich behandlungsbedürftige Verletzungen), z. B. ausgeschlagene Zähne, Frakturen, Bewusstlosigkeit
11. Mäßige, gegen sich selbst gerichtete Gewalt (mit kleinen Verletzungen einhergehend), z. B. oberflächliche Schnittwunden, Kopf gegen die Wand schlagen
12. Schwere, gegen sich selbst gerichtete Gewalt (zwingend ärztlich behandlungsbedürftige Verletzungen), z. B. Selbstverstümmelung, hochgradige Verbrennungen, tiefe Schnittwunden
13. Versuchter Suizid, z. B. durch Überdosierung von Medikamenten, Aufschneiden der Pulsadern
14. Vollendeter Suizid, d. h. durchgeführte Selbsttötung
15. Sexuelle Einschüchterung/Belästigung (► 8.3.8)
16. Sexueller Übergriff/Vergewaltigung, z. B. oraler, vaginaler, analer oder gewalttätiger Sexualverkehr (► 8.3.8)

Merke

Pflegefachpersonen beschreiben das Aggressionsverhalten genau. Dies dient einem besseren Verständnis der Entstehung und des Verlaufs von Aggressionsereignissen und hilft, geeignete Interventionen auszuwählen.

Entstehung und Verlauf von Aggressionsereignissen

Die **Entstehung und der Verlauf von Aggressionsereignissen** ist ein komplexer Prozess. Das **NOW-Modell** wird im Gesundheits- und Sozialwesen als Metamodell, bestehend aus mehreren Komponenten, betrachtet (► Abb. 8.11). Im NOW-Modell steht die Interaktion im „Hier und Jetzt" im Mittelpunkt (Walter et al. 2012: 88). Jede Interaktion hat eine Vorgeschichte und Auswirkungen auf das zukünftige Geschehen. Das Modell löst sich von der Bipolarität Täter vs. Opfer und bezeichnet alle am Aggressionsereignis beteiligten Personen

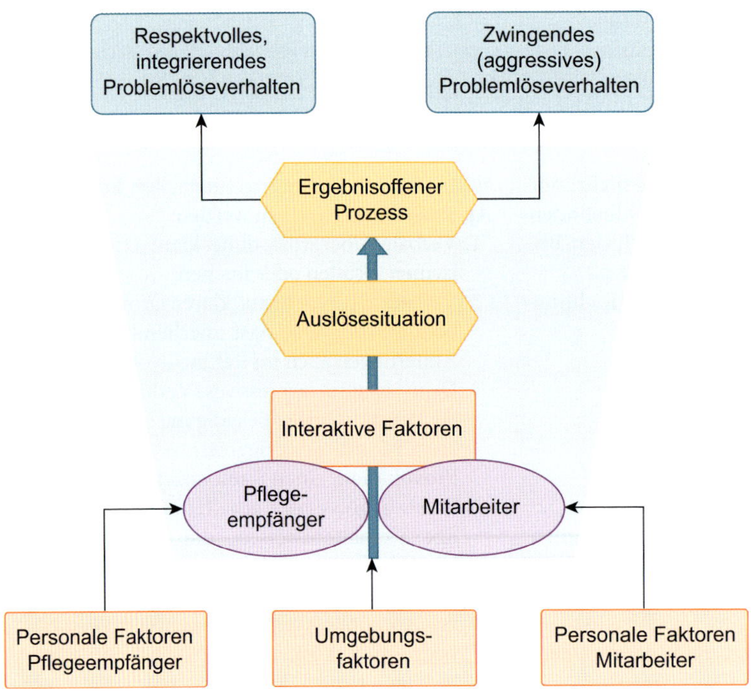

Abb. 8.11 Das NOW-Modell zur Entstehung und Verlauf von Aggressionsereignissen [L143/G1106]

als Betroffene. Die Interaktion kann entweder dazu beitragen, entweder das Sicherheitsgefühl und das Gleichgewicht oder die Aggression zu fördern. Am Ende des ergebnisoffenen Entscheidungsprozesses steht demzufolge ein respektvolles, integrierendes oder ein zwingendes (aggressives) Problemlöseverhalten.

Zu den **aggressionsfördernden personellen Faktoren** bei Pflegeempfänger und Mitarbeiter zählen:
- Physiologische/biologische Faktoren, z. B. Hormonlage oder Stress
- Pathologische Faktoren, z. B. durch psychische Krankheit begründet oder Schmerzen
- Persönliche Faktoren, z. B. schnelle Reizbarkeit, Erregbarkeit, Nervosität, Gefühl der Überforderung
- Entwicklungspsychologisch bedingte Faktoren, z. B. Opfer von Gewalttaten oder erlernte Strategie zur Konfliktlösung
- Sozioökonomische Faktoren, z. B. geringer Kontakt zu anderen Menschen, finanzielle Sorgen
- Statusbedingte Faktoren, z. B. Herabwürdigung, Erleben von Scham, Hilflosigkeit oder Verzweiflung

Zu den **Umgebungsfaktoren** zählen z. B.:
- Insuffiziente Stellenplanung mit Förderung des Belastungserlebens einzelner Mitarbeiter durch Unterbesetzung oder Anhäufen von Überstunden
- Zeitdruck, der zur Hektik und einer bedürfnisungerechten Pflege führt
- Bauliche Gegebenheiten, z. B. enge Räumlichkeiten, keine Rückzugsmöglichkeiten
- Umwelteinflüsse wie z. B. Hitze, Kälte, Lärm
- Funktions- statt Klientenorientierung (▸ 1.3.1), z. B. starre Tagestruktur, fehlende oder unterfordernde Beschäftigungsangebote für Pflegeempfänger
- Fehlende Fortbildungen zum Thema Gewalt in der Pflege und zu speziellen Techniken, die die Kommunikationsfähigkeit verbessern
- Fehlende Zeitfenster/Foren für das Team zur gemeinsamen Reflexion von Aggressionsereignissen (▸ 8.2.6)
- Fehlendes Teambuilding zur Stärkung des Sicherheitsgefühls durch Erleben von Gemeinschaft und gegenseitigem Vertrauen

Das **Neun-Phasen-Modell** beschreibt den „typischen“ Verlauf von Aggressionsereignissen und kann dementsprechend dabei behilflich sein, die Kommunikation phasengerecht anzupassen (▸ Tab. 8.21).

Prävention von Gewalt in der Pflege

Primärprävention

Fallbeispiel

Aus der Haut fahren

Die Pflegefachfrau Sabina Rand betreut im Spätdienst Herrn Stauberger. Sie befinden sich bei der Körperpflege am Waschbecken. Herr Stauberger gängelt und provoziert Frau Rand immer wieder. Er macht sie nach, führt die empfohlenen Handlungen gegenteilig aus und versucht immer wieder, Frau Rand ins Gesäß zu kneifen. Frau Rand hält es kaum aus. Sie ist kurz davor, aus der Haut zu fahren. Welche Tipps können Sie Frau Rand im Umgang mit ihren aggressiven Gefühlen geben?

Maßnahmen zur **Primärprävention** dienen der Verhinderung von Gewaltentstehung. Es gilt, Strukturen und Bedingungen so anzupassen, dass eine gute Versorgung der Pflegeempfänger möglich ist. Dazu zählen z. B.:
- Vorhandene Präventionskonzepte, Integration in das Leitbild
- Menschenwürdige, an den Bedürfnissen des Pflegeempfängers orientierte Umgebung, z. B. mit ausreichend Platz und Sicherung der Privatsphäre
- Quantitativ und qualitativ gute Personalausstattung mit hoher personeller Qualifikation
- Zufriedenstellende Arbeits(zeit)organisation
- Beziehungsaufbau-/pflege und partnerschaftlicher Kommunikationsstil, z. B. im Rahmen von Bezugspflege
- Möglichkeit zu Fort- und Weiterbildung, Supervision, Fallbesprechungen
- Zeitgemäße Ausstattung und Verfügbarkeit von Arbeitsmaterialien

Erläuterung zum Fallbeispiel

Aus der Haut fahren

Sie könnten Frau Rand in dieser Situation folgende Tipps geben (Osterbrink & Andratsch 2015):
- Auszeit nehmen, d. h. das Zimmer, die Station oder die Situation verlassen
- Über die eigene Aggression/Wut reden, z. B. im Team, Leitung, Supervision, Selbsthilfegruppen, Telefonberatungsdienste
- Selbstpflege, d. h. gesunde Ernährung, ausreichend Schlaf, Sport und Bewegung, Entspannung, Schaffung positiver Gedanken
- Abreagieren (nach Verlassen der Situation), z. B. durch Schreien oder Sport

Tab. 8.21 Neun-Phasen-Modell von Aggressionsereignissen (vgl. Walter et al. 2012: 105–114)

Phase		Erläuterung
0	Relativ normale Phase	• Grundverhalten eines Menschen • Je besser Pflegefachpersonen ihre Pflegeempfänger kennen, desto besser können sie Abweichungen vom Grundverhalten erkennen
1	Auslösephase	• Verhalten, das vom normalen Grundverhalten abweicht • Für Außenstehende nicht immer klar zu erkennen • Anspannung beim Pflegeempfänger steigt, angezeigt z. B. durch Unruhe oder Rückzug • Kommunikation: Kontaktaufnahme, gezielter Austausch, gemeinsame Ursachensuche, verbale und nonverbale Kommunikation anpassen
2	Erste Übergangsphase (aufsteigend)	• Sicherheit ist noch nicht gefährdet • Pflegeempfänger ist stärker agitiert, er manipuliert, provoziert oder zieht sich verstärkt zurück mit anschließender Explosion der aufgestauten Emotionen • Kommunikation: Kontaktaufnahme mit der Gefahr, missverstanden zu werden
3	Krisenphase	• Ärger des Pflegeempfängers richtet sich auf die unmittelbare Umgebung • Kommunikation: verstärkt auf Kongruenz verbaler und nonverbaler Kommunikation achten, kurze akustische oder visuelle Reize setzen
4	Destruktive Phase	• Physische Aggression mit fehlender Selbstkontrolle • Kommunikation: verbaler Kontakt kaum möglich
5	Wiederherstellungs- oder Abkühlungsphase	• Abkühlung der Erregung • Rückfall in vorhergehende Phase möglich, die Situation wird noch nacherlebt und bleibt bestehen • Kommunikation: Triggern vermeiden
6	Zweite Übergangsphase (absteigend)	• Erregung und Gefahr für Umgebung verringert • Rückfall durch erneute Konfrontation mit dem Auslöser möglich • Kommunikation: wieder gesprächsfähig, kurze und klare Sätze
7	Auflösungsphase	• Erregung und Anspannung weitestgehend abgebaut • Empfinden von Schuld, Reue oder Groll anstatt Ärger • Kommunikation: Nachbesprechung der Situation, auch Perspektivenwechsel möglich
0	Relativ normale Phase	• Grundverhalten eines Menschen • Neue Erfahrung durch das Aggressionsereignis gewonnen

Sekundärprävention

Fallbeispiel

Deeskalation! Aber wie?

Die Auszubildende Sophie Scheuer absolviert ihren Pflichteinsatz auf einer akutpsychiatrischen Station. Die Welt dort ist ihr neu. Zuvor hatte sie keinen Kontakt zu psychisch erkrankten Menschen. Immer wieder hört sie, man solle deeskalierend agieren. Gemeinsam mit ihrem Praxisanleiter bespricht sie, auf was sie achten kann.

Maßnahmen zur **Sekundärprävention** beinhalten das Erkennen von und die Deeskalation in Gewaltsituationen.

Erkennen von Gewaltsituationen

Pflegefachpersonen erkennen rechtzeitig (aufkommende) Gewaltsituationen, um deeskalierend handeln zu können:

- Abweichungen vom Grundverhalten wahrnehmen
- Gespräche und Reflexion im Team
- Nutzung von Assessments wie der Brøset-Violence-Checklist (BVC, Brøset-Gewalt-Checkliste) zur Einschätzung des Aggressionspotenzials (Bell & Pallauf 2018)
- Anamnese bezüglich aggressiven Verhaltens in der Vergangenheit, mögliche Trigger

Deeskalation

Definition

Deeskalation

Maßnahmen und Verhaltensweisen zur stufenweisen Verringerung oder Abschwächung von Gewalt und Aggression sowie die Vermeidung von Gewaltereignissen.

Deeskalierende Maßnahmen können sich zum einem phasengetreu am Neun-Phasen-Modell (▸ Tab. 8.21) orientieren, d. h., in jeder Phase sind andere Maßnahmen sinnvoll. Zum anderen können auch **Grundprinzipien** genannt werden (Richter 2006: 132–134):

- In der Begegnung ist folgende Grundhaltung wichtig: Empathie, Sorge, Respekt, Aufrichtigkeit und Fairness.
- Die zur Verfügung stehenden Optionen bezüglich ihrer Risiken abwägen, realistische Situationseinschätzung.
- Ziel ist es, die Situation, nicht das Gegenüber zu kontrollieren.
- Intersubjektivität der Einschätzung und Entscheidung durch Gespräche und Reflexion im Team herbeiführen.
- Deeskalation setzt so frühzeitig wie möglich an.
- Sich selbst und dem Gegenüber Zeit geben, Zeitdruck vermeiden.
- Angemessenen Abstand zum Gegenüber einhalten.
- Selbstsicheres und bestimmtes Verhalten (nicht unsicher oder dominant).
- Machtkämpfe vermeiden.
- An die eigene Sicherheit denken.

Damit Deeskalation gelingt, bauen Pflegefachpersonen die nachfolgenden Kompetenzen immer weiter aus (Walter et al. 2012: 153–154).

Selbstmanagement

Selbstmanagement beinhaltet die Fähigkeit und Bereitschaft zur Selbstwahrnehmung und -regulation, den bewussten Umgang mit eigenen Einstellungen und Vorurteilen, eigene Grenzen und Trigger zu erkennen und Maßnahmen zur Stressregulation durchzuführen.

Reflexion

Selbstmanagement

- Denken Sie an eine stressige Situation: Wie gut können Sie bei sich bleiben?
- Wie gelingt es Ihnen, in stressigen Situationen Ihre Emotionen in den Griff zu bekommen?
- Welche Situationen im Umgang mit Pflegeempfängern empfinden Sie persönlich als provozierend? Was kann Sie triggern?
- Welche Maßnahmen ergreifen Sie zur Stressregulation?

Wahrnehmungsmanagement

Wahrnehmungsmanagement beinhaltet die Fähigkeit, die Umgebung auch in einer Krisensituation ganzheitlich wahrzunehmen. Wer seine Umgebung wahrnimmt, ist in der Lage, seine Wahrnehmung zu überprüfen, zu reflektieren, zu bewerten und Handlungen daraus abzuleiten.

Reflexion

Wahrnehmungsmanagement

- Denken Sie an eine krisenhafte Situation: Wie gut ist es Ihnen gelungen, Ihre Umgebung im Blick zu behalten? Was ist in den Vordergrund, was in den Hintergrund gerückt?
- Wie gut können Sie in Krisensituationen einen kühlen Kopf bewahren und über Handlungsoptionen nachdenken?

Kommunikationsmanagement

Kommunikationsmanagement beinhaltet die Fähigkeit zur Bewertung und die Anwendung (non-)verbaler Kommunikation. Pflegefachpersonen mit ausgeprägter Kommunikationskompetenz erkennen, wie ihr Gegenüber erreichbar ist *(Verfügbarkeit funktionierender Sinneskanäle)* und können auch in Krisensituationen lange im Kontakt bleiben.

Reflexion

Kommunikationsmanagement

- Wie schätzen Sie allgemein Ihre Kommunikationsfähigkeit ein?
- Wie verändert sich Ihre Kommunikation, wenn Sie angespannt sind?
- Wie halten Sie in der allgemeinen Kommunikation den Kontakt zu Ihrem Gegenüber?

Strukturmanagement

Strukturmanagement beinhaltet die Kenntnis der Grundprinzipien von Deeskalation und deren in der jeweiligen Einrichtung zugrunde liegenden Strukturen. Pflegefachpersonen, die über eine ausgeprägte Kompetenz in diesem Bereich verfügen, können ihrem Gegenüber diese Strukturen transparent machen und begründet von den Strukturen abweichen.

Reflexion

Strukturmanagement
- Was bedeutet es für Sie zu deeskalieren?
- Wie schätzen Sie Ihre persönliche Deeskalationskompetenz ein? Warum?
- Kennen Sie die in Ihrer Einrichtung vorherrschenden Regeln und Abläufe zur Deeskalation?

Erläuterung zum Fallbeispiel

Deeskalation! Aber wie?

Der Praxisanleiter könnte Frau Scheuer auf folgende deeskalierende Verhaltensweisen hinweisen (Nau et al. 2019):
- Wertschätzung entgegenbringen
- Angst abbauen
- Fragen und Ängste des Pflegeempfängers fokussieren
- Orientierung schaffen
- Entwickeln von umsetzbaren Vereinbarungen
- Ruhe
- Risiken vermeiden

Vorsicht

Der Ausgang von Situationen mit Aggressionspotenzial ist nicht immer vorhersehbar. Deeskalierende Verhaltensweisen können scheitern und Gewalt zur Folge haben. Pflegefachpersonen sollten daher Grundkenntnisse in Körperinterventionen haben, um sich selbst zu schützen, zu fliehen, sich zu befreien und Hilfe zu holen oder ihr Gegenüber kontrollieren zu können.

Tertiärprävention

Maßnahmen zur **Tertiärprävention** umfassen die Nachbearbeitung des Gewaltereignisses, um z. B. daraus für künftige Situationen zu lernen, und die Festlegung der Konsequenzen für den Täter. Die beteiligten Teammitglieder besprechen nach einem festen Schema die Situation dezidiert im Nachhinein und reflektieren gemeinsam ihr Vorgehen. Mögliche abgeleitete Folgen:
- Unterstützungsbedarf für die Pflege
- Identifizierter Trainingsbedarf
- Strategien zur Vermeidung der aggressionsauslösenden Ursache

8.3.8 Sexuelle Belästigung

Definition

Sexuelle Belästigung

Unerwünschte Verhaltensweisen, die sexualisiert und geschlechtsbezogen sind und mit einer Würdeverletzung der belästigten Person einhergehen.

Fallbeispiel

Flirt oder Belästigung?

Die Auszubildende Carmen Jung berichtet ihrer Freundin Nicole Hani von einer unangenehmen Erfahrung. Während ihres Einsatzes in der akutstationären Pflege war sie in der Chirurgie tätig. Der Assistenzarzt dort war zunächst sehr nett zu ihr und nahm sie gern zu Verbandswechseln mit. Dabei erklärte er ihr auch viel. Als sie bei einem Verbandswechsel bei einem Ulcus cruris mit anschließendem Kompressionsverband assistierte, kam ihr der Arzt sehr nah. Er stellte sich hinter sie, schmiegte sich an sie und führte so ganz gelassen den Verbandswechsel durch. Frau Jung war das sehr unangenehm. Nach dieser Situation versuchte sie, ihm aus dem Weg zu gehen, doch wenn sie ihm auf dem Stationsflur begegnete, zwinkerte er ihr zu und machte Bemerkungen wie „Da ist meine Lieblingsschwester ja wieder!".
Frau Jung fragt sich, ob sie zu viel in die Situation hineininterpretiert. Handelt es sich nur um einen harmlosen Flirt oder um eine Belästigung?

Laut einer Studie der Antidiskriminierungsstelle des Bundes (Schröttle et al. 2019: 12) war jede elfte erwerbstätige Person in den vergangenen drei Jahren von sexueller Belästigung am Arbeitsplatz betroffen. Frauen erleben mit einem Anteil von 13 % signifikant häufiger sexuelle Belästigung als Männer mit einem Anteil von 5 %. Homo- und bisexuelle Menschen sowie Transgender-, transsexuelle und transidente Menschen werden häufig mehrfachdiskriminiert: zum einen bezüglich des Geschlechts und zum anderen bezüglich der sexuellen Identität/Orientierung.
Das Geschlecht wird als maßgeblicher Faktor bei der Analyse der Gefährdungslage sexueller Belästigung angesehen. Daneben existieren verstärkende Faktoren wie Ausbildungsstand, Migrationshintergrund, geringes Alter, Behinderung, Arbeit in einer männerdominierten Branche.
Während das Risiko sexueller Belästigung in allen Branchen existiert, ist es im Berufsfeld des Gesund-

heits- und Sozialwesens besonders hoch. Etwa 25 % der Pflegefachpersonen weltweit sind regelmäßig von sexueller Belästigung am Arbeitsplatz betroffen (Spector et al. 2014).

Das **Allgemeine Gleichbehandlungsgesetz (AGG)** hat das Ziel, eine Benachteiligung von Menschen(-gruppen) zu verhindern und zu beseitigen (§ 1 AGG). So soll auch verhindert werden, dass jemand aufgrund seines Geschlechts oder seiner sexuellen Identität benachteiligt wird. Im AGG wird sexuelle Belästigung wie folgt definiert:

„Eine sexuelle Belästigung ist eine Benachteiligung [...], wenn ein unerwünschtes, sexuell bestimmtes Verhalten, wozu auch unerwünschte sexuelle Handlungen und Aufforderungen zu diesen, sexuell bestimmte körperliche Berührungen, Bemerkungen sexuellen Inhalts sowie unerwünschtes Zeigen und sichtbares Anbringen von pornographischen Darstellungen gehören, bezweckt oder bewirkt, dass die Würde der betreffenden Person verletzt wird, insbesondere wenn ein von Einschüchterungen, Anfeindungen, Erniedrigungen, Entwürdigungen oder Beleidigungen gekennzeichnetes Umfeld geschaffen wird.“ (§ 3 AGG)

Das AGG verbietet sexuelle Belästigungen insbesondere am Arbeitsplatz.

Sexuelle Belästigung ist grundsätzlich strafbar. 2016 wurde im Strafgesetzbuch (StGB) ein neuer Paragraf aufgenommen:

„Wer eine andere Person in sexuell bestimmter Weise körperlich berührt und dadurch belästigt, wird mit Freiheitsstrafe bis zu zwei Jahren oder mit Geldstrafe bestraft, wenn nicht die Tat in anderen Vorschriften dieses Abschnitts mit schwererer Strafe bedroht ist.“ (§ 184i Abs. 1 StGB)

Damit werden Delikte erfasst, die nicht die Schwelle des Übergriffs, der sexuellen Nötigung oder Vergewaltigung laut § 177 StGB überschreiten. Der Tatbestand der sexuellen Belästigung setzt eine körperliche Berührung voraus, damit fallen verbale Belästigungen nicht unter diesen Paragrafen. Verbale sexuelle Belästigung kann allerdings laut § 185 StGB mit dem Tatbestand der Beleidigung geahndet werden.

Ursachen sexueller Belästigung in der Pflege

Sexuelle Belästigungen haben nicht nur etwas mit Sexualität, sondern auch etwas mit Macht zu tun. Pflegeempfänger, die sich unterlegen oder ausgeliefert fühlen, können einen sexuellen Übergriff als Chance zum Machtausgleich ansehen. Situationen von sexueller Belästigung im Kontext der Altenpflege dauern häufig lange an oder sind schwierig aufzulösen. Die Machtbeziehungen zwischen Betroffenen und Verursachenden sind häufig komplex. So ist der Pflegeempfänger auf der einen Seite Kunde, auf der anderen Seite aber auch auf die Unterstützung bei der Pflege angewiesen. Der oft sehr intime Kontakt zwischen Pflegefachpersonen und Pflegeempfängern begünstigt beidseitig grenzüberschreitendes Verhalten und sexuelle Übergriffe (Schröttle et al. 2019: 94).

Ein Mangel an Gelegenheiten, die eigene Sexualität auszuleben, kann ebenfalls zu grenzüberschreitendem Verhalten führen. Pflegeempfänger, die keinen Raum für das Erleben von Lust und Befriedigung erhalten, können ihren Bedürfnissen so in unangemessenen Situationen Bahn brechen.

Fehlendes Problembewusstsein kann eine weitere Ursache darstellen. Nicht jedem Pflegeempfänger ist zu jedem Zeitpunkt vollkommen bewusst, warum er welche Handlung durchführt und welche Folgen daraus resultieren. So zeigen z. B. Menschen mit Demenz zum Teil enthemmtes Verhalten.

Merke

Sexuelle Belästigung und Macht

Sexuelle Belästigung ist ein Instrument der Machtdemonstration. Die Belästigung findet somit häufig in bestehenden Hierarchiegefügen statt. Sexuelle Belästigung dient auch dazu, Konkurrenz auszuüben oder Respektlosigkeit zum Ausdruck zu bringen.

Folgen sexueller Belästigung können sowohl kurz- und/oder langfristig als auch psychisch und/oder physisch auftreten, z. B. in Form von Schlaflosigkeit, Schuldgefühlen, Angst, Hilflosigkeit, Ekel, Magenschmerzen, Minderwertigkeitsgefühlen, Beziehungsschwierigkeiten, Panikattacken, Konzentrationsschwierigkeiten, Arbeitsunfähigkeit.

Formen sexueller Belästigung

Es werden drei **Formen sexueller Belästigung** voneinander unterschieden (▸ Tab. 8.22).

Tab. 8.22 Formen sexueller Belästigung (Antidiskriminierungsstelle des Bundes 2020)

Form der sexuellen Belästigung	Beschreibung
Verbal	• Sexuell anzügliche Bemerkungen und Witze • Aufdringliche und beleidigende Kommentare über die Kleidung, das Aussehen oder das Privatleben • Sexuell zweideutige Kommentare • Fragen mit sexuellem Inhalt, z. B. zum Privatleben oder zur Intimsphäre • Aufforderungen zu intimen oder sexuellen Handlungen, z. B. „Setz dich auf meinen Schoß!" • Sexualisierte oder unangemessene Einladungen zu einer Verabredung
Nonverbal	• Aufdringliches oder einschüchterndes Starren oder anzügliche Blicke • Hinterherpfeifen • Unerwünschte E-Mails, SMS, Fotos oder Videos mit sexuellem Bezug • Unangemessene und aufdringliche Annäherungsversuche in sozialen Netzwerken • Aufhängen oder Verbreiten pornografischen Materials • Unsittliches Entblößen
Physisch	• Jede unerwünschte Berührung (Tätscheln, Streicheln, Kneifen, Umarmen, Küssen), auch wenn die Berührung scheinbar zufällig geschieht • Wiederholte körperliche Annäherung, wiederholtes Herandrängeln, wiederholte Missachtung der üblichen körperlichen Distanz (ca. eine Armlänge) • Körperliche Gewalt sowie jede Form sexualisierter Übergriffe bis hin zu Vergewaltigung

Erläuterung zum Fallbeispiel

Flirt oder Belästigung?

Sexuelle Belästigung wird im Alltagsverständnis häufig mit physischer Gewalt gleichgesetzt. Dadurch werden verbale und nonverbale Formen der sexuellen Belästigung bagatellisiert. Spricht man in solchen Situationen von Belästigung, wird nicht selten Überempfindlichkeit gegenüber einem Flirtversuch attestiert.

Der bedeutende Unterschied zwischen einem Flirt und sexueller Belästigung ist allerdings, dass ein Flirt auf beiderseitigem Einverständnis beruht. Sexuelle Belästigung hingegen erfolgt ohne das Einverständnis der anderen Person.

Im Fall von Frau Jung handelt es sich um physische, verbale und nonverbale sexuelle Belästigung. Die Tatsache, dass sich Frau Jung in den beschriebenen Situationen unwohl fühlt, zeigt, dass es kein Flirt im beiderseitigen Einverständnis ist. Daran gibt es nichts zu verharmlosen.

Merke

Klare Grenzen zwischen Flirt und sexueller Belästigung

Die Grenze zwischen Flirt und sexueller Belästigung ist durch die nachfolgenden Begriffe klar markiert (Antidiskriminierungsstelle des Bundes 2020: 7):

- Unerwünschtheit
- Erniedrigung und Abwertung
- Einseitigkeit
- Grenzüberschreitung
- Versprechen beruflicher Vorteile bei sexuellem Entgegenkommen
- Androhen beruflicher Nachteile bei Verweigerung

Rechte betroffener Beschäftigter

Die allgemeinen **Rechte der betroffenen Beschäftigten** sind:

- **Beschwerderecht** nach § 13 AGG: Jeder Beschäftigte hat das Recht, bei der zuständigen Stelle im Betrieb Beschwerde einzureichen, wenn das Gefühl einer sexuellen Belästigung besteht. Dadurch dürfen ihm keine Nachteile wie z. B. eine Abmahnung oder Kündigung entstehen (§ 16 Abs. 1 AGG).
- **Anspruch auf geeignete vorbeugende und unterbindende Schutzmaßnahmen** nach § 12 Abs. 1–4 AGG: Dazu zählen u. a. Schulungen, Abmahnung, Umsetzung, Versetzung oder Kündigung.
- **Leistungsverweigerungsrecht** nach § 14 AGG: Ergreift der Arbeitgeber keine wirksamen Maßnahmen, können betroffene Beschäftigte als

letztes Mittel der Wahl der Arbeit bei vollem Lohnbezug fernbleiben. Zuvor ist es ratsam, juristischen Rat einzuholen, da bei unzureichenden Voraussetzungen für eine Leistungsverweigerung eine Kündigung durch den Arbeitgeber berechtigt sein kann.
- **Anspruch auf Schadensersatz und Entschädigung** nach § 15 AGG: Gehen mit der sexuellen Belästigung z. B. Arzt- oder Therapiekosten einher, besteht Anspruch auf Schadensersatz. Daneben besteht ggf. der Anspruch auf Entschädigung in Form von Schmerzensgeld.

Pflichten des Arbeitgebers

Die allgemeinen **Pflichten des Arbeitgebers** sind:
- Der Arbeitgeber hat seinen Beschäftigten gegenüber eine **Schutzpflicht** (§ 12 AGG), d. h., er ist verpflichtet, sexuelle Belästigungen zu verhindern.
- Der Arbeitgeber ist verpflichtet, eine **Beschwerdestelle** für Betroffene einzurichten. Diese muss den Beschäftigten mit Ort und Betriebszeiten bekannt sein. Die Beschwerdestelle, die zumeist beim Betriebsrat oder dem Gleichstellungsbeauftragten angesiedelt ist, muss jeder Beschwerde nachgehen. Dazu ist ein Erstgespräch mit der betroffenen Person und ein Personalgespräch mit der beschuldigten Person zu führen, um den Sachverhalt zu klären.

Führungskräfte nehmen in der Prävention und Durchführung von Maßnahmen eine zentrale Rolle ein. Als eindeutige Vorbilder können sie den Slogan „Null Toleranz gegenüber sexueller Belästigung!" vorleben. Regeln und Vorschriften sind gut, ein antisexistisch gelebtes Arbeitsklima ist besser (Jenner & Oertelt-Prigione 2018).

Maßnahmen bei sexueller Belästigung am Arbeitsplatz und durch Dritte

Arbeitgeber müssen im Einzelfall geeignete, erforderliche und angemessene **Maßnahmen bei sexueller Belästigung** ergreifen (▸ Tab. 8.23).
Einen exemplarischen Beratungsablauf bei sexueller Belästigung zeigt ▸ Abb. 8.12.

Fallbeispiel

In der Duschkabine

Elena Angermaier absolviert derzeit ihren Pflichteinsatz in der ambulanten Pflege. Sie begleitet ihre Praxisanleiterin Heidi Flöter seit einer Woche auf ihrer Tour. Dabei besuchen sie auch Herrn Müller. Er benötigt Unterstützung bei der Körperpflege und beim Medikamentenmanagement. Frau Angermaier begleitet heute Herrn Müller ins Bad, um ihm beim Duschen zu helfen. Frau Flöter richtet in der Zwischenzeit nebenan im Wohnzimmer die Medikamente.
In der Duschkabine fordert Herr Müller Frau Angermaier auf, heute die Intimpflege für ihn zu übernehmen. Als diese sich weigert und an seine Selbstständigkeit appelliert, tätschelt er ihr Gesäß und zwinkert ihr zu: „Komm schon, Süße!" Welche Handlungsmöglichkeiten bestehen für Frau Angermaier?

Tab. 8.23 Maßnahmen bei sexueller Belästigung (Antidiskriminierungsstelle des Bundes 2020: 25–26)

Maßnahme	Beschreibung
Prävention	Schulungen, Betriebsvereinbarungen und Aushänge zum Umgang mit sexueller Belästigung am Arbeitsplatz – auch zur Bekanntmachung von Anlaufstellen, Erinnerung und Sensibilisierung
Ermahnung	Rüge ohne Kündigungsandrohung (mildestes Mittel) – auch zur Erinnerung, z. B. bei zweideutigem Verhalten, wenn Verhalten nicht gewollt, aber als Belästigung gewertet werden kann
Abmahnung	Beanstandung der sexuellen Belästigung mit Berechtigung zur Kündigung bei wiederholtem Fehlverhalten (mildestes Mittel bei nachgewiesener sexueller Belästigung), z. B. bei mittelschwerer Form ohne physische Komponenten mit großer und ernsthafter Reue des Vorfalls
Versetzung	Versetzung des Beschuldigten an einen anderen Ort oder in eine andere Abteilung, z. B. wenn Abmahnung zu mild, aber Kündigung zu hart erscheint, bei hoher sozialer Verantwortung gegenüber dem Beschuldigten oder Bestehen eines langjährigen Arbeitsverhältnisses
Kündigung	Beendigung des Arbeitsverhältnisses, z. B. bei schweren Fällen sexueller Belästigung, wiederholtem Fehlverhalten

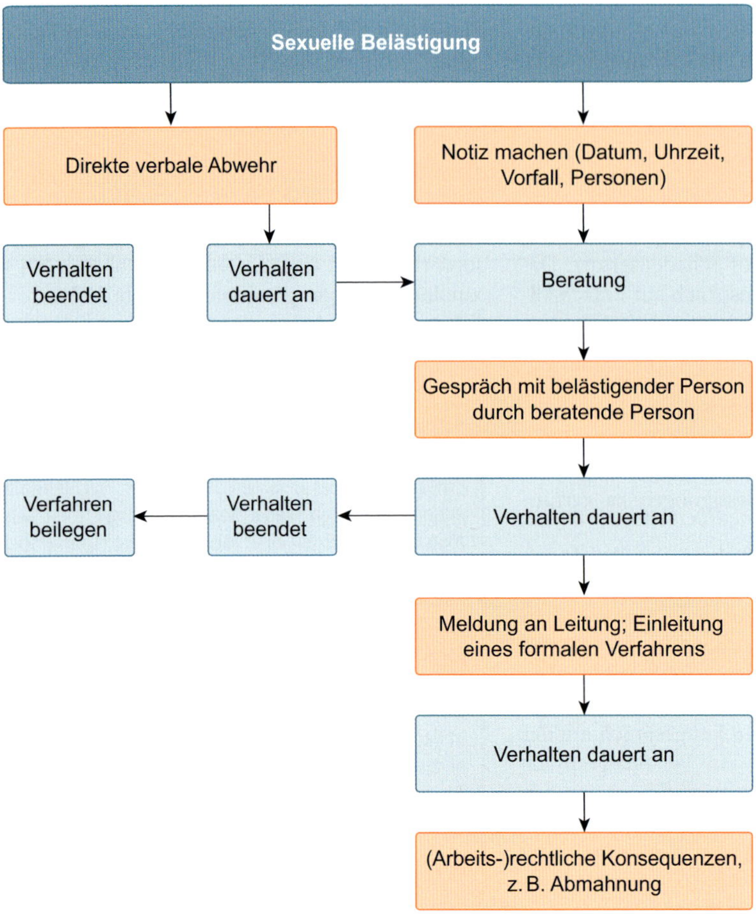

Abb. 8.12 Exemplarischer Beratungsablauf bei sexueller Belästigung [L143/W1168]

Die Schutzpflicht des Arbeitgebers besteht laut § 12 Abs. 4 AGG auch gegenüber Dritten, dazu zählen u. a. Pflegeempfänger und deren Angehörige. Es müssen geeignete Schutzmaßnahmen ergriffen werden, die dafür sorgen, dass die sexuelle Belästigung in Zukunft unterbleibt. Auch hier gilt es, die Schwere des Vergehens ins Verhältnis zur Maßnahme zu setzen. Generell sind Maßnahmen zur **Prävention** empfehlenswert:

- Schaffung einer offenen und wertschätzenden Atmosphäre, um problematische Pflegevorfälle und konkretes Folgehandeln gemeinsam diskutieren zu können
- Kein „Entmachten" von Pflegeempfängern, sondern Selbst- und Mitbestimmungsrecht wahren
- Schaffung von Privatsphäre für die Pflegeempfänger, um die eigene Sexualität auch ausleben zu können

Kommt es zu sexueller Belästigung, können in der Situation von der **betroffenen Person** folgende Maßnahmen ergriffen werden (Depauli & Plaute 2016, Frauen- und Gleichstellungsbeauftragte der Charité 2013):

- Sich selbst keine Schuld für die Tat geben, die Ursachen für die Belästigung liegen bei der anderen Person
- Eigene Gefühle und Wahrnehmungen ernst nehmen
- Eindeutig Grenzen kommunizieren
- Klare, kurze, bestimmte Aussagen wie: „Aufhören!" „Lassen Sie das!"

- Raum verlassen und sich sammeln, gestärkt zurückkehren und die Situation auflösen, d. h., unerwünschtes Verhalten konkret ansprechen und Bedingungen für die etwaige weitere gemeinsame Arbeit benennen
- Androhung einer Beschwerde oder tatsächliche Beschwerde
- Ankündigung, anderen von der Tat zu erzählen bzw. die Person zu verklagen
- Direkte körperliche Gegenwehr
- Situation nicht ignorieren oder überspielen, da dies vom Gegenüber fälschlicherweise als Einvernehmen gedeutet werden kann
- Situation abbrechen und Hilfe hinzuziehen
- Sich anderen anvertrauen
- Zeugen und Beweise suchen
- Tathergang schriftlich festhalten

Der **Arbeitgeber** kann folgende Maßnahmen ergreifen:

- Ermöglichung des professionellen Austauschs von problematischen Pflegevorfällen, z. B. im Rahmen von Supervisionen
- Schutzmaßnahme wie Versetzung oder benachteiligungsfreie Ablösung der belästigten Person
- Ermahnung, Kritik oder Zurechtweisung durch verantwortliche Personen im Betrieb
- Androhung oder Aufkündigung der Geschäftsbeziehung

Erläuterung zum Fallbeispiel

In der Duschkabine

Frau Angermaier könnte klar und bestimmt sagen: „Lassen Sie das!", körperliche Gegenwehr in Form der Wegführung der Hand vom Gesäß zeigen und das Badezimmer verlassen. Nachdem sie sich gesammelt hat, könnte sie ins Bad zurückkehren und dann eine verbale Reaktion in drei Schritten formulieren:

1. **Situationsbeschreibung:** „Sie haben mich am Gesäß getätschelt und mich aufgefordert, die Intimpflege durchzuführen, obwohl Sie selbst dazu in der Lage sind!"
2. **Wirkungsbeschreibung:** „Das ist mir unangenehm!"
3. **Forderung:** „Ich möchte nicht, dass Sie mich so anfassen oder solche Maßnahmen einfordern!"

Weiter kann Frau Angermaier mit einer Beschwerde drohen. In jedem Fall sollte sie den Vorfall ihrer Praxisanleiterin anvertrauen. Gemeinsam könnten sie sich weitere Schritte überlegen. So wäre es möglich, eine andere Tour zu fahren oder ihre Leitung zu einem Gespräch mit dem Kunden Herrn Müller hinzuziehen.

Praxistipp

Hilfe und Beratung bei sexueller Belästigung

Bei sexueller Belästigung können betriebsferne oder interne **Hilfs- und Beratungsstellen** aufgesucht werden. Zu den internen Anlaufstellen zählen:

- Betriebs- und Personalrat
- Gleichstellungs- und Frauenbeauftragte
- Direkte Vorgesetzte
- Personalabteilung

Zu den externen Anlaufstellen zählen:

- Anwälte
- Gewerkschaften
- Frauenberatungsstellen wie das Hilfetelefon „Gewalt gegen Frauen" (Homepage: www.hilfetelefon.de; Tel. 08000 11 60 16)
- Antidiskriminierungsstelle des Bundes (Tel. 030 185 55 18 55)

Damit sich betroffene Beschädigte möglicher Fallstricke bewusst werden, ist es ratsam, vor der Einreichung der Beschwerde juristischen Rat einzuholen.

Wiederholungsaufgaben

1. Nennen Sie je zwei Belastungsfaktoren/-situationen im Pflegeberuf auf Makro-, Meso- und Mikroebene.
2. Erläutern Sie den Zusammenhang mangelnder gesellschaftlicher Anerkennung des Pflegeberufs mit der damit einhergehenden gesundheitlichen Belastung anhand des Modells der Gratifikationskrise.
3. Sammeln Sie je zwei Argumente und Gegenargumente zur Aussage „Ökonomisches Handeln im Gesundheitswesen ist wichtig".
4. Nennen Sie je zwei Vor- und Nachteile der Führungsstile nach Kurt Lewin.
5. Beschreiben Sie die Techniken der 4 Is im transformationalen Führungsstil.
6. Erläutern Sie den Nutzen von Gefährdungsanzeigen in Belastungssituationen.
7. Nennen Sie mindestens fünf Maßnahmen, die im Pflegeberuf dem Erhalt der Rückengesundheit dienen.
8. Grenzen Sie die Begrifflichkeiten des betrieblichen Gesundheitsmanagements und der betrieblichen Gesundheitsförderung voneinander ab.
9. Erläutern Sie den Ablauf der kollegialen Beratung anhand der sechs Phasen.
10. Nennen Sie je zwei antezedenz- und reaktionsfokussierte Strategien zur Emotionsregulation.

11. Beschreiben Sie die sieben Phasen des Burnouts.
12. Nennen Sie fünf Maßnahmen zur Burn-out-Prävention.
13. Nennen und erläutern Sie die Reaktionsmuster nach der Theorie des Cool-outs von Karin Kersting.
14. Beschreiben Sie die Phasen des Stufenmodells der Konflikteskalation nach Friedrich Glasl.
15. Beschreiben Sie den Lösungsprozess zur Beilegung eines Konflikts.
16. Nennen Sie drei Mobbinghandlungen und formulieren Sie je zwei konkrete Ausdrucksformen dieser Handlungen.
17. Nennen Sie je zwei Maßnahmen, die in der frühen, mittleren und späten Phase des Mobbings ergriffen werden können.
18. Beschreiben Sie vier Formen der Gewalt und erläutern Sie Gründe für das Entstehen dieser Formen.
19. Nennen und beschreiben Sie je zwei Maßnahmen zur Primär-, Sekundär- und Tertiärprävention von Gewalt.
20. Unterscheiden Sie anhand von je drei Beispielen mit Bezug zur Pflege die Formen verbaler, nonverbaler und physischer sexueller Belästigung.
21. Nennen Sie die Pflichten des Arbeitgebers bei sexueller Belästigung.

LITERATUR

Antidiskriminierungsstelle des Bundes (Hrsg.). Was tun bei sexueller Belästigung am Arbeitsplatz? Leitfaden für Beschäftigte, Arbeitgeber und Betriebsräte. 7. A. Berlin: 2020. Aus:. www.antidiskriminierungsstelle.de/SharedDocs/Downloads/DE/publikationen/Leitfaeden/leitfaden_was_tun_bei_sexueller_belaestigung.pdf?__blob=publicationFile&v=13 (letzter Zugriff: 9.6.2021).

ASTA Ausschuss für Arbeitsstätten (Hrsg.). Technische Regeln für Arbeitsstätten. Raumtemperatur. ASR A3.5. 2010. Aus: www.baua.de/DE/Angebote/Rechtstexte-und-Technische-Regeln/Regelwerk/ASR/pdf/ASR-A3-5.pdf?__blob=publicationFile (letzter Zugriff: 6.8.2021).

BAGFW Bundesarbeitsgemeinschaft der Freien Wohlfahrtspflege e.V. (Hrsg.). EinSTEP – Einführung des Strukturmodells zur Entbürokratisierung der Pflegedokumentation. Aus: www.ein-step.de (letzter Zugriff: 9.6.2021).

Barnow S, Reinelt E, Sauer C. Emotionsregulation. Manual und Materialien für Trainer und Therapeuten. Berlin, Heidelberg: Springer, 2016.

BAuA Bundesanstalt für Arbeitsschutz und Arbeitsmedizin (Hrsg.). Arbeit in der Pflege – Arbeit am Limit? Arbeitsbedingungen in der Pflegebranche. 2014. Aus: www.baua.de/DE/Angebote/Publikationen/Fakten/BIBB-BAuA-10.pdf?__blob=publicationFile&v=6 (letzter Zugriff: 9.6.2021).

BAuA Bundesanstalt für Arbeitsschutz und Arbeitsmedizin (Hrsg.). Gute Stationsorganisation. Ein Leitfaden für Pflegeeinrichtungen. Dortmund: 2016. Aus: www.baua.de/DE/Angebote/Publikationen/Praxis/Stationsorganisation.pdf?__blob=publicationFile&v=4 (letzter Zugriff: 9.6.2021).

Bell R, Pallauf M. Die Brøset-Gewalt-Checkliste zur Einschätzung des aktuellen Aggressionspotenzials bei Patienten in der Erwachsenenpsychiatrie. HeilberufeSCIENCE. 2018; 9: 16–27.

BGM Bundesgesundheitsministerium (Hrsg.). Entbürokratisierung der Pflegedokumentation. Informationen strukturiert sammeln – Pflege effizient planen und dokumentieren. Praxisseiten Pflege. 2016; 8: 1–8.

BGW Berufsgenossenschaft für Gesundheitsdienst und Wohlfahrtspflege e.V. (Hrsg.). Gefährdungsbeurteilung in der Pflege. Hamburg: 2006. Aus: www.bgw-online.de/SharedDocs/Downloads/DE/Medientypen/BGW%20Broschueren/BGW04-05-110_Gefaehrdungsbeurteilung-Pflege_bf_Download.pdf?__blob=publicationFile (letzter Zugriff: 9.6.2021).

BGW Berufsgenossenschaft für Gesundheitsdienst und Wohlfahrtspflege e.V. (Hrsg.). Starker Rücken. Ganzheitlich vorbeugen, gesund bleiben in Pflegeberufen. 2017. Aus: www.bgw-online.de/SharedDocs/Downloads/DE/Medientypen/BGW%20Broschueren/BGW07-00-000_Starker Rücken_bf_Download.pdf?__blob=publicationFile (letzter Zugriff: 9.6.2021).

BGW Berufsgenossenschaft für Gesundheitsdienst und Wohlfahrtspflege e.V. (Hrsg.). Rückengesund arbeiten in der Pflege. 2019. Aus: www.bgw-online.de/DE/Home/Branchen/Pflege/gesunder-Ruecken-Branchennews.html (letzter Zugriff: 9.6.2021).

Blanchard K, Zigarmi P, Zigarmi D. Führungsstile. 8. A. Reinbek: Rowohlt, 2012.

Brandstätter V, Schüler J, Puca RM, et al. Motivation und Emotion. Allgemeine Psychologie für Bachelor. 2. A. Berlin, Heidelberg: Springer, 2018.

Brütting M, Hermanns I, Nienhaus I, et al. Muskel-Skelett-Belastungen beim Schieben und Ziehen von Krankenbetten und Rollstühlen. Zbl Arbeitsmed. 2017; 67(2): 64–77.

Burisch M. Das Burnout-Syndrom. Theorie der inneren Erschöpfung 5. A. Berlin, Heidelberg: Springer, 2014.

DBfK Deutscher Berufsverband für Pflegeberufe (Hrsg.). Ergebnisse einer Online-Umfrage zum Dienstplan. 2019. Aus: www.dbfk.de/media/docs/download/Allgemein/Umfrage-Dienstplan-Ergebnisse.pdf (letzter Aufruf: 9.6.2021).

Depauli C, Plaute W. STOPP! Ich möchte das nicht! Vom Umgang mit sexuellen Übergriffen und Belästigungen in der Pflege. Die Schwester Der Pfleger. 2016; 57(4): 34–37.

Drupp M, Meyer M. Belastungen und Arbeitsbedingungen bei Pflegeberufen – Arbeitsunfähigkeitsdaten und ihre Nutzung im Rahmen eines Betrieblichen Gesundheitsmanagements. In: Jacobs K, Kuhlmey A, Greß S, et al. (Hrsg.). Pflege-Report 2019. Mehr Personal in der Langzeitpflege – aber woher. Berlin, Heidelberg: Springer, 2020. S. 23–48.

Ekman P. Gefühle lesen. Wie Sie Emotionen erkennen und richtig interpretieren. Berlin, Heidelberg: Springer, 2010.

ENWHP European Network for Workplace Health Promotion (Hrsg.). Luxemburger Deklaration zur betrieblichen Gesundheitsförderung in der Europäischen Union. 2007. Aus: www.dnbgf.de/fileadmin/downloads/materialien/dateien/Luxemburger_Deklaration_09_11.pdf (letzter Zugriff: 9.6.2021).

Ernst M. Ausweg Gefährdungsanzeige. Pflegezeitschrift. 2018; 70(1): 17–18.

Esser A, Wolmerath M. Mobbing und psychische Gewalt. Der Ratgeber für Betroffene und ihre Interessenvertretung. 10. A. Frankfurt am Main: Bund-Verlag, 2020.

Frauen- und Gleichstellungsbeauftragte der Charité (Hrsg.). Grenzüberschreitungen, Grenzverletzungen, Abgrenzungen. Informationen zu sexueller Belästigung und Diskriminierung im Kontext medizinischer und pflegerischer Behandlung. Berlin: 2013. Aus: www.antidiskriminierungsstelle.de/SharedDocs/Downloads/DE/Literatur_Themenjahr_Geschlecht/Grenzüberschreitungen.Grenzverletzungen.Abgrenzungen.pdf?__blob=publicationFile&v=1 (letzter Zugriff: 9.6.2021).

Furtner M, Baldegger U. Self-Leadership und Führung. Theorien, Modelle und praktische Umsetzung. Wiesbaden: Springer Gabler, 2013.

Glasl F. Konfliktmanagement: Ein Handbuch für Führung, Beratung und Mediation. 12. A. Stuttgart: Freies Geistesleben, 2020.

Glöckler U, Maul G. Ressourcenorientierte Führung als Bildungsprozess. Wiesbaden: VS-Verlag, 2010.

Gross J. The emerging field of emotion regulation: an integrate review. Reviews of General Psychology. 1998; 2(3): 271–299.

Hasselhorn HM, Tackenberg P, Müller HM, et al. Warum will Pflegepersonal in Europa die Pflege verlassen? In: Hasselhorn HM, Müller BH, Tackenberg P, et al. (Hrsg.). Berufsausstieg bei Pflegepersonal. Arbeitsbedingungen und beabsichtigter Berufsausstieg bei Pflegepersonal in Deutschland und Europa. Bremerhaven: Wirtschaftsverlag, 2005. S. 124–134.

Hasselhorn HM, Widerszal-Bazyl M, Radkiewicz P, NEXT-Studiengruppe. Effort-Reward-Imbalance in der Pflege in Europa. In: Hasselhorn HM, Müller BH, Tackenberg P, et al. (Hrsg.). Berufsausstieg bei Pflegepersonal. Arbeitsbedingungen und beabsichtigter Berufsausstieg bei Pflegepersonal in Deutschland und Europa. Bremerhaven: Wirtschaftsverlag, 2005. S. 116–123.

Heckhausen H, Gollwitzer PM, Weinert FE (Hrsg.) Jenseits des Rubikon. Der Wille in den Humanwissenschaften. Berlin: Springer, 1987.

Hieber M. Das transformationale Führungsstilmodell. Historische Entwicklung und heutige Anwendbarkeit. Berlin, Heidelberg: Springer, 2016.

Höhmann U, Lautenschläger M, Schwarz L. Belastungen im Pflegeberuf: Bedingungsfaktoren, Folgen und Desiderate. In: Jacobs K, Kuhlmey A, Greß S, et al. (Hrsg.) Pflege-Report 2016 – Die Pflegenden im Fokus. Stuttgart: Schattauer, 2016. S. 73–89.

Hofmann I. Die Rolle der Pflege im Gesundheitswesen. Historische Hintergründe und heutige Konstellationen. Bundesgesundheitsbl. 2012; 55(9): 1161–1167.

Hornung J. Nachhaltiges Personalmanagement in der Pflege – Das 5-Säulen Konzept. Berlin, Heidelberg: Springer, 2013.

INQA Initiative Neue Qualität der Arbeit (Hrsg.). Kein Stress mit dem Stress. Lösungen und Tipps für stationäre und ambulante Pflegeeinrichtungen. Berlin: 2017. Aus: www.psyga.info/fileadmin/Angebote/PDFs/Loesungen_und_Tipps_fuer_stationaere_und_ambulante_Pflegeeinrichtungen.pdf (letzter Zugriff: 9.6.2021).

INQA Initiative Neue Qualität der Arbeit (Hrsg.) Gesunde Mitarbeiter – gesundes Unternehmen. Eine Handlungshilfe für das Betriebliche Gesundheitsmanagement. Berlin. 2019. Aus: inqa.de/SharedDocs/downloads/webshop/psyga-gesunde-mitarbeiter-gesundes-unternehmen?__blob=publicationFile (letzter Zugriff: 9.6.2021).

Jenner S, Oertelt-Prigione S. Kein Sexismus am Arbeitsplatz. Gute Arbeit. 2018; 2: 14–17.

Kaluza G. Stressbewältigung. Trainingsmanual zur psychologischen Gesundheitsförderung 4. A. Berlin, Heidelberg: Springer, 2018.

Kersting K. Was ist Coolout? 2016. Aus: www.hwg-lu.de/fileadmin/user_upload/Was_ist_Coolout.pdf (letzter Zugriff: 9.6.2021).

Kleinknecht-Dolf M. Wie erleben Pflegefachpersonen moralischen Stress in einem Schweizer Universitätsspital? Pflege & Gesellschaft. 2015; 20(2): 115–132.

Kocks A, Segmüller T, Zegelin A. Kollegiale Beratung in der Pflege. Ein praktischer Leitfaden zur Einführung und Implementierung. 2012. Aus: dg-pflegewissenschaft.de/wp-content/uploads/2017/05/LeitfadenBIS1.pdf (letzter Zugriff: 9.6.2021).

Köllner V. Mobbing am Arbeitsplatz. In: Badura B, Ducki A, Schröder H, et al. (Hrsg.). Fehlzeiten-Report 2017. Krise und Gesundheit – Ursachen, Prävention, Bewältigung. Berlin, Heidelberg: Springer, 2017. S. 121–129.

Lazarus RS, Folkman S. Stress, apraisal and coping. New York: Springer, 1984.

Leymann H. Mobbing: Psychoterror am Arbeitsplatz und wie man sich dagegen wehren kann. Hamburg: Rowohlt, 1993.

Lippmann E. Konfliktmanagement. In: Steiger T, Lippmann E (Hrsg.). Handbuch Angewandte Psychologie für Führungskräfte. Berlin, Heidelberg: Springer, 2013. S. 315–357.

Litzcke SM, Schuh H. Stress, Mobbing und Burn-out am Arbeitsplatz. Berlin, Heidelberg: Springer, 2010.

Mojtahedzahdeh N, Neumann FA, Rohwer E, et al. Betriebliche Gesundheitsförderung in der Pflege. Präv Gesundheitsf. 2021; 16: 163–169.
Nau J, Walter G, Oud N. Measuring de-escalation by using the De-escalating Aggressive Behaviour Scale (DABS). In: Callaghan P, Oud N, Nijman H, et al. (Hrsg.). Violance in Clinical Psychiatry. Proceedings of the 11th European Congress on Violence in Clinical Psychiatry. 2019. S. 263–266. Aus: www.oudconsultancy.nl/Resources/Proceedings_11th_Violence_in_Clinical_Psychiatry_2019.pdf (letzter Zugriff: 3.9.2021).
Osterbrink J, Andratsch F. Gewalt in der Pflege. Wie es dazu kommt. Wie man sie erkennt. Was wir dagegen tun können. München: Beck, 2015.
Proksch S. Mediation. Berlin, Heidelberg: Springer, 2018.
Richter D. Nonphysical conflict management and deescalation. In: Richter D, Whittington R (Hrsg.). Violance in mental health settings. New-York: Springer, 2006. S. 125–144.
Sauerland D. Probleme einer zunehmenden Ökonomisierung im deutschen Pflegesystem. In: Dabrowski M, Wolf J (Hrsg.). Menschenwürde und Gerechtigkeit in der Pflege. Paderborn: Ferdinand Schöningh, 2016. S. 63–95.
Schimank U, Volkmann U. Die Ökonomisierung der Gesellschaft. In: Maurer A (Hrsg.). Handbuch der Wirtschaftssoziologie. Wiesbaden: VS-Verlag, 2008. S. 382–393.
Schirmer U, Mayer M, Vaclav J, et al. Prävention von Aggression und Gewalt in der Pflege. Grundlagen und Praxis des Aggressionsmanagements für Psychiatrie und Gerontopsychiatrie. Hannover: Schlütersche, 2009.
Schmucker R. Arbeitsbedingungen im Pflegeberuf. In: Jacobs K, Kuhlmey A, Greß S, et al. (Hrsg.). Pflege-Report 2019. Mehr Personal in der Langzeitpflege – aber woher? Berlin, Heidelberg: Springer, 2020. S. 49–60.
Schröttle M, Meshkova K, Lehmann C. Umgang mit sexueller Belästigung am Arbeitsplatz –Lösungsstrategien und Maßnahmen zur Intervention. Berlin: 2019. Aus: www.antidiskriminierungsstelle.de/SharedDocs/Downloads/DE/publikationen/Expertisen/Umgang_mit_sexueller_Belaestigung_am_Arbeitsplatz.pdf?__blob=publicationFile&v=12 (letzter Zugriff: 9.8.2020).
Schwarz G. Konfliktmanagement. Konflikte erkennen, analysieren, lösen. 9. A. Wiesbaden: Gabler, 2014.
Schwarz R. Supervision in der Pflege. Ein Leitfaden für Pflegemanager und -praktiker. Bern: Hans Huber, 2007.
Selye H. The stress of life. New York: McGraw Hill, 1978.
Siefarth T. Dokumentation: Was gilt? Pflegezeitschrift. 2018; 70(5): 10–12.
Siegrist J. Adverse health effects of high-effort/low-reward conditions. J Occup Health Psychol. 1996; 1(1): 27–41.
Siegrist J. Social reprocity and health: New scientific evidence and policy implications. Psychoneuroendocrinology. 2005; 30(10): 1033–1038.
Slotala L. Ökonomisierung der ambulanten Pflege. Eine Analyse der wirtschaftlichen Bedingungen und deren Folgen für die Versorgungspraxis der ambulanten Pflege. Wiesbaden: VS-Verlag, 2011.
Spector PE, Zhou ZE, Che XX. Nurse exposure to physical and nonphysical violance, bullying, and sexual harassement: a quantitative review. Int J Nurs Stud. 2014; 51(1): 72–84.
Staudhammer M. Prävention von Machtmissbrauch und Gewalt in der Pflege. Berlin, Heidelberg: Springer, 2018.
Sterling P. Allostasis: A model of predictive regulation. Physiology and behavior. 2012; 106(1): 5–15.
Stordeur S, D'hoore W, van der Hejden B, et al. Führungsqualität, Arbeitszufriedenheit und berufliche Bindung von Pflegekräften. In: Hasselhorn HM, Müller BH, Tackenberg P, et al. (Hrsg.). Berufsausstieg bei Pflegepersonal. Arbeitsbedingungen und beabsichtigter Berufsausstieg bei Pflegepersonal in Deutschland und Europa. Bremerhaven: Wirtschaftsverlag, 2005. S. 30–48.
Treier M. Betriebliches Arbeitsfähigkeitsmanagement. Mehr als nur Gesundheitsförderung. Wiesbaden: Springer, 2015.
Walter G, Nau J, Oud N. Das NOW-Modell. In: Walter G, Nau J, Oud N (Hrsg.). Aggression und Aggressionsmanagement. Praxishandbuch für Gesundheits- und Sozialberufe. Bern: Hans Huber, 2012.
WHO Weltgesundheitsorganisation (Hrsg.). Weltbericht Gewalt und Gesundheit. 2003. Aus: www.who.int/violence_injury_prevention/violence/world_report/en/summary_ge.pdf (letzter Zugriff: 9.6.2021).
Yerkes RM, Dodson JD. The relation of strength of stimulus to rapidity of habit formation. Journal of Comparative Neurology and Psychology. 1908; 18: 459–482.
Zapf D. Mobbing in Organisationen. Überblick zum Stand der Forschung. Zeitschrift für Arbeits- und Organisationspsychologie. 1999; 43: 1–25.

09

Berufspolitik, Mitbestimmung und Interessenvertretung

Überblick

Pflegefachpersonen wissen um die Notwendigkeit, strukturelle Veränderungen in der Pflege und im Gesundheitswesen herbeizuführen. Dieses Kapitel soll Pflegefachpersonen dabei unterstützen, sich bei gesellschaftlichen Veränderungen und berufspolitischen Entwicklungen sowie der Weiterentwicklung des Pflegeberufs einzubringen:

- Welche Aufgabenschwerpunkte und Zielsetzungen verfolgen Berufsverbände (► 9.1.1), Gewerkschaften (► 9.1.2) und die Pflegekammer (► 9.1.3)?
- Welche Funktionen erfüllt der Betriebsrat (► 9.2.1) und die Jugend- und Auszubildendenvertretung (► 9.2.2) in der betrieblichen Mitbestimmung?
- Welche Formen der schulischen (► 9.3.1) und studentischen (► 9.3.2) Interessenvertretung gibt es?

9.1 Berufliche Interessenvertretung

Definition

Berufliche Interessenvertretung

Definierung und Vertretung einer beruflichen Gruppe in der Pflege, besonders Berufsverbände, Gewerkschaften und die Pflegekammer.

Die Gesamtzahl der Pflegefachpersonen in Deutschland wird auf 1,2 Mio. geschätzt (► Abb. 9.1).

In Deutschland leben ca. 83 Mio. Menschen. Wenn man davon ausgeht, dass ca. 45 Mio. Menschen einer Erwerbstätigkeit nachgehen (BPB 2020), wären ca. 2,7 % aller erwerbstätigen Menschen in Deutschland Angehörige des Pflegeberufs. Im Vergleich:

- Die Berufsärztekammer verzeichnet ca. 402.100 Ärzte (BÄK 2019), ein Anteil von 0,89 %.
- Die Bundesapothekerkammer verzeichnet ca. 67.000 berufstätige Apotheker (ABDA 2020), ein Anteil von 0,13 %.
- Die Deutsche Flugsicherung verzeichnet ca. 2200 Fluglotsen (DFS 2019), ein Anteil von 0,04 %.
- Die Verband Deutscher Maschinen- und Anlagenbau verzeichnete ca. 1 Mio. Beschäftigte im Maschinenbau (VDMA 2021: 13), ein Anteil von ca. 2,9 %.

Die Gruppe der Pflegefachpersonen ist demnach die größte Gruppe im Gesundheitswesen und ähnlich groß wie der größte industrielle Arbeitgeber, der Maschinenbau.

Es drängt sich die Frage auf, was in und mit der Pflege „falsch läuft“,

- wenn sich eine vergleichsweise kleine Gruppe von Ärzten und Apothekern im Gesundheitssystem besser positioniert als die Gruppe der Pflegefachpersonen,
- wenn die kleine Gruppe der Fluglotsen mit gewerkschaftlich geführten Streiks die Infrastruktur eines Lands erheblich beeinflussen kann und
- wenn Maschinenbautechniker ein durchschnittliches Bruttomonatseinkommen von ca. 3.870 Euro (Hans Böckler Stiftung 2013a), Pflegefachpersonen hingegen nur einen Teil davon erhalten, nämlich ca. 2.412 Euro (Hans Böckler Stiftung 2013b).

Die derzeitige pflegeberufliche Situation ist aus berufspolitischer Perspektive zudem durch folgende Merkmale gekennzeichnet:

- Fremdbestimmung des Pflegeberufs durch pflegeferne Gruppen, z. B. Politik, Medizin
- Stagnierende Professionalisierungsprozesse mit unklaren und unspezifischen Aufgaben und Kompetenzprofile, was auch haftungsrechtlich relevant ist
- Geringer Schutz der Pflegebedürftigen vor unsachgemäßer Pflege und kein selbstbestimmter Ausschluss; so ist z. B. die Weiterarbeit als Pflegefachperson in einer anderen Einrichtung eines anderen Bundeslands möglich, obwohl es in der Berufsbiografie zu strafrechtlich relevantem oder ethisch unwürdigem Verhalten gekommen ist
- Keine Verpflichtung zum Lernen, damit auch reduzierte Weiterentwicklung
- Keine systematische Erhebung von Forschungsbedarfen in der Praxis, dadurch Einbußen in der evidenzbasierten Pflege (► 6.6.3) zum Leidwesen der Pflegebedürftigen
- Keine einheitlichen und gültigen Zukunftsprognosen aus der Reihe der Pflegefachpersonen zur

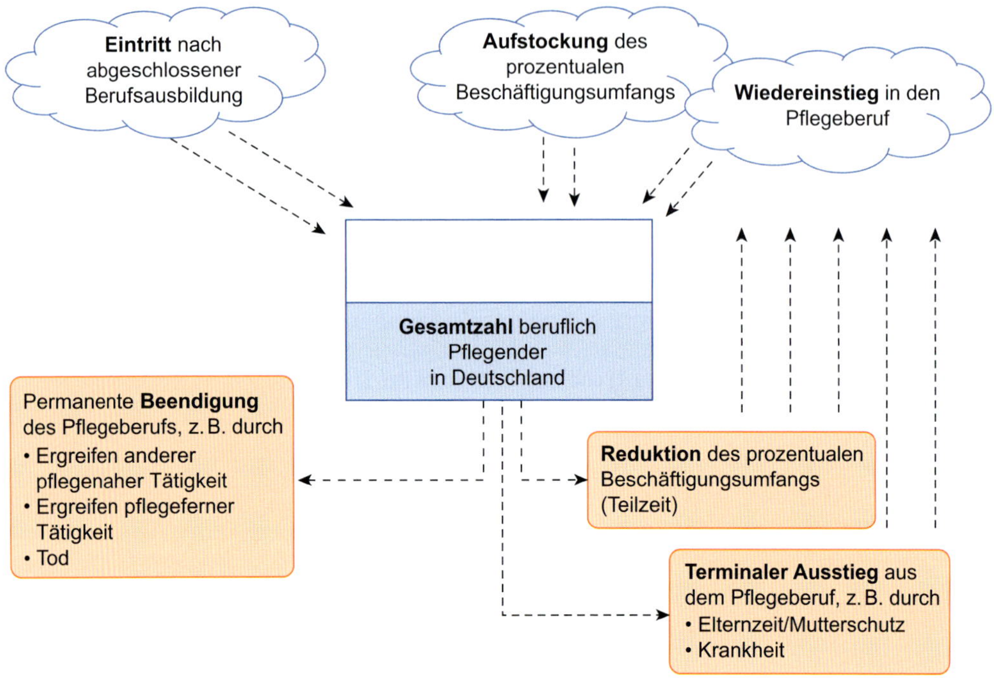

Abb. 9.1 Die Gesamtanzahl der Pflegefachpersonen kann ohne eine konkrete Registrierung durch eine Pflegekammer nur geschätzt werden, zu groß sind die „Bewegungen" aus unterschiedlichen Gründen in der Gesamtzahl. Diese wird derzeit auf ca. 1,2 Mio. Pflegefachpersonen geschätzt [L143/P554]

Gestaltung politischer Prozesse; andere Gruppen, z. B. Arbeitgeberverbände oder pflegeferne Berufsgruppen, wirken mittels Lobbyismus auf politische Entscheidungsträger ein

Merke

Die berufliche Interessenvertretung scheint ein entscheidendes Instrument zur Verbesserung der Arbeitsbedingungen und -situation darzustellen.

Fallbeispiel

„Ich kann doch sowieso nichts ändern!"

Die Auszubildenden Cem Gürdogan und Maresa Carogna unterhalten sich über das Thema Berufspolitik. Frau Carogna äußert: „Alles schön und gut, aber was wollen wir denn schon ausrichten? Ich kann doch sowieso nichts ändern!" Herr Gürdogan entgegnet: „Jeder kann etwas ändern! Alles hat immer mit einem Menschen begonnen!"
Was denken Sie?

Erläuterung zum Fallbeispiel

„Ich kann doch sowieso nichts ändern!"

In der Tat haben stets einzelne Menschen Veränderungen bewirkt. Dabei muss man nicht einmal an große Persönlichkeiten wie Mahatma Gandhi oder Mutter Theresa denken. Bewegungen können auch im Kleinen vollzogen werden: So kann man die erste Person in seinem Bekanntenkreis sein, die sich politisch interessiert, einem Berufsverband oder einer Gewerkschaft beitritt, an politischen Diskussionsrunden teinimmt oder bei Betriebsversammlungen kritische Fragen stellt.
Einige Auszubildende und Studierende empfinden das Auftreten von Alexander Jorde 2017 in der Wahlarena als inspirierend. Der sich damals noch in der Ausbildung zum Gesundheits- und Krankenpfleger befindende Teilnehmer der Veranstaltung konfrontierte die Bundeskanzlerin Angela Merkel unnachgiebig mit ungemütlichen Fragen. Seitdem ist er immer wieder Gast in Talkshows und hat sogar ein eigenes Buch veröffentlicht (Jorde 2019).

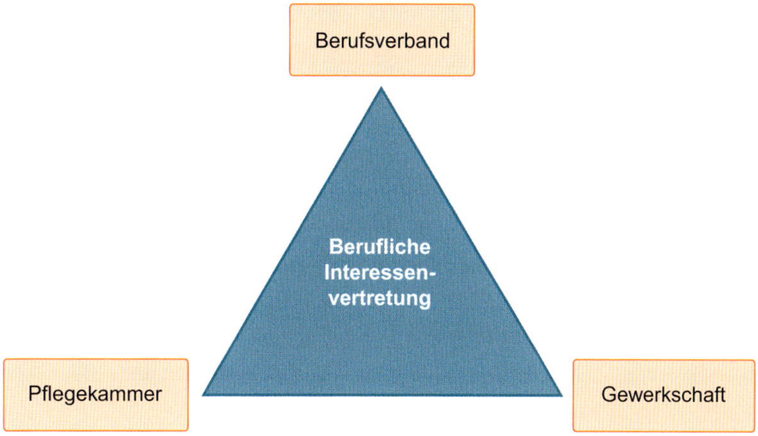

Abb. 9.2 Trias der beruflichen Interessenvertretung [L143/P554]

Die drei wesentlichen Bestandteile der pflegeberuflichen Interessenvertretung spiegeln sich in einer Trias wider (► Abb. 9.2). Dabei übernehmen Berufsverbände (► 9.1.1), Gewerkschaften (► 9.1.2) und Pflegekammern (► 9.1.3) zum Teil ähnliche, aber auch unterschiedliche Aufgaben.

Praxistipp

Raus aus dem Jammertal

Im Pflegealltag werden häufig Missstände beklagt – es wird gejammert. Das Jammern steht hierbei als Inbegriff für eine wiederkehrende Problemformulierung ohne Ergreifen von Lösungsstrategien, was langfristig frustrierend ist. Es ist lohnenswerter, lösungsorientiert an Sachverhalte heranzugehen, anstatt in der immer gleichen Weise auf die Missstände aufmerksam zu machen. Dies meint nicht, die Missstände zu bagatellisieren oder zu ignorieren, sondern vielmehr neben dem Aufmerksammachen auf Defizite auch konstruktiv, lösungsorientiert und zukunftsgerichtet an die bevorstehenden Aufgaben heranzugehen.

9.1.1 Berufsverbände

Definition

Berufsverbände

Freie und unabhängige Interessenvertretung, deren Mitglieder dem Beruf angehören oder diesem nahestehen.

Unterschiedliche Berufe haben unterschiedliche **Berufsverbände.** Doch alle Verbände haben für ihre Berufsangehörigen das gleiche Ziel: eine wirkungsvolle Durchsetzung der beruflichen Interessen in der Öffentlichkeit. Damit sind sie eine Körperschaft des privaten Rechts.

Fallbeispiel

Welcher Berufsverband passt zu mir?

Die Pflegefachfrau Vanessa Scheider und der Pflegefachmann Finn Kaiser waren bei einem großen Pflegekongress. Dort wurde ihnen auch wieder das Thema Berufsverband ins Gedächtnis gerufen. Sie überlegen, welcher Berufsverband zu ihnen passen könnte.

Die politische Durchschlagskraft einer Berufsgruppe ist vom Organisationsgrad der Berufsangehörigen abhängig, d. h., umso mehr mitmachen, desto glaubwürdiger und durchsetzungsfähiger ist die Initiative, Interessen durchzusetzen und Veränderungen zu bewirken. Bei den Pflegefachpersonen besteht dabei noch Nachholbedarf, denn nur ein geringer Teil von ihnen ist Mitglied in einem Verband. Im größten deutschen Berufsverband DBfK sind ca. 10.000 Mitglieder organisiert. Geht man von 1,2 Mio. Pflegefachpersonen aus, ist der Organisationsgrad gering.
Die einzelnen Berufsverbände sind als Mitgliederverbände in einem Dachverband organisiert: dem **Deutschen Pflegerat (DPR,** ► Tab. 9.1). Mit der Kraft der bedeutendsten Pflegeverbände setzt er

Tab. 9.1 Mitgliederverbände im Dachverband des Deutschen Pflegerats (DPR)

Verband	Website
Anbieterverband qualitätsorientierter Gesundheitspflegeeinrichtungen e. V. (AVG)	www.avg.berlin
Arbeitsgemeinschaft christlicher Schwesternverbände und Pflegeorganisationen in Deutschland e. V. (ADS)	www.ads-pflege.de
Berufsverband Kinderkrankenpflege Deutschland e. V. (BeKD)	www.bekd.de
Bundesfachvereinigung Leitender Krankenpflegepersonen der Psychiatrie e. V. (BFLK)	www.bflk.de
Bundesverband Geriatrie e. V. (BVG)	www.bv-geriatrie.de
Bundesverband Lehrende Gesundheits- und Sozialberufe e. V. (BLGS)	www.blgsev.de
Bundesverband Pflegemanagement e. V.	www.bv-pflegemanagement.de
Deutsche Gesellschaft für Endoskopiefachberufe e. V. (DEGEA)	www.degea.de
Deutsche Gesellschaft für Fachkrankenpflege und Funktionsdienste e. V. (DGF)	www.dgf-online.de
Deutscher Berufsverband für Pflegeberufe e. V. (DBfK)	www.dbfk.de
Deutscher Hebammenverband e. V.	www.hebammenverband.de
Deutscher Pflegeverband e. V. (DPV)	www.dpv-online.de
Katholischer Pflegeverband e. V.	www.kathpflegeverband.de
Verband der Pflegedirektorinnen und Pflegedirektoren der Universitätskliniken und Medizinischen Hochschulen Deutschlands e. V. (VPU)	www.vpuonline.de
Verband der Schwesternschaften vom DRK e. V.	www.rotkreuzschwestern.de
Verband für anthroposophische Pflege e. V.	www.vfap.de

sich für verbesserte Rahmenbedingungen und eine optimale Ausübung der Profession ein.

Landespflegeräte sind Landesarbeitsgemeinschaften der Pflegeberufeorganisation. Sie sind die Ansprechpartner für alle landesspezifischen Belange. Ihre Aufgabe ist die Koordinierung der Positionen der Mitgliedsverbände, die Stärkung der politischen Durchsetzung und die Förderung der beruflichen Selbstverwaltung. Die Landespflegeräte vertreten sozusagen auf Ebene des Bundeslands die Pflegefachpersonen. So wird z. B. der Kontakt zu den Ministerien gepflegt und eng mit dem Deutschen Pflegerat zusammengearbeitet.

Das **International Council of Nurses** (**ICN,** Weltbund der Pflegenden) ist ein Zusammenschluss von mehr als 130 nationalen Pflegeverbänden mit Sitz in Genf (Schweiz). Es repräsentiert mehr als 27 Mio. Pflegefachpersonen weltweit (ICN 2021a). Pflegefachpersonen gehören über ihren Berufsverband dem ICN an, somit existiert keine individuelle Mitgliedschaft. Deutsche Pflegefachfrauen und -männer sind über den Deutschen Berufsverband für Pflegeberufe (DBfK) im ICN vertreten (ICN 2021b).

Erläuterung zum Fallbeispiel

Welcher Berufsverband passt zu mir?

Welcher Berufsverband der richtige ist, kann nicht pauschal beantwortet werden. Es lohnt sich, die Positionen und individuellen Zielsetzungen der einzelnen Berufsverbände anzusehen und mit den eigenen abzugleichen. Daneben können auch andere Faktoren wie zusätzliche Leistungen oder die Höhe des Mitgliedsbeitrags bei der Entscheidung eine Rolle spielen. Alternativ können Pflegefachpersonen auch selbst einen Berufsverband gründen.

Tab. 9.2 Bestandteile einer Satzung

Muss	Soll	Kann
• Zweck des Vereins/Verbands • Name des Vereins/Verbands • Sitz des Vereins/Verbands • Enthaltene Aussage zur Eintragung des Vereins/Verbands ins Vereinsregister (Eintragungswille)	• Ein- und Austritt der Mitglieder • Beitragspflichten • Eindeutige Festlegung zur Bildung des Vorstands • Voraussetzung und Form der Mitgliederversammlung und Beurkundung der Beschlüsse	• Vereinsautonomie, d. h., jeder Verein/Verband kann seine innere Ordnung selbst bestimmen • Angaben zu ergänzenden Vereins-/Verbandsordnungen, z. B. Beitragsordnung

Aufbau eines Berufsverbands

Der **Aufbau eines Berufsverbands** variiert innerhalb der einzelnen Verbände, orientiert sich aber stets am Vereinswesen. Die Grundlage eines Berufsverbands wird **Satzung** genannt. Eine Satzung enthält Muss-, Soll- und Kann-Inhalte (▶ Tab. 9.2). Jeder Verband setzt sich aus mindestens zwei verpflichtenden und bei Bedarf weiteren **Verbandsorganen** zusammen (▶ Abb. 9.3).

Die **Mitgliederversammlung** findet mindestens einmal im Jahr statt. Dabei werden Beschlüsse und Angelegenheiten des Verbands entschieden. In der Mitgliedsversammlung wird der Vorstand bestellt, es können Änderungen der Satzung beschlossen oder der Verband aufgelöst werden. Zur Einberufung der Mitgliederversammlung bedarf es u. a. einer angemessenen Frist und der Angabe von Ort sowie Zeit.

Der **Vorstand** kann aus einem oder mehreren Mitgliedern bestehen, er ist das Geschäftsführungsorgan des Verbands und verantwortet alle Tätigkeiten zur Förderung des Verbandszwecks. Daneben ist er auch das Vertretungsorgan, d. h., der Vorstand vertritt den Verband gerichtlich und außergerichtlich. Der Vorstand ruft zudem die Mitgliederversammlung ein.

Aufgaben eines Berufsverbands

Zu den **Aufgaben** eines Berufsverbands zählen u. a.:

- Vertretung der Berufsangehörigen in der Öffentlichkeit

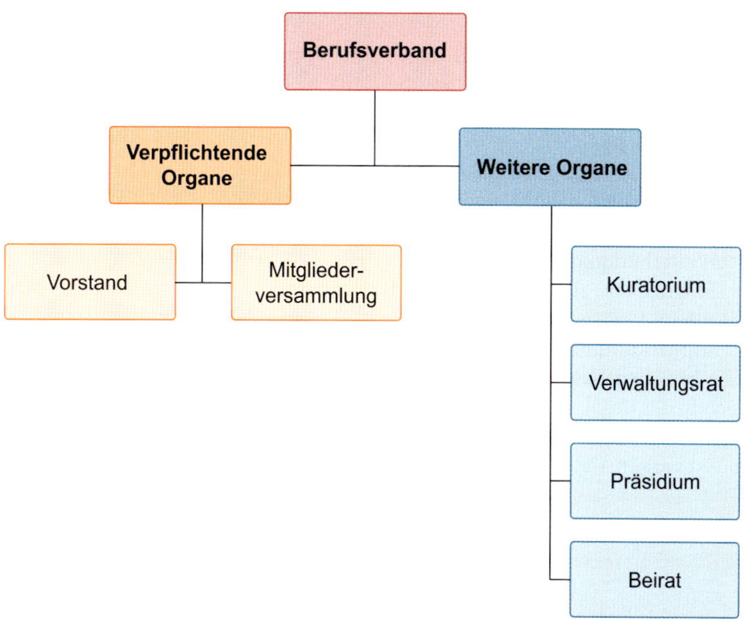

Abb. 9.3 Verpflichtende und weitere Organe eines Berufsverbands [L143/P554]

- Weiterentwicklung der Pflege und der Pflegeberufe, Förderung der Professionalisierung der Pflege
- Berufsbelange z. B. in der Politik, bei Behörden, vor Gericht oder in der Öffentlichkeit vertreten
- Positionierung zu aktuellen Ereignissen, z. B. zu Lohn- und Tarif- sowie gesundheitspolitischen Fragen
- Initiierung von Maßnahmen zur Qualitätsentwicklung
- Qualitätssicherung, z. B. durch Fort- und Weiterbildungen; auch Entwicklung und Umsetzung von speziellen Weiterbildungsangeboten
- Beratung der Berufsangehörigen, z. B. rechtlich, fachlich oder ethisch
- Gesundheitserziehung und -beratung der Öffentlichkeit
- Mitarbeit bei der Entwicklung und Erstellung von Leitlinien

Leistungen eines Berufsverbands

Zu den **Leistungen** eines Berufsverbands zählen u. a.:

- Beratungsmöglichkeiten per E-Mail, Telefon oder privat
- Versicherungen wie
  - Berufsrechtschutzversicherung, z. B. im Fall von Auseinandersetzung mit Vorgesetzten
  - Berufshaftpflichtversicherung, z. B. im Fall von Fehlern mit Regressanforderungen aus dem eigenen Vermögen
- Mitgliederzeitschriften, z. B. „Die Schwester Der Pfleger“ (DBfK) oder „Heilberufe“ (DPV)
- Newsletter, Rundbriefe oder Informationsveranstaltungen
- Möglichkeit zur Zusammenarbeit in regionalen und überregionalen Netzwerken
- Vergünstigte Bildungsangebote wie Fort- und Weiterbildungen, Bildungsreisen
- Möglichkeit, sich im Verbandsleben einzubringen und Pflege weiterzuentwickeln
- Sonderkonditionen und vergünstigte Angebote

Die **Mitgliedsbeiträge** der Berufsverbände richten sich in der Regel nach der Höhe des Bruttoeinkommens. Auszubildende und Studierende bekommen meist vergünstigte Konditionen.

9.1.2 Gewerkschaften

> **Definition**
>
> **Gewerkschaften**
>
> Auf freiwilliger Mitgliedschaft basierende Arbeitnehmervereinigung. Zentrale Aufgabe ist die Regulierung der Arbeitsbedingungen.

Eine **Gewerkschaft** ist eine Vereinigung zur Interessenvertretung von Beschäftigten mit den Zielen:

- Durchsetzung höherer Löhne
- Verbesserung der Arbeitsbedingungen
- Arbeitszeitenregelung
- Erhöhung der Partizipationsfähigkeit (Mitspracherecht) der Beschäftigten
- Erhalt von Arbeitsplätzen

Die prominenteste Gewerkschaft in der Pflege ist die Vereinte Dienstleistungsgesellschaft (ver.di). Allerdings ist, ähnlich wie bei den Berufsverbänden, der Organisationsgrad der Pflegefachpersonen gering. Das ist insofern bedauerlich, da die Durchschlagskraft einer Gewerkschaft auch an ihrer Mitgliederzahl gemessen wird.

Aufgaben einer Gewerkschaft

Zu den **Aufgaben** einer Gewerkschaft gehört:

- Aushandlung von Tarifverträgen, in diesem Zusammenhang Verhandlung von Löhnen, Arbeitszeiten, Urlaubstagen
- Beratung zu arbeitsrechtlichen Fragen

> **Merke**
>
> Eine Gewerkschaft ist ein bedeutender Bestandteil in der Trias der beruflichen Interessenvertretung. Denn nur der Gewerkschaft wird die Rolle der Tarifgestaltung zugewiesen.

Der monatliche **Mitgliedsbeitrag** einer Gewerkschaft beläuft sich zumeist auf 1 % des Bruttomonatsgehalts.

Streik in der Pflege

> **Definition**
>
> **Streik**
>
> *(Arbeitsniederlegung)*
>
> Gemeinsames organisiertes Einstellen der Arbeit zur Durchsetzung von Forderungen gegenüber dem Arbeitgeber.

Der **Streik** ist ein durch das Grundgesetz legitimiertes Mittel zum Arbeitskampf (Art. 9 Abs. 3 GG).

Fallbeispiel

Ein Streik?

Der Pflegefachmann Stefan Schnupf ist mit seiner Bezahlung und den Arbeitsbedingungen bei seinem Arbeitgeber unzufrieden. Als es im Frühdienst nicht rundläuft, klappt er die Dokumentationsmappe zu und verkündet wutentbrannt: „Es reicht! Ich streike!" Daraufhin verlässt er den Wohnbereich und geht nach Hause. Die Pflegefachfrau Maja Laufer folgt Herrn Schnupf in den „Streik".
Ist der Streik von Herrn Schnupf und Frau Laufer rechtmäßig?

Ein Streik wird nur dann als rechtmäßig anerkannt, wenn er durch eine Gewerkschaft geführt wird bzw. diese ihn nach seinem Beginn genehmigt und fortführt. Ein Streik ohne die Unterstützung einer Gewerkschaft wird als **wilder Streik** bezeichnet.
Ein Streik richtet sich gegen den Tarifpartner, d. h. direkt gegen den Arbeitgeber oder einen Arbeitgeberverband, und hat die kollektive Regelung von Arbeitsbedingungen zum Zweck. Weitere wesentliche Faktoren eines Streiks sind:

- Streik darf nicht gegen die Grundregeln des kollektiven Rechts verstoßen, d. h., gegen zuvor ausgehandelte Vereinbarungen darf nicht verstoßen werden. So ist z. B. ein Notbetrieb sicherzustellen.
- Gewaltandrohungen und -anwendung sind zu unterlassen.
- Streik ist das letzte Mittel im Arbeitskampf *(Ultima Ratio).*

Erläuterung zum Fallbeispiel

Ein Streik?

Der Streik von Herrn Schnupf und Frau Laufer ist nicht rechtmäßig, da es sich um einen wilden Streit handelt. Wer rechtswidrig an einem solchen Sympathiestreik teilnimmt, kann von seinem Arbeitgeber fristlos entlassen werden, da dies mit einer Pflichtverletzung einhergeht.

Merke

Streik und Streikfolgen

Ein rechtmäßig geführter Streik darf keine Auswirkungen auf das Arbeitsverhältnis haben. Allerdings ist der Arbeitgeber nicht zu einer Lohnfortzahlung im Streikfall verpflichtet. Zumeist übernehmen im Streikfall die Gewerkschaften die Zahlung von Gehältern für ihre Mitglieder.

9.1.3 Pflegekammern

Definition

Berufskammer

Standesvertretung mit der Aufgabe der berufsständischen Selbstverwaltung.

Pflegekammer

Selbstverwaltungsorgan für die Berufsgruppe der Pflegefachpersonen **(Standesvertretung)** mit dem Ziel der Sicherstellung einer sachgerechten und professionellen Pflege. Zählt zu den Berufskammern im Gesundheitswesen.

In Deutschland wird seit einigen Jahren verstärkt die Diskussion zur Etablierung von **Pflegekammern** geführt. Andere Berufe im Gesundheitswesen haben bereits eine Berufskammer, z. B. Apotheker, Ärzte, Psychotherapeuten und Zahnärzte. Während in einigen Bundesländern bereits Pflegekammern ihre Arbeit aufgenommen haben, befinden diese sich in anderen noch im Aufbau, wurden zunächst abgelehnt oder werden bereits wieder aufgelöst (▸ Tab. 9.3).

Praxistipp

Pflegekammern in der Entwicklung

Informieren Sie sich in Ihrem Bundesland über den **Entwicklungsstand der Pflegekammer.** Dabei helfen folgende Fragen:

- Welche Schritte wurden bereits zur Entwicklung einer Pflegekammer unternommen und von wem?
- Welche Ergebnisse ergaben – insofern durchgeführt – Befragungen bei den Pflegefachpersonen zur Abstimmung bezüglich der Einrichtung einer Pflegekammer?
- Welche Organisationen, Personen oder Parteien waren bei Prozessen zur Entwicklung, Aufschiebung oder Verhinderung einer Pflegekammer beteiligt?
- Wie sind die Zukunftsaussichten bezüglich der Errichtung einer Pflegekammer?

Tab. 9.3 Stand der Errichtung von Pflegekammern (Stand: September 2021)

Bundesland	Stand				Website*
	Errichtet	In Errichtung begriffen	Errichtung nicht absehbar	Errichtet, aber in Auflösung begriffen	
Baden-Württemberg			✗		www.sozialministerium.baden-wuerttemberg.de/de/gesundheit-pflege/pflege
Bayern			✗		www.vdpb-bayern.de/ueber-die-vdpb www.pflegekammer-bayern.de
Berlin			✗		www.berliner-pflegekammer.de
Brandenburg			✗		www.dialog-pflegekammer.de
Bremen			✗		www.bremer-pflegerat.de
Hamburg			✗		www.hamburg.de/berufe-im-gesundheitswesen
Hessen			✗		www.landespflegerat-hessen.de
Mecklenburg-Vorpommern			✗		www.regierung-mv.de/Landesregierung/sm/Soziales/Pflege
Niedersachsen				✗	www.pflegekammer-nds.de
Nordrhein-Westfalen		✗			www.pflegekammer-nrw.de
Rheinland-Pfalz	✗				www.pflegekammer-rlp.de
Saarland			✗		www.lpr-saarland.de
Sachsen			✗		www.pflegerat-sachsen.de
Sachsen-Anhalt			✗		www.landespflegerat-sachsen-anhalt.de
Schleswig-Holstein				✗	www.pflegeberufekammer-sh.de
Thüringen			✗		www.tmasgff.de/soziales/pflege

* Die Websites dienen insbesondere in den Bundesländern, in denen die Bestrebungen und Entwicklungen zur Errichtung einer Pflegekammer noch unklar sind, als erste Anlaufstelle.

Pflegekammern stellen eine **Körperschaft des öffentlichen Rechts** zur Übernahme **hoheitlicher Aufgaben** dar.

Eine **Körperschaft des öffentlichen Rechts** ist eine Einrichtung, die als juristische Personen des öffentlichen Rechts für den Staat Aufgaben übernehmen. Unter einer **juristischen Person** kann man Rechtspersonen verstehen, die vom Staat anerkannt und keine Menschen sind, z. B. Vereine, Verbände oder Aktiengesellschaften.

Hoheitliche Aufgaben sind solche, die sich als Tätigkeit aus der Staatsgewalt ableiten lassen. So zählt z. B. die Gesundheitsversorgung zunächst zu den ordinären Pflichten des Staats. Mit der Übertragung hoheitlicher Aufgaben werden diese in gewissen Bereichen auf Körperschaften des öffentlichen Rechts wie z. B. die Pflegekammer übertragen, die in Zukunft diese Aufgaben übernehmen.

Dies bedeutet also, dass mit der Institution Pflegekammer Pflegefachpersonen selbst über pflegerische Belange entscheiden können.

Merke

Eine Pflegekammer ermöglicht die Selbstverwaltung des Pflegeberufs durch Experten aus den eigenen Reihen.

Im September 2017 erfolgte mit der Gründungskonferenz zur Etablierung einer **Bundespflegekammer** ein weiterer Schritt in Richtung Selbstverwaltung der Pflege (Jendrsczok & Raiß 2017). Die Bundespflegekammer vertritt die Landespflegekammern auf Bundesebene. Ihre Mitgliederversammlung wird als Pflegekammerkonferenz bezeichnet. Die Bundespflegekammer soll künftig als kompetenter „Ansprechpartner und Mitstreiter einer bedarfsgerechten und zukunftsfähigen pflegerischen Versorgung der Bevölkerung" (BPK 2020) dienen.

Aufbau einer Pflegekammer

Der **Aufbau der Pflegekammer** ist demokratisch organisiert (▸ Abb. 9.4).
Die Kammermitglieder wählen die Kammerversammlung *(Vertreterversammlung)*. Deren Mitglieder vertreten die Kammermitglieder während einer Legislaturperiode. Sie wählen aus ihrer Mitte heraus einen **Kammervorstand.** Aus dem Kammervorstand wird die **Geschäftsführung** bestimmt. Vorstand und Geschäftsführung übernehmen u. a. folgende Aufgaben:

- Gerichtliche und außergerichtliche Vertretung
- Bestimmung der Organisationsstruktur der Verwaltung
- Übernahme der Aufgaben der Kammer im Rügeverfahren bei Berufsvergehen
- Entscheidung über Widersprüche bei Selbstverwaltungsaufgaben
- Presse- und Öffentlichkeitsarbeit
- Interessensvertretung in Politik und Gesellschaft

Aufgaben einer Pflegekammer

Die **Aufgaben der Pflegekammer** lassen sich aus den Kernzielen der Pflegekammer ableiten: Standesvertretung, -förderung und -aufsicht (▸ Tab. 9.4).

Definition

Berufsordnung

Schriftliche Festlegung der Berufsrechte und -pflichten sowie ethischer Aspekte einer Berufsgruppe.

Die **Berufsordnung** bildet die Ziele der Pflegekammer ab und basiert auf gesetzlichen Regelungen. Sie ist aber keine Spezifizierung des Pflegeberufegesetzes, sondern eine Festlegung der **Verhaltensgrundsätze** des Berufsstands (▸ 1.1, ▸ 1.2). Sie beinhaltet und regelt u. a.:

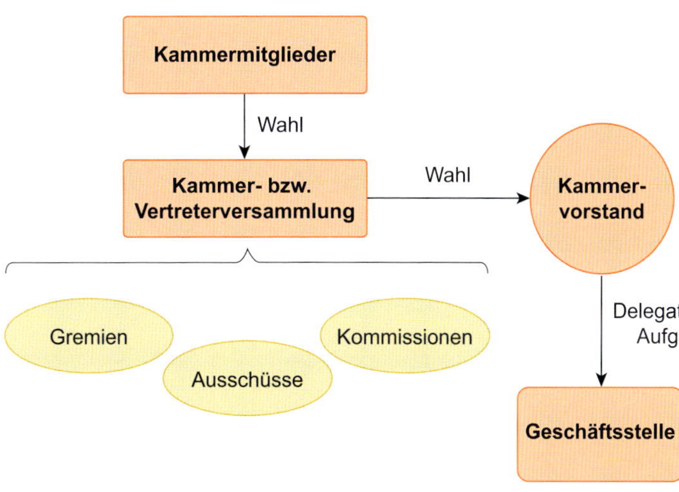

Abb. 9.4 Aufbau einer Pflegekammer [L143/P554]

Tab. 9.4 Kernziele der Pflegekammer

Standesvertretung	Standesförderung	Standesaufsicht
Vertretung der Interessen des Berufsstands nach innen und außen, z. B. Politik	Sicherung und Ausbau der Pflegequalität u. a. durch Professionalisierungsbeschleunigung sowie Organisation und Zertifizierung von Bildungsmaßnahmen	Förderung berufswürdigen und Verhinderung berufsunwürdigen Verhaltens auf Grundlage der Berufsordnung

- Berufsbild und -aufgaben
- Berufspflichten, z. B. Datensicherheit und Datenschutz
- Qualitätsstandards in der Berufsausübung, z. B. Nachweis regelmäßiger Fortbildungen

Folgende **Aufgaben** können vom Staat an die Pflegekammer übertragen werden (DBfK 2020):
- Erlass einer Berufsordnung
- Berufsaufsicht, z. B. Überprüfung der Einhaltung der Berufspflichten, ggf. Ausschluss
- Regelungen zur Fort- und Weiterbildung, u. a. durch Weiterbildungsordnung
- Mitgestaltung und Abnahme von Prüfungen
- Fachliche Mitwirkung bei Gesetzgebungsverfahren oder durch Öffentlichkeitsarbeit
- Empfehlungen zur Qualitätsentwicklung und -sicherung pflegerischer Berufsausübung
- Einsatz von Gutachten und Sachverständigen, z. B. in Schiedsstellen
- Schlichtungsausschuss
- Beratung der Pflegefachpersonen bei juristischen, ethischen, fachlichen und berufspolitischen Fragen
- Registrierung aller Pflegefachpersonen, u. a. zur Sicherstellung einer bedarfsgerechten und lückenlosen Versorgung, z. B. im Rahmen einer daraus abgeleiteten Bedarfsplanung

Praxistipp

Freiwillige Registrierung beruflich Pflegender

Derzeit gibt es eine freiwillige Registrierung beruflich Pflegender. Die unabhängige Registrierungsstelle ist eine Reaktion auf die im Ausland bereits übliche Registrierung beruflich Pflegender. Die Kosten für die einmalige Registrierung von 25 Euro können auch vom Arbeitgeber übernommen werden. Wer sich registriert, zeigt ein aktives Berufsverständnis mit Stärkung der Profession und erhöht seine Attraktivität gegenüber Arbeitgebern durch das anerkannte Qualitätsprädikat (RbP 2021).
Kontakt: RbP – Registrierung beruflich Pflegender GmbH, Alt Moabit 91, 10559 Berlin, Tel. 030 39 06 38 83, info@regbp.de, www.regbp.de

Folgende Aufgaben werden von einer Pflegekammer **nicht** erfüllt:
- Interessenvertretung und Unterstützung von Pflegefachpersonen am Arbeitsplatz bei beruflichen Konflikten → kein Ersatz für Mediation, Supervision (► 8.2.6) oder Gleichstellungsbeauftragte (► 8.3.8)
- Fachlich motivierte verbandspolitische Aufgabenerfüllung, damit kein Ersatz für Berufsverbände (► 9.1.1)
- Antworten auf tarifpolitische Fragen und Tarifverhandlungen → kein Ersatz für Gewerkschaften (► 9.1.2)
- Altersversorgung der Pflegefachpersonen
- Qualitätsprüfung in der Einrichtung, z. B. „Pflege-TÜV"
- Gesetzesbeschlüsse

Kritischer Blick: Ist die Errichtung von Pflegekammern sinnvoll?

Pro
- Die Pflegekammer ebnet den Weg zur Professionalisierung, sie beschleunigt den Professionalisierungsprozess (► 5.3), u. a. durch ein rechtliches Zugeständnis von Autonomie oder durch eigenständige Festlegung von Zielen, Inhalten und beruflichen Aufgaben. Dadurch wird die Selbstbestimmungsfähigkeit in der Pflege gestärkt.
- Die Pflegekammer sichert das Qualitätsniveau pflegerischer Dienstleistungen durch Qualifizierung, u. a. durch inhaltlich strukturelle Festlegung von Absicherungsfunktionen, z. B. die Definition ethischer Leitlinien (► 4.2.1), Voraussetzungen zur Berufsausübung, Mitwirkung und Überwachung von Prüfungen sowie durch Schutz der Pflegebedürftigen vor unsachgemäßer Pflege.
- Die Pflegekammer definiert pflegerische Aufgaben- und Kompetenzprofile. Durch diese Bestimmung von Aufgabenprofilen kann die Debatte um die Übernahme ärztlicher Tätigkeiten beendet und stattdessen eigene inhaltlich fundierte und vollständige Handlungsketten erbracht werden.

- Die Pflegekammer überwacht die rechtmäßige Ausübung des Berufs u. a. durch die zentrale Registrierung der Berufsangehörigen und den Ausschluss von Berufsmitgliedern, die nicht über die Voraussetzungen zur Berufsausübung verfügen oder sich nicht an den definierten Verhaltenskodex halten.
- Die Pflegekammer sorgt für eine Standardisierung beweisgestützter Pflegeverfahren u. a. durch Ermittlung von Forschungsdefiziten im praktischen Handlungsfeld (▸ Kap. 6).
- Die Pflegekammer verfasst wissenschaftliche Untersuchungen zur Darstellung der Pflegeberufe zur Erstellung gültiger und zuverlässiger Aussagen über Entwicklungsprozesse, um daraus politische Entscheidungen abzuleiten.
- Berufe, die in einer Kammer organisiert sind, werden in der Öffentlichkeit stärker wahrgenommen. Diese Lobbyarbeit fehlt der Pflege bislang weitestgehend. Pflegekammern sorgen für eine Kommunikation auf Augenhöhe und demonstrieren die Größe der Berufsgruppe nach außen.

Contra

- Die Verpflichtung zum lebenslangen Lernen wird zum Teil kritisch gesehen, auch weil noch unklar ist, welche Fort- und Weiterbildungsmaßnahmen (▸ Kap. 3, ▸ Kap. 10) den Standards entsprechen und welche Sanktionen bei Versäumnissen erfolgen können.
- Die Einrichtung von Pflegekammern wird von Pflegefachpersonen nicht nur positiv gesehen. Dies zeigen zum einen die Umfrageergebnisse in den Bundesländern bei Pflegefachpersonen zur Errichtung einer Pflegekammer. Zum anderen sind die bestehenden Pflegekammern nicht kritiklos. Dies ist auch daran ersichtlich, dass sie zum Teil wieder aufgelöst werden sollen.
- Pflegekammern werden nicht auf magische Art und Weise die strukturellen Defizite in der Pflege beheben. Neben der Pflegekammer werden auch Verbände und Gewerkschaften gebraucht.
- Eine Pflichtmitgliedschaft geht auch mit Mitgliedsbeiträgen einher. Dies wird von einigen Pflegefachpersonen kritisch gesehen.
- Einige Pflegefachpersonen sind der Ansicht, dass es sich bei der Pflegekammer um einen zusätzlichen, aus ihrer Sicht vermeidbaren Baustein im bürokratischen Apparat handelt.

Fallbeispiel

„Warum kostet das was?“

Die Pflegefachfrau Ulrike Angewiss befürwortet prinzipiell die Errichtung einer Pflegekammer. Dass allerdings eine beitragspflichtige Zwangsmitgliedschaft besteht, sieht sie skeptisch.

Erläuterung zum Fallbeispiel

„Warum kostet das was?“

Zu den **Gründen einer beitragspflichtigen Pflegekammer** zählen (DBfK o. J.):

- Pflichtmitgliedschaft und Pflichtbeiträge zählen zu den wesentlichen Merkmalen einer Berufskammer, d. h., ohne diese gibt es keine echte Pflegekammer. Denn nur so liegt das Prinzip der Betroffenenpartizipation der Kammern und das Wesen der Kammerselbstverwaltung vor.
- Unabhängigkeit von wirtschaftlichen Interessen Dritter, politischer Belange oder der Haushaltslage des Lands.
- Mit der Beitragspflicht wird die Pflegekammer unabhängig von der Landesregierung, sodass Letztere auch leichter kritisiert werden kann. Zudem ist die Finanzierung auch über Legislaturperioden hinaus gesichert.
- Sicherung der Souveränität der Mitglieder durch ein Agieren auf Augenhöhe mit anderen beitragsfinanzierten Kammern. Würde die Pflegekammer einen Sonderweg einschlagen, wäre der Kommunikationsprozess infolge einer veränderten Anerkennung von vorneherein gestört.

9.2 Betriebliche Mitbestimmung

Definition

Betriebliche Mitbestimmung

Interessenvertretung im Betrieb zur Einbindung der Arbeitnehmer in betriebliche Entscheidungsprozesse und zur Auflösung von Interessenkonflikten. Bestandteil des kollektiven Arbeitsrechts.

9.2.1 Betriebsrat, Personalrat und Mitarbeitervertretung

Definition

Betriebsrat

Arbeitnehmervertretung in Privatunternehmen, geregelt durch das Betriebsverfassungsgesetz (BetrVG) und das Sprecherausschußgesetz (SprAuG).

Personalrat

Arbeitnehmervertretung im öffentlichen Dienst, geregelt durch das Bundespersonalvertretungsgesetz (B-PersVG) und das Personalvertretungsgesetz der Länder

Mitarbeitervertretung

Arbeitnehmervertretung in kirchlichen Unternehmen, geregelt durch die Mitarbeitervertretungsordnung (MAVO) in katholischen Einrichtungen und dem Mitarbeitervertretungsgesetz in der Evangelischen Kirche in Deutschland (MVG-EKD).

Der **Betriebsrat** ist für Arbeitnehmer das entscheidende Gremium. Betriebsrat, Personalrat und Mitarbeitervertretung sind sich grundsätzlich ähnlich, daher wird im Folgenden in erster Linie auf die Rechte und Aufgaben des Betriebsrats eingegangen und Besonderheiten bezüglich Personalrat und Mitarbeitervertretung punktuell ergänzt.

Rechte des Betriebsrats

Damit der Betriebsrat seine Pflichten und Aufgaben erfüllen kann, hat er folgende **Rechte:**

- Betriebsräte werden nicht vergütet, haben aber das Recht, für ihre Arbeit freigestellt zu werden und Fortbildungsmaßnahmen zu besuchen, die zur Ergreifung und Aufrechterhaltung ihrer Tätigkeit notwendig sind. Hierfür werden die Kosten vom Arbeitgeber übernommen.
- Betriebsräte dürfen in ihrer Arbeit nicht behindert oder benachteiligt werden. Dafür kann er auch staatliche Arbeitsgerichte kontaktieren und die Rechte mit Zwangsmitteln durchsetzen. Die Mitarbeitervertretung hingegen kann nur das Kirchengericht kontaktieren.
- Betriebsräte genießen einen besonderen Kündigungsschutz (bis zu einem Jahr nach dem Ausscheiden aus dem Betriebsrat), um keine Sorge haben zu müssen, sich bei entsprechendem Engagement für die Arbeitnehmer gegenüber dem Arbeitgeber in einer persönlichen Befangenheitssituation wiederzufinden.
- Der Betriebsrat hat das Recht, bei Entscheidungen von Arbeitgebern wie z. B. personellen Angelegenheiten, Arbeitsplatzgestaltung oder Arbeitsabläufe informiert und beteiligt zu werden. Zudem hat er das Recht, vom Arbeitgeber angehört zu werden und diesen zu beraten (Beteiligungsrechte). Dies gilt, wenn die Entscheidungen zu Interessenkonflikten zwischen Arbeitgeber und Arbeitnehmern führen könnten, z. B. Umstellung des Schichtsystems, Abbau von Überstunden etc. (► Abb. 9.5). Die Mitarbeitervertretung verfügt über geringere Mitbestimmungsrechte als der Betriebsrat. Sie hat z. B. kein Mitbestimmungsrecht bei Fragen zur betrieblichen Arbeitszeit.

Merke

Besonderer Schutz

Die Mitglieder des Betriebsrats genießen einen besonderen Schutz, um ihre Aufgabe, die Interessenvertretung der Arbeitnehmer, frei vom Einwirken der Arbeitgeber durchführen zu können.

Aufgaben des Betriebsrats

Der **Aufgaben des Betriebsrats** sind umfangreich (§ 80 BetrVG). Dazu zählen u. a.:

- Überwachung der Einhaltung von gesetzlichen Vorschriften, Verordnungen, Maßnahmen zur Unfallverhütung, Tarifverträgen und Betriebsvereinbarungen (z. B. Einhaltung der laut Arbeitszeitgesetz höchstzulässigen Gesamtarbeitszeit und der Einhaltung von Pausen)
- Beantragung von Maßnahmen, die dem Betrieb und der Belegschaft dienen
- Förderung der Durchsetzung der Gleichstellung von Frauen und Männern, z. B. was Fortbildungs- und Aufstiegschancen angeht
- Förderung der Vereinbarkeit von Beruf und Familie
- Entgegennehmen von Anliegen von Arbeitnehmern und der Jugend- und Auszubildendenvertretung und Verhandlung mit dem Arbeitgeber zu deren Erledigung, Information des Arbeitnehmers zum Stand der Erledigung
- Förderung von Maßnahmen zum Arbeitsschutz (► 8.2.3)

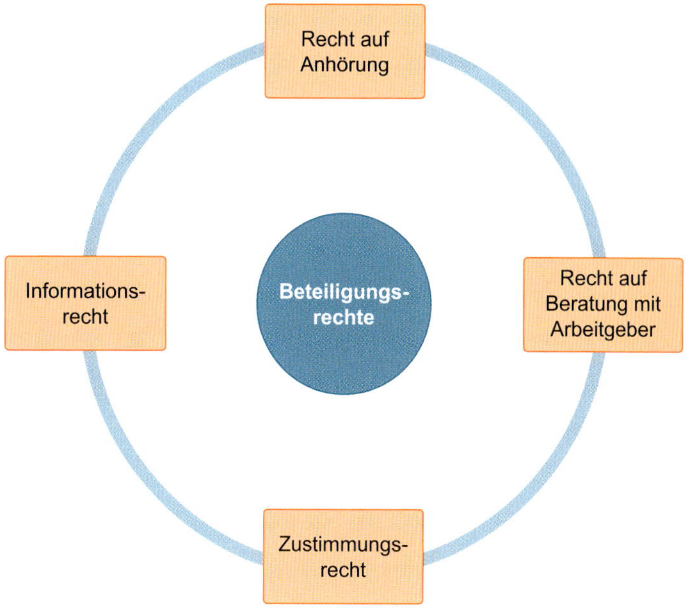

Abb. 9.5 Beteiligungsrechte des Betriebsrats [L143/P554]

9.2.2 Jugend- und Auszubildendenvertretung

Definition

Jugend- und Auszubildendenvertretung

(JAV)

Interessenvertretung der Jugendlichen und Auszubildenden eines Betriebs, in dem ein Betriebsrat existiert.

Die **Jugend- und Auszubildendenvertretung** ist kein eigenständiges Organ. Vielmehr kann die JAV beim Betriebsrat Maßnahmen beantragen, die der Interessengemeinschaft der Jugendlichen und Auszubildenden helfen.

Rechte der Jugend- und Auszubildendenvertretung

Mitglieder der JAV genießen ebenso wie der Betriebsrat besondere **Rechte** (▸ Tab. 9.5).

Mitglieder der JAV haben das Recht auf Freistellung, einen besonderen Kündigungsschutz und den Anspruch auf Übernahme in ein Arbeitsverhältnis nach erfolgreicher Beendigung der Ausbildung. Zudem müssen vom Arbeitgeber auch die Kosten zur Durchführung der Tätigkeit erstattet werden.

Aufgaben der Jugend- und Auszubildendenvertretung

Zu den **Aufgaben** der Jugend- und Auszubildendenvertretung zählen u. a.:

- Kontrollpflicht, z. B. bezüglich der Einhaltung von geltenden Arbeitsgesetzen und Betriebsvereinbarungen (ähnlich wie beim Betriebsrat)
- Ansprechpartner für Fragen der Berufsbildung
- Sammlung von Anregungen und Fragen, um diese dem Betriebsrat vorzutragen
- Kontaktpflege zur Interessengemeinschaft, z. B. JAV-Versammlungen oder Fragebögen

Praxistipp

Betriebliche Mitbestimmung

Informieren Sie sich bei Ihrem Ausbildungsträger über das Organ der Mitarbeitervertretung und der Jugend- und Auszubildendenvertretung:

- Wer sind die Mitglieder?
- Wie lange währt die aktuelle Amtszeit? Wann sind neue Wahlen?
- Wie erreiche ich die Mitglieder?
- Welche Aufgabenschwerpunkte werden derzeit bearbeitet?

Tab. 9.5 Rechte der Jugend- und Auszubildendenvertretung (vgl. Dittmar o. J.)

Recht	Erläuterung
Informationsrecht (§ 70 Abs. 2 BetrVG)	Recht, die notwendigen Informationen und Unterlagen, die die Beschäftigung der Jugendlichen und Auszubildenden betreffen, zu erhalten
Antragsrecht (§ 70 Abs. 1 BetrVG)	Recht, Tagesordnungspunkte in einer Betriebsversammlung zu beantragen
Anregungsrecht (§ 70 Abs. 1 BetrVG)	Recht, Maßnahmen beim Betriebsrat anzuregen, die der Interessengemeinschaft helfen
Teilnahmerecht (§ 67 Abs. 1 BetrVG)	Recht, ein Mitglied zur Teilnahme an einer Betriebsversammlung zu bestimmen; betreffen die Anliegen überwiegend die Interessengemeinschaft, darf diese geschlossen teilnehmen
Stimmrecht (§ 67 Abs. 2 BetrVG)	Recht, über Beschlüsse auf Betriebsversammlungen abzustimmen, die überwiegend die jugendlichen Arbeitnehmer und Auszubildenden betreffen
Aussetzung eines Betriebsratsbeschlusses (§ 67 Abs. 2 BetrVG)	Recht, einen Beschluss des Betriebsrats für eine Woche auszusetzen, wenn die Vertreter der JAV der Ansicht sind, dass dieser der Interessengemeinschaft schadet
Teilnahme an Besprechungen (§ 68 BetrVG)	Recht, an Sitzungen von Arbeitgeber und Betriebsrat teilzunehmen, wenn die Themen überwiegend die jugendlichen Arbeitnehmer und Auszubildenden betreffen

9.3 Schulische und studentische Interessensvertretung

Definition

Schulische Interessenvertretung

(Schülermitverwaltung, SMV)
Interessenvertretung der Auszubildenden gegenüber der Bildungseinrichtung und den Kooperationspartnern, z. B. aus Kurs- und Schülersprecher.

Studentische Interessenvertretung

(Studierendenvertretung)
Interessenvertretung der Studierenden gegenüber Universität, Hochschule, Behörden und Öffentlichkeit, z. B. Allgemeiner Studierendenausschuss, Studienparlament und Fachschaftsrat.

9.3.1 Schulische Interessenvertretung

Die **schulische Interessenvertretung** kann innerhalb der Bundesländer, aber auch zwischen staatlichen und nicht staatlichen Bildungseinrichtungen unterschiedlich strukturiert sein. Zur schulischen Interessenvertretung zählen u. a.:

- **Kurssprecher** *(Klassensprecher):* Die Kurssprecher werden von einem Kurs gewählt und vertreten die Interessen eines Kurses. Sie arbeiten vertrauensvoll mit der Kursleitung zusammen, bündeln Anliegen aus dem Kurs und nehmen eine zentrale organisatorische Schnittstellenfunktion ein. Die Kurssprecher können sich im Schülerrat (Kurssprechersitzung) treffen.
- **Schülersprecher** *(Auszubildendensprecher):* Der Schülersprecher ist ein von allen Kurssprechern gewählter Vertreter. Er vertritt die Schule nach außen und stellt eine Schnittstelle zur Schulleitung dar.
- **Schülerrat** *(Kurssprechersitzung):* Der Schülerrat setzt sich aus allen Kurssprechern und dem Schülersprecher zusammen. Der Schülerrat kann einen Verbindungslehrer wählen. Dessen Aufgabe ist die Beratung und Unterstützung des Schülerrats. Der Schülerrat kann auch Gäste wie Schulleitungen oder Vertrauenslehrer einladen und Anliegen ansprechen.

Merke

Viele Bildungseinrichtungen haben auch einen Vertrauenslehrer, an den man sich als neutrale Person wenden kann.

9.3.2 Studentische Interessenvertretung

Die **studentische Interessenvertretung** ist in den Bundesländern unterschiedlich geregelt. Die Studierenden werden in den meisten Bundesländern unter dem Begriff der **Studierendenschaft** zusammengefasst. Teil der Studierendenschaft sind alle eingeschriebenen Studenten einer Hochschule. Zur studentischen Interessenvertretung zählen u. a.:

- **Semestersprecher:** Der Semestersprecher übernimmt ähnliche Aufgaben wie der Kurssprecher (► 9.3.1).
- **Allgemeiner Studierendenausschuss (AStA):** Der AStA ist das geschäftsführende Organ der Studierendenschaft. Er übernimmt die Aufgaben der Außenvertretung und wird vom Studienparlament gewählt, dessen Beschlüsse er ausführt. Durch den AStA werden häufig zahlreiche Dienstleistungen angeboten, z. B. Wohnungs- und Arbeitsvermittlung, Sozial- und Rechtsberatung.
- **Studierendenparlament (StuPa)**: Das StuPa ist das höchste beschlussfassende Gremium der Studierendenschaft. Das Studierendenparlament wählt den Allgemeinen Studierendenausschuss und beschließt den Haushaltsplan, d. h. die Verteilung der Studierendenschaftsbeiträge, sowie Satzungen und Ordnungen.
- **Fachschaftsrat**: Eine Fachschaft besteht aus Studierenden eines Instituts, einer Fakultät (Lehr- und Verwaltungseinheit einer Hochschule) oder eines Fachbereichs. Innerhalb dieser wird der Fachschaftsrat gewählt mit dem Ziel, die Interessen eines Bereichs zu vertreten. Zu den Aufgaben zählen u. a. Anlaufstelle bei Fragen, Organisation von Erstsemestereinführung, -veranstaltungen, Organisation von Fachschaftspartys zum Kennenlernen.

Wiederholungsaufgaben

1. Nennen Sie zwei Aufgaben, die Berufsverbände, Gewerkschaften und Pflegekammer gemeinsam haben.
2. Nennen Sie vier mögliche Bestandteile der Satzung eines Berufsverbands.
3. Nennen Sie fünf mögliche Leistungen eines Berufsverbands.
4. Definieren Sie den Begriff der Gewerkschaft. Beschreiben Sie zwei Ziele einer Gewerkschaft.
5. Erklären Sie, was sich hinter einem „wilden Streik" verbirgt.
6. Nennen und erläutern Sie fünf Argumente, die für die Etablierung einer Pflegekammer sprechen.
7. Nennen Sie drei Gründe für die Beitragspflicht der Pflegekammer.
8. Beschreiben Sie drei Rechte des Betriebsrats.
9. Nennen Sie vier Aufgaben des Betriebsrats.
10. Erläutern Sie mindestens drei Rechte der Jugend- und Auszubildendenvertretung.

LITERATUR

ABDA Bundesvereinigung Deutscher Apothekerverbände e.V. (Hrsg.). Die Apotheke. Zahlen – Daten – Fakten 2020. 2020. Aus: www.abda.de/fileadmin/user_upload/assets/Pressetermine/2020/TdA_2020/ABDA_ZDF_2020_Brosch.pdf (letzter Zugriff: 22.6.2021).

BÄK Bundesärztekammer (Hrsg.). Gesamtzahl der Ärzte. 2019. Aus: www.bundesaerztekammer.de/ueber-uns/aerztestatistik/aerztestatistik-2019/gesamtzahl-der-aerzte/ (letzter Zugriff: 22.6.2021).

BMJV Bundesministerium der Justiz und für Verbraucherschutz (Hrsg.). Leitfaden zum Vereinsrecht. 2016. Aus: www.bmjv.de/SharedDocs/Publikationen/DE/Leitfaden_Vereinsrecht.pdf?__blob=publicationFile&v=14 (letzter Zugriff: 22.6.21).

BPB Bundeszentrale für politische Bildung (Hrsg.). Erwerbstätigkeit. 2020. Aus: www.bpb.de/nachschlagen/zahlen-und-fakten/soziale-situation-in-deutschland/61685/entwicklung-der-erwerbstaetigkeit#:~:text=Erwerbst%C3 %A4tige%20in%20Millionen%2C%20Arbeitsort%20in,(Inlandskonzept)%2C%201991 %20bis%202019&text=1997 %20waren%20in%20Deutschland%2037,46 %20auf%20gut%2054 %20Prozent (letzter Zugriff: 22.6.2021).

BPK Bundespflegekammer (Hrsg.). Das neue Wir. Homepage der Bundespflegekammer. 2020. Aus: www.bundespflegekammer.de (letzter Zugriff: 22.6.2021).

DBfK Deutscher Berufsverband für Pflegeberufe (Hrsg.). „Für eine echte Pflegeberufekammer zahle ich gern!" O. J. Aus: www.pflegekammer-jetzt.de/files/images/downloads/pdfs/Poster_Für.eine.echte.Pflegeberufekammer...zahl.ich.gern!.pdf (letzter Zugriff: 22.6.2021).

DBfK Deutscher Berufsverband für Pflegeberufe (Hrsg.). Gute Argumente zur Errichtung einer Pflegekammer. 2014. Aus: www.dbfk.de/media/docs/download/Allgemein/Pflegekammer_gute-Argumente_-2014.pdf (letzter Zugriff: 22.6.2021).

DBfK Deutscher Berufsverband für Pflegeberufe (Hrsg.). Wer vertritt wen? Berufsverband – Gewerkschaft – Pflegeberufekammer. 2019. Aus: www.dbfk.de/media/docs/download/Allgemein/Wer-vertritt-wen-Berufsverband-Gewerkschaft-Pflegekammer-2019.pdf (letzter Zugriff: 22.6.2021).

DBfK Deutscher Berufsverband für Pflegeberufekammer (Hrsg.). Pflegeberufekammern jetzt! Ziel und Aufgaben. 2020. Aus: www.pflegekammer-jetzt.de/files/images/downloads/pdfs/2020-07-11_PBK_Inhalte_Ziel_Aufgaben_A2_X3.png (15.8.2021).

DFS Deutsche Flugsicherung (Hrsg.). Mitarbeiterstruktur. 2019. Aus: www.dfs.de/dfs_homepage/de/

Unternehmen/Zahlen%20und%20Daten/Mitarbeiterstruktur/#:~:text=Die%20DFS%20Deutsche%20 Flugsicherung%20GmbH,stellen%20dabei%20 die%20gr%C3 %B6 %C3 %9Fte%20Berufsgruppe (letzter Zugriff: 22.6.2021).

Dittmar AF. Jugend- und Auszubildendenvertretung (JAV). O. J. Aus: www.betriebsrat.com/wissen/jugend-und-auszubildendenvertretung (letzter Zugriff: 22.6.2021).

Hans Böckler Stiftung (Hrsg.). Was verdienen Maschinenbautechnikerinnen und Maschinenbautechniker. 2013a. Aus: www.boeckler.de/pdf/ta_lohnspiegel_2013_20_maschinenbautechniker.pdf (letzter Zugriff: 22.6.2021).

Hans Böckler Stiftung (Hrsg.). Einkommens- und Arbeitsbedingungen in Pflegeberufen. 2013b. Aus: www.boeckler.de/pdf/ta_lohnspiegel_2013_21_pflegeberufe.pdf (letzter Zugriff: 22.6.2021).

Haselhorst A. Lebenslanges Lernen in der Pflege. Lehr-Lern-Arrangements zur Entwicklung von Selbstlernkompetenzen in der Pflegeaus- und Weiterbildung. PADUA. 2014; 9(1): 41–45.

ICN International Council of Nurses (Hrsg.). Who we are. 2021a. Aus: www.icn.ch/who-we-are (letzter Zugriff: 22.6.2021).

ICN International Council of Nurses (Hrsg.). ICN Members' Adress List. 2021b. Aus: www.icn.ch/sites/default/files/inline-files/PUBLIC_NNAs Address list 2019 Eng_1.pdf (letzter Zugriff: 22.6.2021).

IFB Institut für Fortbildung von Betriebsräten KG (Hrsg.). Die Aufgaben, Rechte und Pflichten des Betriebsrats. 2021. Aus: www.betriebsrat.de/betriebsrat-gruenden/betriebsrat-was-ist-das/aufgaben-rechte-pflichten-eines-betriebsrats.html (letzter Zugriff: 22.6.2021).

Jendrsczok U, Raiß M. Die Bundespflegekammer. Mehr Autonomie – mehr Anerkennung: Warum eine Selbstverwaltung für Pflegende so wichtig ist. Hannover: Schlütersche, 2017.

Jorde A. Kranke Pflege: Gemeinsam aus dem Notstand. Berlin: Tropen, 2019.

Pflegekammer NDS Niedersachsen (Hrsg.). Kammer. Mit Ihnen und für Sie. Das ist Ihre Pflegekammer Niedersachsen. 2019. Aus: www.pflegekammer-nds.de/kammer (letzter Zugriff: 22.6.2021).

RbP Registrierung beruflich Pflegender (Hrsg.). Warum ist die Registrierung beruflich Pflegender so wichtig? 2021. Aus: www.regbp.de/index.php/warum.html (letzter Zugriff: 15.8.2021).

VDMA Verband Deutscher Maschinen- und Anlagenbau e.V. (Hrsg.). Maschinenbau in Zahl und Bild. 2021. Aus: www.vdma.org/documents/34570/6128644/Maschinenbau in Zahl und Bild 2021.pdf/43a31467-dc91-1bd9-41ee-97413c4e769d (letzter Zugriff: 15.8.2021).

KONTAKTADRESSEN.

Bibliomed-Pflege-News, www.bibliomed-pflege.de/alle-news.

Bochumer Bund, Im Heicken 3, 44789 Bochum, www.bochumerbund.de.

Bundespflegekammer e.V., Alt Moabit 91, 10559 Berlin, www.bundespflegekammer.de.

Bundesministerium für Gesundheit, www.bundesgesundheitsministerium.de.

Bundeszentrale für politische Bildung, Adenauerallee 86, 53113 Bonn, www.bpb.de.

DBfK Deutscher Berufsverband für Pflegeberufe e.V., Alt Moabit 91, 10559 Berlin. www.dbfk.de.

Ver.di Gesundheit & Soziales, Paula-Thiede-Ufer 10, 10179 Berlin, www.gesundheit-soziales.verdi.de.

10 Fort- und Weiterbildung in der Pflege

Überblick

Pflegefachpersonen übernehmen Verantwortung für die Entwicklung der eigenen Persönlichkeit und lebenslanges Lernen (► 10.1). Dieses Kapitel soll sie dabei unterstützen, das lebenslange Lernen als Element der persönlichen und beruflichen Weiterentwicklung zu erkennen:

- Was ist Wissensmanagement (► 10.2)?
- Was unterscheidet Fortbildungen von Weiterbildungen (► 10.3, ► 10.4)?
- Welche innovativen Berufsbilder in der Pflege können durch eine Weiterbildung angesteuert werden (► 10.5)?

10.1 Lebenslanges Lernen

Definition

Lebenslanges Lernen

(Lifelong Education)

Lernen während der gesamten Lebensspanne durch Neugierde und die persönliche Bereitschaft, sich veränderten Bedingungen in allen Lebensbereichen zu stellen, das eigene Leben und das gesellschaftliche Umfeld aktiv mitzugestalten (vgl. Nuissl & Przybylska 2014).

Fallbeispiel

„Ich habe keine Lust zu lernen!"

Laura Farnbacher und Veronika Hilgers haben vor wenigen Monaten erfolgreich ihre Ausbildung zur Pflegefachfrau abgeschlossen. Sie arbeiten seitdem gemeinsam im gleichen Wohnbereich einer Langzeitpflegeeinrichtung. Die Stationsleitung bittet die beiden, ihre Fortbildungswünsche neben den Pflichtfortbildungen mitzuteilen.

Frau Farnbacher ist begeistert, Frau Hilgers hingegen weniger: „Schon wieder lernen? Ich dachte, das hätten wir jetzt hinter uns! Ich habe keine Lust zu lernen …!"

Reflexion

- Welche Rolle spielt Lernen in Ihrem Leben?
- Was assoziieren Sie mit dem Begriff lebenslanges Lernen?
- Welcher Zusammenhang besteht zwischen Lernen und Persönlichkeitsentwicklung?

Auszubildende und Studierende in der Pflege müssen als zukünftig professionell handelnde Akteure im Berufsleben mit dem Rüstzeug für **lebenslanges Lernen** ausgestattet werden (Haselhorst 2014). Das in der Schule und im Studium erworbene Wissen reicht weder als „Vorrat" für das gesamte Berufsleben aus, noch beinhaltet es alle wesentlichen zukünftigen Wissensbedarfe. Gründe für die Notwendigkeit lebenslangen Lernens sind u. a.:

- Wissen hat nur eine begrenzte Halbwertszeit und wird laufend überholt, neue Forschungsergebnisse strömen täglich auf den Markt (► Kap. 6).
- Aktuelle Wissensbestände erhöhen die Diskussions- und Partizipationsfähigkeit.
- Neue Herausforderungen entstehen in einer schnelleren und wandlungsfreudigen Umwelt, z. B. Weiterentwicklung von Medien, Bildung neuer Fachbereiche und von Synergien zwischen Fachbereichen, zunehmende Spezialisierungstendenzen.
- Notwendigkeit, mit komplizierteren Sachverhalten kompetent umzugehen.
- Verbesserte Arbeitsplatzperspektiven, u. a. durch Chancen auf beruflichen Aufstieg.
- Bestandteil der persönlichen Entwicklung, z. B. durch Entfaltung der persönlichen Begeisterungsfähigkeit (auch thematisch).
- Gesundheitsförderliche und präventive Wirkung, z. B. Vorbeugung eines Cool-outs (► 8.3.4).

Erläuterung zum Fallbeispiel

„Ich habe keine Lust zum Lernen!"

Wissen ist der Grundbaustein, um die pflegerische Arbeit in entsprechender Qualität verrichten zu können. Pflegefachpersonen sind verpflichtet, sich in regelmäßigen Abständen fortzubilden.

Das Fallbeispiel zeigt einen gewissen Ausschnitt der Realität. Werden Pflegefachpersonen mit neuen Herausforderungen konfrontiert, äußern manche von selbst das Bedürfnis, sich entsprechend fortzubilden. Andere sträuben sich. In diesem Fall wird der Begriff des lebenslangen Lernens mit einer „lebenslänglichen" Haftstrafe gleichgesetzt, bei der das Lernen als Buße oder mühsame Notwendigkeit angesehen wird.

2007 stellte der **Deutsche Bildungsrat für Pflegeberufe (DBR)** ein **Bildungskonzept** vor, welches die Komplexität und Vernetzung im Pflegebildungsbereich hervorhebt (► Abb. 10.1).

Merke

Im Pflegeberufegesetz wird das lebenslange Lernen als Prozess der eigenen beruflichen Biografie verstanden und für die fortlaufende fachliche und persönliche Weiterentwicklung als notwendig anerkannt (§ 5 Abs. 1 PfBG).

Kritikpunkte des bildungspolitischen Konzepts des lebenslangen Lernens sind (vgl. Nuissl & Przybylska 2014):

- **Gesellschaftlicher Zwangscharakter:** Moralischer Appell zum lebenslangen Lernen, der zu Belastungen und weiteren Verdichtungen im Arbeitsumfeld führt.
- **Verdichtung auf berufliche Ziele:** Lebenslanges Lernen richtet sich in erster Linie an die Entfaltung und selbstbewusste Weiterentwicklung der Persönlichkeit, wird aber im Arbeitsverhältnis z. T. falsch interpretiert, sodass Arbeitnehmer das aus Arbeitgebersicht notwendige Wissen erwerben müssen, anstatt sich um die Wissensbereiche zu bemühen, die sie grundsätzlich interessieren.
- **Fokussierung auf die Dauer:** Nicht nur lebenslanges Lernen, sondern auch lebensbreites *(alle menschlichen Tätigkeiten umfassendes)* Lernen

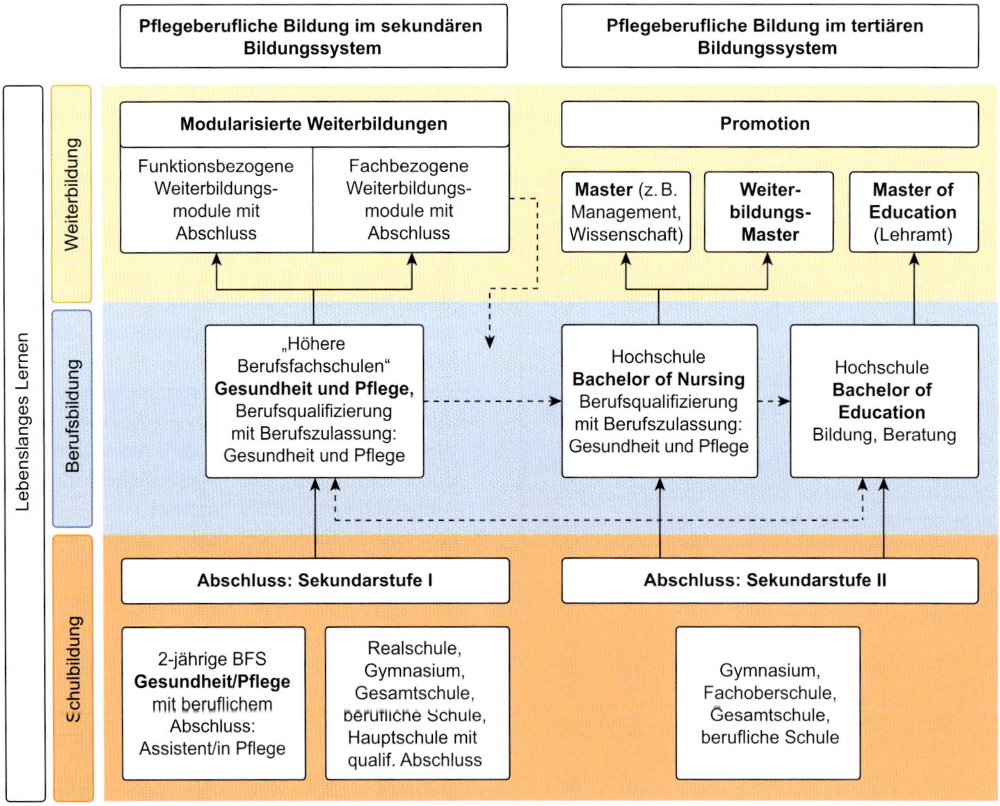

Abb. 10.1 Das Bildungskonzept des Deutschen Bildungsrats für Pflegeberufe. Die gestrichelten Linien zeigen Querverbindungen durch Anrechnung von Modulen [L143/W942]

und lebenstiefes *(die Emotionalität und die Psyche betreffendes)* Lernen sind von Bedeutung.

10.2 Wissensmanagement

Definition

Wissensmanagement

(Knowledge Management, „Organisationsgedächtnis")

Sämtliche Tätigkeiten, die auf den bestmöglichen Umgang mit Wissen abzielen. Besteht als Managementaufgabe aus strategischen Überlegungen und operativen Tätigkeiten.

In den Pflegeeinrichtungen schlummert ein unschätzbares Wissenskapital, das sich auf die einzelnen Mitglieder des interdisziplinären Teams verteilt. **Wissensmanagement** zielt u. a. darauf ab, dieses Wissen aufzugreifen, zu systematisieren und für die anderen Mitglieder nutzbar zu machen (▸ Abb. 10.2).

Die erste Aufgabe des Wissensmanagements ist die **Identifikation des individuellen Bildungs- und Weiterqualifizierungsbedarfs.** Dieser sollte im Arbeitsfeld regelmäßig von den Leitungen erhoben werden, z. B. durch systematische schriftliche Erhebungen, Beobachtungen, Zufriedenheitsbefragungen oder Mitarbeitergespräche. Die Entscheidung über die Art der Fort- und Weiterbildung ist eine Maßnahme der Personalentwicklung:

- Passgenaue Bildungsmaßnahmen erhöhen z. B. die individuelle Kompetenz, bereichern die persönliche Entwicklung, erhöhen die Pflegequalität oder führen zu einer Erhöhung der Zufriedenheit der Pflegeempfänger.
- Inkompatible Bildungsmaßnahmen zeigen keine positiven Resultate, sondern rufen z. B. das Gefühl der Geringschätzung von Vorgesetzten bezüglich der erbrachten Arbeitsleistung, aber auch der persönlichen Entwicklungspotenziale hervor, fördern eine zunehmende Abneigung gegen Bildungsmaßnahmen oder zeigen keinen Effekt.

Die zweite Aufgabe des Wissensmanagements ist die **Dokumentation** des Wissenskapitals der einzelnen Personen:

- Qualifikationen der einzelnen Mitarbeiter
- Besondere Fähigkeiten der einzelnen Mitarbeiter, z. B. Beherrschen einer Fremdsprache → Dolmetscherfunktion
- Publikationen
- Forschungsschwerpunkte
- Interessengebiete

Die dritte Aufgabe des Wissensmanagements besteht darin, **Zugang zu Wissen** zu ermöglichen. So werden z. B. Glossare, Wikis oder teaminterne Fortbildungen als wissensbildende Maßnahmen durchgeführt. Listen im Intranet können Orientierung schenken, wer über die zumeist ad hoc benötigten Kompetenzen verfügt, z. B. Dolmetscherfunktion.

Die vierte Aufgabe des Wissensmanagements ist die **Verankerung des Wissens** im pflegerischen Alltag. Die alleinige Zurkenntnisnahme eines neuen Expertenstandards und vereinzelte Fortbildungsmaßnahmen zum Inhalt stellen keine nachhaltige Strategie dar. Nötig sind regelmäßiger Austausch, klare Verantwortlichkeiten für den

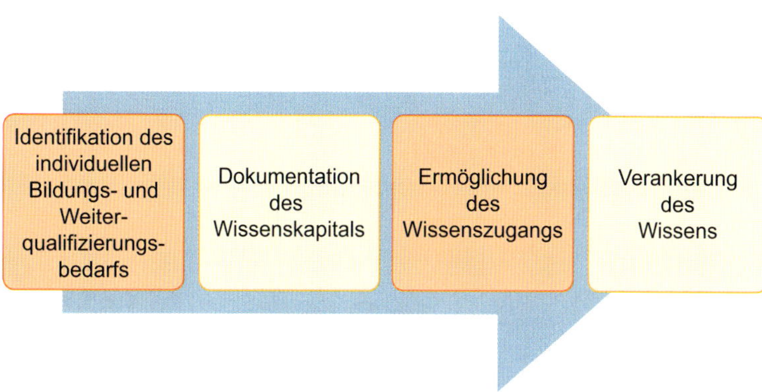

Abb. 10.2 Die vier Aufgaben/Schritte des Wissensmanagements [L143/P554]

Wissenstransfer und unverrückbare Zielsetzungen zur Orientierung bei der Umsetzung.

Multiplikatoren

Definition

Multiplikatoren im Bildungsbereich

(lat. multiplicare = vervielfachen)

Personen, Einrichtungen oder Medien, die Fachinhalte weitergeben und diese dadurch verbreiten.

Nicht immer können alle Pflegefachpersonen die gleichen Fortbildungen besuchen. Das ist bei Weiterbildungen so ohnehin nicht vorgesehen. Aber es ist entscheidend, dass die fort- oder weitergebildeten Pflegefachpersonen im Anschluss an die Bildungsmaßnahme als Multiplikatoren auftreten. Durch gezielte Multiplikatoren-Fortbildungen erreicht man in kürzester Zeit eine breite Masse an Personen (► Abb. 10.3). Wenn zehn fortgebildete Multiplikatoren die Informationen in verschiedene Teams zu je 30 Pflegefachpersonen hineintragen, sind insgesamt 310 Personen informiert.

Gründe für den Bedarf von Bildungsmaßnahmen

Die Gründe für Bildungsmaßnahmen sind vielfältig und umfangreich. Mögliche Gründe sind (BAuA 2016: 43):

- Unberücksichtigte Bedürfnisse und Erwartungshaltung von Pflegeempfängern
- Identifizierte Qualifizierungslücken bei spezifischen Themen, z. B. bezüglich lebenserhaltender Sofortmaßnahmen, Dokumentation pflegerischen Handelns
- Gesetzliche Vorschriften mit Erfordernis neuer Qualifikationen, z. B. Qualitäts- oder Hygienebeauftragte
- Angestrebte Zertifizierung, verbunden mit neuen Anforderungen an die Pflegefachpersonen wie Erhöhung der Zahl akademisch qualifizierter oder anderweitig speziell weitergebildeter Pflegefachpersonen, z. B. Pain Nurses
- Veränderung des Aufgabenspektrums der Einrichtung oder geplante Spezialisierung, z. B. durch vermehrt hochbetagte Pflegeempfänger im chirurgisch-akutstationären Bereich oder Zunahme technisch-apparativer Methoden wie Beatmung in der ambulanten Pflege
- Neue Entwicklungen in der Pflege, z. B. Generalistik oder Veränderungen im Dokumentationswesen wie SIS®
- Neue Expertenstandards, z. B. „Erhaltung und Förderung der Mundgesundheit in der Pflege"
- Mitarbeiterwünsche nach Auffrischung oder Spezialisierung
- Fortbildung für verdiente Mitarbeiter als Zeichen der Anerkennung und als Mittel der Mitarbeiterbindung

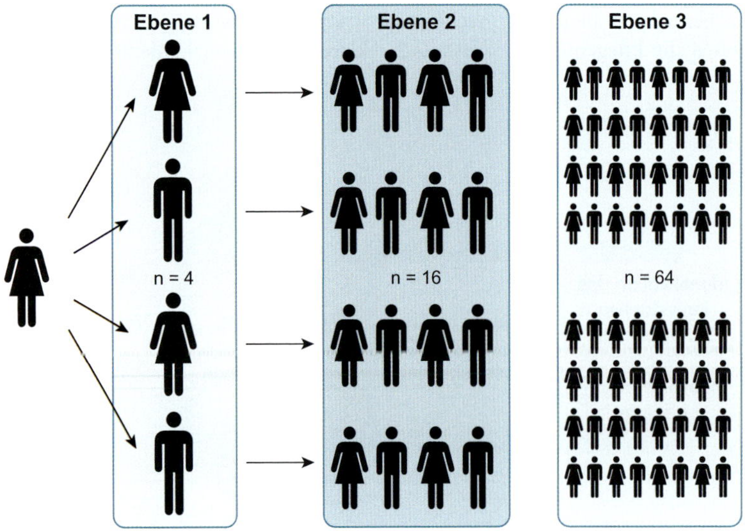

Abb. 10.3 Beispiel für eine Multiplikatoren-Fortbildung: Hier vermittelt ein Dozent auf der ersten Ebene vier Multiplikatoren die relevanten Informationen. Geben diese die Informationen auf der zweiten Ebene an je nur vier Personen weiter, sind schon 16 Personen informiert. Geben diese wiederum die Informationen an je weitere vier Personen weiter, sind auf der dritten Ebene bereits 64 Personen informiert [L143/P554]

- Neumotivierung von vielleicht unterforderten Mitarbeitern durch neue fachliche Herausforderungen
- Karrierevorbereitung für Pflegefachpersonen mit Führungspotenzial

10.3 Fortbildung

Definition

Fortbildung

Berufliche Bildungsmaßnahme zur Erhaltung und Erweiterung der persönlichen Kenntnisse, Fähigkeiten und Fertigkeiten (§ 1 BBiG).

Fortbildungen dienen Pflegefachpersonen u. a. dazu, ihr Wissen aufzufrischen und neue Themenaspekte zu beleuchten. Die Dauer von Fortbildungen ist im Gegensatz zu Weiterbildungen kürzer. Sie dauern einige Stunden bis wenige Tage. Im Anschluss an eine Fortbildung erhalten die Teilnehmer ein Zertifikat, das die Teilnahme bestätigt (Teilnahmebescheinigung). Die Teilnahme an Fortbildungen kann zwar einen Einfluss auf die im Anschluss geleistete Pflegequalität haben, führt aber nicht zu einer neuen Qualifikation, d. h. einer neuen bzw. erweiterten Berufsbezeichnung. Somit führt eine absolvierte Fortbildung auch nicht zu einer höheren Bezahlung.

Die **thematische** Variationsbreite von möglichen Fortbildungen ist beinahe endlos. Häufige Themen sind z. B.:

- Reanimation/Handeln in Notfallsituationen
- Hygiene und hygienisches Arbeiten
- Stressreduktion und -bewältigung
- Wundmanagement
- Kommunikation und Beratung
- Schmerzmanagement
- Aktivierung und Alltagsbeschäftigung

Zu den **Kriterien,** ob ein Fortbildungsthema geeignet ist, zählen u. a. folgende:

- Relevanz für die Pflegeempfänger und/oder den beruflichen Alltag, z. B. Nutzen für Arbeitsabläufe
- Aktualität des Themas
- Wissenschaftliche Evidenz des Themas
- Ethische Konformität des Themas

Der Markt an Anbietern von beruflichen Fortbildungen ist groß und entzieht sich damit zum Teil der Möglichkeit der Kontrolle und Qualitätssicherung. Bei der Auswahl eines **Anbieters** ist es sinnvoll, darauf zu achten, ob die Bildungseinrichtung gut frequentiert ist und entsprechende Maßnahmen zur Qualitätssicherung durchführt, z. B. Zertifizierungen. Daneben können ansprechende Räumlichkeiten und ein transparentes Leistungsangebot die Entscheidung erleichtern.

Daneben ist auch der **Referent** entscheidend:

- Entsprechendes Renommee (Ansehen), dies lässt sich z. B. anhand seiner Publikationen, Anstellung und Erfahrung im jeweiligen Fachgebiet erkennen.
- Freiheit von etwaigen Interessenkonflikten, d. h., es werden keine anderen wirtschaftlichen oder ideologischen Interessen verfolgt.
- Erfahrung in der Durchführung von Fortbildungen, z. B. Methodik.

Es lassen sich grundsätzlich zwei verschiedene Fortbildungsarten voneinander unterscheiden (▸ Tab. 10.1).

In der Gesetzgebung existieren für Pflegefachpersonen zunächst keine explizit genannten verpflichtenden Fortbildungen. Die Ausnahme stellen die verpflichtenden Fortbildungen bei Praxisanleitern mit berufspädagogischen Inhalten dar (24 Std./Jahr, ▸ 3.1.5). Für Pflegefachpersonen besteht insofern eine Fortbildungspflicht, da sie dazu verpflichtet sind, ihr Handeln an aktuellen pflegewissenschaftlichen, medizinischen und weiteren bezugswissenschaftlichen Erkenntnissen auszurichten (§ 5 Abs. 2 PflBG). Dazu zählt auch, das eigene Handeln auf Grundlage wissenschaftlicher Erkenntnisse zu reflektieren und zu begründen (§ 15 Abs. 1 PflAPrV).

Tab. 10.1 Fortbildungsarten

Selbststudium	Fortbildungsveranstaltung
• Lektüre von Fachzeitschriften, Fachbüchern oder sonstigen wissenschaftlichen Abhandlungen • Audiovisuelle Online-Fortbildungsangebote mit oder ohne Lernerfolgskontrolle in Schriftform	• Teilnahme an Kongressen, Vorträgen, Workshops oder Diskussion • Teilnahme an Kursen und Seminaren

Diese Reflexions- und Begründungsfähigkeit setzt ein Fundament an aktuellem Fachwissen voraus. Würden Pflegefachpersonen auf Grundlage veralteter und überholter Gegebenheiten handeln, kann dies u.a. unten aufgeführte negative Folgen nach sich ziehen:

- Ethische Gesichtspunkte, indem Verantwortung nicht getragen und die vorhandene Macht nicht zum Wohle der Pflegeempfängers eingesetzt wird (▸ 4.1.2).
- Reduzierte Pflegequalität bis hin zur gefährlichen Pflege, indem der Pflegeempfänger durch unsachgemäße Pflegehandlungen zu Schaden kommt.
- Verunglimpfung des Berufsstands infolge vereinzelt reduzierter Pflegequalität, dadurch Misstrauen in der Gesellschaft gegenüber dem Berufszweig, weil dem gesamtgesellschaftlich verantwortlich übertragenen Auftrag der professionellen pflegerischen Versorgung nicht nachgekommen wird.
- Beschneidung der Kommunikation auf Augenhöhe innerhalb der Berufsgruppe der Pflegefachpersonen, aber auch im interdisziplinären Team.

Bei Mitgliedern von Pflegekammern wird diese Fortbildungspflicht zusätzlich überwacht (▸ 9.1.3). So haben verkammerte Pflegefachpersonen ein gewisses Kontingent an Fortbildungspunkten in einem festgelegten Intervall nachzuweisen. Wird dieses Kontingent nicht erbracht, folgen Sanktionierungsmaßnahmen. Nähere Informationen hierzu finden sich bei den entsprechenden Pflegekammern. Dieses Vorgehen ist im Übrigen bei den Medizinern ähnlich.

Fortbildungspunkte werden nicht nur für die Fortbildungsarten wie in ▸ Tab. 10.1 gegeben, sondern – in Anlehnung an die Ärzteschaft – u.a. auch in folgenden Fällen (BÄK 2007):

- Wissenschaftliche Veröffentlichungen
- Referententätigkeit an einer Berufsfachschule oder Hochschule
- Hospitation in anderen Einrichtungen des Gesundheitswesens
- Mitarbeit an einem Qualitätszirkel
- Abonnement einer Fachzeitschrift

Durch die Einführung von Fortbildungspunkten wird die individuelle Fortbildungspflicht gestärkt und die Leistungsqualität in den jeweiligen Versorgungsbereichen gesichert.

Praxistipp

Workshop, Kongress und Tagung

Pflegefachpersonen nehmen in regelmäßigen Abständen an Kongressen, Tagungen oder Workshops teil. Unter Kongressen versteht man das Zusammenkommen von Personen, die in einem ähnlichen Themenfeld beheimatet sind.

Auf Kongressen werden aktuelle politische, gesellschafts- und pflegerelevante Themenfelder präsentiert, diskutiert und weiterentwickelt. Dazu sind namhafte Vertreter und Gäste geladen. Workshops bieten die Gelegenheit, sich in einer kleineren Gruppe mit einem Themengebiet vertieft auseinanderzusetzen. In den Pausen können Ausstellungen besucht werden. Für viele Pflegefachpersonen sind Kongresse das Highlight eines beruflichen Jahres. Zu den bekanntesten Kongressen zählen u.a.:

- Deutscher Pflegetag (www.deutscher-pflegetag.de)
- Deutscher Pflegekongress (Hauptstadtkongress, www.hauptstadtkongress.de/deutscher-pflegekongress)
- Kongress Pflege (www.gesundheitskongresse.de)

10.4 Weiterbildung

Definition

Weiterbildung

Berufliche Bildungsmaßnahmen zur Erhöhung der beruflichen Handlungsfähigkeit durch eine höherqualifizierende Berufsausbildung mit beruflichem Aufstieg (§ 1 BBiG).

Mit der Durchführung von **Weiterbildungen** können zwei Zielsetzungen verfolgt werden:

- **Aufstiegsweiterbildung:** Neue Wissensbereiche erschließen oder bestehende fundamental erweitern. Ziel ist der Erwerb einer neuen Qualifikation.
- **Anpassungsweiterbildung:** Aktualisierung der bestehenden Qualifikation mit der Zielsetzung, seinen Beruf weiter gemäß den aktuellen Anforderungen ausüben zu können.

Die Dauer von Weiterbildungen ist im Gegensatz zu Fortbildungen länger. Weiterbildungen sind auf einige Monate bis mehrere Jahre angelegt. Im Anschluss an eine Weiterbildung erhalten die Teilnehmer ein Zeugnis und eine Urkunde, welche die neue Qualifikation bescheinigt (Qualifikationsnachweis). Die Teilnahme an einer Weiterbildung hat einen Einfluss auf die im Anschluss geleistete Pflegequalität. Daneben geht mit der neuen Qualifikation eine neue bzw. erweiterte Berufsbezeichnung einher. Somit kann eine absolvierte Weiterbildung auch zu einer höheren Bezahlung mit weiteren Tätigkeitsschwerpunkten führen.

Pflegefachpersonen können sich in vielfältigster Form weiterbilden. Hierbei werden Weiterbildungen im sekundären und im tertiären Bildungssystem unterschieden.

- **Weiterbildung im sekundären Bildungssystem:** Abschluss von modularisierten fach- oder funktionsbezogenen Weiterbildungen, z. B. Wundmanager, Pain Nurse, Fachkrankenpflege Pädiatrie, Fachkrankenpflege Geriatrie, Fachkrankenpflege Psychiatrie, Fachkrankenpflege Nephrologie, Praxisanleiterweiterbildung etc.
- **Weiterbildung im tertiären Bildungssystem:**
  - Abschluss eines Bachelorstudiengangs mit Erwerb der Hochschulzulassung nach abgeschlossener Pflegeausbildung, z. B. Bachelor of Nursing, Pflegewissenschaft B. Sc., Pflegemanagement B. A.
  - Abschluss eines Masterstudiums im Anschluss an einen abgeschlossenen Bachelorstudiengang, z. B. Master Advanced Nursing Practice, Gerontologie M. A.

Praxistipp

Jeder Topf findet seinen Deckel

Das Angebot an Weiterbildungsmöglichkeiten ist sehr groß. Daneben wird der bestehende Markt ständig durch neue, innovative Weiterbildungsmöglichkeiten ergänzt, welche neue Berufsbilder formen. Dabei kann man schnell den Überblick verlieren. Folgende Tipps helfen bei der Suche und Auswahl einer geeigneten Weiterbildungsmaßnahme:

- Was interessiert mich? Für welches Thema brenne ich?
- In welchem Ausmaß bin ich bereit, mich auch mit anderen Themen auseinanderzusetzen?
- Was verspreche ich mir von einer Weiterbildung? Sind meine Vorstellungen realistisch?
- In welchem Ausmaß unterstützt mich mein Arbeitgeber?
- Bin ich örtlich und räumlich flexibel?
- Wie viel Zeit kann und möchte ich insgesamt und wöchentlich für eine Weiterbildung und das damit verbundene Lernen investieren?
- Möchte ich eine klassische Weiterbildung absolvieren oder ein Studium? Existiert die angestrebte Weiterbildung bereits als Studium?

Bei der Recherche lohnt es sich, Zeit zu investieren und den Kontakt zu Personen herzustellen, die eine gleiche oder ähnliche Weiterbildungsmaßnahme absolviert haben.

10.5 Innovative Berufsbilder in der Pflege

Pflegefachpersonen können zahlreiche neue und **innovative Berufsbilder in der Pflege** durch Weiterbildungsmaßnahmen anstreben (▸ Tab. 10.2).

Wiederholungsaufgaben

1. Erläutern Sie vier Aspekte, welche die Notwendigkeit des lebenslangen Lernens in der Pflege unterstreichen.
2. Nennen Sie vier Gründe, die gegen eine solche Notwendigkeit sprechen könnten.
3. Beschreiben Sie die vier Aufgaben des Wissensmanagements.
4. Nennen Sie fünf mögliche Gründe für Bildungsmaßnahmen im Pflegeberuf.
5. Unterscheiden Sie die Begriffe Fort- und Weiterbildung anhand Zielsetzung und Dauer voneinander.
6. Nennen Sie zwei Beispiele für innovative Berufsbilder in der Pflege inklusive der damit einhergehenden Aufgaben.

Tab. 10.2 Innovative Berufsbilder in der Pflege

Berufsbild	Beschreibung	Aufgaben (Bsp.)
Advanced Nursing Practice (DBfK 2019a)	Klinischer Pflegeexperte mit erweiterten Aufgaben anhand forschungsgestützten Vorgehens und evidenzbasierter Pflegepraxis	• Fachliche Führung in Teams • Orientierung am erweiterten Pflegeprozess • Beratungsschwerpunkte • Übernahme von Praxisforschungsprojekten

Tab. 10.2 Innovative Berufsbilder in der Pflege *(Forts.)*

Berufsbild	Beschreibung	Aufgaben (Bsp.)
Betriebliche Gesundheitspflege (WHO 2001)	Spezialisierte Pflegefachperson im Bereich der Arbeitssicherheit und des Gesundheitsschutzes	• Etablierung von Angeboten zur betrieblichen Gesundheitsförderung • Information und Beratung zu gesundheitsbezogenen Fragestellungen
Case Management (DGCC 2021)	Unterstützungsmanager in der Einzelhilfe zur Steuerung von Prozessen	• (Unterstützung bei) Steuerung und Auswahl von Leistungsangeboten, z. B. in Pflegestützpunkten • Entlassungsmanagement • Beratungsschwerpunkte
Community Health Nursing (DBfK 2019b)	Ansprechpartner bei gesundheits- und krankheitsbezogenen Fragestellungen in kommunalen Gesundheitszentren	• Multiprofessionelle Zusammenarbeit mit anderen Berufsgruppen • Steuerung, Koordination, Beratung, Überwachung und Leitung von Menschen mit gesundheits- und krankheitsbezogenen Frage- und Problemstellungen
Familiengesundheitspflege (DBfK 2009)	Familien- und gesundheitsorientiertes, gemeindenahes Dienstleistungsangebot	• Spezielle aufsuchende Beratung • Anwendung familienzentrierter Pflegekonzepte
Schulgesundheitspflege (DBfK 2014)	Sicherstellung der Gesundheitsversorgung von Kindern und Jugendlichen in der Lebenswelt Schule	• Versorgung bei akuter Krankheit und Sofortmaßnahmen in Notfallsituationen • Information und Beratung von Eltern, Kindern und Lehrern • Unterstützung chronisch kranker Kinder und Jugendlicher • Unterricht zu Gesundheitsthemen

LITERATUR

BÄK Bundesärztekammer (Hrsg.). Empfehlungen zur ärztlichen Fortbildung 3. A. 2007. Aus: www.bundesaerztekammer.de/fileadmin/user_upload/downloads/EmpfFortbildung3Aufl0807.pdf (letzter Zugriff: 27.6.2021).

BAuA Bundesanstalt für Arbeitsschutz und Arbeitsmedizin (Hrsg.). Gute Stationsorganisation. Ein Leitfaden für Pflegeeinrichtungen. Dortmund: 2016. Aus: www.baua.de/DE/Angebote/Publikationen/Praxis/Stationsorganisation.pdf?__blob=publicationFile&v=4 (letzter Zugriff: 27.6.2021).

DBfK Deutscher Berufsverband für Pflegeberufe (Hrsg.). Familiengesundheit. Ein neues Handlungsfeld für Pflegende und Hebammen. 2009. Aus: www.dbfk.de/media/docs/download/Familiengesundheitspflege/Broschuere-familiengesundheitspflege-lang-final.pdf (letzter Zugriff: 27.6.2021).

DBfK Deutscher Berufsverband für Pflegeberufe (Hrsg.). Schulgesundheitspflege in Deutschland. 2014. Aus: www.dbfk.de/media/docs/download/Allgemein/Schulgesundheitspflege_2014-12-11.pdf (letzter Zugriff: 27.6.2021).

DBfK Deutscher Berufsverband für Pflegeberufe (Hrsg.). Advanced Practice Nursing. Pflegerische Expertise für eine leistungsfähige Gesundheitsversorgung. 2019a. Aus: www.dbfk.de/media/docs/download/Allgemein/Advanced-Practice-Nursing-Broschuere-2019.pdf (letzter Zugriff: 27.6.2021).

DBfK Deutscher Berufsverband für Pflegeberufe (Hrsg.). Community Health Nursing in Deutschland. Eine Chance für die bessere Gesundheitsversorgung in den Kommunen. 2019b. Aus: www.dbfk.de/media/docs/Bundesverband/CHN-Veroeffentlichung/chn_kurzbroschuere_2019-07.pdf (letzter Zugriff: 27.6.2021).

DBR Deutscher Bildungsrat für Pflegeberufe (Hrsg.). Pflegebildung offensiv. München: Elsevier, 2007.

DGCC Deutsche Gesellschaft für Care und Case Management (Hrsg.). Homepage der Deutschen Gesellschaft für Care und Case Management. 2021. Aus: www.dgcc.de (letzter Zugriff: 27.6.2021).

Haselhorst A. Lebenslanges Lernen in der Pflege. Lehr-Lern-Arrangements zur Entwicklung von Selbstlernkompetenzen in der Pflegeaus- und Weiterbildung. PADUA. 2014; 9(1): 41–45.

Nuissl E, Przybylska E. „Lebenslanges Lernen" – Geschichte eines bildungspolitischen Konzepts. 2014. Aus: www.bpb.de/gesellschaft/bildung/zukunft-bildung/197495/lebenslanges-lernen?p=all (letzter Zugriff: 27.6.2021).

WHO World Health Organisation (Hrsg.). The role of the occupational health nurse in workplace health management. 2001. Aus: www.who.int/occupational_health/regions/en/oeheurnursing.pdf (letzter Zugriff: 27.6.2021).

11 Lernsituationen

Dieses Kapitel dient zur persönlichen Prüfungsvorbereitung. Auszubildende und Studierende erhalten hier Gelegenheit, ihr Wissen zu wiederholen, zu überprüfen und zu erweitern.

11.1 Einführung

Die in ► Tab. 11.1 aufgeführten **Lernsituationen** weisen u. a. folgende Merkmale auf:
- Zunehmende Steigerung der Komplexität
- Unterschiedliche Versorgungsbereiche
- Unterschiedliche Altersgruppen

Merke

Die Lernsituationen stellen keine Prüfungsaufgaben dar, sondern sollen Ihnen dabei helfen, Ihr Wissen aus Anatomie und Physiologie zu festigen und auszubauen.

11.2 Zwischenprüfung

Lernsituation „Mein eigener Bereich"

In der **Lernsituation „Mein eigener Bereich"** werden Sie mit drei unterschiedlichen Aufgabenschwerpunkten konfrontiert. Wie im Pflegealltag verändert sich auch hier die Lernsituation von einem Moment auf den anderen. Lesen Sie daher die Aufgaben nicht im Vorhinein, sondern be-

Tab. 11.1 Prüfungen mit ergänzenden Erläuterungen

Prüfung	Zeitpunkt und Zielsetzung	Kompetenzbereiche	Konsequenzen
Zwischenprüfung	Dient der Prüfung und Ermittlung des Ausbildungsstands zum Ende des zweiten Ausbildungsdrittels	Siehe Anlage 1 PflAPrV (zu § 7 Satz 2) Kompetenzen für die Zwischenprüfung nach § 7	Die Ausbildung kann zunächst unabhängig vom Ergebnis der Zwischenprüfung fortgesetzt werden. Lässt das Ergebnis allerdings darauf schließen, dass das Erreichen des Ausbildungsziels gefährdet ist, prüfen die Träger der praktischen Ausbildung und der Pflegeschule gemeinsam, welche Maßnahmen zum Erreichen des Ausbildungserfolgs erforderlich sind, und ergreifen diese
Abschlussprüfung	Dient der Ermittlung des Ausbildungserfolgs am Ausbildungsende. Sie umfasst je einen schriftlichen, mündlichen und praktischen Teil	Siehe Anlage 2 PflAPrV (zu § 9 Abs. 1 Satz 2) Kompetenzen für die staatliche Prüfung nach § 9 zur Pflegefachfrau oder zum Pflegefachmann	Die staatliche Prüfung ist dann bestanden, wenn alle Prüfungsbestandteile mit mindestens „ausreichend" benotet wurden. Jede Aufsichtsarbeit kann einmal wiederholt werden. Es ist dann eine Ausbildungsverlängerung erforderlich, wenn: • Alle schriftlichen Aufsichtsarbeiten nicht bestanden wurden • Die praktische Prüfung nicht bestanden wurde • Alle Teile der Prüfung nicht bestanden wurden • Dem Vorsitzenden des Prüfungsausschusses sowie den Fachprüfern eine solche als sinnvoll erscheint
Bachelorprüfung	Dient der Ermittlung des Studienerfolgs am Ende des Studiums. Sie umfasst je einen schriftlichen, mündlichen und praktischen Teil	Siehe PflAPrV Anlage 5 (zu § 35 Abs. 2, § 36 Abs. 1, § 37 Abs. 1) Kompetenzen für die Prüfung der hochschulischen Pflegeausbildung nach § 32	Die hochschulische Pflegeausbildung ist erfolgreich abgeschlossen, wenn sowohl der hochschulische als auch der staatliche Prüfungsteil bestanden sind. Jede Modulprüfung, die Teil der staatlichen Überprüfung ist, kann einmal wiederholt werden, wenn die zu prüfende Person die Note mangelhaft oder ungenügend erhalten hat

arbeiten Sie jeden Fall und die damit verbundenen Aufgaben nacheinander. Nehmen Sie sich die Zeit, die Sie brauchen.

Tipp

Zeitvorschlag für Fortgeschrittene

Sie stellen sich der Herausforderung, neben der inhaltlichen Auseinandersetzung auch den zeitlichen Aspekt zu berücksichtigen? Dann versuchen Sie, die nachfolgenden Zeitempfehlungen einzuhalten:

- Fallbeispiel „Einleitung": ca. 5 Min.
- Fallbeispiel „Pflege ist …": ca. 40 Min.
- Fallbeispiel „Herr Müller möchte aufstehen": ca. 40 Min.
- Fallbeispiel „Reflexion des Frühdienstes": ca. 30 Min.

Fallbeispiel

Einleitung

Der Auszubildende Sebastian Sonntag absolviert zum Ende des zweiten Ausbildungsjahrs seinen Einsatz im Versorgungsbereich der stationären Akutpflege. Derzeit ist er auf einer chirurgisch-orthopädischen Station tätig. In Begleitung seiner Praxisanleiterin Sabine Merker hat er bereits Pflegeempfänger kennengelernt und versorgen können.

„Morgen erhältst du im Frühdienst deinen eigenen kleinen Bereich!", meint Frau Merker. „Du wirst für drei Patienten von A bis Z verantwortlich sein. Aber keine Sorge, ich bin im Hintergrund da."

Herr Sonntag ist gespannt, was ihn im Frühdienst erwarten wird.

Aufgaben

Einleitung

1. Lesen Sie zunächst die kurze Einführung.
2. Versetzen Sie sich in die Lage des Auszubildenden Sebastian Sonntag. Dabei ist es hilfreich, sich den eigenen Einsatz in der stationären Akutpflege vor Augen zu führen.

Fallbeispiel

„Pflege ist …"

Am Abend vor dem Frühdienst telefoniert Herr Sonntag mit seiner Freundin Karla Rohde, die derzeit eine Ausbildung zur Einzelhandelskauffrau absolviert. Er berichtet ihr, dass er morgen einen eigenen Bereich übernehmen und eigenverantwortlich für die pflegerische Versorgung zuständig sein wird. Frau Rohde hat viele Fragen, da sie zur Pflege nur einen geringen Bezug hat. Herr Sonntag erläutert ihr, was es mit der Pflege als Beruf auf sich hat.

Aufgaben

„Pflege ist …"

Lernangebot „Pflege als Beruf" (**▸ Kap. 1**)

1. Frau Rohde möchte von Herrn Sonntag wissen, welche Aufgaben er in der Pflege erfüllt. Die Tätigkeitsbereiche der Pflege lassen sich in selbstständige, eigenständige und interdisziplinäre Bereiche unterscheiden. Nennen Sie je zwei Beispiele für solche Tätigkeiten.
2. Die Großmutter einer gemeinsamen Freundin ist pflegebedürftig und wird von deren Tochter gepflegt. Herr Sonntag versucht, die informelle Pflege von der formellen abzugrenzen. Unterscheiden Sie die professionelle Pflege von der Laienpflege anhand von drei Merkmalen.
3. Frau Rohde kennt die unterschiedlichen Pflegesysteme nicht. Deswegen kann sie auch nicht verstehen, warum die Übernahme der Pflegetätigkeiten in einem eigenen Bereich für Herrn Sonntag so bedeutsam ist. Nennen Sie vier Vorteile der Bereichspflege gegenüber der Funktionspflege.
4. Herr Sonntag macht sich Gedanken, ob er alle Pflegetätigkeiten im Frühdienst alleine absolvieren muss. Erläutern Sie, was Herr Sonntag bei der Delegation von pflegerischen Tätigkeiten zu beachten hat *(mindestens drei ganze Sätze)*.

Fallbeispiel

Herr Müller möchte aufstehen

Herr Sonntag absolviert den Frühdienst und versorgt die Pflegeempfänger in seinem Bereich. So auch Herrn Müller, 77 Jahre alt. Herr Müller wurde vor zwei Tagen operativ mit einer Hüft-TEP infolge einer Schenkelhalsfraktur nach einem Sturz versorgt. Er leidet an einer Demenz und möchte immer wieder aufstehen, um z. B. zur Toilette oder spazieren zu gehen. Zum Schutz von Herrn Müller steht die Möglichkeit einer freiheitseinschränkenden Maßnahme in Form einer Fixierung im Raum. Gemeinsam mit Frau Merker überlegt Herr Sonntag, welche Handlungsoptionen er hat, um ethisch reflektiert zu handeln.

Aufgaben

Herr Müller möchte aufstehen
Lernangebot „Ethisch reflektiert handeln“ (▸ Kap. 4)

1. Definieren Sie die Begriffe Ethik, Moral und Werte *(je mindestens ein Satz)*.
2. Benennen und beschreiben Sie die im Fallbeispiel zugrunde liegenden Werte, die sich in einem Konflikt gegenüberstehen.
3. Was versteht man unter dem Prinzip des Nicht-Schadens? Erläutern Sie zwei Aspekte, wie Herr Sonntag dieses Prinzip berücksichtigen kann.
4. Herr Sonntag möchte sein Handeln ethisch auf der Basis von Leitlinien begründen. Er erinnert sich an den ICN-Ethikkodex für Pflegende. Beschreiben Sie drei Aspekte, die ihm bei seiner Entscheidung handlungsleitend helfen könnten.
5. Erläutern Sie ein mögliches Vorgehen anhand der Nimwegener Methode zur ethischen Entscheidungsfindung am Beispiel von Herrn Müller.

Fallbeispiel

Reflexion des Frühdienstes

Im Anschluss an den Frühdienst nehmen sich Herr Sommer und Frau Merker gemeinsam Zeit für eine abschließende Reflexion. Gemeinsam lassen sie den Vormittag und einzelne Sequenzen Revue passieren und planen weitere Schritte.

Aufgaben

Reflexion des Frühdienstes
Lernangebot „Lernen und Reflektieren“ (▸ Kap. 3)

1. Nennen und beschreiben Sie die hier gewählte Reflexionsform.
2. Damit Reflexion gelingt, bedarf es der Bereitschaft zur Reflexion. Nennen Sie fünf Faktoren, welche die Bereitschaft von Herrn Sonntag beeinflussen könnten.
3. In der gemeinsamen Reflexion nutzen Herr Sonntag und Frau Merker das ALACT-Reflexionsmodell nach Kortagen. Nennen Sie die fünf Schritte des Modells.
4. Herr Sonntag formuliert, basierend auf der Reflexion, gemeinsam mit seiner Praxisanleiterin einen Aktionsplan für den restlichen Einsatz. Beschreiben Sie, was einen guten Aktionsplan auszeichnet.

11.3 Abschlussprüfung

Lernsituation „Ein krankes Kind“

Die **Lernsituation „Ein krankes Kind“** ist eine komplexe Fallsituation, bei der Sie Ihr Wissen aus Gesundheitswissenschaft, Pflegewissenschaft und Ethik im Begründungsrahmen heranziehen können:

- **Variante 1 – Basiswissen:** Sie benötigen noch eine inhaltliche Auseinandersetzung mit diversen Themen? Bearbeiten Sie die erste Aufgabenstellung.
- **Variante 2 – erweitertes Wissen:** Sie haben sich ausreichend mit dem notwendigen Hintergrundwissen auseinandergesetzt? Bearbeiten Sie die zweite Aufgabenstellung.
- **Variante 3 – vertieftes Wissen:** Bearbeiten Sie die zweite Aufgabenstellung unter realitätsgetreuen Rahmenbedingungen (keine Hilfsmittel, 120 Min. Zeit).

Fallbeispiel

Ein krankes Kind

Ivanka Slovatka, 7 Jahre, wurde gestern durch Überweisung des Hausarztes aufgrund einer Pyelonephritis infolge einer verschleppten Zystitis auf der pädiatrischen Station des örtlichen Klinikums aufgenommen. Bei der Aufnahme wurde sie von ihrer Mutter begleitet. Ivanka klagte über starke Schmerzen im Bereich des unteren Rückens und der Flanken. Zudem war ihr übel, zu Hause hatte sie mehrfach erbrochen. Ivanka war sehr schwach, sodass sie kaum laufen konnte. Die rektal gemessene Körpertemperatur betrug bei Aufnahme 39,4 °C. Es wurde eine Urinkultur angelegt, und die zuständige Ärztin verordnete umgehend intravenös Antibiotika und Infusionen zur Vermeidung einer Dehydratation.

Ivanka ist die einzige Tochter von Masha und Juri Slovatka. Herr und Frau Slovatka leben seit drei Monaten in Scheidung. Herr Slovatka arbeitet als Lastkraftwagenfahrer und ist nur selten vor Ort. Frau Slovatka arbeitet unter der Woche im Einzelhandel, am Wochenende bedient sie abends in einer Kneipe.

Ivanka macht bei der Aufnahme einen ungepflegten Eindruck, ihre Haare sind spröde und filzig, ihre Zähne sind vergilbt, ihre Kleidung ist schmutzig. Bei der körperlichen Inspektion fällt der Ärztin und den Pflegefachpersonen auf, dass Ivanka langsam verblassende, rote Striemen am Rücken und blaue Flecken am Oberarm hat. Frau Slovatka zeigt sich besorgt um ihre Tochter.

Sie übernehmen heute im Frühdienst die Betreuung von Ivanka. Sie ist schüchtern und scheint sich nur schwer konzentrieren zu können.

Aufgabe 1

Basiswissen

Lernangebot „Ethisch reflektiert handeln“ (▸ Kap. 4)

1. Erläutern Sie drei Artikel der UN-Kinderrechtskonvention bezüglich ihrer Relevanz für das Handeln der Pflegefachpersonen.
2. Erläutern Sie drei Aspekte der EACH-Charta bezüglich ihrer Relevanz für das Handeln der Pflegefachpersonen.

Lernangebot „Bewältigung beruflicher Belastungssituationen“ (▸ Kap. 8.)

1. Nennen Sie drei Formen der Gewalt, von denen Ivanka potenziell betroffen sein könnte. Begründen Sie Ihre Auswahl.
2. Die Betreuung und Pflege von kranken Kindern z. B. bei schwerer Krankheit, nach Gewalt oder Missbrauchsereignissen ist emotional belastend. Nennen Sie drei Funktionen von Emotionen und beschreiben Sie, inwiefern diese Funktionen in Bezug auf das Fallbeispiel relevant sein könnten.
3. Zur Bewältigung belastender Ereignisse stehen Pflegefachpersonen verschiedene Unterstützungssysteme zur Verfügung. Beschreiben Sie den Unterschied zwischen einer Mediation und einer Supervision. Welche Methode ist Ihrer Ansicht nach für die Pflegefachpersonen im Fallbeispiel besser geeignet? Begründen Sie Ihre Auswahl.

Lernangebot „Prävention und Gesundheitsförderung“ (▸ Kap. 7)

1. Nennen Sie je drei interne und externe generalisierte Widerstandsressourcen, die bei Ivanka gefördert werden könnten.
2. Definieren Sie den Begriff der Resilienz und erläutern Sie die Fähigkeiten der Resilienz. Stellen sie einen Bezug zur Lernsituation her.

Aufgabe 2

Erweitertes und vertieftes Wissen

1. Analysieren Sie die Situation und beschreiben Sie die pflegerelevanten Informationen.
2. Formulieren Sie Probleme und Ressourcen bzw. Pflegediagnosen, die sich aus der Situation ergeben.
3. Formulieren Sie pflegerelevante Ziele, die sich aus den formulierten Diagnosen ableiten lassen.
4. Benennen Sie pflegerische Maßnahmen, die Sie ergreifen, um Ihre Ziele zu erreichen. Beschreiben Sie, was Sie bei der Durchführung zu berücksichtigen haben.
5. Begründen Sie einen Aspekt Ihrer Pflegeprozesssteuerung mit Ihren Grundkenntnissen aus Pflegewissenschaft, Gesundheitswissenschaft oder Ethik.

11.4 Bachelorprüfung

Lernsituation „Toilettengang“

Die **Lernsituation „Toilettengang“** ist eine hochkomplexe Fallsituation, bei der Sie Ihr Wissen aus Gesundheitswissenschaft, Pflegewissenschaft und Ethik im Begründungsrahmen heranziehen können:

- **Variante 1 – Basiswissen:** Sie benötigen noch eine inhaltliche Auseinandersetzung mit diversen Themen? Bearbeiten Sie die erste Aufgabenstellung.
- **Variante 2 – erweitertes Wissen:** Sie haben sich ausreichend mit dem notwendigen Hintergrundwissen auseinandergesetzt? Bearbeiten Sie die zweite Aufgabenstellung.
- **Variante 3 – vertieftes Wissen:** Bearbeiten Sie die zweite Aufgabenstellung unter realitätsgetreuen Rahmenbedingungen (keine Hilfsmittel, 120 Min. Zeit).

Fallbeispiel

„Toilettengang“

Herr Fabian, 87 Jahre, lebt seit über 15 Jahren im Pflegeheim St. Theresia. Er wird von den Bewohnern und dem Personal sehr geschätzt. Lange Zeit war er in der Bewohnervertretung aktiv und half bei der Anlage des hauseigenen Kräuter- und Gemüsegartens. Zu Weihnachten verbreitete er mit seinem Keyboard festliche Stimmung. Als umso tragischer wird es empfunden, dass Herr Fabian in den vergangenen Monaten stark abgebaut hat. Sein Parkinson verschlechterte sich, und eine Lewy-Body-Demenz prägte sich aus. Herr Fabian benötigt nun verstärkt Unterstützung bei den Lebensaktivitäten. In den vergangenen Wochen kam es öfter vor, dass er die Toilette nicht finden konnte. Zudem kann er den Urin nicht mehr halten. Er ging in die Zimmer anderer Bewohner und urinierte dort auf

den Boden oder über das Mobiliar. Der Bewohner Klaus Kruppke beschwerte sich deswegen beim Pflegepersonal und kündigte an, Herrn Fabian selbst in die Schranken zu weisen.
Vor drei Tagen rutschte Herr Fabian in einer Pfütze seines Urins aus und stürzte. Zu den Sturzfolgen zählen eine Platzwunde auf der Stirn und Hämatome am rechten Oberschenkel.
In einer Fallbesprechung wird die Situation von Herrn Fabian erörtert. Es fällt auf, dass der Pflegeplan dringend überarbeitet werden muss. Die Pflegefachpersonen sehen zudem den Bedarf, Konzepte zur Förderung der Harninkontinenz und zur Sturzprophylaxe zu entwickeln bzw. die bestehenden Konzepte zu überarbeiten.

Aufgabe 1

Basiswissen

Lernangebot „Pflegeprozess" (▸ Kap. 1.5)

1. Nennen und beschreiben Sie kurz die vier Phasen des Pflegeprozessmodells nach Yura & Walsh. Stellen Sie einen Bezug zur Lernsituation her.
2. Nennen Sie die Themenfelder, die bei der Strukturierten Informationssammlung (SIS®) von Pflegefachpersonen erhoben werden. Nennen Sie je Themenfeld zwei Beispiele mit Bezug zur Fallsituation.

Lernangebot „Pflegehandeln an wissenschaftlichen Erkenntnissen ausrichten" (▸ Kap. 6)

1. Nennen Sie je zwei Ziele, die mit den Expertenstandards „Förderung der Harnkontinenz in der Pflege" und „Sturzprophylaxe in der Pflege" verfolgt werden.
2. Erläutern Sie die sechs Schritte im Evidence-based Nursing mit der Zielsetzung, geeignete Maßnahmen zur Kontinenzförderung bzw. Kompensation der Inkontinenz zu identifizieren.
3. Stellen Sie einen Bezug zwischen Fallsituation und RLT-Modell her. Gehen Sie dabei auf folgende Begrifflichkeiten ein: Lebensaktivität, Einflussfaktor, Individualität und Abhängigkeits-Unabhängigkeits-Kontinuum.

Aufgabe 2

Erweitertes und vertieftes Wissen

1. Analysieren Sie die Situation und beschreiben Sie die pflegerelevanten Informationen.
2. Formulieren Sie Probleme und Ressourcen bzw. Pflegediagnosen, die sich aus der Situation ergeben.
3. Formulieren Sie pflegerelevante Ziele, die sich aus den formulierten Diagnosen ableiten lassen.
4. Benennen Sie pflegerische Maßnahmen, die Sie ergreifen, um Ihre Ziele zu erreichen. Beschreiben Sie, was Sie bei der Durchführung zu berücksichtigen haben.
5. Begründen Sie einen Aspekt Ihrer Pflegeprozesssteuerung mit Ihren Grundkenntnissen aus Pflegewissenschaft, Gesundheitswissenschaft oder Ethik.

11.5 Lösungsvorschläge

11.5.1 „Mein eigener Bereich"

Lösungsvorschlag

„Pflege ist …"

Lernangebot „Pflege als Beruf" (▸ Kap. 1)

1. Beispiele für **selbstständige Pflegetätigkeiten** sind die Erhebung und Feststellung des individuellen Pflegebedarfs sowie die Planung der Pflege, die Organisation, Gestaltung und Steuerung des Pflegeprozesses, die Durchführung der Pflege und die Dokumentation der angewendeten Maßnahmen. Beispiele für **eigenständige Pflegetätigkeiten** sind Maßnahmen der medizinischen Diagnostik, z. B. Blutentnahme, oder Maßnahmen der medizinischen Therapie, z. B. Infusionsgabe oder Verabreichung von Injektionen. Beispiele für **interdisziplinäre Pflegetätigkeiten** sind multidisziplinäre Ansätze, z. B. im Rahmen der speziellen Ernährungstherapie oder in der Koordination und Steuerung des Entlassungs- und Verlegungsmanagements.
2. Die professionelle Pflege und die Laienpflege können u. a. an folgenden Merkmalen unterschieden werden:
   - **Ausbildung:** Die professionelle Pflege setzt eine anerkannte, staatlich geregelte pflegerische Ausbildung voraus. Hierbei werden fachspezifische Kenntnisse und Fertigkeiten erworben. In der Laienpflege wird Wissen nach und nach, aber nicht systematisch im Rahmen einer Ausbildung erworben.
   - **Wissensbasis:** Die professionelle Pflege erfolgt prozessorientiert, geplant und reflektiert. Professionelles Pflegehandeln ist wissenschaftlich basiert. Laienpflege basiert auf Vorerfahrungen und Vorwissen.
   - **Berufliche Ausrichtung:** Professionelle Pflege ist durch die Arbeitszeit begrenzt, während Laienpflege nicht begrenzt ist und häufig rund um die Uhr stattfindet. Zudem geht professionelle Pflege auch mit einer Entlohnung einher. In der Laienpflege gibt es ggf. finanzielle Unterstützungsleistungen.
3. Vorteile der **Bereichspflege** sind eine klare Zuständigkeit durch die schichtbezogene Zuteilung der Gruppe von Pflegeempfängern, die Fragmentierung des Pflegeprozesses ist geringer, der Handlungsspielraum ist größer und der Beziehungsaufbau zu den Pflegeempfängern gelingt besser.
4. Herr Sonntag sollte zunächst wissen, dass Vorbehaltsaufgaben nicht an ungelerntes Personal ohne Berufserlaubnis übertragen werden dürfen. Bei der **Delegation** anderer pflegerischer Tätigkeiten gilt es Folgendes zu beachten: Herr Sonntag trägt die **Anordnungsverantwortung,** d. h., er muss die Aufgabe korrekt und vollständig delegieren sowie überwachen. Der Delegationsempfänger hat die **Übernahmeverantwortung,** d. h., er muss prüfen, ob er die Aufgabe übernehmen und durchführen kann. Fällt diese Prüfung positiv aus, hat er eine **Durchführungsverantwortung,** d. h., die Aufgabe muss korrekt erledigt werden.

Lösungsvorschlag

Herr Müller möchte aufstehen

Lernangebot „Ethisch reflektiert handeln" (▸ Kap. 4)

1. **Ethik** ist die Wissenschaft und Theorie vom moralischen Handeln. **Moral** ist die Gesamtheit aller Regeln und Normen. In der Ethik wird die Moral theoretisch beleuchtet, um z. B. eine Aussage treffen zu können, ob die bestehenden Regeln ethisch einwandfrei sind. **Werte** sind individuelle Überzeugungen, Haltungen und Ideale. Sie können in ein Regelwerk, z. B. Berufskodex, überführt werden.
2. Im Fallbeispiel stehen die Werte Autonomie und Fürsorge in einem **ethischen Konflikt.** Pflegefachpersonen wollen auf der einen Seite die Freiheit, auf der anderen Seite aber auch die Sicherheit gewährleisten. Autonomie als Prinzip meint das Recht, selbst über sein Leben bestimmen zu können. Fürsorge als Prinzip meint das Gebot, mit dem eigenen Handeln das Wohlergehen des Gegenübers zu berücksichtigen, zu erhalten und wenn möglich zu fördern.
3. Das **Prinzip des Nicht-Schadens** meint, dass Handlungen unterlassen werden sollen, die mit einem unangemessenen Schaden einhergehen. Herr Sonntag kann das Prinzip u. a. wie folgt berücksichtigen:
   - **Abwägen** positiver und negativer Folgen der Handlung, d. h., der potenzielle Schaden eines erneuten Sturzes o. Ä. wird dem Schaden durch eine freiheitseinschränkende Maßnahme gegenübergestellt.
   - **Einbezug** von Herrn Müller in den Entscheidungsprozess, indem dem Prinzip des Dialogs gefolgt wird. Gegebenenfalls können gemeinsam Alternativen gefunden werden, indem die dem Aufstehen zugrunde liegenden Bedürfnisse Berücksichtigung erfahren.

4. Folgende Aspekte könnten für Herrn Sonntag handlungsleitend sein:
   - Herr Sonntag fördert ein respektvolles Umfeld bezüglich der **Menschenrechte** und **Wertvorstellungen,** d. h., Herr Sonntag erkennt u. a. an, dass die Würde des Menschen unantastbar ist und Herr Müller diese unter keinen Umständen abgesprochen werden darf.
   - Herr Sonntag nimmt eine einschreitende **Schutzfunktion** ein, wenn das Wohl von Herrn Müller gefährdet ist, d. h., er würde sich einer unrechtmäßigen Freiheitseinschränkung entgegenstellen oder bestehende Alternativen zur Fixierung wählen.
   - Das Verhalten von Herrn Sonntag sollte durch Werte wie **Respekt** und **Eingehen auf Bedürfnisse** geprägt sein, d. h., er sucht den Dialog mit Herrn Müller und ergründet seine Bedürfnisse.
5. Der mögliche Ablauf der **Nimwegener Methode** könnte wie folgt aussehen:
   - **Problembestimmung:** Das Problem ist auf der einen Seite die Achtung vor der **Würde** und dem **Prinzip der Autonomie,** auf der anderen Seite die **Verantwortung,** Sicherheit zu schenken und dem Prinzip der **Fürsorge** ggf. mit einer freiheitsentziehenden Maßnahme nachzukommen.
   - **Problemverständnis:** Hier könnten **medizinische Aspekte** wie die bestehende Demenz und die durch eine unsachgemäße Mobilisation potenziellen Schädigungen erörtert werden. Aus **pflegerischer Sicht** könnten Aspekte wie Erfahrungen mit validierendem Verhalten, Bedürfnisse und Empfindungen, die in der Hinlauftendenz münden, o. Ä. diskutiert werden. Es könnten **ökonomisch-strukturelle Aspekte** beleuchtet werden wie die Möglichkeit einer Sitzwache oder einer engmaschigen Kontrolle und das Ergreifen nicht invasiver freiheitsbegrenzender Maßnahmen wie Klingelmatten.
   - **Ethische Bewertung:** Die Durchführung einer freiheitsentziehenden Maßnahme bzw. das Nicht-Durchführen sowie andere Alternativen werden unter ethischen Gesichtspunkten beleuchtet. Dabei werden auch geltende **Normen** und **Regeln** wie das Recht betrachtet. Freiheitsentziehende Maßnahmen sind demnach nur unter ganz bestimmten Gründen rechtlich vertretbar.
   - **Beschlussfassung:** Es erfolgt eine **Entscheidung** für eine Option. In diesem Fall könnte ein FSJler zur Sitzwache kommen, um Herrn Müller zu beaufsichtigen. Damit wird ein Schaden abgewendet und die Würde von Herrn Müller gewahrt.

Lösungsvorschlag

„Reflexion des Frühdienstes?"

Lernangebot „Lernen und Reflektieren" (▸ Kap. 3)

1. Bei der Reflexion nach der Aktion handelt es sich um die Form der **retrospektiven Reflexion.** Hierbei wird das Erlebte sowie als auch das in der Aktion gezeigte Denken und Tun mit Distanz beleuchtet.
2. **Faktoren,** welche die Bereitschaft von Herrn Sonntag zur Reflexion beeinflussen könnten, sind u. a. seine bisherigen persönlichen Erfahrungen, sein Grundlagenwissen zum Thema Reflexion, die persönliche Motivation und die Auswahl der Methode.
3. Die fünf Schritte des **ALACT-Reflexionsmodells** lauten: 1. Handlung, 2. Rückblick auf die Handlung, 3. Bewusstwerdung essenzieller Aspekte, 4. Entwicklung alternativer Handlungsmöglichkeiten, 5. Erprobung.
4. Ein guter **Aktionsplan** ist gekennzeichnet durch das Vorhandensein einer Beschreibung des Verhaltens in kommenden Aktionen, die Benennung von Bedingungen, unter denen das Verhalten aufgezeigt werden soll, und die Ausführung von Kriterien, anhand derer die Erreichung des veränderten Zielverhaltens beurteilt werden kann.

11.5.2 „Ein krankes Kind"

Lösungsvorschlag

Basiswissen

Lernangebot „Ethisch reflektiert handeln" (▸ Kap. 4)

1. Die Pflegefachpersonen berücksichtigen vorrangig das **Kindeswohl** bei allen Maßnahmen (Art. 3 Abs. 1). Somit konzentrieren sie ihre Bemühungen zur Aufklärung der Situation, z. B. mittels eines Gesprächs mit Ivanka, ihrer Mutter und/oder ihrem Vater. Dabei gilt es, insbesondere bei Ivanka, sensibel und behutsam vorzugehen, z. B. in Begleitung eines Seelsorgers. Sie sind sich bewusst, dass sie unter Umständen Gefahr laufen, einer ungerechtfertigten Vorverurteilung zu unterliegen. Bei einem sich erhärtenden Verdacht der Kindswohlgefährdung kann das zuständige Jugendamt informiert werden. Die Pflegefachpersonen wahren das **Recht des Kindes** auf das erreichbare Höchstmaß an Gesundheit und Recht auf Inanspruchnahme von Einrichtungen zur Behandlung von Krankheiten und zur Wiederherstellung der Gesundheit (Art. 24). Dies kann auch eine spezielle psychotherapeutische Behandlung beinhalten. Kinder und Jugendliche, die Gewalt erlebt haben, brauchen ein besonderes Maß an Fürsorge. Kinder sind vor Gewaltanwendung, Misshandlung und Verwahrlosung zu schützen (Art. 19). Die Pflegefachpersonen suchen und finden im interdisziplinären Team geeignete Maßnahmen, um Ivanka zu schützen.
2. Die Pflegefachpersonen **beziehen** Ivanka bei Entscheidungen **mit ein** (Art. 5), z. B. entscheiden sie nicht über ihren Kopf hinweg, was das Beste für sie ist. Sie folgen dem ethischen **Prinzip des Dialogs.** Die Pflegefachpersonen gehen sensibel, mit Takt und Verständnis mit Ivanka um (Art. 10), z. B. berücksichtigen sie die schwierige und mitunter schambehaftete Situation. Die Pflegefachpersonen **informieren** Ivanka kindgerecht (Art. 4) und räumen ihr das Recht auf **freie Meinungsäußerung** ein.

Lernangebot „Bewältigung beruflicher Belastungssituationen" (▸ Kap. 8)

1. Ivanka könnte erstens unter **körperlicher Gewalt** leiden. Dies kann durch die Verletzungen vermutet werden. Sie könnte zweitens unter **psychischer Gewalt** leiden. Dies lässt sich aufgrund ihrer schüchternen Art vermuten. Zudem geht mit physischer Gewalt stets eine psychische Belastung einher. Drittens könnte Ivanka unter **Vernachlässigung** leiden. Dies lässt sich an ihrem ungepflegten Äußeren und der verschleppten Zystitis vermuten.
2. Emotionen erfüllen eine **soziale Funktion,** somit führen Emotionen dazu, dass Pflegefachpersonen den Austausch suchen und sich in der Bewältigung Empathie schenken können. Emotionen erfüllen eine **kognitive Funktion.** Die Emotionen lassen Pflegefachpersonen die Situation unter mehreren Gesichtspunkten betrachten. Außerdem sind Emotionen ein guter Marker dafür, ob es sich um eine **ethisch fragwürdige** Situation handelt.
3. Eine **Mediation** ist ein Verfahren zur Konfliktlösung durch eine unparteiische dritte Person. Eine **Supervision** dient der arbeitsweltbezogenen Reflexion und der Unterstützung zur Bewältigung belastender Ereignisse. Die Supervision ist deswegen besser geeignet, weil erstens Belastungen z. B. im Team angesprochen und reflektiert und zweitens mögliche Vorgehensweisen in ähnlichen Situationen diskutiert werden können.

Lernangebot „Prävention und Gesundheitsförderung" (▸ Kap. 7)

1. Es könnten folgende **interne generalisierte Widerstandsressourcen** gefördert werden: Optimismus, Selbstvertrauen und Empfinden von Entspannung. Es könnten folgende **externe generalisierte Widerstandsressourcen** gefördert werden: intakte Sozialstrukturen, materielle Ressourcen wie Kleidung und die Sicherheit des sozialen Systems, z. B. durch das Greifen von Strukturen wie Sozialdienst und Jugendamt.
2. **Resilienz** beschreibt den Vorgang und das Phänomen, dass sich Menschen trotz widriger Umstände und vorhandener Risikofaktoren normal entwickeln können. Wer resilient ist, kann sich trotz negativer Erlebnisse erstens normal entwickeln und zweitens einen ausgeglichenen Zustand herstellen. Im Fall von Ivanka würde dies bedeuten, dass sie die Chance besitzt, im Lauf ihres Lebens basierend auf einer normalen Emotionsregulation ein zufriedenes Leben zu führen. Damit dies gelingt, gilt es, die **Resilienzfaktoren** zu stärken:
   - Auf **gesellschaftlicher Ebene** z. B. die Einhaltung der Normen zum Jugendschutz, um Ivanka vor wiederholten Traumatisierungen zu schützen
   - Auf **sozialer Ebene** z. B. die Herstellung und Förderung eines verlässlichen Umfelds
   - Auf **individueller Ebene** z. B. die Förderung von Ivankas Kompetenz, über ihre Gefühle und Empfindungen zu sprechen

Erläuterung zu Aufgabe 2

Erweitertes und vertieftes Wissen

In diesem Buch liegt der Schwerpunkt auf dem Thema „Berufliches Selbstverständnis“. Eine ausführliche Lösung der Aufgabenstellung würde an dieser Stelle den Rahmen sprengen. Gleichen Sie Ihre Lösung mit anderen Auszubildenden/Studierenden in Partnerarbeit ab, besprechen Sie den Fall im Rahmen von Lerngruppen oder diskutieren Sie Ihre Lösungen im Kursverbund. Viel Erfolg!

11.5.3 „Toilettengang"

Lösungsvorschlag

Basiswissen

Lernangebot „Pflegeprozess" (▸ Kap. 1.5)

1. Die **erste Phase** ist das Assessment. Hier erfolgt die Erhebung des Pflegebedarfs und die Sammlung der pflegerelevanten Informationen. Es werden z. B. soziodemografische Informationen unterstützt durch die Biografiearbeit und grundpflegerisch relevante Aspekte anhand der ABEDLs® nach Krohwinkel gesammelt. Die **zweite Phase** ist die Planung. Hier werden Pflegediagnosen und Ziele formuliert sowie Maßnahmen geplant. Es könnte die Risikopflegediagnose *„Sturzgefahr infolge der Desorientierung, angezeigt durch Stürze mit Sturzereignissen in der Vergangenheit"* formuliert werden. Mögliche Zielbereiche könnten die sichere Umgebung, die Reduktion von Sturzrisiken und -folgen sowie die Verbesserung der Orientierungsfähigkeit sein. Darvon abgeleitete Maßnahmen wären z. B. Reduktion von Stolperfallen, Kennzeichnung von Wegen mit verständlichen Symbolen und leicht zu öffnende Hosen. Die **dritte Phase** ist die Intervention. Hier erfolgt die praktische Durchführung der Handlung. Die Pflegefachpersonen orientieren sich bei den Maßnahmen an der Planung, weichen in begründeten Fällen davon ab und dokumentieren die erbrachten Pflegeleistungen. Die **vierte Phase** ist die Evaluation. Sie dient der Beurteilung der Pflegequalität. Es wird z. B. evaluiert, ob die Ziele erreicht werden konnten, die Maßnahmen gemäß dem Plan umgesetzt wurden und die bestehende Planung den Ansprüchen genügt oder modifiziert werden muss.
2. Die sechs Themenfelder lauten:
   - **Kognitive und kommunikative Fertigkeiten,** z. B. Erinnerungs- und Konzentrationsvermögen, Möglichkeiten der erfolgreichen Interaktion
   - **Mobilität und Bewegung,** z. B. Gangmittel, Sturzrisiko, Hilfsmittel
   - **Krankheitsbezogene Anforderungen und Belastungen,** z. B. Bewältigung und Empfindung der nachlassenden Gedächtnisleistung, Umgang mit Harninkontinenz
   - **Selbstversorgung,** z. B. Körperpflege, sich kleiden, ausscheiden
   - **Leben in sozialen Beziehungen,** z. B. Möglichkeit der Teilhabe und des Pflegens von Hobbys, Umgang mit Konflikten
   - **Wohnen/Häuslichkeit,** z. B. Sicherheit durch vertraute Gegenstände, Möglichkeiten der strukturellen Orientierung

Lernangebot „Pflegehandeln an wissenschaftlichen Erkenntnissen ausrichten" (▸ Kap. 6)

1. Der **Expertenstandard** „Förderung der Harnkontinenz in der Pflege" verfolgt u. a. die Ziele, Kontinenzprobleme zu erkennen, zu analysieren und geeignete Interventionen zu ergreifen. So könnte bei Herrn Fabian ein Kontinenzprofil erstellt und darauf basierend geeignete Maßnahmen abgeleitet werden. Der „Expertenstandard" Sturzprophylaxe in der Pflege verfolgt u. a. die Ziele, Stürzen vorzubeugen und Sturzfolgen zu minimieren.
2. Bei der **Auftragsklärung** wird gemeinsam mit Herrn Fabian erörtert, welche Bedürfnisse er bezüglich seiner Kontinenzsituation hat. Es können Angehörige einbezogen werden. Generell gilt es, die ethischen Prinzipien und Grundsätze zu berücksichtigen. Mit der Formulierung der **Fragestellung** wird die Richtung vorgegeben, z. B. „Welche Maßnahmen zur Kontinenzförderung eignen sich bei demenziell erkrankten Menschen mit Parkinson in der langzeitstationären Versorgung?" Es folgt eine **Literaturrecherche.** Hierzu können Datenbanken durchsucht, Experten konsultiert oder der Methode der konzentrischen Kreise gefolgt werden. Anschließend werden die Forschungsergebnisse anhand der Gütekriterien **kritisch beurteilt,** z. B. bezüglich der Übertragbarkeit der Ergebnisse auf Menschen mit Demenz. Die externe Evidenz wird unter Berücksichtigung der internen Evidenz **implementiert** und **adaptiert.** So wird geprüft, ob die Maßnahmen für Herrn Fabian u. a. angesichts seiner Biografie geeignet sind. Es erfolgt eine Integration in den Pflegeprozess. Abschließend erfolgt eine Evaluation. Dabei wird erstens der Prozess betrachtet und dadurch z. B. das persönliche methodische Vorgehen weiterentwickelt. Zweitens wird das Ergebnis an sich bewertet.
3. Bei Herrn Fabian sind u. a. folgende **Lebensaktivitäten** in ihrer selbstständigen Durchführung **beschränkt:** für eine sichere Umgebung sorgen, ausscheiden, sich sauber halten und kleiden. Es wirken verschiedene **Einflussfaktoren** auf Herrn Fabian ein, z. B. biologische durch die Parkinson-Erkrankung und die Lewy-Body-Demenz, psychologische durch den Konflikt mit Herrn Kruppke, umgebungsabhängige aufgrund des gemeinsamen Lebens mit anderen pflegebedürftigen Menschen in einem Pflegeheim und deren bestehender Rechte. Jede Lebensaktivität wird gemäß der eigenen **Individualität** durchgeführt. Die Pflegefachpersonen müssen in der Anamnese solche

Spezifika erheben, z.B. Gewohnheiten der Körperpflege, besehende Ausscheidungsintervalle. Bei Herrn Fabian hat sich in den vergangenen Monaten der Grad der Abhängigkeit verändert. Dies ist bei der Organisation und Steuerung des Pflegeprozesses zu berücksichtigen. Es gilt, die Ressourcen zu fördern, um die größtmögliche Unabhängigkeit von Herrn Fabian zu erhalten.

Erläuterung zu Aufgabe 2

Erweitertes und vertieftes Wissen

In diesem Buch liegt der Schwerpunkt auf dem Thema „Berufliches Selbstverständnis". Eine ausführliche Lösung der Aufgabenstellung würde an dieser Stelle den Rahmen sprengen. Gleichen Sie Ihre Lösung mit anderen Auszubildenden/Studierenden in Partnerarbeit ab, besprechen Sie den Fall im Rahmen von Lerngruppen oder diskutieren Sie Ihre Lösungen im Kursverbund. Viel Erfolg!

Register